Psychosomatische Medizin

Ein kurzgefaßtes Lehrbuch

Walter Bräutigam · Paul Christian
Michael von Rad

6., unveränderte Auflage
12 Abbildungen und 10 Tabellen

1992
Georg Thieme Verlag Stuttgart · New York

Prof. Dr. med. WALTER BRÄUTIGAM
em. Direktor der Psychosomatischen Universitätsklinik, 6900 Heidelberg

Prof. Dr. med. PAUL CHRISTIAN
em. Direktor der Abteilung Innere Medizin II (Allgem. Klinische Medizin)
6900 Heidelberg

Prof. Dr. med. MICHAEL VON RAD
Direktor von Institut und Poliklinik für Psychosomatische Medizin,
Psychotherapie und Med. Psychologie der Technischen Universität München
Langerstraße 3, 8000 München 80
Chefarzt der Abteilung für Psychosomatische Medizin und Psychotherapie;
Städt. Krankenhaus München-Harlaching, 8000 München 90

Die Deutsche Bibliothek –
CIP-Einheitsaufnahme

Bräutigam, Walter:
Psychosomatische Medizin : 10 Tabellen /
Walter Bräutigam ; Paul Christian ; Michael
von Rad. – 5., überarb. und erw. Aufl. –
Stuttgart ; New York : Thieme, 1992
NE: Christian, Paul:; Rad, Michael von:

1. Auflage 1973
2. Auflage 1975
1. türkische Auflage 1978
3. Auflage 1981
4. Auflage 1986
5. Auflage 1992

Wichtiger Hinweis:

Wie jede Wissenschaft ist die Medizin ständigen Entwicklungen unterworfen. Forschung und klinische Erfahrung erweitern unsere Erkenntnisse, insbesondere was Behandlung und medikamentöse Therapie anbelangt. Soweit in diesem Werk eine Dosierung oder eine Applikation erwähnt wird, darf der Leser zwar darauf vertrauen, daß Autoren, Herausgeber und Verlag große Sorgfalt darauf verwandt haben, daß diese Angabe dem Wissensstand bei Fertigstellung des Werkes entspricht.

Für Angaben über Dosierungsanweisungen und Applikationsformen kann vom Verlag jedoch keine Gewähr übernommen werden. Jeder Benutzer ist angehalten, durch sorgfältige Prüfung der Beipackzettel der verwendeten Präparate und gegebenenfalls nach Konsultation eines Spezialisten festzustellen, ob die dort gegebene Empfehlung für Dosierungen oder die Beachtung von Kontraindikationen gegenüber der Angabe in diesem Buch abweicht. Eine solche Prüfung ist besonders wichtig bei selten verwendeten Präparaten oder solchen, die neu auf den Markt gebracht worden sind. Jede Dosierung oder Applikation erfolgt auf eigene Gefahr des Benutzers. Autoren und Verlag appellieren an jeden Benutzer, ihm etwa auffallende Ungenauigkeiten dem Verlag mitzuteilen.

Printed in Germany
Satz: Druckhaus Götz GmbH, D-71636 Ludwigsburg
Druck: KN Digital Printforce GmbH, Schockenriedstraße 37, D-70565 Stuttgart

ISBN 3-13-498306-0

4 5 6

Vorwort zur 5. Auflage

Als junge Wissenschaft befindet sich die Psychosomatische Medizin noch in der Phase des Suchens und der Selbstfindung. In den Jahren seit der letzten Auflage haben sich die psychosomatischen Fragestellungen weiter verändert, neue Themen und Anwendungsbereiche sind hinzugekommen, andere zurückgetreten. Mit der Frage nach der Bedeutung des Seelischen für den menschlichen Immunstatus sind ganz neue Grundlagenfragen aufgetreten, die für viele Erkrankungen Bedeutung haben. Ebenso sind die theoretischen Entwürfe zum Verständnis psychosomatischer Zusammenhänge in dauernder Bewegung und auch die therapeutische Praxis hat sich entschieden neuen Aufgaben zugewandt, indem die seelische Bewältigung von schwerer körperlicher Krankheit, das Coping, wachsende Berücksichtigung findet.

So war eine Erweiterung und Neubearbeitung aller Kapitel dieses Buches in der 5. Auflage unausweichlich geboten und wird hier vorgelegt. Den alten Autoren dieses Lehrbuches ist es gelungen, die Mitarbeit von Michael von Rad bei dieser Aufgabe zu gewinnen und damit die nächste Generation einzubeziehen.

Mehr als früher haben Kolleginnen und Kollegen aus unseren Arbeitsbereichen durch eigene Textvorschläge Anteil an diesem Buch. Unser besonderer Dank dafür gilt D. Huber, P. Herschbach, C. Krüger, K.-H. Ladwig, D. Normann, A. Sellschopp und H. Weiner. Andere haben unsere Entwürfe gelesen und aus ihrer speziellen fachlichen Erfahrung heraus korrigiert und verbessert. Hier sind M. Beutel, S. Bräutigam, G. Klug, M. Schmidt-Degenhard und R. Schors dankbar zu nennen.

Durch alle Phasen der Entstehung, des Wachstums und schließlich der Geburt dieses Buches hindurch hat Frau I. Birkigt die Hauptlast der Organisation, des Schreibens und des Literaturverzeichnisses mit Kompetenz und viel Geduld getragen. Ihr, wie auch V. Deffaa und I. Combecher in Heidelberg gilt unser ganz besonderer Dank.

Wir hoffen nun, daß das Buch in seiner neuen Form wie in den früheren Auflagen Interesse findet und Studenten, Ärzten, Psychologen sowie all denen, die mit psychosomatischen Fragestellungen und Aufgaben konfrontiert sind, eine Information und Hilfe bieten kann.

Heidelberg und München, im Sommer 1992

Walter Bräutigam, Paul Christian, Michael von Rad

Inhaltsverzeichnis

I. Psychosomatische Medizin (Psychosomatik)

Begriffsbestimmung und Geschichte 2

Begriff und Gegenstand 2
Aus der Geschichte der Psychosomatik 5

Stellung der Psychosomatik in der Gesamtmedizin 12

Psychosomatische Forschungsmethoden 12
Klinische Beobachtungen und Deskription 12
Statistische Datenaufbereitung 13
Vorhersageuntersuchungen (predictive-studies – prospective-studies) 14
Krankheitsbedingungen bei psychosomatischen Krankheiten . . 14
Zwillingsmethode und Anlage-Umwelt-Problematik 16
Neurose versus pschosomatische Krankheit 20
Zentralnervöse Bedingungen psychosomatischer Reaktionen . . 21

Psychoneuroendokrinologie und Psychoneuroimmunologie . . . 24

Psychoneuroendokrinologie 26
Psychoneuroimmunologie 28

Coping – die Verarbeitung von Krankheiten und von Kranksein 32

Epidemiologie 35

Grundlegendes zur Epidemiologie psychosomatischer Störungen 35
Häufigkeit von psychosomatischen Beschwerden und Krankheiten 36
Transkulturelle Psychosomatik 40
Psychosomatik und Sozialklassen 41

Psychosomatische Theorien und Modelle 43

Einleitung 43
Charakterologisch orientierte Richtungen und Persönlichkeitstypologien 44
Krankheit als Konflikt – Psychoanalytische Konzepte der Psychosomatik 46
Allgemeines 46
Das Konversionsmodell 48
Theorie der De- und Resomatisierung (Schur 1955) 49
Neuere psychoanalytische Konzepte (Engel u. Schmale) . . . 50
Das psychosomatische Konzept von A. Mitscherlich 53
Die Theorie krankheitsspezifischer psychodynamischer Konflikte (F. Alexander) 53
Alexithymie und psychosomatische Struktur 59
Die Lehre von den bedingten Reflexen (Pawlow) und lerntheoretische Beiträge zur psychosomatischen Medizin 62
Psychosomatische Krankheiten als spezifische, leibliche und seelische Haltung 65
Das Streßkonzept 67
Integrative Modelle 70
Ein integratives Modell von Gesundheit, Krankheit und Kranksein (H. Weiner) 70
Die unterschiedliche Natur von Krankheit, Krankheitsgefühl und Leiden 71
Ein bio-psycho-soziales Modell (Th. v. Uexküll u. W. Wesiak) 73
Die medizinische Anthropologie Viktor v. Weizsäckers 75
Schlußbemerkung 79

Diagnostik und Therapie in der Psychosomatik 81

Das diagnostische Gespräch 81
Das diagnostische Gespräch bei körperlich Kranken 82
Die biographische Anamnese als psychosomatische Diagnostik . 84
Psychologische Tests in der psychosomatischen Praxis 89
Therapieformen in der Psychosomatik 91
Was ist Psychotherapie 91
Allgemeine Grundlagen der Psychotherapie 93
Das psychotherapeutische Gespräch 95
Die verschiedenen psychotherapeutischen Behandlungsformen 99
Stützende Psychotherapie 99
Tiefenpsychologisch fundierte Psychotherapie 100
Dynamische Psychotherapie 101
Psychoanalyse als Therapieform 101

Analytische Gruppenpsychotherapie 103
Familientherapie 104
Verhaltenstherapie 106
Suggestive und übende Verfahren 108
Hypnose 109
Körperzentrierte Therapieverfahren 110
Stationäre Psychotherapie 111
Selbsthilfegruppen 112
Behandlungsergebnisse 113

II. Spezielle Psychosomatik

Infektionskrankheiten 120

Allgemeines zur Psychosomatik der Infektionskrankheiten . . . 120
Banale Infektionskrankheiten („Erkältungen") 121
Herpes simplex 122
Angina tonsillaris 125
Tuberkulose 126
Psychodynamik der Arzt-Patient-Beziehung 128

Herz- und Kreislaufkrankheiten 130

Vorbemerkungen zu Klinik und Physiologie der Herz-Kreislaufkrankheiten 130
Allgemeines zur Psychosomatik von Herz- und Kreislaufstörungen 132
Herzangstneurose 134
Psychodynamik der Arzt-Patient-Beziehung 141
Psychosomatik der Rhythmusstörungen des Herzens 142
Synkopale Zustände 145
Essentielle Hypertonie 147
Psychodynamik der Arzt-Patient-Beziehung 152
Psychosomatik der koronaren Herzkrankheiten (stumme Ischämie, Angina pectoris, Myokardinfarkt) 154
Psychodynamik der Arzt-Patient-Beziehung 163
Kardiochirurgische Eingriffe 166
Psychosomatische Aspekte bei Herzoperationen 167

Psychosomatische Störungen und Erkrankungen der Atmungsorgane 169

Allgemeines zur Atmung 169
Nervöses Atemsyndrom – Hyperventilationstetanie 170
Zur theoretischen Pathologie 173

Asthma bronchiale 175
Psychodynamik der Arzt-Patient-Interaktion 187

Psychosomatik des Gastrointestinaltraktes 190

Funktion des Verdauungstraktes 190
Allgemeines zum Eß- und Schluckakt 190
Physiologie der Verdauung 192
Ösophaguserkrankungen 193
Schluckstörungen 193
Globussyndrome – Schluckängste 194
Ösophagusspasmen 197
Magenerkrankungen 197
Reizmagen 197
Gastritis 198
Ulcus ventriculi 200
Erkrankungen des Duodenums und des Dünndarms 201
Ulcus duodeni (Ulcus pepticum) 201
Psychodynamik der Arzt-Patient-Interaktion 207

Erkrankungen des Kolons 208

Allgemeines zur Bedeutung der Darmentleerung 208
Obstipation 209
Emotionale Diarrhö 213
Reizkolon 215
Chronisch entzündliche Darmerkrankungen 217
Morbus Crohn 218
Arzt-Patient-Beziehung 223
Colitis ulcerosa 224
Psychosomatik in der Chirurgie 230
Unterbauchbeschwerden und fehlindizierte Appendektomien . . 230

Endokrine Störungen 233

Zur Psychosomatik bei endokrinen Störungen 233
Diabetes mellitus 233
Die Arzt-Patient-Beziehung 236
Hyperthyreose 236

Psychosomatische Gesichtspunkte bei Schwerkranken 242

Typische Reaktionen von Kranken in Extremsituationen 244
1. Rückzug in kindliche Abhängigkeit 244
2. Verleugnung 245
3. Rationalisierung und Verschiebung 245
4. Angstreaktionen – depressive Reaktionen 246

Reaktionen der Ärzte und des Pflegepersonals 247
Aufgaben des psychologischen Umgangs mit Schwerkranken . . 248

Psychosomatik des Krebses und ärztliche Aufgaben beim unheilbar Kranken 252

Ärztliche Aufgaben bei Krebskranken 258
Psychodynamik der Interaktion mit unheilbar Kranken 261
Ärztliches Gespräch mit Krebskranken 263

Psychosomatik des Eßverhaltens 271

Allgemeines 271
Eßstörungen 273
Magersucht 273
Psychodynamik der Arzt-Patient-Beziehung 287
Bulimie 292
Fettleibigkeit 303
Psychodynamik der Arzt-Patient-Beziehung 309

Psychosomatik der Hautkrankheiten 313

Allgemeines zur Psychosomatik der Hautkrankheiten 313
Seelische Faktoren bei Hauterkrankungen 314
Atopische Neurodermitis 315
Urtikaria 318
Periorale Dermatitis 321
Sonstige Hautkrankheiten 323

Psychosomatik in der Frauenheilkunde 324

Brustkrebs 324
Hysterektomie und Coping 327
Psychosomatische Zusammenhänge bei der Menstruation 328
Primäre Amenorrhö 328
Sekundäre Amenorrhö 328
Dysmennorrhö, prämenstruelles Syndrom, funktionelle Unterleibsbeschwerden 330
Funktionelle Unterleibsbeschwerden 331
Menarche und Klimakterium der Frau 333
Psychosomatische Einflüsse und Schwangerschaft 334
Funktionelle Sterilität – psychosomatische Sterilität 334
Psychosomatische Gesichtspunkte bei der heterologen Insemination und der extrakorporalen Fertilisierung 335
Empfängnisfurcht – Empfängnisverhütung 336
Zur Psychosomatik von Spontanabort und Fehlgeburt 337
Pseudogravidität 339

Rheumatische Erkrankungen 341

Rheumatoide Arthritis 342
Fibromyalgie 349
Psychodynamik der Arzt-Patient-Beziehung 350

Psychosomatische Einflüsse bei motorischen Störungen 352

Torticollis spasticus 353
Schreibkrampf 357
Tic 359

Schmerz in psychosomatischer Sicht 361

Psychosomatik chronischer Rückenschmerzen 362
Psychosomatik des Kopfschmerzes 363
Spannungskopfschmerz 364
Migräne 367
Weitere Formen des Kopfschmerzes 369

Psychosomatische Aspekte der Depression 371

Befindlichkeitsstörungen und Psychosomatisches Allgemeinsyndrom 378

Der Hörsturz 385

Psychiatrische Erkrankungen 390

Psychosomatische Gesichtspunkte bei den endogenen Psychosen 390
Schizophrenie 391
Endogene Depression 393

Literatur 396

Sachverzeichnis 412

I. Psychosomatische Medizin

Begriffsbestimmung und Geschichte

Begriff und Gegenstand

Wortherkunft: Psyche (gr.) = Hauch, Atem, Seele; Soma (gr.) = Körper, Leib.

Psychosomatische Medizin ist in ihrer Geschichte sehr verschieden beinhaltet, umschrieben und definiert worden. In gegenwärtiger Fassung ist zu sagen:

> Psychosomatische Medizin ist die Heilkunde und Wissenschaft der gegenseitigen Beziehungen von seelischen und körperlichen Vorgängen, die den Menschen in engem Zusammenhang mit seiner Umwelt begreift. In dieser leib-seelischen Perspektive betrifft sie die Grundlagen der Humanmedizin. Sie vertritt damit eine Zugangsweise zum Kranken, die nicht nur bestimmte Fachgebiete betrifft, sondern in alle vorklinischen und klinischen Bereiche hineinreicht.

Die jeweiligen Entwicklungstendenzen der Medizin und der eigene Wissensstand setzten sich wandelnde Schwerpunkte. In ihren Neuanfängen am Beginn des Jahrhunderts trat die psychosomatische Medizin gegenüber einer einseitig naturwissenschaftlich und organzentrierten Einstellung der Medizin auf. Weiss und English bemerkten 1943 dazu, daß Psychosomatik eine Betrachtungsweise ist, „die nicht etwa dem Körperlichen weniger, sondern dem Seelischen mehr Beachtung schenkt". Aber nicht allein die dem einzelnen Arzt und Forscher gegebenen begrenzten Möglichkeiten, auch der empirische Dualismus, der es schwermacht, Seelisches und Körperliches zugleich und gleichzeitig im Blick zu halten, machen eine solche Einstellung nicht leicht realisierbar. In einem Zeitalter geistiger und materieller Spezialisierung hat sie ihren umfassenden Anspruch bis heute nur unzureichend durchsetzen können, mußte notwendigerweise Schwerpunkte setzen.

So hat sich Psychosomatische Medizin – kurz Psychosomatik – vor allem in Deutschland – zum Teil gegen ihren erklärten Willen – auch als Spezialfach konstituiert, um eigene Gesichtspunkte gegenüber anderen Fachgebieten in der Forschung und in der psychotherapeutischen Aufgabe verfolgen und personell behaupten zu können. Vom verstehenden Zugang her gab es bei bestimmten Krankheiten früh Schwerpunkte, wobei diese dann als „psychosomatische Krankheiten“ bezeichnet wurden. So sind Krankheiten, die von seiten der Inneren Medizin wie auch der Psychosomatik vor 50 Jahren noch große Aufmerksamkeit fanden, wie Lungentuberkulose (s. S. 126) oder Ulcus duodeni (s. S. 201) allgemein und unter modernen hygienischen und therapeutischen Bedingungen seltener geworden und als psychotherapeutische Aufgabe zurückgetreten. Viele andere, wie z. B. Herzinfarkt (s. S. 154), Krebserkrankungen usw., sind neu hinzugekommen. Auch die Geschichte der Psychosomatik spiegelt die Medizingeschichte in ihren gesellschaftlichen Aufgaben und leitenden Ideen. Ob es im Altertum schon eine Psychosomatische Medizin im eigentlichen Sinne gab, ist umstritten (s. Geschichte der Psychosomatik, S. 5ff).

Die moderne Entwicklung der Psychosomatik ist nicht denkbar ohne die von der *Psychoanalyse* eingeführte differenzierte Psychologie mit ihrer lebensgeschichtlichen und introspektiven Perspektive. Bewußte und unbewußte Konflikte sowie biographische Lebenskrisen werden als psychogene Krankheitsursachen entdeckt. Das Vorbild der Neurosen und die psychoanalytische Libidotheorie bestimmen zunächst auch die Psychosomatische Medizin der ersten Hälfte dieses Jahrhunderts. Dabei werden auch die Vorstellungen der Psychogenese und der sexuellen Konflikte als Krankheitsursachen auf psychosomatische Krankheiten ausgedehnt. Das geschah z. B., als je ein Fall von Asthma bronchiale 1911 von Sadger als Sexualneurose, 1913 von Federn als Libidoverschiebung in den Respirationstrakt, Freud vorgestellt und veröffentlicht wurde. Eine psychogenetische Verursachung wurde dann ohne weiteres bei vielen körperlichen Beschwerden und funktionellen Störungen angenommen, bei denen sich kein organischer Befund finden ließ. Psychosomatik wurde zeitweise zum Sammeltopf für nichtorganische Erkrankungen, z. B. für viele Arten von Kopfschmerzen. Demgegenüber ist aber zu betonen, daß in der Psychosomatik wie sonst in der Medizin die Diagnose eines Zusammenhangs positiv, d. h. nicht nur aus der Symptomatik sondern aus dem Gesamtbild zu stellen ist: aus der Persönlichkeit des Kranken, in ihren situativen und lebensgeschichtlichen Zusammenhängen. Viktor v. Weizsäcker, ein Pionier der Psychosomatik, mahnte die Ärzte, bei einer Symptomatik immer zu fragen: „Warum gerade jetzt? Warum gerade hier?“ (s. S. 75).

Daß bei bestimmten internistischen Erkrankungen, wie beim Asthma bronchiale, mehr oder weniger deutlich auslösende Einflüsse beim Auftreten der Symptomatik zu finden waren, äußere oder innere Konfliktsituationen, führte in der Folge dazu, bestimmte Erkrankungen als *„psychosomatische Krankheiten“* zu bezeichnen. Als Franz Alexander diese Krankheiten (1946) in einem grundlegenden Werk beschrieb, ging er aber einen Schritt über die bisher vorherrschende Psychogenese hinaus: Neben spezifischen unbewußten Konflikten betonte er die Bedeutung von Anlagefaktoren und die damit gegebene individuell-spezifische körperliche Disposition. Darüber hinaus stellte er die vegetativen sympathischen und parasympathischen Körperreaktionen in einen evolutionären Zusammenhang. Damit war eine Verbindung zwischen individueller Biographie und der Biologie als Naturgeschichte des Menschen gezogen.

In der gegenwärtigen Psychosomatik wird eine Unterscheidung getroffen zwischen disponierenden, auslösenden und krankheitserhaltenden Faktoren. Dispositionen sind angeborene (z. B. genetisch bedingte) u. U. auch erworbene Bereitschaften, die die Form einer möglichen organischen oder neurotischen Erkrankung prägen, ohne daß diese deshalb jemals zum Ausbruch kommen muß. Es bedarf dazu erfahrungsgemäß lebensgeschichtlicher Belastungssituationen. Ist eine neurotische oder somatische Erkrankung erst einmal manifest geworden so entwickelt sie eine Eigendynamik, die eng mit der Umwelt verschränkt ist: die Bedeutung der krankheitserhaltenden Faktoren z. B. bei chronischen Verläufen ist in seiner Bedeutung erst in letzter Zeit erkannt worden. In jedem Fall ist das situagene Verstehen für die positive Diagnostik psychosomatischer oder auch neurotischer Erkrankungen entscheidend. Psychosomatische Störungen sind nicht als Ausschlußdiagnose zu stellen. Wenn heute von somato-psycho-somatischen oder auch bio-psycho-sozialen Erkrankungen gesprochen wird, so weist das auf die Verbindung von Anlage – Persönlichkeit – Situation hin.

Oft ist die Konfliktdynamik beim Ausbruch psychosomatischer Erkrankungen mit dem Begriff „Streß" (Selye 1974; Weiner 1992) umschrieben worden. Es ist aber nicht einfach Streß, d. h. Belastung, der zu Krankheit führt. Ein auf seine Umwelt positiv motivierter Mensch kann extreme körperliche und seelische Belastungen ertragen ohne zu erkranken. Es sind vielmehr die persönlichen Probleme in der Lebensentwicklung, die einengenden Fixierungen und Zwiespältigkeiten, die in bestimmten Lebenskrisen dann zu negativen Gestimmtheiten und zu Verunsicherungen führen. Gerade beim in Belastungssituationen überforderten psychosomatischen Patienten, ist trotz emotionaler Betroffenheit eine Unfähigkeit, eigene Gefühle wahrzunehmen und vor allem auch sprachlich mitzuteilen immer wieder aufgefallen und als „Alexithymie" (s. S. 59) beschrieben worden.

Bei der Behandlung psychosomatisch Kranker kommt die gesamte Breite psychotherapeutischer Verfahren zu Anwendung. die bei den einzelnen Kranken in der notwendigen Verbindung mit somatischen Behandlungsformen aber auch ohne diese angewendet werden: Einzel-, Gruppen-, Familienpsychotherapie, aufdeckende, supportive, übende Verfahren, körperzentrierte und bildhaft gestaltende Verfahren. Spezifische Modifikationen, wie z. B. homogene oder gemischte langfristige Gruppentherapie haben sich häufig als nützlich erwiesen, um dem körperlich Kranken mit seiner zunächst organorientierten Krankheitsauffassung und seiner oft mangelnden Selbstwahrnehmung und Schwierigkeit, sich emotional auszudrücken, eine Hilfe zu geben.

Aus der Geschichte der Psychosomatik

In der *griechischen Philosophie* war der Gedanke von Einwirkungen der Psyche und des Geistes auf das Soma durchaus geläufig. Die Idee einer Ganzheit des Menschen auch in der Krankheit war schon für den Arzt und seine Tätigkeit richtungweisend ausgesprochen. Besessenheit von bösen Geistern wurde durch kathartische Prozeduren ausgetrieben, aber auch schon durch gewisse Formen des Gesprächs behandelt.

Im Dialog *Charmides* läßt Platon den Sokrates einem jungen Mann, der an Kopfschmerzen leidet, sagen: „Wenn es den Augen gut werden solle, solle man den ganzen Kopf und wenn es dem Kopf wieder gut gehen solle, den ganzen Leib und wenn es diesem gut gehen solle, auch den Leib nicht ohne die Seele behandeln dürfe. Denn ... von der Seele gehe alles, sowohl Gutes als Böses, aus für den Körper und den ganzen Menschen. ... Die Seele aber ... müsse durch gewisse Heilsprüche behandelt werden". Diese Heilsprüche aber seien die guten Reden (logoi kaloi). Durch Reden dieser Art erwachse Besonnenheit in den Seelen. Er läßt einen zuhörenden Griechen in diesem Dialog etwas sagen, was die Möglichkeiten des psychosomatischen Denkens und Handelns bis heute auszeichnet. „Da wäre ja, Sokrates, für den jungen Mann sein Kopfweh ein wahres Glück geworden, wenn er genötigt würde, seinem Kopf zuliebe nun auch in seinem Geistesleben besser zu werden !"

Gab es im Altertum also eine psychosomatische Medizin und Therapie? Lain Entralgo, der spanische Medizinhistoriker, bezweifelt es aus mehreren Gründen:

1. Die genialen Ideen der großen Philosophen Platon und Aristoteles von der kathartischen und Weisheit spendenden Macht des Menschenwortes seien von der damaligen Medizin *nicht* vertieft und in psychologischer und heilkundlicher Art durchgearbeitet worden.
2. Die Wahrheit sei die, daß die Beachtung, die man dem psychischen Leben innerhalb der physiologischen Heilkunde der Griechen schenkte, eine sehr *spärliche* war.
3. Die Griechen seien in einem *Naturalismus,* einem reinen *Somatismus* in ihrer Pathologie befangen gewesen. Das schlagendste Beweisstück für dieses Unvermögen sei die hippokratische Auffassung von der Hysterie als einer Krankheit der Gebärmutter.
4. Die griechischen Ärzte seien befangen gewesen in einem radikalen Naturalismus, der Physisches wie Psychisches umfasse, in völliger Unkenntnis, daß eine psychophysische Naturbeschaffenheit nichts

Wirkliches, daß sie nichts wahrhaft Menschliches sein kann ohne ein „persönliches", ein „innerliches Individuum".

Lain Entralgo bemerkt noch dazu: Das Eigenschaftswort „psychosomatisch" muß im Sinne seiner heutigen Bedeutung verstanden werden; dies beinhaltet nicht bloß das wachsame Achtgeben des Arztes auf die ursächlichen Momente, auf die „psychischen" Symptome der Krankheit (derartiges vollbrachte auch der Anhänger des Hippokrates in der ihm eigenen Art und Weise), sondern auch sein Daraufschauen aus dem Gesichtswinkel jener Vorgänge, die sich in der freien und der halbfreien, in der bewußten und vorbewußten persönlichen Innerlichkeit des Kranken abspielen.

Der amerikanische Psychiater John Nemiah macht darauf aufmerksam, daß der englische Dichter Samuel T. Coleridge, der den Dichtern und Philosophen der deutschen Romantik nahestand, 1798 Klopstock in Hamburg besucht und dann ein Seminar in Göttingen studiert hatte, den Ausdruck psychosomatisch in einem modernen Sinne benutzte. Er schrieb 1811 in einem Brief: „What I keep out of my mind, or rather keep down in a state of underconsciousness, is sure to act meanwhile with its whole power ...on my body." Und in einem Fragment gebliebenen Essay über Emotionen benutzte er den Begriff „my Psycho-Somatic Ology (or science)" (Bate, 1969, 103). Bemerkenswert ist noch, daß er über viele Jahrzehnte seines Lebens an körperlichen Beschwerden litt, für welche die Ärzte nach seinem Tode bei der Autopsie, keine organische Ursache fanden.

In der *Romantischen Medizin* Anfang des 19. Jahrhunderts kam der Begriff der psychosomatischen Medizin in der öffentlichen Sprache auf, benutzt von dem Arzt und späteren Psychiater Heinroth, der ihn 1818 erstmals nannte. Es wurden viele körperliche Krankheiten psychogenetisch interpretiert, allerdings unter ethischen Aspekten. Man hat damals böse und sündhafte, vor allem sexuelle Leidenschaften als Ursache von Tuberkulose, Epilepsie und Krebs angesehen. 10 Jahre später wurde der Begriff somatopsychisch als Entgegnung und Ergänzung von Jakobi eingeführt. Novalis schuf dagegen eine Psychophysiologie, die intuitiv eine Leib, Seele und Geist des Individuums umfassende Krankheitslehre andeutete.

Die genialen Aphorismen von Novalis gehen weit über die Wechselwirkung von Leiblichem und Seelischem hinaus, sie sehen die Verstrickungen beider in der Umwelt. So konnte er feststellen, „die Trennung des Körpers von der Welt ist wie die der Seele vom Körper" (Aphorismus 1878). Er sah die Sprachentfremdung des psychosomatischen Krankseins, wenn er feststellte: „Krankheiten müssen als körperlicher Wahnsinn, und zwar als fixe Ideen zum Teil angesehen werden" (1897). Er vertrat schon die umfassendste Konzeption von Psychosomatik: „Jede Krankheit kann man Seelenkrankheit nennen" (1898). Das sind blitzhafte Einsichten, die von der Schulmedizin dieser Zeit nicht aufgegriffen wurden, die nicht weniger naturalistisch dachte als die griechische Medizin.

Zudem gehörten die nächsten Jahrzehnte den Entdeckungen der Naturwissenschaften, der Chemie der Physik, der Physiologie.

Sicher muß Friedrich Nietzsche als einer der geistigen Väter psychosomatischer Bewußtwerdung betrachtet werden. Er lehrte eine Philosophie, die „vom Leibe ausgehen und ihn als Leitfaden benutzen" müsse, sprach „von der Vernunft des Leibes", seiner „Vielheit mit einem Sinn". Er hat nicht nur viele Einsichten Sigmund Freuds zur Lehre vom Unbewußten und den Affekten vorweggenommen, er hat den Ärzten auch eine größere erzieherische Aufgabe damit zugesprochen. Die von ihm geforderte neue Moral müsse in der Heilkunst Anwendung finden. Noch fehlten die Ärzte, die diese neue praktische Moral als ein „Stück ihrer Heilkunst und Heilwissenschaft umgewandelt" hätten. „Die Lehre vom Leibe und von der Diät", womit er eine „neue freiere Lebensordnung als Lebensführung" verband, „müsse zu den Verpflichtungen aller niederen und höheren Schulen zählen" (Nietzsche 1,1150).

In den Jahren *nach dem ersten Weltkrieg* wurde in der Schule des Internisten v. Krehl in Heidelberg psychophysischen Wechselwirkungen in der Physiologie, dem Einfluß von Affekten auf die körperlichen Funktionen und auf körperliche Krankheiten große Beachtung geschenkt. Gegenüber einer unpersönlichen Pathologie wurde antithetisch die Person des Kranken in den Blickpunkt gestellt. Dieser Gedanke wurde vor allem in dem Lebenswerk von Viktor v. Weizsäkker (1886–1957) weiter entwickelt. Er hat diese Dimension des Personalen als Einführung des Subjektes in die Pathologie charakterisiert. Psychosomatik ist nicht additives Zusammenkommen qualitativ gleichartig gedachter Faktoren wie Seele und Körper: Eine neue Dimension im leibseelischen Gefüge eröffnet sich mit der Bezogenheit jeder Erlebnisverarbeitung auf eine gegebene lebensgeschichtliche Situation in der besonderen inneren Lebensgeschichte und in der leiblichen Einstellung und Reaktionsweise des Subjektes in einer Krise.

Gefördert wurde die Psychosomatik in Deutschland entscheidend auch durch die „Funktionelle Pathologie" (1936) des Internisten v. Bergmann in Berlin, dessen Beobachtungen Stadien einer „funktionellen Betriebsstörung" vor dem anatomischen Organbefund nachwiesen. Störungen der körperlichen Funktion wurden beim Ulkus, bei der Kolitis und bei der Hypertonie vor Störungen der Struktur am Anfang der pathogenetischen Kette vermutet. Die psychosomatische Störung ist psychologisch das letztlich nicht zur Ausführung kommende Handlungsbruchstück, im physiologischen Korrelat manifestiert sich eine anhaltende Bereitstellung, die dadurch, daß sie nie abgerufen wird, pathogen wirkt.

Aber auch *Psychoanalytiker* haben nicht bei der Behandlung von Psychoneurosen haltgemacht. 1908 schrieb der Dresdner Arzt und

Psychoanalytiker Stegmann eine erste Arbeit über Asthma bei Kindern. 1913 stellte Federn in der „Wiener Psychoanalytischen Vereinigung" einen Fall von Asthma vor. Es ist heute sicher, daß Freud auch selbst Versuche in dieser Richtung machte, deren Ergebnisse er aber nicht veröffentlichte. Während von Psychoanalytikern die psychosomatischen Symptombildungen den neurotischen ohne weiteres in der Pathogenese gleichgestellt wurden und Psychoanalytiker vom „neurotischen Aufbau bei inneren Kranken" sprachen, hat v. Weizsäcker schon ausdrücklich die unterschiedliche Dynamik von „Körpergeschehen und Neurose" (1932) verfolgt.

v. Weizsäcker hat dabei auch Freud selbst ermuntert, den Weg psychoanalytischer Erforschungen organischer Krankheiten mit ihm zu beschreiten. Freud antwortete: „Der Teil der Arbeit, in dem Sie die gemeinsamen Gesichtspunkte für psychische und organische Krankheit zu bestimmen suchen, bringt das, was uns neu ist und uns aufhorchen macht, gerade weil wir uns durch gelegentliche Beobachtungen den Grenzen dieses unerforschten Gebietes genähert haben. Wir sind auf die psychogenen Faktoren organischer Krankheit aufmerksam geworden, haben verstehen können, daß sich eine Neurose oft durch eine Krankheit ablösen läßt, auch die merkwürdige Immunität mancher Neurotiker gegen Infektionen und Erkältungen und deren Verlust nach psychischer Besserung ist uns nicht unbemerkt geblieben. Die allem Kranksein gemeinsamen Gesichtspunkte der Unterbrechung, Wendung, Krise u.a. bereiten uns auf wichtige Neuheiten vor." Freud schreibt aber in dem gleichen Brief von 1932: „Sie zeigen uns dann den feineren Mechanismus der Störung auf, indem sie auf entgegengesetzte Innervationen hinweisen, die einander aufheben oder beirren müssen. Von solchen Untersuchungen mußte ich die Analytiker aus erzieherischen Gründen fernhalten, denn Innervationen, Gefäßerweiterungen, Nervenbahnen wären zu gefährliche Versuchungen für sie gewesen, sie hatten zu lernen, sich auf psychologische Denkweisen zu beschränken. Dem Internisten können wir für die Erweiterung unserer Einsicht dankbar sein."

In den Jahren nach 1920 fanden *psychophysiologische Experimente* an verschiedenen Orten in Deutschland großes Interesse. Dabei zeigten sich in Hypnoseversuchen relativ spezifische Einflüsse seelischer Erregungen und Vorstellungen auf Körperfunktionen, z. B. am Magen wie auch an der Galle (Heyer, Wittkower). In den „Studien zur Pathogenese" hat v. Weizsäcker (1935) Kranke mit Angina tonsillaris, Diabetes insipidus, paroxysmaler Tachykardie zum Gegenstand psychologischer und medizinisch-anthropologischer Betrachtungen gemacht.

Eigene Wege ging der eigenwillige, von Freud beeinflußte Arzt Groddek. Er führte den Begriff des „Es" ein als den Bereich, von dem wir gelebt werden, ein Begriff, den Freud übernahm. Groddek führte bereits 1917 psychoanalytische Behandlungen bei internistisch Kranken durch und interpretierte diese Krankheitsvorgänge in kühnen, oft unhaltbaren Spekulationen als sinnvolle Leistungen des Es. „Die Psychoanalyse darf und wird vor organischen Leiden nicht haltmachen."

1928 wurde der „Nervenarzt" in Deutschland gegründet, eine Zeitschrift, wie es damals hieß, mit „besonderer Berücksichtigung psychosomatischer Beziehungen". Nach 1930 waren es in den *Vereinigten Staaten von Amerika* vor allem die ausgewanderten Psychoanalytiker die die psychosomatische Medizin vorantrieben. Felix Deutsch, ein Wiener Psychoanalytiker, der 1927 den Ausdruck Psychosomatik wieder eingeführt und das Basiskonzept formuliert hatte, gründete 1939 hier die erste ausschließlich psychosomatische Zeitschrift, die „Psychosomatic Medicine", das Organ der 1934 gegründeten amerikanischen psychosomatischen Gesellschaft. F. Dunbar beschrieb bereits 1935 differenzierende Persönlichkeitsprofile für die einzelnen psychosomatischen Krankheitsbilder. 1948 kam ihr Buch „Synopsis of Psychosomatic Diagnosis and Treatment" heraus, das als „Reiseführer" für den praktischen Arzt auf diesem Gebiet vorgelegt wurde.

Die weitere Entwicklung der Psychosomatischen Medizin stand unter dem Einfluß der *Psychoanalyse,* die gegenüber der alten Affektpsychologie eine viel umfassendere Persönlichkeitstheorie und Begriffswelt zu geben hatte. Die psychoanalytische Entwicklungslehre, ihre Konfliktpsychologie, die Einbeziehung unbewußter Motivationen gaben der Psychosomatik als Pathologie und als Heilkunde entscheidende neue Impulse, vor allem Franz Alexander, der spezifische, psychodynamische, unbewußte Konfliktsituationen bestimmten Krankheiten zuordnete. Wieder waren es in Europa die Erschütterungen des Krieges, vor allem der fast völlige Zusammenbruch in Deutschland, Zweifel an den überkommenen Wertvorstellungen, die auch das naturwissenschaftliche und materialistische Krankheitskonzept tangierten. Es stellte sich immer stärker die Frage nach einem neuen Menschenbild im Bereich der Medizin. In Deutschland wurde 1950 durch Alexander Mitscherlich in Heidelberg die erste psychosomatische Klinik an einer deutschen Universität ins Leben gerufen. Dem folgten im Laufe der letzten Jahrzehnte weitere selbständige psychosomatische Abteilungen, teilweise in Anlehnung an medizinische Kliniken, wie durch Jores in Hamburg, aber auch ganz unabhängig von ihnen. 1954 wurde die erste „Zeitschrift für Psychosomatische Medizin und Psychoanalyse" in deutscher Sprache herausgebracht.

In England hat sich in den 50er Jahren eine psychosomatische Bewegung entwickelt, die sich streng empirisch und experimentell orientierte und gegenüber allen interpretierenden Theorien zunächst distanziert blieb. In ihrem Organ, dem „Journal of Psychosomatic Research", wurde 1956 einleitend auf die Bedeutung empirisch ausgerichteter Forschung hingewiesen, es komme darauf an, operationale und statistisch kontrollierbare Hypothesen zu entwickeln. Es gehe um die exakte Kenntnis psychosomatischer und somatisch-psychischer Interaktionen, eine Kenntnis, die noch sehr gering sei: „Nirgends in der Medizin besteht ein solcher Gegensatz zwischen weitgespannten

Theorien und ihren schmalen, auf Tatsachen fußenden Grundlagen." Während in der „Psychosomatic Medicine" in den Theorien und in den Behandlungen psychoanalytische Arbeiten das Übergewicht haben, sind in dieser Zeitschrift epidemiologische und experimentelle Untersuchungen vorwiegend vertreten sowie die therapeutischen Techniken der Verhaltenstherapie.

In Nordamerika haben Psychosomatiker in den letzten Jahrzehnten die Erlebnisweisen und Konflikte von körperlich Kranken studiert. Psychoanalytisch orientierte Ärzte haben z. B. der Psychologie der Schwangerschaft und der Geburt, der Operation, ja allen körperlichen Krankheitszuständen bis hin zum Krebskranken ihre Aufmerksamkeit zugewandt. Die Entwicklung, mit den Namen E. Lindemann, Z. J. Lipowsky und G. L. Engel verbunden, führte in den meisten großen Krankenhäusern zu einer besonderen Einrichtung, Consultation service oder Liaison service genannt, einer Art krankenhausinterner Ambulanz, die von den in den USA psychodynamisch orientierten und psychotherapeutisch ausgebildeten Psychiatern auf allen Stationen und in allen Fachabteilungen des Krankenhauses versehen wird. Die Psychosomatik hat sich hier von ihrer früheren Bindung an die Psychogenese freigemacht und verfolgt in interdisziplinärer Zusammenarbeit somatopsychosomatische Zusammenhänge (s. S. 32).

In der somatischen Pathogenese hat sich ein *multifaktorielles* Denken und Forschen durchgesetzt, und es sind unterschiedliche Untergruppen oder Gangarten der Hypertonie, des Infarktes, des Bronchialasthmas usw. herausgearbeitet worden. Dementsprechend muß der psychosomatische Anteil neu abgegrenzt und gewichtet werden, wie es etwa in dem Werk des amerikanischen Psychosomatikers Herbert Weiner „Psychobiology and Human Disease" geschieht. Im Mittelpunkt steht die Verflechtung der für die großen psychosomatischen Krankheiten notwendigen körperlichen Funktionskreise (z. B. spezifische Immunmechanismen beim allergischen Asthma) mit den einwirkenden Umwelteinflüssen.

Nachdem sich die Psychosomatik in ihrer Geschichte häufig als bloße Seele-Körper-(Wechsel)-Wirkung (mind-body Coleridge) verstanden hat, deutlich auch im Konversionsbegriff von Freud, ist in den letzten Jahrzehnten mit der Lehre von Th. von Uexküll (1990) eine neue theoretische Dimension entschieden eröffnet worden. An die Lehre des Biologen J. v. Uexküll anschließend, werden hier die Lebensvorgänge und damit die psychosomatisch relevanten Körperprozesse immer im Zusammenhang mit der Umwelt betrachtet. Organismus und Umwelt sind dynamisch sich entwickelnde Systeme. Der Umweltfunktionskreis der Tiere und der symbiotische Funktionskreis des Säuglings mit der Mutter tritt beim heranwachsenden Menschen mit der psychischen Dimension, in der der Umgebung für das Individuum Bedeutung zugesprochen wird, auf eine neue Ebene. Relevant für psychosomatische Zusammenhänge werden einerseits die schon von Cannon, ja von Darwin angedeuteten affektiven, pathischen Grundeinstellungen „Ergotropie-Histiotropie". Die individuelle Lebensgeschichte, von außen kommende Störungen im symbiotischen Funktionskreis, sollen andererseits für eine später auftretende psychosomatische Erkrankung disponierend sein, wobei auf Autoren wie R. Spitz, M. Mahler usw. hingewiesen wird. Im ganzen versteht sich diese „Theorie der Humanmedizin" (Th. v. Uexküll u. W. Wesiak 1988) in der modernen Systemtheorie, die den Kosmos als eine hierarchische Ordnung von physikalischen, biologischen, psychischen und soziologischen Ebenen beschreibt, wobei auf jeder der höheren Stufe neue, „emergente" Eigenschaften angenommen werden.

Eine aktuelle Entwicklungstendenz der Psychosomatik liegt in der stärkeren Betonung der hier gegebenen *therapeutischen Aufgabe.* Während es in ihren ersten Entwicklungsjahren wichtig erschien, daß seelische Faktoren als ursächliche oder manifestationsfördernde Einflüsse überhaupt anerkannt wurden und dann Fragen der Spezifität die wissenschaftlichen Gemüter bewegten, besteht in den letzten Jahren eine Tendenz, das Behandlungsproblem bei körperlichen Kranken differenzierter aufzugreifen. Durch das körperliche Krankheitsangebot und -verständnis, die Schwierigkeit, zu einem seelischen konflikthaften Krankheitsverständnis zu finden und die häufigen langen, rein somatischen Vorbehandlungen ist eine andere therapeutische Ausgangssituation gegeben als bei Neurosen, bei denen die klassischen psychotherapeutischen Methoden entwickelt wurden. Auch die in ihrer sozialen Schichtzugehörigkeit anders zusammengesetzte psychosomatische Krankenpopulation hat zu neuen stationären und ambulanten Behandlungsformen geführt.

In den letzten beiden Jahrzehnten sind entschieden auf Einstellungs- und Verhaltensänderung gerichtete verhaltenstherapeutische Programme entwickelt worden, die bei schweren körperlichen Erkrankungen wie Herzinfarkt, Krebs, Adipositas usw. eingesetzt wurden. Offenbar praxisnah haben sie Patienten aller Schichten erreicht und können Erfolge vorweisen, die Psychotherapeuten anderer Schulen ein Vorbild liefern können (s. S. 106).

In Deutschland stehen sich heute einerseits psychoanalytisch ausgebildete Ärzte und Psychologen in psychosomatischen Universitätskliniken bzw. psychoanalytischen Instituten und andererseits Psychologen gegenüber, die an den Universitäten ihre wissenschaftliche Orientierung und daneben eine verhaltens- oder gesprächstherapeutische Ausbildung erhalten haben, ohne daß es bisher zu einer Kooperation und zu einem intensiveren Austausch gekommen ist.

Stellung der Psychosomatik in der Gesamtmedizin

Psychosomatische Forschungsmethoden

Aufgabe der psychosomatischen Medizin ist es, die psychologischen Dimensionen des Erlebens und Verhaltens mit körperlichen Vorgängen in eine Verbindung zu bringen und das gewonnene Verständnis therapeutisch zu nutzen. Sie hat es dabei mit Aussagen zu tun, die mit unterschiedlichen Methoden gewonnen sind (s. oben). Aus der Medizin kommend, von Anfang an aber gezwungen, deren Grenzen systematisch zu erweitern, war sie genötigt, eigene Forschungswege zu suchen. Am Anfang waren Einflüsse der klinischen Beobachtung, später die der Psychoanalyse richtunggebend. Gegenwärtig sind Einflüsse auf empirische Forschung drängender Fächer, vor allem aus der Medizin und aus der Psychologie aber auch Entwicklungspsychologie, Psychobiologie, Verhaltensforschung bei Tieren usw., hinzugetreten. Es ist im gegenwärtigen Stadium der Entwicklung sicher ein Vorteil, daß eine Pluralität von Erfahrungsebenen und von wissenschaftlichen Forschungsansätzen miteinander konkurrieren und dabei auch füreinander offen werden.

Klinische Beobachtungen und Deskription

Am Anfang der psychosomatischen Forschung steht die Beobachtung am einzelnen Patienten, das *Gespräch* über sein Erleben, seine Lebensgeschichte, seine gesellschaftliche Situation. Eine Erweiterung dieses Gesprächs stellt die psychotherapeutische Behandlung dar, eine Vertiefung die *Psychoanalyse* mit den Methoden der freien Assoziation, der Trauminterpretation, dem Studium der Beziehungen des Patienten in der äußeren Welt und in der Übertragung.

Eine Erweiterung und eine Möglichkeit, Verstehensentwürfe zu überprüfen und zu erweitern, liegt in der über den einzelnen Patienten hinausgehenden Untersuchung größerer Gruppen, vor allem in unausgelesenen und repräsentativen Stichproben. In der Formalisierung des diagnostischen Gespräches als *standardisiertes Interview* liegt die Möglichkeit, anamnestische Daten systematischer zu erheben. Eine Standardisierung der *Auswertung* liegt in der semantisch-linguistischen

Analyse des Gesprächsinhaltes von Interviews und von psychotherapeutischen Behandlungen.

Hypothesenbildung im psychosomatischen Bereich gründeten zunächst in der klinischen Beobachtung am einzelnen Patienten. Das hatte den Vorteil, daß sie die Kommunikation von Arzt und Patient und das Erleben des Patienten, seine Lebensgeschichte, unmittelbar einbeziehen konnte. Jeder Arzt macht einmal die Erfahrung, daß ein intensives Gespräch bei einem Patienten zu einer Wendung im Krankheitsgeschehen führt. Der psychosomatische Zusammenhang ist hier individualdiagnostisch und individualtherapeutisch evident. Er ist nur beim nächsten Patienten mit scheinbar der gleichen Krankheit nur selten oder überhaupt nicht zu wiederholen. Die Bewertung des Einzelfalles in der klinischen Erfahrung ist nicht als unwissenschaftlich zurückzuweisen. Verallgemeinernde Aussagen zur Pathogenese und Therapie, die über diesen Fall hinausreichen, müssen mit Vorsicht aufgenommen und auf breiter Basis überprüft werden. Es gehen ja leicht und in schwer überschaubarer Weise in die eigenen Beobachtungen bereits theoriegeleitete Interpretationen mit ein. Bei psychoanalytischen Befunden liegt eine Schwierigkeit auch darin, daß die in diesem Denken und in der eigenen Terminologie vorgelegten Aussagen mit anderen Methoden nicht ohne weiteres zu überprüfen sind. Handelt es sich aber z. B. um Aussagen zu Entstehungsbedingungen von Krankheiten oder zu therapeutischen Wirkungen, so unterliegen auch psychoanalytische Aussagen der allgemeinen Überprüfung.

Statistische Datenaufbereitung

Die Psychosomatik hat ihre Erkenntnisse über die Bedingungen und Besonderheiten verschiedener psychosomatischer Krankheiten also zunächst an Einzelfällen aus der klinischen Praxis gewonnen. Will man generalisieren, so muß die aus der Einzelfallbeobachtung abgeleitete Hypothese an einer geeignet großen Zahl von Patienten mit dieser Diagnose überprüft werden. Für eine solche Überprüfung sind statistische Verfahren ein Hilfsmittel. Der Zweck ihrer Anwendung liegt darin, allgemeine Gesetzmäßigkeiten über das Eintreten bestimmter Ereignisse zu untersuchen. Solche Gesetzmäßigkeiten beziehen sich etwa auf die unterschiedliche Häufigkeit eines Merkmals in zwei zu vergleichenden Gruppen von Patienten oder auf den Zusammenhang zwischen zwei oder mehr Merkmalen bei einer Patientengruppe. Die Zuverlässigkeit einer statistisch begründeten Entscheidung über eine Hypothese wächst mit der Zahl der Beobachtungen.

Beim Einsatz von statistischen Verfahren stützt man sich auf mathematische Modelle, die der Wahrscheinlichkeitsrechnung bzw. mathematischen Statistik entliehen werden. Die Überprüfung einer Gesetzeshypothese erfolgt dabei in der Regel indirekt, indem man zeigt, daß die beobachteten Unterschiede oder Zusammenhänge unter der Annahme der sogenannten Nullhypothese – d. h. es gibt keinen Unterschied bzw. keinen Zusammenhang – mit nur sehr geringer Wahrscheinlichkeit auftreten .

Die statistischen Verfahren, die in der Psychologie und Medizin heute angewendet werden, haben inzwischen eine so hohe Komplexität erreicht, daß die damit verbundenen Probleme Gefahr laufen, sich zu verselbständigen und vom eigentlichen Forschungsgegenstand ablenken oder gar zum Selbstzweck werden. Statistische Verfahren sind nur Hilfsmittel einer systematischen Forschung. David Kissen (1968), ein Arzt, der statistische Untersuchungen bei psychosomatischen Krankheiten sehr früh und in kreativer Form zu nutzen wußte, hat bemerkt: „Statistiken sind die Diener, nicht die Herren der guten Forschung."

Vorhersageuntersuchungen

(predictive-studies – prospective-studies)

Auf dem Boden von klinischen Beobachtungen können Hypothesen entwickelt werden, die in Vorhersagestudien (predictive-studies) überprüft werden. Der prädiktive Wert einer solchen Hypothese zeigt sich darin, ob die Zahl richtiger Vorhersagen mehr oder weniger hoch ist. Dabei werden sowohl Daten der körperlichen Krankheit als auch psychologische Daten berücksichtigt. – Bei *prospektiven Untersuchungen* werden bestimmte Populationen in ihren körperlichen und seelischen Merkmalen erfaßt, und es wird die spätere Erkrankungsrate mit den vorher erhobenen psychologischen und körperlichen Befunden verglichen (s. unten Rosenman, Weiner usw.).

Krankheitsbedingungen bei psychosomatischen Krankheiten

Die Psychosomatik ist, medizingeschichtlich gesehen, als Antithese gegen eine einseitig organzentrierte Krankheitsauffassung, die den Menschen von seiner Umwelt trennt, aufgetreten. Psychosomatik bedeutet, daß der kranke Mensch als erlebendes und handelndes Wesen in seiner mitmenschlichen Umwelt und in Wechselwirkung mit dieser und mit den kulturellen Werten und Normen der Zeit gesehen wird. In der sprachlichen Kommunikation mit dem Patienten entfaltet sich zunächst einmal die subjektive Erfahrung. Das bedeutet aber keineswegs, daß Psychosomatik auf die Psychogenese als ursächliches Konzept festgelegt ist. Die subjektive Sicht und die jeweils erlebte Umwelt ist immer selektiv in der Auswahl und durch persönliche Akzentsetzung bestimmt. Diese Sicht wird durch die jeweils leiblich-erblich mitgegebene Ausgangspersönlichkeit mehr oder weniger bestimmt. Was formende Umwelteinflüsse sind, z. B. in der frühen Kindheit, und was anlagemäßige Mitgift ausmacht, läßt sich aus Beobachtung und Lebenserfahrung am einzelnen Menschen wohl vermuten, jedoch nicht mit Sicherheit feststellen.

Erstaunlich ist es, wie heute mit der gleichen festen Überzeugung Umwelteinflüssen z. B. bei charakterlichen Entwicklungen, bei neurotischen und psychosomatischen Abweichungen prägende Bedeutung zugesprochen wird, wie vor einem Menschenalter bei den damals herrschenden Schulmeinungen dem Erbe. Häufig wird dabei die Fragestellung Anlage-Umwelt als Alternative verfochten.

In der *modernen psychosomatischen Pathogenese* wird eine multifaktorielle Verursachung psychosomatischer Erkrankungen vertreten. Körperliches und Seelisches, Anlage- und Umwelteinflüsse, faktische Gegebenheiten der äußeren Umwelt wie die subjektive Verarbeitung, physiologische, psychologische und soziologische Parameter treten in eine Wechselwirkung und in ein Ergänzungsverhältnis. Allerdings handelt es sich bei diesen als „Faktoren" beschriebenen Einflüssen um sehr heterogene Gegebenheiten, die hier ineinandergreifen.

Für psychogene Erkrankungen, d. h. hier Neurosen, körperliche funktionelle Störungen und Charakterneurosen, hat Schepank (1991) in einem großen Rückblick auf vieljährige Forschungsarbeit zu Erbe und Umwelt eine Gewichtung der Varianzanteile geschätzt (Tab. 1):

Tabelle 1 **Varianzanteile an der Genese psychogener Erkrankungen** (nach Schepank 1991)

Erbfaktoren ca. 30%
Frühgenese ca. 25%
Spätere Kindheit ca. 15%
Life-events ca. 15%
Social support ca. 10%
sonstige ca. 5%

Hier wird zunächst Erbfaktoren mit 30% ein großes Gewicht gegeben.Dann der frühen Kindheit mit 25% und schließlich, wenn man die drei nächsten Faktoren zusammennimmt, mit 40% den Wechselwirkungen mit der Umwelt im weiteren Lebensgang. Auf diese verschiedenen Faktoren wird weiter unten noch eingegangen werden

Bei den meisten körperlichen Symptombildungen dürften wohl Anlagefaktoren eine noch größere Rolle spielen.

Diese Fassung in einem quantifizierbaren Ergänzungsverhältnis kann aber noch differenziert werden: Für die Mehrzahl der psychosomatischen Beschwerden und Symptombildungen drängt sich auf, den formgebenden ätiologischen Einfluß, das „Warum hier" der Organwahl, in der jeweiligen erbgenetischen Disposition zu suchen. Ob diese Disposition manifestiert wird, ob diese Bereitschaft überhaupt in einer Krankheitserscheinung auftritt und dabei das „Warum jetzt", hängt dagegen vom weiteren Lebensgang ab und dabei auch von den Belastungen und Hilfen, die der Mensch erfährt (Bräutigam, 1990, s. dazu K. Ernst 1984). Und ob die zur Erkrankung gewordene Bereitschaft wieder in die Latenz gebracht wird, bestimmt das weitere Lebensschicksal, auch der Erfolg von Behandlungen und nicht weniger oft der Social support der Umwelt.

Überraschenderweise ist es nun das Naturexperiment der Zwillingsgeburt, das es mit modernen Methoden der Forschung möglich macht, Antworten zu Fragen über Anlage und Umwelt zu finden.

Zwillingsmethode und Anlage – Umwelt-Problematik

Die klassische Zwillingsmethode von Siemens (1924) beruht u. a. auf dem Vergleich zwischen erbgleichen eineiigen und erbverschiedenen zweieiigen Zwillingen. Eine sehr *hohe Konkordanz* bei erbgleichen eineiigen Zwillingen und eine demgegenüber *geringere Konkordanz* bei erbungleichen zweieiigen Zwillingen weist (bei statistischer Signifikanz) auf *das Gewicht von Erbfaktoren,* auch bei psychosomatischen Krankheiten, hin.

Methodisch ist dabei folgendes zu beachten:

1. Je *auslesefreier* die Serien von Zwillingen gewonnen sind, um so aussagekräftiger sind sie. Ideal ist die Erfassung sämtlicher Zwillinge eines bestimmten geographischen Raumes oder, was schon eine Einengung darstellt, die Erfassung sämtlicher Zwillingspaare in Krankenhauspopulationen. Von publizierten Einzelfällen oder von Sammlungen solcher auszugehen, ist fragwürdig, da gewöhnlich hier unterschiedliche Interessen eine Rolle spielen.
2. Zu beachten ist, daß man bei Zwillingspopulationen dieser Art das *Manifestationsalter* einer Erkrankung in die Beobachtung einbezieht und abwartet, bevor man Aussagen über Konkordanz oder Diskordanz treffen kann.
3. In bezug auf psychologische Faktoren wird oft vorgebracht, daß erbgleiche eineiige Zwillinge (EZ) eine Sondersituation darstellen, etwa eine pathologische, z. B. einförmigere Umwelt hätten als zweieiige Zwillinge (ZZ) oder Geschwister. So interessant der psychologische Aspekt des Zwillingsschicksals ist, dieser Einwand ist im großen nicht stichhaltig, da sich das EZ-Schicksal bisher nicht öfter als in der sonstigen Population mit bestimmten Krankheiten (z. B. Schizophrenie) gekoppelt zeigte und auch eine Häufung von psychoneurotischen oder psychosomatischen Zügen in solchen Paargemeinschaften noch nicht nachweisbar war.
4. Wenn die klassische Zwillingsmethode davon ausgeht, daß Umwelteinflüsse bei gemeinsam aufgewachsenen Zwillingspaaren im großen gesehen gleich oder ähnlich sind, so ergeben sich doch hier zwei bemerkenswerte For-

schungswege: Von besonderem Interesse ist das Schicksal *getrennt aufgewachsener* EZ; und bei diskordanten EZ ist der Frage nachzugehen, wo sich die Entwicklungswege auseinanderbewegt haben und welche Umwelteinflüsse bei einem unterschiedlichen Verlauf mitwirkten *(Diskordanzanalyse bei EZ)*.

Der Weg, ein auslesefreies Sample zu gewinnen, ist in vorbildlicher Weise in dem dänischen Zwillingsregister beschritten worden, das seit 1954 versucht, alle Zwillingsgeburten der dänischen Population zu erfassen (Harvald u. Hauge 1968). Der zweite Weg ist der klinisch orientierter Zwillingsforschung wie die v. Verschuers (1958).

Tabelle 2 **Auftreten bestimmter Krankheiten im dänischen Zwillingsregister bei einem Überblick über 4368 gleichgeschlechtliche Paare** (nach Harvald u. Hauge)

Konkordanzrate bei	EZ	ZZ
Tuberkulose	54%	27%
Rheumatisches Fieber	33%	10%
Rheumatoide Arthritis	50%	5%
Bronchialasthma	63%	38%
Herzinfarkt	33%	27%
Krebs	13%	14%
Kriminalität und kleine Delikte	53%	22%

Die dänischen Zwillingsforscher kommen in bezug auf die hier zu diskutierenden psychosomatischen Krankheiten in ihrer letzten Publikation 1968 zu folgenden Ergebnissen über Konkordanz bei erbgleichen EZ und erbungleichen ZZ (Tab. 2).

Auffällig ist hier, daß die *psychosomatischen Krankheiten* im engeren Sinne durchweg die Krankheiten sind, die eine deutliche *Differenz* zeigen. Krankheiten, bei denen eine Differenz fehlt, wie die Krebserkrankung, sind offenbar solche, wo sich unspezifische, kollektive Umwelteinflüsse wie Nahrungsmittel, Lebensführung, Exposition gegenüber Schädigungen durch Tabak usw. auswirken.

Von einer *Population von Kranken* gehen die Untersuchungen v. Verschuers (1958) aus. Es wurden hier Patienten aus Krankenhäusern herangezogen und durch Rückfragen bei den Standesämtern Zwillingsgeburten ermittelt, die dann systematisch untersucht wurden, soweit beide Zwillingspartner erreichbar waren. Dabei wurden nur die gleichgeschlechtlichen zweieiigen Zwillinge herangezogen, da verschiedengeschlechtliche Zwillinge eine neue Variable hineintragen.

Tabelle 3 **Zusammenstellung von klinischen, auslesefreien Zwillingsserien** (nach Verschuer)

	EZ	ZZ
Tuberkulose (n 381)	51,6	22,2
Ulcus ventriculi (n 72)	25,0	10,7
Cholelithiasis (n 49)	26,6	6,5
Rheumatoide Arthritis (n 137)	28,4	8,2
Bronchialasthma (n 39)	33,3	5,6
Essentielle Hypertension (n 34)	53,0	21,8
Diabetes mellitus (n 67)	56,8	13,0
Thyreotoxikose (n 49)	47,0	3,1
Krebs (n 196)	17,4	10,8
Endemischer Kropf (n 36)	69,5	71,4
Silikose (n 28)	89,3	54,8

Die auslesefreien Zwillingsserien von v. Verschuer ergeben mit Konkordanzverhältnis der EZ zu den ZZ die Zahlen der Tab. 3.

Entsprechend den zahlenmäßig relativ kleinen Serien ist keine absolute Übereinstimmung zwischen den Ergebnissen von Harvald u. Hauge und v. Verschuer zu erwarten. Es ist aber deutlich, daß die Tendenz bei beiden Zusammenstellungen in die gleiche Richtung geht, nämlich daß gerade bei den sogenannten psychosomatischen Krankheiten eine deutliche Differenz im Konkordanzverhältnis von EZ und ZZ vorliegt. Bei Erkrankungen, wo Umwelteinflüsse überwiegen, ist diese Tendenz nicht gegeben.

Umwelteinflüsse

Unter dem Einfluß psychoanalytischer Schulen wurde Umwelteinflüssen nicht nur mehr Aufmerksamkeit geschenkt, sie wurden auch höher gewichtet. Beziehungsstörungen und dabei Beziehungsabbrüche traten dabei in den Vordergrund. Die positive Bedeutung einer tragenden und kontinuierlichen Beziehung wird heute entschieden vertreten. Die Bindung, ein Urelement auch in der psychoanalytischen Behandlung, trat in den letzten Jahrzehnten an die Stelle der Libidotheorie. Der Wert einer kontinuierlichen Beziehungsperson in den ersten Lebensjahren für die Entwicklung des Kindes wie für die weitere Entwicklung wird also hoch angesetzt.

Der englische Psychoanalytiker Bowlby hat an direkten Kinderbeobachtungen die traumatische Wirkung von Trennungen von der Beziehungsperson, wie sie vor allem zwischen dem zweiten und vierten Lebensjahr zu beobachten ist, eindrucksvoll demonstriert. Er hat dabei die Frage aufgeworfen, ob diese Erfahrungen zu bleibenden Persönlichkeitsstörungen führen und zu einer bleibenden seelischen Labilität und Vulnerabilität, einer „Störung des Selbst" führen können. Damit taucht u.a. die Frage auf, ob spätere positive Erfahrungen nicht diese traumatischen Erlebnisse ausgleichen können, worauf Nachuntersuchungen von Heimkindern hinweisen (C. Ernst 1978). Und es ist zu fragen, ob Kinder nicht mehr oder weniger sensibel oder resistent gegenüber frühenVerlusterlebnissen und späteren Trennungen sind.

Sieht man die Life events, die bei psychosomatischen Störungen aus der klinischen Beobachtung als auslösende Umwelteinflüsse beschrieben werden, so sind es am häufigsten Todesfälle, Partnerverlust, Umzüge usw. und damit Trennungserlebnisse. Vor allem bei Colitis ulcerosa, Morbus Crohn, Herzphobie, Bulimie, aber auch bei Krebserkrankungen usw. tauchen sie auf.

Die Zwillingsforschung die in ihren Möglichkeiten heute weit über die Feststellung und Gewichtung eines Erbfaktors hinausreicht, kommt selbst zur Erkenntnis, daß das Verhältnis Anlage – Umwelt nicht in mathematischen Relationen auszudrücken ist. In ihren *Aussagen über die Art der wirksamen Umwelteinflüsse* stehen nun Trennungen als pathogen an erster Stelle bei den Neurosen und psychosomatischen Symptombildungen. Jedenfalls nennt Schepank (1971) hier wechselndes Pflegepersonal oder Abwesenheit der Mutter (s. dazu unten unter Umwelteinflüsse).

Eine bemerkenswerte Beobachtung zur Soziogenese ist am Zwillingsschicksal selbst zu machen, nämlich an der hier häufig eintretenden Rollendifferenzierung gerade bei den erbgleichen EZ. Was bei Psychosen und Neurosen festgestellt wurde, scheint auch für psychosomatische Reaktionen zu gelten: Der dominierende Zwilling eines Paares erkrankt weniger häufig als der unterlegene; und wenn er erkrankt, hat er gewöhnlich leichtere Erkrankungsformen. Er ist signifikant weniger vital gefährdet im Vergleich zu dem unterlegenen Zwilling (Schepank 1971).

Diese Dominanz-Submissionsvariable in der Rollenposition bei EZ erinnert an die tierexperimentellen Versuche an den Tupajas, den in ihrem Sozialverhalten so lehrreichen asiatischen Säugetieren (v. Holst 1991, s. auch Bilz 1965). Werden bei den Tupajas erwachsene männliche Tiere räumlich eng zusammengebracht, so entwickelt sich schnell eine Rangdifferenz und die submissiven oder subdominanten Tiere haben eine sich schnell abzeichnende Morbiditäts- und Mortalitätslage.

Weitere Möglichkeiten Umwelteinflüsse bei Zwillingen zu erarbeiten liegen bei der eingehenden Untersuchung von erwachsenen, aber bei der Geburt getrennten EZ. Sie werden gegenwärtig in einem Zentrum in den USA gesammelt, ihre Zahl ist noch zu gering, um über Krankheitsformen Aussagen zu machen (s.dazu Zimmer 1989).

Retrospektive Untersuchungen an Einzelpersonen zur Kindheit und zur Frage der positiven oder negativen Qualität frühkindlicher Beziehungen, bewertet als von der Pflegeperson kommender Einfluß, stoßen methodisch auf Schwierigkeiten,wenn sie Anlage und Umwelteinflüsse zu trennen versuchen.

Neurose versus psychosomatische Krankheit

Wenn neben dem Anlagefaktor einer jeweils organspezifischen Reaktionsbereitschaft des einzelnen Kranken relativ gleichartige Umweltfaktoren (z. B. Belastung durch frühen Objektverlust) als pathogen beschrieben werden, entsteht die Frage nach weiteren Faktoren, die einmal zu einer psychosomatischen und ein anderes Mal zu einer neurotischen Symptombildung führen. Haben Patienten mit psychosomatischen Störungen im engeren Sinne, haben Kranke mit funktioneller Störung und alle, die zu Somatisierungen neigen, gemeinsame Persönlichkeitsfaktoren und/oder Umwelteinflüsse in ihrer Entwicklungsgeschichte? Gibt es psychologische oder soziologische Einflüsse, die die Somatisierung fördern? Hinzuweisen ist hier schon auf epidemiologische Daten, die auf eine Häufung der psychosomatischen Störungen in den unteren Sozial- und Bildungsschichten hinweisen (s. unten).

Beginnt man als Psychotherapeut mit psychosomatisch Kranken ein Gespräch, so wird nicht selten ein besonderer *Widerstand* deutlich gegenüber dem Versuch einer gemeinsamen biographischen Hermeneutik der Krankheits- und Lebensgeschichte. Er kann mehrere Gründe haben:

1. Eine *gelernte* somatische Krankheitsinterpretation. Die Rolle des somatisch Kranken ist ihm nicht nur vertraut, sondern im öffentlichen Bewußtsein, unter Führung der medizinischen Wissenschaft tief verankert. „Krankheit gibt es nur im Organischen" – lautet der Leitsatz einer psychiatrischen Schule.
2. Seelische Krankheit bringt Selbstverantwortung mit sich, u. U. Stigmatisierung; körperliches Kranksein bedeutet demgegenüber Entlastung. Viele Patienten fühlen sich erleichtert, wenn sich eine organische Ursache ihrer Beschwerden greifen läßt, obgleich das nicht selten dann eine schwerere Krankheitsform bedeutet. Ein gezielter Eingriff ist zu erwarten, für den der Arzt zuständig ist, das eigene Erleben und Verhalten ist nicht in Frage gestellt, kein „du mußt dein Leben ändern".
3. Möglich wäre aber auch, daß psychosomatisches Kranksein eine genuin *andere Form des Austrags seelischer Konflikte* darstellt, die seit der frühen Kindheit anstelle anderer, etwa sprachlicher Symbolisierungen steht. – Hat man in einer Gruppenpsychotherapie psychosomatisch Kranke und Neurotiker nebeneinander, so beeindrucken die besonders großen Schwierigkeiten, die die psychosomatischen Patienten haben. Sie können schwer mit ihren Gefühlen in Verbindung kommen, sehr schwer echt darüber sprechen, kaum Phantasien entwickeln. Sie scheinen sich selbst in einer besonderen Weise

entfremdet. Ihre eigenen Gefühle, Ängste, Wünsche sind ihnen nicht gegenwärtig, sie sind kaum in der Lage, sie *in Worte zu kleiden.* Und bei kritischen Zuspitzungen ist zu beobachten, daß an der Stelle der sprachlichen Äußerung und Bearbeitung eine Handlung steht: Der Patient *agiert,* er läuft weg, er greift an, er verweist auf die Realität, die äußeren Umstände, die eine andere Vorstellung und ein anderes Verhalten als das eigene nicht zulassen. Man hat von psychosomatisch Kranken als *emotionalen Analphabeten* gesprochen, von *emotional illiterates.* Der psychosomatisch Kranke spricht und symbolisiert mit leiblicher Bewegung, dem körperlichen Agieren, mit einer Organsprache psychosomatischer Symptombildungen (s. auch S. 60).
Ein solches „emotionales Analphabetentum“ hat sicher eine lange Geschichte, es kann in Erfahrungen der frühen Kindheit verwurzelt sein, aber auch in der mitgegebenen Anlage sein Schwergewicht haben.

Ob es spezifische familiäre Umwelteinflüsse gibt, die zu einer bestimmten psychosomatischen Krankheit oder überhaupt mehr zur psychosomatischen als zur neurotischen Symptombildung disponieren, muß als für weitere Forschungen offen angesehen werden. Sie stoßen methodisch allerdings auf große Schwierigkeiten. Immerhin ist beim Asthma bronchiale des Erwachsenen wie des Kindes die überprotektive Mutter in empirischen Untersuchungen wiederholt beschrieben worden (S. 184). Ebenso ist gehäufte Fettsucht nicht nur bei Erwachsenen, sondern auch bei Kindern mit der Schicht- und der ethnischen Gruppenzugehörigkeit der Ursprungsfamilie und der der Eltern- und Großelternfamilie in Verbindung zu bringen (S. 304).

Zentralnervöse Bedingungen psychosomatischer Reaktionen

Die Neurophysiologie hat gezeigt, daß Antriebe, affektive Erlebnisse und Verhaltensweisen in sehr verschiedenen Bereichen und Strukturen des Gehirns repräsentiert sind.

Die Untersuchungen von Cannon und die systematischen Reizexperimente von Hess zeigen, daß die gleichen emotionellen, vegetativen und hormonalen Reaktionen sowohl durch Umweltreize wie auch durch Stimulierung bestimmter zentralnervöser Schwerpunkte ausgelöst werden können. Die Forschungen konzentrieren sich vor allem auf die *subkortikalen Regionen,* auf den *Thalamus* und den *Hypothalamus.*

In der Organisation des Zentralnervensystems hat das *limbische System* eine zentrale Bedeutung für das affektive Erleben und Verhalten, für die vegetativen Regulationen, das Sexualverhalten und auch für die Lernprozesse (limbisch – limbus = der Saum; die Bezeichnung rührt daher, daß diese Anteile den Hirnstamm ringförmig umgeben).

Anatomisch zugeordnet sind Hirnstrukturen im Zwischenhirn, Gyrus cinguli, Corpus amygdaloideum und phylogenetisch alte Anteile des basalen Schläfen und Stirnhirns.

Der limbische Kortex empfängt Erregungen aus der Umwelt über die Sinnessphären und beeinflußt alle vegetativ innervierten Organe (Herz, Gefäße, Darm, Blase und die Hormonausschüttung der Hypophyse). Die Motilität der Eingeweide wird von hier aus beeinflußt (Schluckakt, Darmentleerung usw.). Der limbische Kortex wird von der Formatio reticularis stimuliert in Form erhöhter Vigilanz umgekehrt gedämpft.

Man kennt umschriebene Stellen des limbischen Systems, von denen Enthemmungen in Art des Wutverhaltens ausgelöst werden und umgekehrt Dämpfung von Trieben und Affekten. Bei Reizung bestimmter Stellen dieses Systems kommt es zu unbestimmter Angst oder objektgerichteter Furcht, zu Stimmungsschwankungen wie Niedergeschlagenheit und Traurigkeit, schließlich auch zu dranghaften Ausbrüchen sexuellen Verhaltens.

Eingriffe am Mandelkern (Corpus amygdaloideum) führen tierexperimentell zur Änderung des Sozialverhaltens (Delgado).

Das limbische System (McLean 1952) ist im Grunde eine *funktionelle Einheit,* der „aktivierende" und „modulierende Funktionen" zugeschrieben werden. Anatomisch ist in dieser Hinsicht auffällig, daß das limbische System bilateral und relativ diffus organisiert ist. Diese Organisation umfaßt sowohl phylogenetisch alte, relativ starre Systeme, im Unterschied zu phylogenetisch jüngeren, labileren Syste-

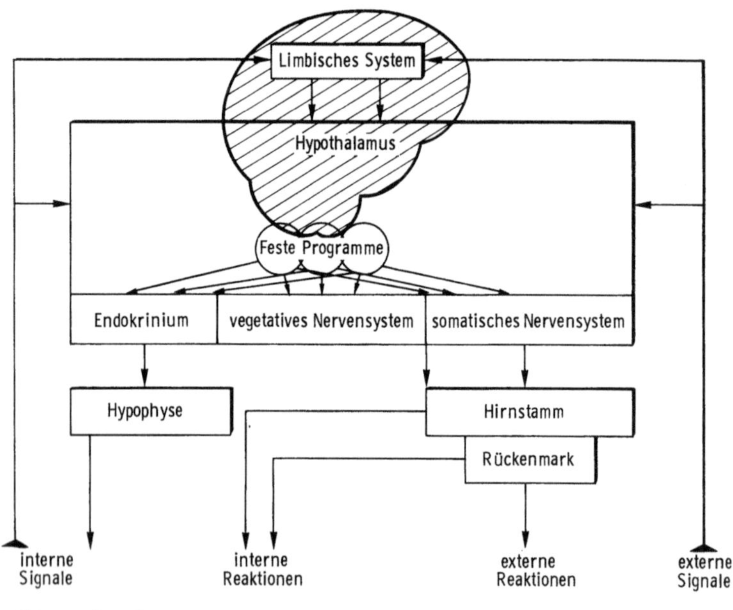

Abb. 1 Die Steuer- und Regelfunktion des limbischen Systems (aus R. F. Schmidt, G. Thewes 1983).

men, wobei beide interferieren. Dies könnte der anatomische und physiologische Hintergrund dafür sein, daß fast alle psychosomatischen Theorien auf Re- und Desomatisierung zurückgreifen, also auf Wiederaufleben onto- oder phylogenetisch früherer Verhaltensstrukturen, daß es ferner zu relativ fixierten Reaktionsschablonen kommen kann („Angstverhalten", „Wut", „Angriff", „Verteidigung"; nach Lorenz 1937: „formstarre Verhaltensweisen"). Schließlich stellt die Physiologie des limbischen Systems eine Beziehung zu phylogenetisch jungen Systemen dar, wie zum Stirnhirn und den Assoziationsarealen, zu Regionen der differenzierten Motorik und der Sprache, durch welche ältere Verhaltensmuster überformt werden.

Im ganzen ist das limbische System als ein Steuer- und Regelorgan für den körperlichen Ausdruck von Emotionen aufzufassen (Abb. 1). Die Steuerung durch die limbischen Strukturen betrifft das endokrine, das vegetative und das sensomotorische System. Es läuft über den Hypothalamus und oberen Hirnstamm und ist im ganzen *zyklomorph,* d.h. als Regelkreis geregelt: d. h., daß die leiblich geäußerte Emotion die Ausgangslage verändert und damit einen gewissen Ausgleich erfährt. Eine führende Rolle spielen dabei die Verbindungen zwischen dem limbischen System und dem Neokortex, indem Umweltereignisse auf diesem Weg eine Bewertung und eine affektive Färbung erfahren.

Psychoneuroendokrinologie und Psychoneuroimmunologie

Es gibt kein Gebiet der Psychosomatik, in dem in letzter Zeit eine derart dramatische Entwicklung Platz gegriffen hat wie im Bereich der Neuroendokrinologie und Psychoimmunologie. In weniger als 10 Jahren ist hier so viel in Bewegung gekommen, wurden und werden ständig neue neuroaktive Substanzen mit komplizierten Signalübermittlungsfunktionen sowie bisher unbekannte Regulationssysteme entdeckt, daß selbst Fachleute sich manchmal schwertun, den kritischen Überblick zu bewahren. Es herrscht bei den beteiligten Forschern unterschiedlichster Disziplinen (Neuroanatomie, Neurochemie, Neurophysiologie, Molekularbiologie, Endokrinologie, Immunologie, Psychologie, Psychoanalyse, klinische Psychosomatik) eine Stimmung, die einen großangelegten Aufbruch signalisiert. Wie ist das zu erklären?

Immunologische und – in etwas geringerem Maße – endokrinologische Prozesse waren bislang als weitgehend in sich geschlossene Systeme erschienen, die insgesamt wenig Verbindungen zu anderen Funktionskreisen erkennen ließen. Die neuen Befunde legen nun zwingend nahe, die endokrinen und immunologischen Funktionen als ein in den gesamten Organismus *integriertes System* mit vielfältigen direkten und indirekten Verbindungen insbesondere zum zentralen und autonomen Nervensystem und damit zur Umwelt, aufzufassen. Die Suche nach „Mediatoren", den biologischen Vermittlern und Überträgersubstanzen zwischen seelischem Eindruck und körperlichem Ausdruck, zwischen Psyche und somatischer Symptombildung scheint erstmals in einem Bereich wirklich erfolgversprechend verlaufen zu sein. Das Abwehrsystem bei physischer und psychischer Bedrohung, Hunger und Durst, Schlaf- und Wachrhythmus, Temperatur und Schmerzempfindung, Sexualität sowie bei den körperlichen Reaktionen auf starke Emotionen, kurz die Aufrechterhaltung der Homöostase des Organismus unter den wechselhaften Lebensbedingungen des Menschen wird von neuroendokrinen und immunologischen Regulationssystemen entscheidend vermittelt. Dennoch „machen" die dabei aktiven Hormone, Peptide, oder zellulären Strukturen die genannten Funktionen nicht selbst aus sich heraus – vielmehr sind sie Funktionsträger und Überträgersubstanzen mit Signalfunktion, eingebunden in übergeordnete Regulationskreise unter der integrierenden Steuerung des Nervensystems, die letztlich die Adaptation und das Überleben des Individuums in seiner Umwelt sichern soll. So ist auch vor zu großem Optimismus zu warnen, als sei mit der Entdeckung einiger Mediatoren zwischen motivationalen und körperlichen Prozessen *das* fehlende Glied gefunden, „der rätselhafte Sprung vom Seelischen in die somatische Innervation" geklärt, von dem Freud skeptisch meinte, „daß wir (ihn) doch nie mitmachen können".

Psychoneuroendokrinologie und Psychoneuroimmunologie werden allgemein als eigenständige Teilgebiete der Medizin verstanden und dargestellt. Daß sie hier in einem Kapitel zusammengefaßt werden, hat zwei Gründe: Einmal ist die ursprüngliche Grenze zwischen beiden Bereichen immer durchlässiger und das Zusammenspiel beider Regulationssysteme zu einer eigenen Forschungsrichtung geworden. (Viele Hormone, wie z. B. die Geschlechts- und Schilddrüsenhormone, das β-Endorphin, Serotonin und nicht zuletzt die Glukokortikoide haben einen Einfluß auf das Immunsystem und es scheint eine ganze Reihe verschiedener, hormonsensibler Rezeptoren auf Immunzellen zu geben.) Zum anderen können hier nur einige wenige Hinweise vermittelt werden. Der interessierte Leser muß sich weiterführende Literatur zu eigen machen. Empfehlenswerte Einführungen finden sich für die Psychoneuroendokrinologie bei Voigt u. Fehm (1990), für die Psychoneuroimmunologie bei Schulz (1986) und Roitt u. Mitarb. (1987). Den aktuellen Forschungsstand spiegeln die Sammelbände von Hellhammer u. Mitarb. (1987) und Weiner u. Mitarb. (1989) für die Psychoneuroendokrinologie sowie von Ader u. Mitarb. (1990) für die Psychoneuroimmunologie. Die gegenwärtige Sicht sozialer und psychobiologischer Faktoren bei Immunerkrankungen, bei Anorexia nervosa sowie eine umfassende Darstellung des Streßproblems finden sich ebenfalls bei Weiner (1990, 1989, 1991). Die zur Zeit klinisch faßbaren Immunreaktionen bei Streß haben Kiecolt-Glaser u. Glaser (1990), bei depressiven Erkrankungen Stein u. Mitarb. (1991) kritisch dargestellt. Aus all diesen Berichten geht hervor, wie wenig abgeschlossen und in vielem unklar dieser psychosomatische Forschungsbereich gegenwärtig noch ist. So macht Felton (1990) z. B. darauf aufmerksam, daß in der bisherigen psychoneuroimmunologischen Forschung fast ausschließlich das Augenmerk auf „negative" Lebenssituationen (wie z. B. den Verlust einer „Schlüsselperson" oder „Streß") gerichtet war, während „positive" Lebenserfahrungen wie Zufriedenheit, Freude oder Lachen kaum Gegenstand von wissenschaftlichen Untersuchungen geworden sind. Denn es ist ja naheliegend, daß das Immunsystem als Abwehrorgan potentiell schädigender Einflüsse möglicherweise auch Erinnerungsspuren „positiver", gesundheitsfördernder Gegebenheiten speichert. Dies würde dem von Atonovsky (1987) vermuteten „salutogenen Prinzip" des menschlichen Organismus entsprechen.

Psychoneuroendokrinologie

Neben den seit langem bekannten „klassischen" (hypophysären, thyreoidalen und adrenokortikalen) Hormonen sind es besonders die sogenannten „Neurohormone", die Aufmerksamkeit auf sich gezogen haben. Es sind 1. Oxytocin, Vasopressin sowie die wichtigen freisetzenden beziehungsweise hemmenden „releasing" oder „inhibiting" Hormone, die alle im Hypothalamus gebildet werden; 2. die Neuropeptide: im weiteren Sinn die opioiden Peptide z. B. die Endorphine; 3. die Gewebshormone, z. B. die Intestinalhormone, das Angiotensin, die Prostaglandine und schließlich 4. die Transmitter (Überträgersubstanzen, die an einer Synapse auf chemischem Weg Nervenimpulse übermitteln) wie z. B. das Acetylcholin, Adrenalin und Noradrenalin, Serotonin oder Dopamin (Tab. 9). Dabei ist es wichtig, nicht aus den Augen zu verlieren, daß die Endaufzweigung eines Neurons sich so gut wie nie – das scheint eine Regel zu sein – nur *eines* Überträgerstoffes bedient, vielmehr sind üblicherweise eine oder sogar mehrere Peptidgruppen daran beteiligt. Wenn die Steuerung körperlicher Prozesse *grundsätzlich durch mehrere Substanzen* reguliert wird, dann könnte dies allein „das Scheitern monokausaler Betrachtungen psychischer Vorgänge (z. B.Dopamin-Hypothese der Schizophrenie) erklären" (Voigt u Fehm 1990).

Grundsätzlich ist es stets ein ganzes Bündel verschiedenster somatischer (z. B. Blutzusammensetzung, Hormonkonzentration usw.) und psychischer (Gefühle, „Streß") Einwirkungen aus dem Körperinnern und der Umwelt, das in einem hochkomplexen Zusammenspiel der einzelnen Faktoren die jeweils optimale neuroendokrine Reaktion gestaltet. In jedem Fall sind bei der neuroendokrinen Modulation von Gefühlen die Neuropeptide sowohl in den zentralnervösen (Thalamus, Hypothalamus und limbisches System) als auch den peripheren Strukturen (Nebenniere, autonomes Nervensystem) entscheidend mitbeteiligt. Dies scheint eine Revision der bisherigen Auffassung des endokrinen Verlaufsmusters bei „Streßreaktionen" nötig zu machen, das bis vor kurzem im wesentlichen als eine Folge der Adrenalin/Noradrenalin-Stimulation (Cannon 1920) angesehen wurde, wobei dem Cortisol eine wichtige, jedoch immer noch unklare Rolle zukommt. Nach neueren Befunden ist anzunehmen, daß der im Hypothalamus gebildete Corticotropin-Releasing-Faktor (CRF) die endokrinen und vegetativen Antwortmuster bei „Streß" steuert. Mit Recht warnen Voigt u.Fehm (1990) vor der falschen Hoffnung, es seien einfache Korrelationen von endokrinen und psychischen Parametern zu erwarten. Dem steht entgegen, daß 1. ein Erleben oder ein Verhalten stets mit Hilfe einer ganzen Reihe kompliziert interagierender Signalstoffe moduliert wird; und daß 2. ein Signalstoff an verschiedenen Orten (z. B. im Zentralnervensystem und der Peripherie) ganz verschiedene Aufgaben und Funktionen realisieren kann.

Tabelle 9 **Neuropeptide, Hormone, Neurotransmitter** (nach Voigt u. Fehm 1990)

A. Peptide, die im Nervengewebe nachgewiesen worden sind und wahrscheinlich auch dort produziert werden

1. Hypophysenhormone
   POMC-Peptide (ACTH, MSH, β-Endorphin)
   STH
   Prolaktin
2. Hypothalamische Peptide
   Vasopressin
   Oxytocin
   TRH (Thyreotropin-Releasing-Hormon)
   Gn-RH (Gonadotropin-Releasing-Hormon)
   CRF (Corticotropin-Releasing-Hormon)
   GH-RH (Wachstumshormon-Releasing-Hormon)
   Somatostatin
   Pro-Enkephalin-B-Peptide
3. Darmpeptide
   Neurotensin
   Pro-Enkephalin-A-Peptide
   VIP (vasoaktives intestinales Peptid)
   CCK-8 (Cholecystokinin-Oktapeptid)
   Substanz P
   Bombesin
   Insulin
   Glukagon
   Pankreatisches Polypeptid
   Neuropeptid Y
   Sekretin
4. Andere
   ANP (atriales natriuretisches Peptid)
   Bradykinin
   Angiotensin II
   Carnosin, Homocarnosin
   Schlafpeptid(e)
   Hydra-Kopf-Aktivator
   (CGRP) Calcitonin gen-related peptide

B. Hormone, von endokrinen Zellen produziert

1. Hypophyse
   STH (Wachstumshormon)
   POMC-Peptide
   PRL (Prolaktin)
   TSH (thyreoideastimulierendes Hormon)
   LH (luteotropes Hormon)
   FSH (follikelstimulierendes Hormon)
2. Endokrine Drüsen
   Schilddrüsenhormone (T_3 und T_4)
   Glukokortikoide
   Mineralokortikoide
   Östrogene, Gestagene, Androgene

C. Neurotransmitter, von zentralen und peripheren Neuronen produziert

Acetylcholin
Adrenalin
Noradrenalin (NA)
GABA (γ-Aminobuttersäure)
Serotonin
Dopamin (DA)
Glycin

Psychoneuroimmunologie

(Tab. 10, Abb. 11 und 12)

Der Begriff stammt von Ader, einem Pionier dieses Fachgebietes, der in einer einfallsreichen Reihe von Experimenten an Ratten erstmals

Tabelle 10 **Systeme der Immunabwehr** (nach v. Kerekjarto)

Immunabwehr	humoral	zellulär
unspezifisch	– Komplementsystem – Properdin – Lysozym – Interferone – Lymphokine – Monokine	– Granulozyten – Makrophagen – NK-Zellen
spezifisch	Immunglobuline IgG, IgA, IgM, IgD, IgE	– T-Lymphozyten – T-Helferzellen – T-Suppressor-zellen – T-Killerzellen

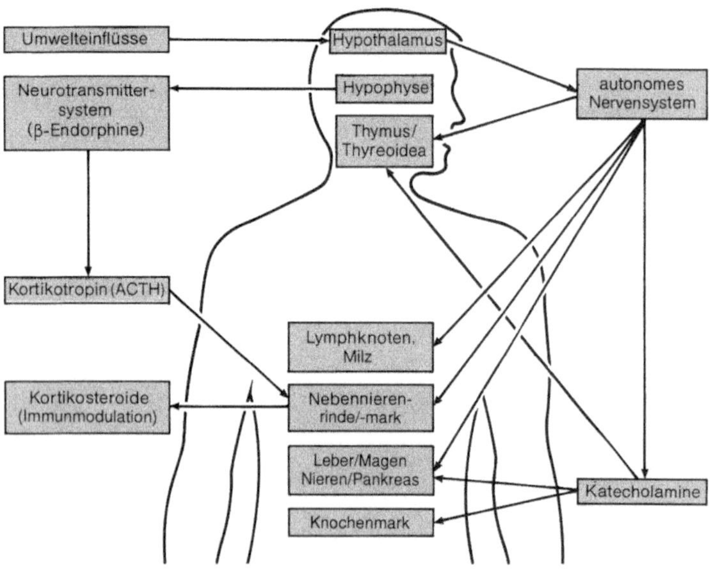

Abb. 11 Zusammenwirken von Psyche, ZNS, Endokrinium und Immunsystem (nach v. Kerekjarto).

die Konditionierbarkeit des Immunsystems und somit dessen Beeinflußbarkeit durch zentralnervös vermittelte Lern- und Erfahrungs-Prozesse nachgewiesen hat (Ader u. Cohen 1975, 1982; Ader u. Mitarb. 1990). Damit soll die enge Verflechtung und Interdependenz dreier die Homöostase und Adaptation sichernder Regulationssysteme des menschlichen Organismus zum Ausdruck gebracht werden: Nervensystem, endokrine Regulation und Immunsystem. Die enge Ver-

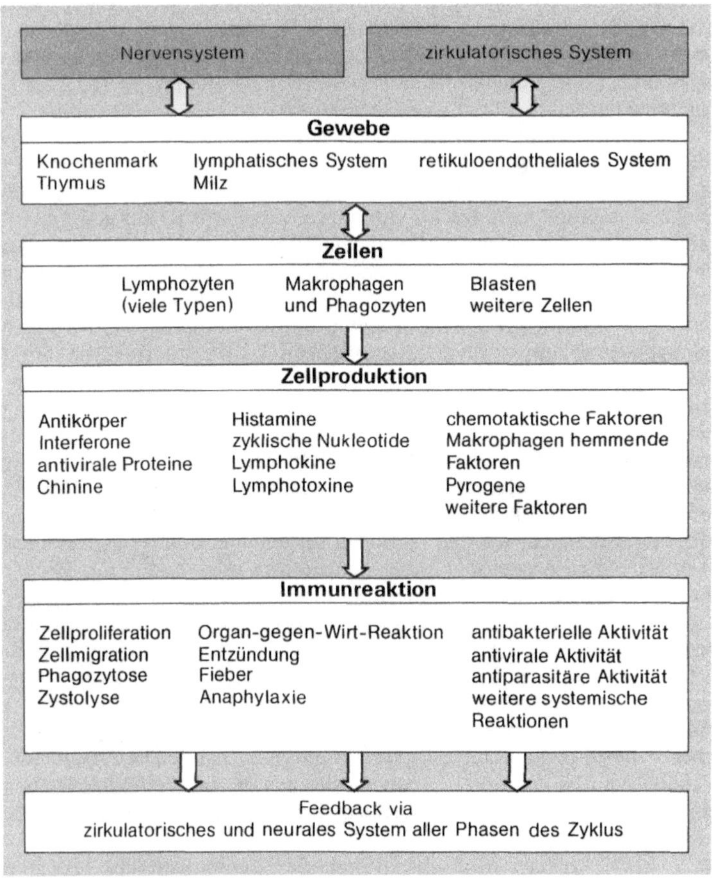

Abb. 12 Interaktion zwischen ZNS und den Organen und Geweben des Immunsystems (nach v. Kerekjarto).

flechtung dieser Regulationssysteme ist inzwischen durch experimentelle und klinische Studien erwiesen. So ist z. B. der immunsuppressive Effekt der Glukokortikoide seit langem bekannt und pharmakotherapeutisch vielfältig genutzt worden. Ebenso scheinen thyreoidale und Geschlechtshormone, aber auch das Serotonin und viele andere Substanzen einen Einfluß auf das Immunsystem auszuüben. Dazu passend wurden auch bereits spezifische (Hormon-)Rezeptoren auf Zellen des Immunsystems entdeckt.

Aber das Immunsystem ist nicht statisch-stabil, sondern dynamisch und hochreagibel in seiner Abwehrfunktion gegenüber allen nur denkbaren Belastungen der Homöostase. Genau diese Eigenschaft führt aber zu enormen methodischen Problemen und macht seine Erforschung so schwierig. Welches zelluläre Substrat des Immunsystems ist ein geeigneter und verläßlicher Parameter für die Untersuchung psychischer oder sozialer Belastungen?

In älteren psychoimmunologischen Untersuchungen wurde vorwiegend versucht, durch Stimulation von T- (bzw. B-)Lymphozyten deren Funktionsfähigkeit in vitro zu bestimmen. In letzter Zeit lassen sich Subpopulationen der T-Lymphozyten und ihre Relation untereinander quantitativ erfassen: die sogenannten T4-Helferzellen, die über verschiedene Substanzen (Lymphokine) die Immunantwort steigern und die Produktion von Antikörpern fördern; die T8-Suppressorzellen, die Immunreaktionen drosseln und Autoimmunerkrankungen verhindern sollen; sowie die zytotoxischen T-Lymphozyten, die direkt infizierte Zellen abtöten. Eine für die Forschung interessante Immunzelle ist die „natürliche Killerzelle“, deren quantitative Bestimmung möglicherweise ein dauerhafteres Maß der Veränderung der Immunlage unter „Streß“ widerspiegelt als z. B. die T4-Lymphozyten. Alle diese zellulären Substrate des Immunsystems sind in letzter Zeit bei einer fast schon unübersehbaren Fülle experimenteller und klinischer Studien untersucht worden: z. B. bei drohendem oder eingetretenem Verlust naher Angehöriger; bei induziertem oder erlebtem „Streß“; bei Depression, sozialer Isolierung und experimentell manipulierter „Hilflosigkeit“; und bei der Suche nach prognoserelevanten Verlaufskriterien bei HIV-Infizierten bzw. AIDS-Kranken (Kemeny u. Mitarb. 1990, 1991; Weiner 1989; Rabkin u. Mitarb. 1991). Nicht selten haben diese Forschungen Ergebnisse produziert, die noch „auf der Suche nach ihrer Bedeutung“ sind – wie Stein u. Mitarb. (1991) in ihrer Übersicht der aktuellen psychoimmunologischen Depressionsforschung kritisch anmerken. Trotz all der genannten methodologischen Probleme zeichnen sich eine Reihe gesicherter, neuerer Ergebnisse ab, die hier nur kurz angedeutet werden sollen.

Eine temporäre Schwächung des Immunsystems im Sinn *immunsuppressiver* Veränderungen wurde bei den verschiedensten belastenden Lebensereignissen und Erkrankungen beobachtet (Übersicht bei Kiecolt-Glaser u. Glaser 1990): So bei akutem, vorübergehendem „Streß“ (z. B. einem Examen), bei langanhaltenden Belastungen (z. B. Scheidung, Verlust einer nahestehenden Person, Versorgung chronisch kranker Angehöriger, Arbeitslosigkeit oder sozialer Isolierung) sowie bei depressiven Entwicklungen im Verlauf chronisch rezidivierender Infektionskrankheiten (Herpes genitalis; HIV-Infektion/AIDS). Inwieweit ein Gleiches für die depressiven Erkrankungen im engeren Sinn angenommen werden kann ist in dieser generellen Aussage noch umstritten (Stein u. Mitarb. 1991).

Große Aufmerksamkeit haben Experimente gefunden, bei denen in sorgfältigen Versuchsserien nachgewiesen werden konnte, daß Ratten, die unausweichlichen Elektroschocks ausgeliefert waren im Gegensatz zu einer Kontrollgruppe, die diese Elektroschocks vermeiden konnte (und einer weiteren, unbelästigten Kontrollgruppe), massive immunsuppressive Reaktionen zeigten. Die Möglichkeit der Tiere, Kontrolle über den Stressor auszuüben, beugte einer Immunsuppression nicht nur vor – sie zeigten sogar gegenüber der unbelästigten Kontrollgruppe verschiedene Anzeichen eines reagibleren Immunsystems (Laudenslager u. Mitarb. 1983). Diese Experimente legen zwei Folgerungen nahe: Einmal, daß psychologische Faktoren wie z. B. Hilf- und Ausweglosigkeit einen massiv schädigenden Einfluß auf das Immunsystem ausüben; zum anderen, daß möglicherweise auch erfolgreiches Bewältigen von Belastungen den umgekehrten, also einen gesundheitsfördernden Effekt haben könnten.

Da liegt natürlich der Gedanke nahe über psychotherapeutische oder andere „streßreduzierende“ Coping-Hilfen die Abwehrkraft des Immunsystems zu stärken und so indirekt einen günstigen Einfluß auf drohende oder bereits bestehende Erkrankungen der verschiedensten Provenienz auszuüben. So ist aus verschiedenen Nachuntersuchungen psychotherapeutisch behandelter Patienten seit langem bekannt, daß diese insgesamt weniger krank werden, weniger Arbeitsfehlzeiten aufweisen und weniger zum Arzt gehen. Aber Überlegungen, *gezielt* das Immunsystem günstig zu beeinflussen – so aktuell und manchmal auch öffentlichkeitswirksam sie auch sein mögen – sind noch Spekulation. Zwar hat es bereits erste Ansätze zu Interventionsstudien gegeben, wo z. B. mit Hilfe von Hypnose bzw. Relaxationstechniken versucht wurde, eine Steigerung immunologischer Parameter zu erzielen. Aber dem stehen noch ungezählte, nicht nur methodische Probleme entgegen. Erst die Zukunft wird zeigen, ob sich solche hochfliegenden Erwartungen verwirklichen lassen.

Coping – die Verarbeitung von Krankheit und von Kranksein

Immer mehr Menschen können heute bei fortschrittlicher Diagnostik und Therapie mit ärztlicher Hilfe lange Zeit auch mit schweren Krankheiten leben. Zu wissen, wie leichtes und wie schweres Kranksein erlebt wird, wie akute und vor allem chronische Krankheiten typischerweise verarbeitet werden, ist für den Arzt unumgänglich und so zu einem neuen Forschungsfeld geworden. Es geht dabei nicht allein darum, den Lebenswert des Krankseins selbst zu verbessern. Indem man dem Kranken hilft, sich auf die Krankheit angemessen einzustellen, ist auch u. U. auf den Krankheitsverlauf selbst ein günstiger Einfluß zu nehmen. Coping, die Bewältigung von Krankheit, ist in den letzten 20 Jahren zum neuen und immer bedeutungsvolleren Thema der psychologischen Medizin und Psychosomatik geworden. Obgleich der Begriff Coping in verschiedener Hinsicht als komplementär zum psychoanalytischen Konzept der Abwehr verstanden werden kann, wird er etwas unscharf, z. T. als Überbegriff für Abwehr- und Bewältigungsprozesse oder anstelle von Abwehr verwendet.

Das moderne, schnell und allgemein rezipierte Konzept Coping (to cope englisch = bewältigen, meistern, es aufnehmen mit) kann annäherungsweise als „Bewältigung“, „Streßbewältigung“ oder – im Zusammenhang mit krankheitsbezogenen Belastungen – mit „Krankheitsbewältigung“ übersetzt werden. Im Unterschied zu Abwehrmechanismen werden Copingprozesse als vorwiegend bewußte, nicht automatisierte, sowohl kognitiv erlebnisorientierte als auch verhaltensorientierte Bemühungen zur Verarbeitung von inneren oder äußeren Konflikten oder Belastungssituationen verstanden.

Als Abwehrmechanismen wurde in der Entwicklungsphase der Psychoanalyse das Kräftespiel widersprüchlicher, innerseelischer unbewußter Vorgänge beschrieben. – Während sich Vorläuferarbeiten auf die 50iger Jahre datieren lassen, beginnt die systematische Copingforschung mit dem programmatischen Buch von Lazarus (1966): „Psychological stress and the coping process“ und steht in der Tradition der Streßforschung. Es ging dabei zunächst darum, die beobachtete individuelle Variabilität von Reaktionen in vorwiegend äußeren Belastungssituationen durch unterschiedliche Bewertungen und Bewältigungsformen zu erklären. Unter den vielfältigen mit diesem Konzept untersuchten Lebensereignissen fanden chronisch körperliche Erkrankungen großes Interesse. Frühere Copingansätze untersuchten vorwiegend zeitlich stabile Bewältigungsstile, die (z. B. Repression-Sensitization) weitgehend psychoanalytischen Konzepten (z. B. Verdrängung, Verleugnung) entlehnt waren. In dem Maße, in dem deutlich wurde, daß zeitlich überdauernde Bewältigungsstile unterschiedliche Reaktionen nur zum Teil erklären konnten, wandelte sich das Verständnis von Coping über stärker zustandsbezogene („State“) in interaktionale und transaktionale Konzepte, die eine kontinuierliche Wechselwirkung zwischen situativen Bedingungen und Bewältigungsversuchen postulieren. Zum modernen, auf Lazarus zurückgehenden Copingkonzept, dem sogenannten transaktionalen Modell des Coping, gehört die Betonung der Bedeutung kognitiver Bewertungsprozesse („appraisal“), wie die angemessene oder deformierte Wahrnehmung der eigenen Krankheit bzw. der ärztlichen Mitteilung und Handlung in Bezug auf diese Krankheit. Weiterhin schließt dieses Konzept direkte Handlungsweisen („behavior“) sowie emotionale Reaktionsweisen ein. Betont wird eine kontinuierliche Wechselwirkung, in dem sich ständig wandelnde situative Bedingungen und Bewältigungsversuche gegenseitig beeinflussen (Beutel, 1988).

Das Coping-Konzept unterscheidet sich von früheren psychosomatischen Konzepten durch die empirische Ausrichtung; es ist zentriert auf reale Verhaltensweisen und Befindlichkeiten. Es kann aber, gerade in der empirischen Ausrichtung nicht verzichten auf Selbsteinschätzung und arbeitet mit Fragebogen und sonstigen Testinstrumenten.

Ein wertvoller Beitrag des Streß-Copingkonzeptes liegt darin, daß es die Sichtweise chronischer Erkrankungen und ihrer Folgen in entscheidender Weise verändert hat. Demnach werden chronisch Kranke nicht mehr so als hilflos einem überwältigenden Geschehen ausgeliefert angesehen, das sie zwingt zu unreifen oder fehlangepaßten Mechanismen zu greifen und nahezu unweigerlich mit psychopathologischen Reaktionen zu beantworten. Vielmehr wird die Bedeutung der Konstruktion einer subjektiv erträglichen Realität und der aktiven Auseinandersetzung mit der Erkrankung betont. Tatsächlich gelingt es der Mehrzahl der Betroffenen und ihres sozialen Umfeldes, auch bei schwerer Krankheit eine zumindest zufriedenstellende Adaptation an die Erkrankung und ihre Folgen zu leisten. Die Betrachtung aktiver Bewältigungsmöglichkeiten ermöglicht über die Auseinandersetzung mit der Erkrankung zu kommunizieren und sie zu enttabuisieren. Zugleich werden die Bedeutung von sozialen Hilfs- und Unterstützungsleistungen als soziale Ressourcen anerkannt.

Trotz der nur zum Teil gegebenen Vergleichbarkeit zeigen sich grundlegende Gemeinsamkeiten hinsichtlich psychosozialer Reaktionen und Verarbeitungsformen bei verschiedenen Gruppen chronisch

Erkrankter. Hierzu zählen vorübergehende oder anhaltende Befindlichkeitsstörungen, eine veränderte Einstellung zur eigenen Person, intensive Belastungen für Familie und Partnerschaft, unbefriedigende Compliance beim Einhalten medizinischer Maßnahmen und Empfehlungen sowie berufliche und soziale Einbußen mit Einengungen von Freizeitaktivitäten und reduzierten Sozialkontakten. Die breite Übereinstimmung, daß Verleugnung als hauptsächlicher Verarbeitungsmechanismus chronischer Kranker angesehen wird, mag zum Teil in sehr unterschiedlichen und weit gefaßten Definitionen des Konzepts sowie der Tendenz zur eindimensionalen Betrachtung von Krankheitsverarbeitung (Akzeptieren oder Zurückweisung der Realität) begründet sein. Entgegen älteren Auffassungen zeigte sich, daß Verleugnung in bestimmten Situationen oder Krankheitsphasen (z. B. kardiologische Intensivtherapie) wichtige anpassungsfördernde Funktion, in anderen (z. B. kardiale Rehabilitation) anpassungshinderliche Funktionen hat.

Die Frage der krankheitsbedingten Spezifität von Copingprozessen ist noch nicht abschließend zu beantworten. Die traditionelle Überbetonung zeitlich überdauernder Persönlichkeitsfaktoren führt in der neueren Copingforschung zur Zentrierung auf situative, krankheitsunspezifische oder -übergreifende Faktoren (z. B. lange Krankheitsdauer, ungünstige Prognose oder hohes Ausmaß der Behinderung), die eher Gemeinsamkeiten im Bewältigungsverhalten bei unterschiedlichen Krankheitsgruppen bedingen. Daneben prägen aber auch krankheitsspezifische Belastungen (z. B. negative sozio-kulturelle Stereotypien der Unheilbarkeit, Heimtücke, Ansteckungsgefahr bei Krebserkrankungen oder AIDS) Bewältigungsprozesse. Auch unter dem Aspekt der klinischen Anwendung verlagert sich der Akzent zunehmend auf den Versuch einer individuumszentrierten psychologischen Copingdiagnostik – etwa im Hinblick auf vorhandene Belastungen, Ressourcen und verfügbare Bewältigungsstrategien.

Epidemiologie

Grundlegendes zur Epidemiologie psychosomatischer Störungen

Die Feststellung der unterschiedlichen Häufigkeit bestimmter Erkrankungen und ihre Verteilung in verschiedenen Bevölkerungsgruppen, Kulturen oder Schichten und deren Erklärung ist eine der Aufgaben der wissenschaftlichen Epidemiologie. Solche epidemiologischen Befunde geben Hinweise auf mögliche Einfluß- und Folgevariablen („Risikofaktoren") und zeigen den echten Bedarf an diagnostischen und therapeutischen Leistungen an. Sie geben damit wichtige Hinweise für die Prävention und die Planung der gesundheitlichen Versorgung einer Bevölkerung.

Alle epidemiologischen Aussagen sind von vorherigen Abgrenzungen, Definitionen und den Standorten abhängig, von denen sie ausgehen. Das Wechselspiel von körperlichen, seelischen und sozialen Merkmalen macht epidemiologische Untersuchungen im Bereich der psychosomatischen Medizin besonders prekär.

1. Es ist stets zu fragen, wie der Beobachter psychosomatische Störungen definiert (S. 2ff), ob als Krankheitsbilder mit organischen Störungen seelischer Ursache, ob als körperliche Beschwerdebilder ohne organisches Substrat, ob er die seelische Verarbeitung körperlicher Grundkrankheiten einschließt, oder faßt er den Begriff psychosomatischer Störungen so weit, daß er auch körperliche Beschwerden von Gesunden einbezieht? Bei manchen epidemiologischen Untersuchungen werden psychosomatische Störungen von Neurosen nicht scharf getrennt.
2. Gerade bei psychosomatischen Störungen ist der Standort des Beobachters und die damit gegebene Vorauslese seiner Beobachtungen entscheidend. Die Häufigkeit psychosomatischer Störungen in bestimmten Bevölkerungsgruppen außerhalb der medizinischen Dienste (sog.„Risikopopulationen") ist sehr verschieden von der beim praktischen Arzt, Facharzt, in einem Kreiskrankenhaus oder in einer Psychosomatischen Universitätsklinik (sog. „In-Anspruchnahme-Verhalten").

Die Unterscheidung von *Inzidenz,* d. h. die Zahl der in einer bestimmten Zeit auftretenden neuen Erkrankungsfälle und von *Prävalenz,* d. h. der in einer Risikopopulation bestehenden Krankheitsfälle (zu einem bestimmten Zeitpunkt: „Punktprävalenz" oder in einem bestimmten Zeitraum: „Streckenprävalenz") ist für psychosomatische Störungen besonders bedeutsam. Psychosomatische Störungen wie Neurosen können bei vielen Menschen chronisch verlaufen, bei anderen Personen oder in einem anderen Formenkreis als kurz dauernde Krise oder Reaktionsweise auftreten.

Wollte man den psychotherapeutischen Bedarf von der Zahl der Menschen ableiten, die irgendwann in ihrem Leben einmal seelisch bedingte körperliche oder neurotische Beschwerden hatten, käme man zu einer überflüssigen „Psychologisierung" der Medizin. Es würde damit ein künstlicher psychotherapeutischer Bedarf geweckt, und Beschwerden, die aus dem „allgemeinen Unglück" (S. Freud) erwachsen, würden zum Gegenstand von Therapie.

Häufigkeit von psychosomatischen Beschwerden und Krankheiten

Bezeichnet man alle Menschen mit *körperlichen Beschwerden ohne organischen Befund,* bei denen aber ein seelischer oder sozialer Konflikthintergrund wahrscheinlich zu machen ist, als psychosomatisch, so kommt man zu einer hohen Zahl von psychosomatischen Fällen. Gewöhnlich werden diese körperlichen Beschwerden auch als vegetative Störungen (vegetative Dystonie, psychovegetatives Syndrom, vegetative Labilität, funktionelle Störungen usw.) bezeichnet.

Bemerkenswert ist eine große epidemiologische Studie (Schepank 1987), in der nach dem Zufallsprinzip 600 Bewohner der Stadt Mannheim in den Jahren 1979 bis 1982 erfaßt und in ausführlichen Gesprächen durch Ärzte und Psychologen im Hinblick auf ihren seelischen und ihren körperlichen Gesundheitszustand sowie ihre Lebensgeschichte ausführlich befragt werden konnten. Es waren zu gleichen Teilen Männer und Frauen aus den Altersgruppen 25, 35 und 45 Jahren. In einem einstündigen Gespräch wurde zunächst die Häufigkeit der zu stellenden Diagnosen erfaßt und nach den ICD-Diagnose-Kategorien eingeordnet (Punktprävalenz bei den psychosomatischen Störungen, d. h. in den letzten 7 Tagen gegebene Beschwerden und zu stellende Diagnosen). In einem zweiten Schritt wurde noch einmal die Gruppe der krankheitswertigen Störungen, der „Fälle" abgegrenzt.

Bei 109 Befragten (18,15%) mit körperlichen Beschwerden wurde eine Diagnose mit einem psychosomatischen Zusammenhang gestellt, bei weiteren 60 Untersuchten (10%) waren funktionelle körperliche Störungen (Kopfschmerzen, Schlafstörungen, Eßstörungen usw.) festzustellen. Weniger als die Hälfte in diesen beiden Krankheitsgruppen (7,81% bzw. 3,8%) wurde nach dem Schweregrad als „Fälle" eingestuft. Die häufigsten Diagnosen bei der psychosomatischen Krankheitsgruppe betrafen Magen-Darm-Krankheiten, außerdem solche des Herz-Kreislauf-Systems, der Muskulatur und des Skelettsystems, der Haut sowie sonstige psychosomatische Störungen. Diese beiden psychosomatischen Diagnosegruppen waren größer als die mit anderen psychogenen Störungen, d.h. als die Gruppe der Psychoneurosen (10,66%), der Persönlichkeitsstörungen (9%) und der Alkoholismus- und Suchtgruppe (3%). Allerdings war bei diesen drei letzten die Einstufung als Fall etwas häufiger, sie lag hier insgesamt bei 14,4% gegen 11,6% bei der psychosomatischen Gruppe und den funktionellen Beschwerden. Es fand sich eine Geschlechtsdifferenz, indem Frauen bei den verschiedenen psychosomatischen, besonders funktionellen Beschwerdesyndromen und auch bei den Psychoneurosen überwogen, Männer dagegen hatten häufiger die Diagnose von Persönlichkeitsstörungen und Alkoholismus. Die Untersucher konnten noch feststellen, daß bei den ersten psychosomatischen und neurotischen Diagnosen und Fällen über Erwarten häufig eine frühkindliche neurotische Symptomatik bestanden hatte.

Die Aussagen dieser Studie werden unterstrichen durch eine Nachuntersuchung (Schepank, 1990) nach 3 Jahren, wobei eine Stichprobe von 44 Probanden der früheren Untersuchungsgruppe befragt werden konnte. Dabei wurden als psychosomatische Fälle wieder 8,52% eingestuft, wobei Hinweise für eine relative Fluktuation von Nichtfällen zu Fällen (8,9%) und umgekehrt (9,1%) zu beobachten war. Auch die Psychoneurosen und Persönlichkeitsstörungen waren mit zusammen 17,2% von der früheren Einstufung nicht weit entfernt.

Sicher können solche Untersuchungen nicht ohne weiteres für die Planung von Versorgungseinrichtungen genutzt werden. Die Untersucher weisen selbst darauf hin, daß psychogene Erkrankungen nicht nur ein gleitendes Kontinuum möglicher Schweregrade in der Krankheitsmanifestation haben. Es gibt breite Übergänge zu Beschwerden auch von gesunden Menschen. Die Bereitschaft, einen Fachmann oder eine Spezialeinrichtung in Anspruch zu nehmen und etwa in eine psychotherapeutische Behandlung einzutreten, ist offensichtlich gering. Sie steht auch in den gut versorgten Regionen noch in keinem Verhältnis zur tatsächlichen Häufigkeit. So fällt in den psychosomatischen Facheinrichtungen auf, daß durchweg erst Menschen mit chronifizierter Symptomatik und nach langer somatischer Vorbehandlung diese Stellen aufsuchen. Die Frage, wie jemand, sei er körperlich krank oder nicht, zu einem *Fall* wird, wird nicht vom Arzt allein, auch nicht vom Patienten allein, sondern in einer *Interaktion* zwischen beiden entschieden. Auf jeden Fall hat der Patient großen

Anteil daran, ob er selbst sich als Kranker definiert oder nicht. Jaspers hat dazu bemerkt, daß das, was im allgemeinen krank sei, weniger vom Urteil der Ärzte als vom Urteil der Patienten und von den herrschenden Meinungen des jeweiligen Kulturkreises abhänge. Krankheit ist nach Karl Jaspers ein gesellschaftlicher Begriff und kein wissenschaftlicher. Das heißt, es gibt keine allgemeingültige Definition und sichere Abgrenzung, die über das Subjekt hinweggehen kann.

Eine höhere psychosomatische Morbidität ist in der ärztlichen Praxis zu erwarten. Zur psychiatrischen Morbidität liegen mehrere Untersuchungen aus anderen Ländern und aus Deutschland vor. Eine Untersuchung über psychosomatisch Kranke in Allgemeinpraxen wurde aus dem gleichen Forschungszentrum vorgelegt, aus dem die oben erwähnte Feldstudie zur Morbidität in der Bevölkerung kam. Hier wurden in 13 verschiedenen Praxen insgesamt 822 Patienten im Hinblick auf ihre Beschwerden und auf psychosomatische Zusammenhänge untersucht. Neben 35% psychischen bzw. psychiatrischen Störungen von Krankheitswert fanden sich im Urteil der Experten wiederum 11% als psychosomatische Störung von Krankheitswert charakterisierte Störungen (Zintl-Wiegand u. Cooper 1979). Das ist nicht viel mehr, als die Zahl der Störungen, die in der Feldstudie in der Bevölkerung einige Jahre später gefunden wurde. Es zeigte sich bei dieser Untersuchung auch noch, daß die Ärzte dieser Praxen den Anteil psychosomatischer Störungen unter ihren Patienten nur bei etwa 4% fanden, dafür im Vergleich mit dem Forschungsteam Neurosen deutlich zu häufig diagnostizierten. – Das bedeutet, daß ein großer Teil der Patienten mit psychosomatischen Beschwerden offenbar wegen diesen ihre Allgemeinärzte aufsuchten und eine kontinuierliche Betreuung und Behandlung erfahren. – Es ist zu befürchten, daß nicht nur von der Zahl sondern auch wegen einer Diskrepanz von Krankheitsangebot bzw. Behandlungserwartung und Therapieangebot psychosomatische Einrichtungen und Spezialisten mit diesen Patienten überfordert wären.

Eine mehrjährige Prävalenzstudie an 9 inneren Abteilungen von Krankenanstalten in Hamburg betraf 521 stationäre Patienten (Stuhr u. Haag, 1989). Nach Ausgrenzung der über 80jährigen Patienten, Alkoholiker, Suizidpatienten und Kranken, die eine Untersuchung ablehnten oder bei denen ein schlechter Allgemeinzustand bestand oder andere Abhaltungsgründe, konnten 154 Patienten mit einem halb standardisierten Interview, das von unabhängigen Ratern eingeschätzt wurde, erfaßt werden. Außerdem wurden Fragebogen zu Lebensereignissen und schließlich die Einweisung und Entlassungsdiagnosen erfaßt. Bei 48,3% der interviewten Patienten wurde eine psychosomatische Genese der zur Einweisung führenden Erkrankung angenommen (Stuhr u. Haag 1989). Diese Daten decken sich einerseits mit dem Mittelwert mit 10 anderen Untersuchungen zu psychosomatischen

Erkrankungen im stationären Bereich, der bei 41,8% liegt. – Wie sehr solche Daten nicht nur von Struktur und Standort der Klinik, sondern auch von der Definition „psychosomatisch" und der Technik der Fallidentifikation abhängen, zeigt, daß bei diesen 11 Erhebungen eine Streubreite zwischen 5,1 und 66,8% gefunden wurde. Sicher gehen auch in die Hamburger Untersuchung bestimmte ätiologische Krankheitsauffassungen mit ein, indem etwa neben der Auslösesituation und der Einschätzung des Patienten selbst von psychischen Zusammenhängen frühe, in der Kindheit liegende psychische Belastungen und die Neuauflage eines frühen Traumas als Indikator für psychosomatische Zusammenhänge genommen wurden. Bedeutsam ist ein weiteres Ergebnis dieser Untersuchung: nach der Chronifizierung der Erkrankung, vor allem wenn sie über zwei Jahre besteht, sinkt die Motivation des Patienten, sich mit den eigenen Problemen auseinanderzusetzen, rapide, nach zehn Jahren auf Null.

In einer Weiterführung der Untersuchung wurde noch deutlich, daß über 65 Jahre alte Patienten weniger häufig Hinweise auf psychosomatische Zusammenhänge bieten und selbst noch weniger bereit sind, einen psychosomatischen Zusammenhang zu reflektieren. Um so deutlicher ist, daß hier psychosoziale Probleme, Vereinsamung, Wohnungsfragen, Versorgungsnöte usw., also das Fehlen von social support erheblichen Einfluß auf die Stimmung und das Befinden haben (Haag u. Mitarb. 1989).

Zu Kranksein und körperlicher Krankheit: Es besteht eben keine Kongruenz zwischen auch schweren körperlichen Befunden und der Tendenz, sich selbst als Kranker zu definieren.

Plügge beschrieb einen 79jährigen Mann, einen Erfinder, der in die Medizinische Poliklinik kommt, um ein Attest zu erhalten, daß er pflegebedürftig sei. Wie er betont, hat er keinerlei Beschwerden, es gehe ihm lediglich darum, daß er ohne Attest nicht in ein sehr nettes Altersheim aufgenommen werden könne, in dem gerade ein Platz frei sei. Er habe in seinem Alter als Junggeselle die ewige Einholerei, das Selbstversorgen, Kochen, Strümpfestopfen usw. satt. Er müsse mit seiner Zeit sparsam umgehen, da er noch viele Arbeiten zu erledigen habe, die er in dem Altersheim rascher bewältigen könne. – Objektiv bestand eine ausgesprochene Myodegeneratio cordis, ein großes breites dilatiertes Herz mit Vorhofflimmern, Lungenstauung und Ödemen. – Erst auf Nachfrage ist zu hören, daß er beim Treppensteigen Atemnot hat, nachts 2- bis 3mal Wasser lassen muß, geschwollene Füße hat, was er alles seinem schlechten Schuhwerk zur Last legt. Er hielt sich auf jeden Fall nicht für krank, er klagte über keinerlei Beschwerden.

Unterschiedliche Feststellungen über die Häufigkeit psychogener Zusammenhänge sind offensichtlich vom Psychogenesekonzept der Untersucher, deren Untersuchungs- und Meßmethoden und schließlich auch von den Krankheitskonzepten der Patienten selbst abhängig. Die psychosomatische Forschung, ihre Praxis und die berufspolitische

Ausrichtung haben sich in den letzten Jahren davon gelöst, ihre Aufgabe mit einer hohen Psychogeneseprävalenz und „psychoätiologischer Spurensuche“ (Muthny u. Koch, 1989) zu begründen. Sie hat zur Kenntnis genommen, daß die Mehrzahl sicher situativ und konflikthaft ausgelöster Körperbeschwerden offenbar ohne jede Diagnostik und Therapie ertragen werden können und auch wieder zurücktreten. Der Psychosomatik ist jetzt mit der Frage des Copings bei schweren körperlichen Erkrankungen eine neue Aufgabe erwachsen, deren Umfang sich gegenwärtig noch nicht absehen läßt. Diesen Patienten und vor allem den Ärzten, die letztlich mit diesen Kranken umgehen müssen, eine Hilfe zu geben, setzt für den Psychosomatiker ein Umdenken und für ihn und den körperlich behandelnden Arzt Kooperationsbereitschaft voraus.

Transkulturelle Psychosomatik

Viele Jahre schien es eine feststehende Tatsache zu sein, daß psychosomatische Krankheiten zu den Zivilisationskrankheiten gehören. Es wurde angenommen, daß der hohe westliche Lebensstandard erkauft sei mit diesen Zivilisationskrankheiten und daß bei Naturvölkern und in den Entwicklungsländern diese Krankheiten nicht oder seltener vorkämen.

Wenn auch umfassende transkulturelle Studien noch nicht vorliegen, so gibt es heute doch schon einzelne Hinweise, daß sowohl psychosomatische Krankheiten im engeren Sinne, wie psychosomatische Fälle innerhalb verschiedener nosologischer Gruppen und auch die Tendenz zur Somatisierung psychosozialer Konflikte auf jeden Fall bei *Naturvölkern auch zu finden sind.* Jedenfalls hat sich z. B. gezeigt, daß die essentielle Hypertonie bei den in südwestafrikanischen Reservaten lebenden Afrikanern relativ häufig vorkommt. Ebenso zeigten sich bei der afrikanischen Bevölkerung in Uganda häufig Ulkusnarben bei autoptischen Studien, wobei noch Unterschiede in der Häufigkeit zwischen den einzelnen Stämmen vorkommen. Aufgrund von WHO-Studien läßt sich sagen, daß das Ulkus heute in aller Welt beobachtet wird.

Vegetativ neurotische Störungen werden in Nigeria bei den Yorubas ebenso gefunden wie in der Bevölkerung von New York oder in Kanada (Leighton), vor allem Kopfschmerzen, innere Unruhe, Nervosität, Schwindelgefühl, Schlafstörungen, Herzschmerzen. Allerdings gibt es Hinweise für eine unterschiedliche Häufigkeit verschiedener Beschwerden. In Indien ist ein allgemeines Schwächegefühl von 60% der Männer und 80% der Frauen angegeben worden, außerdem wird von den Männern hier sehr häufig über Potenzschwäche geklagt. Pflanz (1967) fand bei seinen Untersuchungen Obstipation bei den

Männern in Ghana und Indien häufiger als bei den Patienten der Medizinischen Poliklinik in Gießen.

Vieles weist also darauf hin, daß die Behauptung eines konfliktlosen Lebens der Naturvölker, frei von seelischen Störungen und psychosomatischen Krankheiten, verbunden meist mit einer Verurteilung des westlichen Denkens und der westlichen Lebensformen, den Prophezeiungen und Machtansprüchen der Prediger entstammt. Eine differenzierende Betrachtung der eigenen Zivilisation und der fremden Kulturen weist aber darauf hin, daß eine unterschiedliche Häufigkeit seelischer und psychosomatischer Symptombildungen in den verschiedenen Sozialklassen vorhanden ist, was zum Verständnis des sozialen Hintergrundes dieser Störungen wesentlich beitragen könnte.

Andererseits konnten für psychosomatische Zusammenhänge offene Ärzte wie Burton Bradley in Neuguinea in den letzten 30 Jahren Beobachtungen machen, wie sich das Spektrum der Krankheiten bei den dort zu 80% in ländlichen Bereichen lebenden 3 Millionen Einwohnern veränderte. Nach der Unabhängigkeit und mit dem westlichen Erziehungssystem, ökonomischen Veränderungen mit neuen und unerwarteten Belastungen traten Krankheiten auf, die vorher praktisch unbekannt waren: erhöhter Blutdruck bei Erwachsenen, Asthma bronchiale und kindliches Ekzem bei Kindern, wobei die Krankheitsfälle alle aus modern erzogenen Familien kamen, wo die Väter Lehrer oder Beamte waren. In den Gebieten, die mit der westlichen Zivilisation am intensivsten in Berührung kamen, sind peptische Geschwüre mit allen üblichen Komplikationen sehr verbreitet. Fälle von ulzerativer Kolitis sind jedoch nicht beobachtet worden. Psychoneurotische Störungen, vor allem hypochondrische, sind dort in allen Teilen der Bevölkerung weit verbreitet.

Epidemiologische Untersuchungen in Grönland und bei den Eskimos ergaben 8,1% psychosomatisch Kranke im weiteren Sinne in Form von vegetativen Beschwerden. Psychosomatische Krankheiten wie Ulkus und Asthma sollen jedoch selten sein. Ebenso werden Häufungen von vegetativen Beschwerden in Algerien, Westnigeria bei Zulu-Stämmen, in Kenia, in Indonesien, auf Sumatra und in Peru berichtet (Pflanz 1962). Über die Häufigkeit läßt sich bei den sehr verschiedenen Untersuchungsbedingungen und dem Fehlen fester diagnostischer Einteilungsgesichtspunkte allerdings noch keine Aussage machen.

Psychosomatik und Sozialklassen

Bei einer differenzierten Untersuchung psychischer und psychosomatischer Störungen durch psychiatrisch und psychosomatisch ausgebildete Untersucher wurden repräsentative Bevölkerungsgruppen in New

York (Midtown-Manhattan-Study, Michael 1960) und in Kanada erfaßt (Stirling-County-Study, Leighton 1963). Es war eine repräsentative Stichprobe der Gesamtbevölkerung, also nicht eine ärztliche Stichprobe, und es wurde bei den einzelnen Störungen auch die Schichtzugehörigkeit registriert. In beiden Stichproben fanden sich nun signifikant mehr psychosomatische Symptome in den Unterschichten als in den Mittel- und Oberschichten (in Kanada allerdings nur bei Frauen). Es ließ sich dabei ein Zusammenhang von Häufigkeit psychosomatischer Beschwerden und Symptomen bei sozialen Krisen innerhalb der Gemeinden feststellen. Allerdings ist dabei die Frage zu stellen, ob Unterschichtangehörige ihr Mißbefinden nicht häufiger in einem körperlichen Beschwerdeangebot artikulieren (s. S. 62). Die häufigsten psychosomatischen Beschwerdeangebote in den kanadischen Gemeinden waren im Bereich des Magen-Darm-Kanals, danach folgten Bewegungsapparat, Herz-Kreislauf-System, Kopfschmerzen.

Diese epidemiologischen Untersuchungen bestätigen ältere Beobachtungen amerikanischer Psychiater und Soziologen (Freedman und Hollingshead) aus den 50er Jahren, die ebenfalls häufiger körperliche Krankheitsangebote in den unteren Klassen und Schichten bei den Kranken fanden, die in psychotherapeutischer Behandlung standen. Während die Konfliktebenen in den oberen Sozialklassen im subjektiv seelischen Bereich waren, standen sie in den unteren Sozialschichten häufiger in einem Zusammenhang mit Konflikten und Belastungen im Beruf, in der Familie und in der Wohngemeinde.

In deutschen Untersuchungen (Beckmann u. Mitarb. 1977) war wohl eine Geschlechts- und Altersabhängigkeit der Somatisierungstendenz zu bestätigen, nicht aber an einer an der Schulbildung gemessenen Schichtabhängigkeit. Schulbildung ist kein ausreichender Schichtindex, hat in der Altersgruppe der Älteren, wo höhere Schulbildung beinahe die Ausnahme ist, jedenfalls einen anderen Stellenwert als in der jungen Generation.

Psychosomatische Theorien und Modelle

Einleitung

In seiner Geschichte der psychosomatischen Heilkunde hat Lain Entralgo bemerkt: „Die Heilkunde war zu allen Zeiten, in der einen oder anderen Art, ‚psychosomatisch‘, und sie mußte es auch immer sein; nicht so jedoch die Pathologie.“ Hier wird ein Dilemma berührt, in dem der Arzt vom Altertum bis in die Gegenwart steht: die beim einzelnen Menschen im Gegenüber sichtbar werdende Leib-Seele-Einheit muß dann in einem körperliche und seelische Daten umfassenden Krankheitsmodell erfaßt werden. Der Arzt stößt auf die Körper-Seele-Differenz und die weit über Descartes zurückreichende Schwierigkeit, die sich aufdrängende Realität des gesunden und kranken Körpers und die Wirklichkeit seelischen Erlebens gleichzeitig und in differenzierenden Aussagen in den Blick zu fassen. Was etwa im leiblichen Gegenüber physiognomisch eben noch faßbar erscheint – der dicke, phlegmatisch wenig denkende und nachts gut schlafende Typus Shakespeares – ist in der Fülle körperlicher Befunde und seelischer Daten über Adipositas heute aufgelöst in statistische Wahrscheinlichkeiten.

Im Körper, dem vielleicht doch „größeren Geheimnis“ (Oettinger) stößt der Arzt bei seiner Untersuchung in Physiologie wie in Pathologie notwendig auf biologische Strukturen und auf irdische Ordnungen, die Denken und Handeln in Anspruch nehmen und ihn faszinieren. Jede Theorie in der Medizin steht vor der Vielfalt und Undurchsichtigkeit von Naturvorgängen, die weit über den Menschen hinausreichen. – Das seelische Sein des Kranken entfaltet eine andere Macht und Anziehung, die den Arzt in ganz besonderer Weise affektiv berührt und beschlagnahmt. Mit der Dimension des Seelischen, von Bewußtsein und Unbewußtem, von Innerlichkeit, Emotionalität und selektiver Wahrnehmung der sozialen Umwelt tauchen mehr neue Fragen als Antworten auf. Beobachtungen wie Gesundheit und Krankheit sich im menschlichen Lebensgang darstellen und der Versuch einer psychosomatischen Sichtweise haben zu immer neuen Versuchen theoretischer Anschauung geführt. Die Verstehensentwürfe und Modelle, also die erklärungskräftigen Nachbildungen der Wirklichkeit, haben einander nicht einfach abgelöst und überflüssig gemacht. Jedenfalls sind Zweifel am Fortschritt erlaubt, daß etwa die neuen Modelle alle vorherigen überflüssig gemacht haben.

Hier sollen zunächst leib-seelische Persönlichkeitstheorien dargestellt werden, bei denen körperliche Konstitutionstypen mit seelischen Haltungen in einen Zusammenhang gebracht werden. Danach werden Konflikttheorien behandelt, in denen äußere Belastungen und/oder innere Konfliktlagen als psychosomatische Ursachen und Krankheitsmodelle behandelt werden. Schließlich sind Entwürfe darzustellen, die im großen und auch in detaillierten körperlichen und seelischen Einzelheiten versuchen, psychosomatische Krankheiten und ihre Wechselwirkung mit der Umwelt zu erfassen, wobei der Mensch nicht isoliert sondern in Kohärenz mit einer humanbiologischen und sozial zugeordneten Umwelt gesehen wird, einer Welt, die er als Subjekt aktiv wie passiv erlebt, gestaltet und erleidet. Menschliches Kranksein und psychosomatische Krankheitstheorien führen so zur anthropologischen Frage nach der Welt des Menschen überhaupt.

Charakterologisch orientierte Richtungen und Persönlichkeitstypologien

Schon früh wurde in der psychosomatischen Heilkunde bestimmten Typen der Persönlichkeit eine Neigung zu bestimmten Krankheiten zugeordnet. Im Altertum haben Hippokrates und nach ihm Galen bestimmte *Temperamente* – Sanguiniker, Choleriker, Melancholiker und Phlegmatiker – beschrieben. Diesen leibseelischen Konstitutionen wurde zugleich eine Affinität zu bestimmten Krankheiten – zum Beispiel dem Sanguiniker zu Kreislaufkrankheiten, dem Choleriker und Phlegmatiker zu Gallenleiden usw. zugesprochen. – Eine weite Verbreitung hat seinerzeit die psychologische Konstitutionstheorie von Kretschmer gefunden, in der z. B. beim Leptosomen eine Neigung zur Lungentuberkulose und zum Magengeschwür, beim Pykniker zum chronischen Rheumatismus, zur Arteriosklerose und zu Gallenleiden, beim Athletiker zur Epilepsie und zur Migräne vermutet wurde. Ähnlich hat Sheldon später bei den Zerebrotonen, den Endomorphen und den Mesomorphen leibseelische Zusammenhänge testpsychologisch mit bestimmten Eigenschaften korrelieren können. So wurden z. B. bei Herzinfarktkranken auch tatsächlich nicht nur eine Häufung des mesomorphen Typus gefunden, sondern auch die seelischen Merkmale der Extraversion bzw. der Somatotonie (s. S. 159ff).

Die klassische psychosomatische Arbeit dieser charakterologischen Richtung stammt von der amerikanischen Ärztin Flanders Dunbar, die aus unmittelbarer klinischer Evidenz bei 80% der Menschen, die wiederholt Unfälle hatten, ein charakteristisches Persönlichkeitsprofil der Unfallpersönlichkeit zeichnete: Es sollen impulsive, ungeordnet lebende, abenteuer-liebende Menschen sein, die für den Augenblick und nicht für die Zukunft leben, jeder spontanen Regung nachgeben, ihre Aggressionen gegenüber anderen Menschen, besonders Autoritätspersonen nicht kontrollieren können. Sie zeigen dabei aus einem unbewußten Schuldgefühl heraus auch eine Tendenz zu Selbstbestrafung. Dieses Persönlichkeitsprofil stellte Dunbar dann dem Bild der Persönlichkeiten gegenüber, die zu anginösen Beschwerden und zu Herzinfarkten neigen. Sie werden als ausdauernde, handlungsorientierte Menschen mit großer Konsequenz und Selbstbeherrschung beschrieben, Menschen, die in der Lage sind, unmittelbare Befriedigungen aufzuschieben, um ein Fernziel zu erreichen. Die größte Bedeutung in der gegenwärtigen Medizin hat dieser Ansatz durch die Erforschung bestimmter Typologien von „Risikopersönlichkeiten" gewonnen, wie sie z. B. von der Arbeitsgruppe um Roseman u. Friedman für die Herzinfarktgefährdeten durch die Herausarbeitung des sog. „Typ-A-Verhaltens" (s. S. 159) vorgelegt wurde – ein Konzept, das bis heute große Beachtung findet. Diese Beschreibungen treffen sich in vielem mit den bereits Jahrzehnte zuvor erhobenen Persönlichkeitsstudien von Dunbar (1943) sowie Sheldon u. Stevens (1942). Man kann sich auch fragen, ob das seit den 70er Jahren stark diskutierte Alexithymie-Modell nicht im Kern ebenfalls als eine moderne Version einer Persönlichkeitstypologie aufzufassen ist. Wir ziehen es aber vor, diesen Ansatz im Rahmen der Konfliktmodelle darzustellen.

Worin liegt *der Gewinn* der charakterologisch orientierten Richtungen und Persönlichkeitstypologien? Die Antwort ist: Menschen mit verschiedener körperlicher Konstitution haben einen unterschiedlichen Charakter und haben verschiedene Krankheiten. Das heißt aber auch: Es sollen also bestimmte Menschen sein, die in bestimmter Weise erkranken. Mit den charakterologisch orientierten Persönlichkeitstypologien wurde erstmals für bestimmte Krankheiten ein Körperliches und Seelisches vereinigender Typus herausgearbeitet. *Die Schwäche* dieser Typologien liegt vor allem in dem statischen Charakter der erhobenen Merkmale, die gewöhnlich keine Verbindung zu lebensgeschichtlichen und sozialen Entwicklungen enthalten. Ein weiteres Manko besteht darin, daß die Zuordnung eines solchen Persönlichkeitsmerkmals zu einer Krankheit noch nichts aussagt über seine Bedeutung für die Pathogenese. Keinesfalls darf bei einer Korrelation auf eine ursächliche Beziehung geschlossen werden. Sind nicht manche typische „Wesenszüge" von Patienten vielmehr krankheits- oder behandlungsabhängige, z. B. regressive Persönlichkeitsentwicklungen, die sich erst sekundär aus der langjährigen Isolierung, Untätigkeit oder sonstigen mit einer Krankheit verbundenen charakteristischen Lebenslasten ergeben haben? Gerade bei den chronischen Erkrankungen hat die genauere Kenntnis des Krankheitsverhaltens mit seinen spezifischen Bewältigungsstrategien („illness behavior" und „coping") (s. S. 32) die psychosomatische Forschung zu großer Behutsamkeit in der Bewertung retrospektiv entworfener Persönlichkeitstypologien veranlaßt.

Zusammenfassend ist zu den charakterologisch orientierten Richtungen zu sagen, daß sie auf deskriptiven Wegen z. B. mit Hilfe von Fragebögen, metrischen und projektiven Tests Persönlichkeitsmerkmale zu erfassen suchen, die dann mit psychosomatischen Symptom- und Krankheitsgruppen in eine Beziehung gesetzt werden können. Die hier ermittelten Aussagen sind exakt, stehen aber außerhalb der Biographie, des konflikthaften Selbsterlebens und der Krankheitsgeschichte des Patienten; sie bedürfen einer weiteren Interpretation im Rahmen eines umfassenderen psychosomatischen Krankheitsverständnisses.

Krankheit als Konflikt – Psychoanalytische Konzepte der Psychosomatik

Allgemeines

Bei der Erforschung der konflikthaften lebensgeschichtlichen Einflüsse auf die Entstehung psychosomatischer Symptombildungen lassen sich zwei Entwicklungslinien erkennen, die verschiedenen Erfahrungshorizonten und Traditionen entstammen, auch wenn sie sich später teilweise durchmischt haben. Es handelt sich einmal um die Psychoanalyse S. Freuds und von ihm beeinflußter Psychoanalytiker (s. unten) – zum anderen um aus der inneren Medizin hervorgegangene Richtungen psychosomatisch denkender Internisten wie z. B. G. v. Bergmann (Berlin), L. Krehl und V. v. Weizsäcker (Heidelberg) sowie Th. v. Uexküll (Gießen/Ulm) (S. 73ff). Während die erstgenannten in besonderer Weise das bis heute ungelöste Problem der Vielzahl von Kranken mit Funktionsstörungen ohne somatischen Befund (sog. funktionelle Störungen) verfolgten, hat die Psychoanalyse eine Reihe von grundsätzlichen Modellen zur Entstehung körperlicher Symptombildungen auf dem Hintergrund seelischer Konflikte vorgelegt.

Praxis und Theorie der Psychoanalyse stellen ein vielschichtiges System dar, das hier nicht erschöpfend dargestellt werden kann. Historisch bedeutsam ist, daß durch Freud ein neuer praktischer Zugang geschaffen wurde, der der Medizin Möglichkeiten eröffnete, Krankhaftes in seiner psychosomatischen Dimension zu behandeln. Behauptet wird die Bedeutung der *lebensgeschichtlichen*, insbesondere der *frühkindlichen Entwicklung* für die leibseelische Reifung und Gesundheit, das Gewicht seelischer *Konflikte* für die Pathogenese, überhaupt der Einfluß der *emotionalen Faktoren* (besonders von Bindungen und Trennung und von sexuellen und aggressiven Konflikten) – um nur einige zu nennen. Damit wurde ein Begriffsarsenal geschaffen, das es dem Arzt erlaubt, Seelisches in seiner Bedeutung für leibliche Krankheitsvorgänge systematisch einzubeziehen.

Bevor einzelne aus der Psychoanalyse entwickelten Theorien dargestellt werden, erscheint es nützlich, einige wichtige Perspektiven psychoanalytischer Betrachtung in diesem Zusammenhang zu nennen:

1. Seelisches und leibliches Erleben wird im Rahmen einer *zeitlichen*, biographisch determinierten Entwicklungsreihe verstanden *(genetischer Gesichtspunkt)*. Diese Reihe setzt in der frühen Kindheit ein und reicht über die Adoleszenz bis ins Erwachsenenalter hinein. (Die ursprünglich fast ausschließliche Betonung frühkindlicher Entwicklungskonflikte ist in der modernen Psychoanalyse zugunsten einer umfassenderen Entwicklungslehre des Individuums mit seiner Umwelt erweitert worden.) Es durchläuft verschiedene Stufen, Krisenpunkte, an die eine *Fixierung* möglich ist und auf die hin später wieder ein Rückschritt erfolgen kann: *Regression*. Der Entwicklungsweg in der Kindheit ist verbunden mit einer Reifung bestimmter Triebe, die in verschiedenen Triebstufen leibseelischer Reifung erfolgt.
2. Die Psychoanalyse gibt eine Hierarchie von seelischen Strukturen *(topischer Gesichtspunkt, struktureller Gesichtspunkt)*. Dabei werden mehr oder weniger differenzierte leibnähere oder leibfernere Instanzen des Erlebens und Verhaltens gezeichnet: Primärprozeß – Sekundärprozeß; Unbewußtes – Vorbewußtes – Bewußtsein; Es – Ich – Über-Ich. In den verschiedenen Situationen des Lebens, den Zeiten der Harmonie oder der Krise, der gelungenen Leistung oder des Zusammenbruches überwiegen einmal die differenzierten und ein anderes Mal die elementaren Erlebnis- und Verhaltensstrukturen. Im günstigen Fall gelingt eine *Progression* im Sinne der Entwicklung einer differenzierten anpassungsfördernden Konfliktlösung, oder es kommt zu einer *Regression*, die nicht selten mit einer *Somatisierung* verbunden ist.
3. Die Psychoanalyse hat auf dem Hintergrund der individuellen Triebentwicklung eine differenzierte Ich- und Selbstpsychologie entwickelt, aus der hervorgeht, daß die sogenannte *Ichstärke* bzw. *Ichschwäche* eine wichtige Voraussetzung für das Ge- oder Mißlingen einer Konfliktlösung darstellen – denn „Ichschwäche" ist immer auch eine Schwäche des Individuums, sich in seiner gegebenen Umwelt zu adaptieren. Dies kann weitreichende Folgen für eine Symptomentstehung haben.
4. In letzter Zeit hat in der Psychoanalyse der Einfluß der fördernden bzw. hemmenden Faktoren in den frühkindlichen und aktuellen Beziehungen im Rahmen einer sogenannten *Objektbeziehungspsychologie* besondere Beachtung gefunden. Damit wird der einzelne nicht mehr vorzugsweise aus seiner persönlichen – genetischen, psychologischen oder individuell-lebensgeschichtlichen – Entwicklung heraus verstanden. Er wird vielmehr ab ovo als objektbezogenes, beziehungsabhängiges und aktiv bestimmte Bindungen eingehendes, soziales Wesen aufgefaßt. Damit ist der Weg frei für ein Krankheitsverständnis, das der aktuellen *Bedeutung der zwischenmenschlichen Konflikte* (auf dem Hintergrund der individuell-lebensgeschichtlichen Dimension) die ihr gebührende Aufmerksamkeit zurückgibt. Eine solche „Medizin der menschlichen Beziehungen" (Weiner 1989) hatte bereits vor Jahrzehnten V. v. Weizsäcker (1947) gefordert: „Die Krankheit liegt jetzt zwischen den Menschen, ist eines ihrer Verhältnisse und Begegnungsarten."

Das Konversionsmodell

Als erstes psychosomatisches Modell hat die Psychoanalyse das der *Konversion* entwickelt. S. Freud hat es in den „Studien zur Hysterie“ an der hysterischen Symptombildung beschrieben. Klassisches Beispiel dafür war z. B. die psychogene Armlähmung, der hysterische Anfall, die hysterische Dysbasie (Gangstörung) oder die psychogene Anästhesie (Gefühlsstörung). Vorbild des psychoanalytischen Konversionsbegriffes ist die Willkürbewegung: Der zunächst in der Vorstellung ablaufende ideatorische Handlungsentwurf und die motorische Ausführung, wie sie im Zeigen, Deuten, Greifen oder im Faustschluß verwirklicht wird.

Im Verständnis von Freud (1932) wird durch die Konversion eine unlustbereitende Vorstellung dadurch unschädlich gemacht, daß ihre „Erregungssumme“ ins Körperliche umgesetzt wird.

Das Symptom bindet die psychische Energie und hält die unerträgliche Vorstellung unbewußt, erfordert aber auch zusätzliche Aufmerksamkeit und führt sekundär zu verstärkter libidinöser Besetzung – es hat also sowohl Befriedigungs- als auch Bestrafungscharakter. Freud hat ferner immer daran festgehalten, daß ein „somatisches Entgegenkommen“ postuliert werden muß, ein körperlicher Faktor, der für die „Organwahl“ bedeutsam ist und den man sich in seiner Entstehung von einer genetischen Disposition über eine aktuelle Überbeanspruchung bis hin zu frühkindlichen Prägungen im Rahmen besonderer Körpererfahrungen vorstellen kann. Auch wenn im Gefolge gesellschaftlicher Entwicklungen solche Konversionssymptome seltener geworden sind, so ist doch bis heute die theoretische und therapeutische Validität dieses Modells bei bestimmten Patienten mit hysterischen Symptombildungen, Lähmungen, aber auch Sensibilitäts- oder Stimmstörungen unbestritten.

Bald aber wurde deutlich, daß damit viele körperliche Symptombildungen, bei deren Entstehung offensichtlich psychosoziale Faktoren eine gravierende Rolle spielen, nicht befriedigend zu erklären waren. So wurde, um das Konversionsmodell als Erklärungsparadigma zu erhalten und zu erweitern, die Bindung an einen genitalsexuellen Konflikt aufgegeben: Fenichels Begriff der „prägenitalen Konversion“ erweiterte den Bereich relevanter Konflikte auch auf Störungen frühester, infantiler Bedürfnisse, die sich um Wünsche nach Nähe, Wärme, Versorgung usw. zentrieren. Auch wenn später Rangell (1959) und andere Versuche unternahmen, den Konversionsbegriff wieder einzugrenzen, so fand doch im wesentlichen eine fast grenzenlose Ausweitung dieses Modells auf praktisch alle möglichen Konflikte statt, in deren Zusammenhang auch körperliche Störungen auftraten, so daß sich bald die Frage stellte, ob damit nicht lediglich ein Begriff aufrechterhalten wurde, ohne daß der Kern des Freudschen

Vorschlages, die symbolische Darstellung des Konfliktes und die triebdynamische Entlastung durch das Symptom noch nachweisbar war.

Während Freud und die Mehrzahl der Psychoanalytiker das Konversionsmodell auf die Hysterie beschränkten, hat Groddeck (1866–1934) nicht gezögert, es auch auf *Organkranke* ja auf alle Erkrankungen anzuwenden. Körpersymptome drücken nach Groddeck symbolisch etwas aus, sie entspringen den Kräften des Es, das sich in jedem Organ äußern kann. Dieses Es im Sinne von Groddeck, das Unbewußte, das die Triebrepräsentanzen wie auch die umfassenden Naturkräfte enthält, ist in seiner Sicht die Quelle direkter Organbesetzungen. Damit wird der Konversionsbegriff auch auf innere Organe, die vom vegetativen Nervensystem gesteuert sind, angewendet. Auf diese Weise hat Groddeck als erster die Bedeutung und den Einfluß unbewußter Prozesse auf die Entstehung körperlicher Erkrankungen erkannt.Der durch die Ausweitung der Psychotherapie auf alle körperlichen Erkrankungen erzielte Gewinn dieser Sichtweise wird aber bezahlt mit einer fast uferlosen Ausdehnung der theoretischen Begriffe, die bei Groddeck oft schillernd und letztlich nie exakt bestimmbar werden. Deshalb liegt auf der Hand, daß das ausgeprägt Spekulative an seinem Pathogeneseverständnis durch eine unkritische und unwissenschaftliche Behandlungspraxis auch gefährliche Wirkungen gezeitigt hat. Daher kann sein Entwurf nicht wegen seiner theoretischen Überlegungen sondern aufgrund seines kraftvollen Impulses für eine psychosomatische Betrachtungsweise aller Erkrankungen heute noch ein historisches Interesse beanspruchen.

Die meisten psychosomatischen Forscher stimmen darin überein, daß der Konversionsbegriff als Erklärungsprinzip nur auf eine bestimmte Gruppe symbolisch determinierter Symptombildungen anwendbar ist und für die Mehrzahl psychosomatischer Störungen nicht ausreicht. Die körperliche Symptomatik wird hier auf eine psychogenetische Ebene der bewußten oder unbewußten Organsprache reduziert, was den multikonditionalen Einflüssen der meisten Erkrankungen nicht gerecht wird. Die seelischen und sozialen Einflußfaktoren sind vielfältiger und nicht auf neurotische Konfliktspannungen beschränkt. Neurose im strengen Wortgebrauch bezeichnet nur eines der möglichen ätiologisch-dynamischen Modelle bei körperlichen Störungen.

Theorie der De- und Resomatisierung
(Schur 1955)

Der Gedanke einer vertikalen Gliederung und eines funktionellen Auf- und Abbaus leiblicher, seelischer und geistiger Leistungen findet sich in vielen naturphilosophischen, physiologischen und psychologischen Modellen. Er hat eine große Bedeutung z. B. in dem Funktionsmodell des zentralen Nervensystems von Jackson mit seiner Hierarchie körperlicher und seelischer Leistungen, das Freud beeinflußt hat.

Die Psychoanalyse beschreibt im leiblichen und seelischen Verhalten eine *topische* und *genetische Progression* und *Regression*. Es gibt also einen Aufbau und einen Rückschritt, der sich zwischen unbewußten leibnäheren, elementareren Stufen und bewußten differenzierten Wahrnehmungsleistungen und Vorstellungen bewegt. Außerdem beschreibt sie eine zeitliche Progression und Regression, eine phasenspezifische funktionelle Entwicklung und wieder einen Rückschritt auf frühere z. B. frühkindliche Erlebnisweisen. Davon ausgehend hat Schur die psychosomatische Symptombildung als eine topische und genetische, d. h. örtliche und zeitliche Regression beschrieben, wobei körperliche Krankheiten in einem Entwicklungsmodell körperlicher und seelischer Leistungen beschrieben werden.

Die frühesten kindlichen Lust- und Unlustreaktionen lassen sich als diffuse Abwehrphänomene verstehen, die sich in unkoordinierten Muskelaktionen äußern. Das Kind beantwortet Angstsituationen zunächst mit einem globalen Bewegungssturm, eine Tendenz, die auch später immer wieder durchschlagen kann. Im Laufe der Entwicklung und Reifung werden Schmerz und Angst im Erleben verinnerlicht, in Empfindungen, Vorstellungen, Gedanken und schließlich in der Sprache bearbeitet. Anstelle diffuser Entladungen stehen gerichtete, realitätsangepaßte Bearbeitungen. Schur beschreibt nun die Überwindung diffuser somatischer Entladungsphänomene als einen Entwicklungsprozeß im Sinn einer *Desomatisierung*. Damit verbunden ist die psychoanalytische Unterscheidung des Überganges von Primärprozessen (direkte Abfuhr unbewußter Triebbedürfnisse, Austauschbarkeit der Objekte, leichte Verdichtung und Verschiebung im Rahmen libidinöser Abfuhr) und die Entwicklung von Sekundärprozessen (die Energie ist stärker an bestimmte Objekte gebunden, Befriedigung kann aufgeschoben werden, Denken und Sprechen mit realitätsangepaßten Lösungen ist möglich). Im Laufe der frühkindlichen Entwicklung kommt es im Rahmen der Desomatisierung zu einer Neutralisierung von sexueller Libido und Aggressivität, die zu ichgerechten, an die Realität angepaßten Leistungen verwendet wird. Demgegenüber kann es im Rahmen regressiver Entwicklungen wieder zu einem Durchbruch von Libido und Aggression kommen, die bei einer Einschränkung der Ich-Funktionen („Ichschwäche") dann im Zuge einer *Resomatisierung* zu einer psychosomatischen Symptombildung führen kann. Das soll vor allem bei den Menschen so sein, die viele frühe Traumen erlebt haben und eine Einschränkung der Ich-Funktionen zeigen, wobei die Organwahl einmal durch frühkindliche Traumen, aber auch durch Erbanlage determiniert sein kann. –

Neuere psychoanalytische Konzepte (Engel u. Schmale)

Die amerikanischen Autoren Engel und Schmale verknüpfen in ihrem Ansatz verschiedene bereits vorliegende Konzepte mit eigenen Beiträgen zu einem interessanten Entwurf auf psychoanalytischer Grundlage (Engel u. Schmale 1978). Ihnen geht es um die Präzisierung der Rolle seelischer Faktoren bei der Genese somatischer Symptombildungen (hier insbesondere um die Klärung des Stellenwerts der „Konversion") im Rahmen der Entstehung einer körperlichen Krankheit sowie um die Bedeutung der Situation beim Ausbruch der Erkrankung. Sie sind der Meinung, daß die Einschränkung des Konversionsmechanismus auf das sensomotorische System, wie es insbesondere von Alexander vertreten wurde (Alexander 1951), inzwischen weitgehend durchbrochen sei. Ihrer Ansicht nach ist die Konversion „ein psychologisches" Konzept; es ist durch neuroanatomische Begriffe nicht zu definieren oder abzugrenzen, auch wenn Funktionen und Struktur des Nervensystems sekundär als biologische Folge der Konversion von dem Organismus einbezogen sein können. Es ist für das Konversionskonzept der Autoren wichtig, daß sie scharf zwischen dem Akt der Konversion und den sekundären Folgeerscheinungen (der Art der Läsion) unterscheiden. Nervensystem bzw. Willkürmotorik seien nur als biologische Folge einbezogen, und zwar nicht aufgrund ihrer willkürlichen Innervation, sondern aufgrund der Fähigkeit, eine seelische Repräsentanz übernehmen zu können.

Wie der Ort der Schädigung auf Konversionsgrundlage symbolisch determiniert ist, so sind die Autoren auch der Meinung, daß Patienten mit Erkrankungen des gleichen Systems (z. B. Colitis ulcerosa und Enteritis regionalis Crohn) sich in der Dynamik eher gleichen als z. B. Patienten mit Pneumonie oder Hepatitis (Engel u. Schmale 1978). Insgesamt sei deshalb die (prägenitale) Konversion als „Glied in der Kette der Ereignisse beteiligt" anzusehen, owohl die Autoren eine primär psychogene Auslösung solcher Organstörungen eher für unwahrscheinlich halten (Engel u. Schmale 1978). Um dies behaupten zu können, müsse man nachweisen, daß primär die Symbolisierung, dann die Konversion und dann die Läsion da war, und nicht umgekehrt primär eine Läsion, die dann sekundär eine seelische Repräsentanz erwarb und schließlich wieder zu sekundären Symbolisierungen Anlaß gab. Die Autoren ziehen deshalb den von Engel vorgeschlagenen Begriff der somatopsychisch-psychosomatischen Störung vor, um die Entwicklungsdynamik deutlich zu machen.

„Somatopsychisch-psychosomatisch" nennen sie solche Erkrankungen, „bei denen die prädisponierenden biologischen Faktoren nicht nur schon von Geburt oder früher Säuglingszeit an vorhanden sind, sondern auch direkt oder indirekt an der Entwicklung des psychischen Apparates beteiligt sind. Dies bedeutet nicht unbedingt das Primat des biologischen Faktors; es könnte auch eine gemeinsame, undifferenzierte Matrix vorliegen. Es bedeutet jedoch, daß an irgendeinem Punkt das fragliche somatische System anfängt, auf die psychische Entwicklung einen spezifischen Einfluß auszuüben" (Engel u. Schmale 1978).

In Erweiterung des Alexanderschen Modells der Spezifität sind sie der Meinung, daß für die Entstehung einer psychosomatischen Störung eine Verbindung unspezifischer und spezifischer Faktoren wahrscheinlich ist. In diesem Zusammenhang wird insbesondere die

Bedeutung eines (realen oder phantasierten) Objektverlustes mit den daraus folgenden Gefühlen der Hilflosigkeit und Hoffnungslosigkeit, dem Komplex des „giving up – given up“, für das Entstehen körperlicher Erkrankungen herausgearbeitet. Sie schließen sich dabei dem Konsens an, der über verschiedene Ansätze hinweg besteht, daß die Situation bei Krankheitsausbruch in der Regel durch ein Versagen der psychischen Abwehrmechanismen gekennzeichnet ist. Im Vorfeld des Erkrankungsbeginns wurden nun häufig affektive Zustände von Verzweiflung, Depression, allgemeinem Rückzug beobachtet. In diesem Zusammenhang differenzierten die Autoren das Gefühl der Hilflosigkeit von einem Gefühl der Hoffnungslosigkeit. Typisch für den Komplex des „giving up-given up“ ist das Gefühl des Nicht-mehr-intakt-Seins. Es finden sich oft labile und aufgegebene Objektbeziehungen, ein verändertes Erleben der Umwelt mit der Folge, daß Erfahrungen aus der Vergangenheit nicht mehr für die Zukunft verwendet werden können und daß der Zusammenhang von Vergangenheit und Zukunft subjektiv unterbrochen ist. Eine Reihe eindrucksvoller Untersuchungen unterstützen die These der Autoren, daß die Gefühle der Hilf- und Hoffnungslosigkeit vor dem Krankheitsbeginn für die Auslösung verschiedenster körperlicher Erkrankungen von Bedeutung sind.

Der Komplex des „giving up-given up“ steht jedoch nach Ansicht der Autoren in keiner direkten Kausalbeziehung zum Auftreten einer somatischen Erkrankung. „Er ist weder als notwendige noch als hinreichende Bedingung, sondern nur als Beitrag zum Auftreten einer somatischen Erkrankung anzusehen und auch nur dann, wenn die prädisponierenden Faktoren vorhanden sind“ (Engel u. Schmale 1978).

Die Theorie von Engel und Schmale versucht eine Verknüpfung unspezifischer und spezifischer Bereitschaften des Individuums mit unspezifischen und spezifischen Konflikten. Es ist ein Entwurf, der nicht nur die psychologischen Bedingungen, sondern auch die angeborenen oder krankheitsbedingt erworbenen körperlichen Faktoren in ihrer Bedeutung zu erfassen sucht und somit auf eine differenzierte Berücksichtigung somatischer, psychischer und sozialer Faktoren bei der Entstehung von Krankheiten verweist.

Die bisher erwähnten psychoanalytischen Modelle versuchen die psychosomatischen Symptombildungen in Anlehnung an die bei Neurosen gefundenen Wege von zeitlichen, topischen und narzißtischen Regressionsformen, von De- und Resomatisierung seelischer Vollzüge, und als Konversion zu verstehen. Dabei wird ein prinzipieller Unterschied zu Neurosen nicht erkennbar. Es bleibt aber problematisch – wie es z. B. Engel u. Schmale vorschlagen – den *Zeitpunkt und Ort der Läsion, nicht aber das körperliche Symptom selbst* als *symbolisch determiniert* anzusehen und trotzdem innerhalb des Konversionsmodells erklären zu wollen. Vielmehr ist zu fragen, ob nicht bei psychosomatisch Kranken, abgesehen von anlagebedingten Dispositionen zur organischen Symptombildung, auch eine besondere seelische Dynamik und/oder andere Determinanten zu finden sind.

Das psychosomatische Konzept von A. Mitscherlich

Dazu hat Mitscherlich das *Konzept der zweiphasigen Verdrängung,* einen dynamischen Wechsel von Neurose und körperlicher Krankheit, beschrieben. Er geht von der Beobachtung aus, daß sich in der schweren Krise einer körperlichen Krankheit ein Teil der Neurose verändern, ja untergehen kann. Schwere neurotische Fehlhaltungen treten in der psychosomatischen Krankheit, im Bewußtsein und im manifesten Verhalten zurück – ein Weg, der bei der Psychotherapie dieser Störungen u. U. rückgängig zu machen ist und im Laufe der Behandlung zu einer Aktualisierung der neurotischen Konfliktlage führen muß. Bei der chronischen psychosomatischen Entwicklung beschreibt er folgenden Prozeß: „Eine in ihrer Unabwendbarkeit sich chronifizierende Krise wurde in einer ersten Phase der Verdrängung mit neurotischer Symptombildung noch unzureichend zu bewältigen versucht; in einer zweiten Phase erfolgt jetzt die Verschiebung in die Dynamik körperlicher Abwehrvorgänge. Wir sprechen deshalb von zweiphasiger Verdrängung" (1953/54). Später hat er diese zweiphasischen Abwehrvorgänge mit der regressiven Resomatisierung von Schur in Verbindung gebracht. Auslösend für die psychosomatische Erkrankung sei ein realer oder phantasierter Objektverlust, der zu einer Ich-Verarmung führe.

Die Theorie krankheitsspezifischer psychodynamischer Konflikte (F. Alexander)

Während die bisher erwähnten psychosomatischen Theorien von differenzierten psychologischen Konstruktionen ausgingen, dabei das Leibliche auf der psychologischen Ebene behandelten (Konversion, Regression, Resomatisierung usw.) wird durch Alexander 1950 erstmals eine Theorie vorgelegt, in der differenzierte psychologische Hypothesen mit physiologischen und pathologischen Körpervorgängen verbunden werden.

Alexander und seine Schule waren von den Ideen Cannons und Freuds gleichermaßen beeinflußt und griffen Freuds pathogenetisches Modell der Aktualneurose wieder auf. Freud hatte 1895 etwa parallel zu seinem Konversionskonzept Körpersymptome wie Schwitzen, Schwindel und Durchfall als *Äquivalente* eines Angstanfalls beschrieben und sie scharf von den Konversionssymptomen abgegrenzt. Ihr entscheidendes Charakteristikum sei, daß hier nicht aufgrund eines seelischen Konfliktes mit Hilfe psychischer Verdrängungsarbeit – also einer Ich-Leistung – ein somatisches Symptom entsteht, sondern daß bei ihnen eine seelische Verarbeitung gar nicht zustande kommt und statt dessen die somatisch gedachte Erregung direkt in ein Körpersymptom überführt wird. Freud beschreibt die Dynamik der in der damaligen Terminologie „Angstneurose“ genannten Symptomgenese im Unterschied zu Konversionsmechanismen, die er der Hysterie zuordnete, 1895 folgendermaßen: „... So ergeben sich Gesichtspunkte, welche die Angstneurose geradezu als somatisches Seitenstück der Hysterie erscheinen lassen. Hier wie dort Anhäufung von Erregung... Hier wie dort psychische Unzulänglichkeit, der zufolge abnorme somatische Vorgänge zustande kommen. Hier wie dort tritt an Stelle einer psychischen Verarbeitung eine Ablenkung der Erregung in das Somatische ein, der Unterschied liegt bloß darin, daß die Erregung, in deren Verschiebung sich die Neurose äußert, bei der Angstneurose eine rein somatische..., bei der Hysterie eine psychische... ist.“ Oder, 1917, unmißverständlich: „... Die Symptome der Aktualneurosen... haben keinen Sinn, keine psychische Bedeutung.“ Es handele sich, sagt er an anderer Stelle, „um eine Entfremdung zwischen dem Psychischen und dem Somatischen“ (Freud 1895). Seiner Meinung nach bot die Aktualneurose für die Psychoanalyse keine Angriffspunkte und wurde deshalb außerhalb der Reichweite der Psychoanalyse angesiedelt. Durch diese Entscheidung Freuds blieb längere Zeit verborgen, daß dieses Konzept bereits Erklärungsansätze der psychosomatischen Symptombildung in sich barg.

Vegetative Neurose und Konfliktspezifität (F. Alexander)

Wieder einbezogen in die psychoanalytische Krankheitslehre wurde eine Reihe körperlicher Erkrankungen, von denen Freud einige als Aktualneurose ausgegliedert hatte, durch Franz Alexander, der in vieler Hinsicht die Fundamente einer modernen Psychosomatik gelegt hat. Unter der heute etwas irreführenden Bezeichnung „vegetative Neurose“ respektive „Organneurose“ faßte er eine Gruppe von Krankheitsbildern (wie z. B. das Ulcus duodeni, die essentielle Hypertonie, das Asthma bronchiale, aber auch rein funktionelle Störungen ohne Organläsionen) zusammen und grenzte sie scharf von den Konversionssymptomen ab.

Nach seiner Ansicht entstehen auch die „vegetativen Neurosen“ auf der Grundlage eines unbewußten Konfliktes im Zuge einer neurotischen Fehlentwicklung, die dazu führt, daß eine auf Außenobjekte gerichtete Handlung unterlassen wird. Die emotionale Spannung kann so nicht abgeführt werden, während die sie begleitenden vegetativen Veränderungen persistieren. In einem zweiten Schritt könne es dann zu Gewebsveränderungen und irreversiblen organischen Erkrankungen kommen. Der physiologischen Reaktion wird hier also keinerlei

Ausdruckscharakter zugemessen. „Hier sind die körperlichen Symptome nicht ersatzweise Ausdruck einer verdrängten Emotion, sondern sie sind normale physiologische Begleiterscheinungen der Emotion... Sie entlasten die verdrängte Wut nicht, sondern sie begleiten sie. Sie sind Anpassungsvorgänge des Organismus... Der erhöhte Blutdruck oder die Zuckermobilisierung entlasten die Wut nicht im geringsten; diese Symptome treten nicht auf an Stelle der emotionalen Spannung; sie begleiten einfach die Emotion Wut; sie sind ein untrennbarer Bestandteil des Gesamtphänomens, das wir Wut nennen" (Alexander 1978).

Zentral beschäftigte sich Alexander ferner mit der Frage der emotionalen Spezifität der vegetativen Neurosen. Er vermutete, daß die Entgleisung vegetativer Funktionen mit emotionalen Zuständen in bestimmten Konfliktsituationen in einem unmittelbareren Zusammenhang steht als mit Persönlichkeitstypologien vergangener Zeiten. Für eine Erkrankung wie beispielsweise das Ulcus duodeni war für ihn nicht ein bestimmter Persönlichkeitstyp das gemeinsame Charakteristikum, sondern vielmehr eine typische unbewußte Konfliktsituation, die sich bei sehr unterschiedlichen Persönlichkeiten entwickeln und dann für das Leben dieser Menschen eine beherrschende Bedeutung gewinnen kann. So kann, um ein Beispiel Alexanders aufzugreifen, in Situationen, die von dem späteren Kranken als Verlust fürsorglicher Zuwendung und Versorgung erlebt werden, der unbewußte Wunsch, geliebt zu werden, sich auf das Bedürfnis gefüttert zu werden, verschieben. Das unter dem Einfluß des Über-Ichs verdrängte Verlangen nach emotionaler Zuwendung mobilisiert dann die Magensekretion. Die Bereitschaft, gerade in diesen Konflikt zu geraten und die Unfähigkeit, ihn auf adäquate Weise zu lösen, wird von ihm als ein Persönlichkeitsfaktor angesehen.

Bleibt die Befriedigung von Geborgenheits- und Abhängigkeitswünschen aus, dann manifestieren sich die vegetativen Reaktionen in Fehlfunktionen, die in der Auffassung Alexanders das Ergebnis einer gesteigerten parasympathischen Erregung sind. Werden die Ausdrucksmöglichkeiten von Konkurrenz- und Aggressionshaltungen im Verhalten gehemmt, dann ist ein Dauererregungszustand des sympathisch-adrenergen Systems die Folge. Diese vegetativen Symptome sind dann das Resultat der nicht abgeführten sympathischen Erregung, die andauert, weil der Vollzug einer adäquaten Kampf- bzw. Fluchtreaktion nicht stattfinden konnte. Er veranschaulicht dies am Kranken mit essentieller Hypertonie: Seiner Ansicht nach handelt es sich bei diesen Patienten um aggressionsgehemmte, beherrschte Menschen, die weder psychisch noch physisch in der Lage sind, ihre aggressiven Regungen angemessen abzuführen.

Für jede vegetative Neurose suchte Alexander ein dynamisches Grundschema zu entwerfen. Beispielsweise führe bei den Ulkuspatienten die Versagung oral-rezeptiver Wünsche zu oral-aggressiven Reaktionen, die wiederum Schuldgefühle und Ängste auslösen. Dies werde durch ein ausgeprägtes Leistungsstreben überkompensiert, welches jedoch wieder die unbewußten oralen Abhängigskeitsbestrebungen verstärkt.

Alexander hat die beiden Grundhaltungen „kämpferischer Einsatz" und „Rückzug" mit ihren nervösen Substraten sowie das Schicksal dieser aus äußeren und inneren Gründen blockierten Tendenzen in den psychosomatischen Krankheiten in einer schematischen Darstellung zusammengefaßt (Abb. 2). Auf der rechten Seite sind die Zustände dargestellt, die sich entwickeln können, wenn die Abfuhr feindseliger aggressiver Triebe (Kampf oder Flucht) blockiert und im Oberflächenverhalten vermißt wird; auf der linken Seite erscheinen diejenigen Zustände, die sich entwickeln, wenn die abhängigen hilfesuchenden Strebungen blockiert sind.

Alexander blieb nicht bei der Formulierung dieses theoretischen Modells stehen: Er selbst legte wichtige empirische Untersuchungen zur Erhärtung seines Konzeptes vor (Alexander u. Mitarb. 1967) und inspirierte viele Psychosomatiker zu wissenschaftlichen Studien von bleibendem Wert (z. B. für das Ulcus pepticum: (Weiner u. Mitarb. 1957; für die Hyperthyreose: Wittkower 1957 u.a.).

Dennoch betrifft ein Einwand seine Konflikttypologien, die sich bei genauerem Hinsehen nicht so sehr von den früheren Persönlichkeitstypologien unterscheiden. Denn Alexander formulierte seine spezifische Konfliktsituation als spezifisch für alle Patienten einer nosologischen Gruppe (z. B. Ulcus duodeni) – eine Annahme, die auf dem Hintergrund der neueren psychosomatischen Forschung unwahrscheinlich geworden ist. Wir wissen heute, daß die von Alexander beschriebenen Krankheiten vermutlich alle keine nosologische Einheit darstellen, sondern sowohl psychologisch als auch physiologisch aus heterogenen Untergruppen zusammengesetzt sind. (So ist nach dem gegenwärtigen Stand der Forschung davon auszugehen, daß die von Alexander beschriebenen „spezifischen" Konflikte jeweils nur für eine bestimmte Untergruppe der untersuchten Krankheit Relevanz haben – bei der primär chronischen Polyarthritis z. B. betrifft dies etwa die Hälfte, bei der essentiellen Hypertonie nur ein Drittel der betroffenen Patienten.) Von einer anderen Position her bezweifelt auch Grinker die „haarespalterischen" Unterschiede bestimmter Persönlichkeits-/Konflikttypologien, in denen er nichts anders zu erkennen vermochte „als die gleichen Verkettungen von Abhängigkeit, Versagung und Feindseligkeit, die in monotoner Wiederholung bei allen Menschen vorkommen" (Grinker 1961).

Auf Kritik traf auch eine wesentliche Annahme im Konzept Alexanders, daß nämlich „jeder emotionale Zustand... sein eigenes physiologisches Syndrom" (Alexander 1951) aufweist, und die in

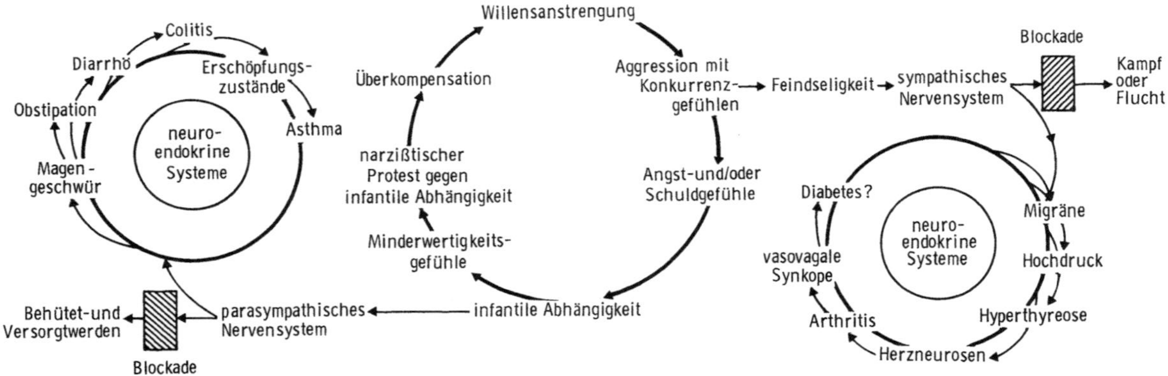

Abb. 2 Schematische Darstellung des Spezifitätsbegriffes bei der Ätiologie von vegetativen Funktionsstörungen (aus F. Alexander: Psychosomatische Medizin. De Gruyter, Berlin 1951). – Die Übersicht ist als Orientierungsrahmen der Alexanderschen Theorien anzusehen, muß aber in den Einzelheiten heute als überholt angesehen werden. Die einseitige und polare Zuordnung von Einstellungen des sympathischen und des parasympathischen Nervensystems zu bestimmten Einstellungen und Organkrankheiten entspricht nicht mehr heutigen pathogenetischen Vorstellungen. So entsteht z. B. die essentielle Hypertonie nicht schon durch die Perpetuierung eines erhöhten Sympathikotonus, vielmehr sind sekundäre strukturelle und endokrine Mechanismen erforderlich (Renin-Angiotensin-Mechanismus).

seinem Konzept relativ zentral steht. Angesichts vielfältiger empirischer Befunde hat sich die Hypothese – jede emotionale Konstellation hat ihr eigenes physiologisches Muster – nicht halten lassen (z. B. Schachter u. Singer 1962). Die vegetativen Reaktionsmuster scheinen begrenzt, eher einförmig und wenig plastisch und sind auf die verschiedensten Reize hin relativ monoton auslösbar. Darüber hinaus scheint die Einbeziehung des somatischen Affektkorrelats („Organwahl") auch durch die individuelle Biographie mitbestimmt. Experimentalpsychologische Untersuchungen (Lacey u. Lacey 1958) haben deutlich gemacht, daß verschiedene Individuen in identischen Situationen zwar mit den gleichen physiologischen Affekten reagieren können, diese aber mit ganz unterschiedlichen somatischen Abläufen gekoppelt sind.

Alexanders Formulierungen über spezifische psychologische Konflikte haben zahlreiche Kontroversen ausgelöst, in deren Verlauf seine anderen Aussagen vergessen wurden. Tatsächlich umfaßte seine Auffassung von diesen Krankheiten nämlich drei Aspekte: 1. Der spezifische Konflikt prädisponiert Patienten zu bestimmten Krankheiten, allerdings nur, wenn weitere (zur damaligen Zeit unbestimmte) genetische, biochemische und physiologische „X-Faktoren" gegeben sind. 2. Bestimmte Lebenssituationen, denen gegenüber der Patient aufgrund seines Schlüsselkonflikts sensibilisiert ist, reaktivieren und verstärken diesen. 3. Starke Emotionen begleiten den aktivierten Konflikt und werden durch autonome, hormonale und neuromuskuläre Mechanismen so gelenkt, daß Veränderungen in Körperstruktur und -funktion entstehen.

Alexander traf umfassende Feststellungen bezüglich der verschiedenen Faktoren, die an der Ätiologie und der Pathogenese von Krankheiten beteiligt sind. In seinen Schriften finden wir Darstellungen der (multiplen) Prädispositionen sowie des Ausbruchs und Anfangs einer begrenzten Anzahl von Krankheiten (die fälschlich als die einzig „psychosomatischen" bezeichnet wurden). Darüber hinaus bestimmte Alexander die in Entwicklung und Erfahrung begründeten Usprünge der psychischen Konflikte und wie gewöhnlich mit ihnen umgegangen wird. Gibt es nämlich keinen Weg mit ihnen umzugehen, so erregen sie seiner Meinung nach heftige Emotionen. Letztlich hielt er aber an einer inzwischen überholten linear-kausalen Auffassung fest, daß Emotionen körperliche Veränderungen „erzeugen".

Franz Alexander hat in einem mutigen Vorstoß in der Zeit nach dem 2. Weltkrieg versucht, das psychoanalytische und das physiologisch-internistische Wissen seiner Zeit in einem umfassenden psychosomatischen Konzept zu verbinden. Als ein Analytiker, der bereit war, neue Wege zu gehen, gab er ein Beispiel einer Kooperation von Psychoanalytikern und aufgeschlossenen Klinikern. Psychosomatik wurde zu einer interdisziplinären Forschungsrichtung und erfuhr damit eine systematische Erweiterung. Darin besteht der heuristische Wert der Alexanderschen Theorien bis in die Gegenwart.

Überholt wurden die Theorien Alexanders und seiner Schule durch die seither eingetretene und notwendige Differenzierung der damals postulierten klinischen Einheiten „Asthma bronchiale", „Hyperthyreose" und der weiteren Diagnosen, die er bearbeitete. Diese Diagnosen werden heute viel differenzierter gestellt und in ihren verschiedenen pathogenetischen Strukturen im Hinblick auf ihre Wechselwirkung mit psychologischen und sozialen Bedingungen geprüft. Überholt ist auch die Zuordnung spezifischer Konflikte und das damit mehr oder weniger ausgesprochen verbundene Postulat einer allgemeinen oder auch einer konfliktspezifischen Genese, die sich als krankheitsformendes Prinzip nicht mehr aufrechterhalten läßt. Ebensowenig gültig ist die schematisch deutende Interpretation von Krankheiten im Rahmen von antagonistisch vorgestellten vegetativen Einstellungen. Auch hierzu ein Beispiel: Psychosomatisch relevant ist unter dem Oberbegriff „Asthma bronchiale" die allgemeine Hyperreaktivität der Bronchialmuskulatur. Sie beruht auf einer eigentümlichen Interaktion von Vagus und Sympathikus. Dabei besteht jedoch kein Antagonismus, sondern eine spezifisch interagierende Funktionseinheit. Besonders ausgebildete, „spezifische", organübergreifende Funktionseinheiten treten im Laufe der Lebensgeschichte mit spezifischen und unspezifischen äußeren Lebensbedingungen und seelischen Einstellungen und Verarbeitungsweisen in eine Wechselbeziehung. Was die alte Kontroverse „Spezifität" versus „Unspezifität" psychosomatischer Krankheiten betrifft, so ist der heutige Standpunkt der einer vermittelnden und differenzierenden Auffassung und nicht der einer alternativen (Engel, Weiner).

Während Alexander und seine Schüler sich in besonderer Weise dem Problem der Konfliktspezifität und der sogenannten „Organwahl" widmeten, verfolgten eine Reihe von ebenfalls psychoanalytisch geprägten Forschern den umgekehrten Weg. Rüsch (1948), Shands (1953), die französische Schule um Marty u. De Muzan (1963) sowie Nemiah u. Sifneos (1970/1971) waren mehr beeindruckt von dem Gemeinsamen, das viele Kranke mit psychosomatischer Symptomatik auszeichnet.So entstand ein zu Alexander gegenläufiger Theorieentwurf, der mit Hilfe eines anderen Ansatzes auch neue empirische Ergebnisse ermöglichte.

Alexithymie und psychosomatische Struktur

Ausgangspunkt dieser Autoren war die Beobachtung, daß viele psychosomatisch Kranke in der (z. B. psychoanalytischen) Untersuchungssituation ein nicht nur im Vergleich zu Gesunden, sondern auch gegenüber Neurotikern deutlich unterscheidbares Verhalten zeigen. Es ist nämlich aufgefallen, daß sie in ihren sprachlichen Äußerungen oft banal, steril und leer, ohne Entwicklungsfähigkeit und unfähig zu einer echten Übertragungsbeziehung sind. Es bestehe nicht nur eine sprachliche Armut, sondern auch eine Unfähigkeit zu Phantasien, und es lasse sich in Untersuchungssituationen beobachten, wie in kritischen Momenten an der Stelle einer zu erwartenden Phantasievorstellung oder sprachlichen Äußerung eine Bewegung, also eine leibliche Innervation. Das psychosomatische Subjekt sei von seinem Unbewußten abgeschnitten und überangepaßt an die Umwelt. Die psychosomatische Regression wird als eine Ich-Regression auf ein primitives Abwehrsystem mit aggressiven und autodestruktiven Tendenzen in Form der Somatisierung beschrieben.

Aus vielfältig bestätigten Beobachtungen wurde versucht, so etwas wie eine psychosomatische Persönlichkeitsstruktur abzuleiten. Diese heute meist mit dem Begriff der „Alexithymie" benannten Verhaltensweisen lassen sich durch folgende vier typischen – im Einzelfall unterschiedlich ausgeprägten – Merkmale kennzeichnen:

1. Eine eigentümliche Einschränkung der Phantasiefähigkeit. Der Patient hat Schwierigkeiten oder ist unfähig dazu, mit Symbolen umzugehen, woraus eine bestimmte Art des Denkens resultiere, die mit den Worten „mechanistisch", „utilitaristisch", „konkretistisch" beschrieben worden ist. Es handelt sich um ein augenblicksbezogenes, sich an konkret-realen Dingen orientierendes Denken, das sich nicht oder kaum auf innere Objekte beziehen kann, keine Farbigkeit aufweist, im Gespräch das Gegenüber ermüdet, oft den Eindruck einer gewissen Stumpfheit erweckt. Es ist pragmatisch-technisch organisiert, ganz auf die mechanische Funktionsfähigkeit des Beschriebenen bezogen. Diese Art des Denkens zeige

2. als typische Auffälligkeit die Unfähigkeit, erlebte Gefühle auszudrücken. Den Patienten ist es (Ruesch) nicht möglich, verbale oder gestische Symbole mit Gefühlen zu verknüpfen. Gefühle werden, wenn sie überhaupt erlebt werden, als etwas Dumpf-Unstrukturiertes, jedenfalls mit Worten nicht zu beschreibendes erlebt. Sie werden häufig beschrieben durch die Reaktion der Umwelt (meine Frau hat gesagt..., der Arzt hat gesagt...), oder anstelle von Gefühlen werden körperliche Reaktionen beschrieben.

3. Es ist aufgefallen, daß psychosomatische Patienten gesellschaftlich sehr „angepaßt" sind, was auch als „Hypernormalität" beschrieben worden ist. Ihre Objektbeziehungen sind auf die Realpräsenz des Partners bezogen, und strahlen eine eigentümliche „Beziehungsleere" aus. Aufgrund mangelnder Ausdifferenzierung der psychischen Struktur seien diese Patienten nicht in der Lage, bleibende Indifikationen vorzunehmen; sie bleiben auf die konkret-gegenständliche Verfügbarkeit des Objektes angewiesen.

4. Wegen eines Verbleibens auf der symbiotischen Stufe und daraus folgend einer mangelhaften Subjekt-Objekt-Differenzierung bestehe eine *Unfähigkeit* zu echter Objekt- und *Übertragungsbeziehung*. Es komme zu einer totalen Identifizierung mit dem Objekt; der psychosomatisch Kranke existiere sozusagen nur mit Hilfe und durch den anderen (seine „Schlüsselfigur"). Daraus wird auch verständlich, warum der (phantasierte oder reale) Verlust dieser Schlüsselperson („Objektverlust") so oft als typische Auslösesituation am Beginn (oder bei Verschlechterungen) der Symptomatik zu finden ist.

Zur Erklärung dieser Befunde wurden 5 verschiedene ätiologische Hypothesen entwickelt.

1. Die Defizit-Hypothese. Ihr liegt die schon von Rüsch propagierte Annahme zugrunde, es liege bei diesen Kranken eine auf früher Ebene „primär steckengebliebene" Entwicklung vor und eben nicht – analog dem Neurosenmodell – eine Fixierung mit anschließender Regression. Diese plausible Hypothese hat wichtige Implikationen auch für die Therapie, die dann mehr einen entwicklungsfördernden Aspekt erhält.

2. Die Trauma-Regressionshypothese. Diese versteht die psychosomatische Symptombildung analog zum neurotischen Symptomverständnis als Folge traumatischer Fixierung mit anschließender Regression auf eine frühere Entwicklungsstufe. Dieses Modell kann nicht erklären, warum nicht ein seelisches anstelle des körperlichen Symptomes entstanden ist.

3. Die Vererbungs-Hypothese. Sie wird gegenwärtig nicht weiter diskutiert, nachdem bislang nur eine wenig aussagekräftige Untersuchung dazu vorliegt.

4. Die Hypothese einer neuroanatomisch-neurophysiologischen Störung. Hier haben sich eher spekulative Überlegungen („funktionelle Kommissurotomie" (Hoppe u. Bogen 1977) nicht wahrscheinlich machen lassen. Das gleiche gilt

5. für die Hypothese einer sozialpsychologischen Reaktionsbildung. In ihrer Sicht wird die Alexithymie als ein typisches Anpassungsphänomen auf die westliche Industriegesellschaft interpretiert, in der ein konkretistisch-realitätsbezogenes, wenig gefühlsbetontes, angepaßtes Verhalten gefragt sei.

Zwar ist die „Alexithymie" als eine Erscheinung menschlichen Verhaltens ganz unbezweifelbar ein immer wieder beobachtetes und empirisch erforschtes Phänomen vieler Patienten – die Hypothese, daß damit jedoch so etwas wie die typische „psychosomatische Struktur" beschrieben worden sei, traf auf viele Gegenargumente und löste eine bis heute andauernde Debatte aus. Der wichtigste Einwand betrifft die Unspezifität: zwar finden sich alexithyme Verhaltensweisen gehäuft bei vielen (keineswegs allen) psychosomatisch Kranken, aber durchaus auch bei nicht wenigen Neurotikern und Gesunden. Deshalb ist heute eher zu vermuten, daß alexithymes Verhalten einen unspezifischen Risikofaktor darstellt, der sich mit anderen (spezifischen und unspezifischen) Faktoren verbinden kann.

Sicher ist kritisch zum Alexithymiekonzept festzustellen, daß eine einfache Etikettierung und globale Charakterisierung als Alexithymiker der Komplexität einer Person nicht ausreichend Rechnung trägt. Auf Situationsabhängigkeit z. B. weisen Beobachtungen, daß alexithymes Verhalten in Zweiersituationen, wie z. B. in der dyadischen Interviewsituation, bei bestimmten psychosomatisch Kranken deutlicher hervortritt. In empirischen sprachanalytischen Untersuchungen, die die Äußerungen von neurotischen und psychosomatischen Patienten in der Interviewsituation auswerteten und miteinander verglichen, ergaben sich bemerkenswerte und signifikante Unterschiede: Die Sprache der psychosomatischen Patienten war im Umfang und im Inhalt ärmer und zeigte eine geringere emotionale Ausdrucksfähigkeit (v. Rad 1983). Bei projektiven Testuntersuchungen, so im Rorschach-Formdeutetest zeigten psychosomatische im Vergleich mit neurotischen Patienten ein „Phantasiemangelsyndrom“ (Vogt u. Mitarb. 1979). Daß es sich überhaupt nur um eine durch Schichtunterschiede zwischen Untersuchern und Patienten provozierte Kommunikationsschwierigkeit handelt, kann heute nicht mehr angenommen werden. In Konsequenz dieser Auffassung erschien es jedoch notwendig, eigene Behandlungsstrategien für psychosomatisch Kranke zu entwickeln (Bräutigam 1974).

Die Lehre von den bedingten Reflexen (Pawlow) und lerntheoretische Beiträge zur psychosomatischen Medizin

Daß im Gefolge von Emotionen auch physiologische Funktionsänderungen entstehen können, ist inzwischen allseits akzeptiert. Offen ist nach wie vor die Frage, *wie* dieser Vorgang, den Freud noch als „den rätselhaften Sprung von der seelischen in die somatische Innervation“ bezeichnete, vorstellbar ist. Zur Untersuchung dieser Frage ist Pawlow mit experimentell-naturwissenschaftlichen Methoden einen ganz anderen Weg gegangen, der im Rahmen der Lerntheorie große Bedeutung erlangt hat. Pawlow konnte experimentell zeigen, daß Belastungen und konditionierte Reflexe körperliche Funktionen z. T. dauerhaft verändern können, daß also physiologische Veränderungen konditionierbar sind. Damit war zwar ebenfalls nur eine Korrelation und keine Kausalität zwischen „Belastung“ und körperlicher Funktionsänderung ausgewiesen, aber doch ein erster Ansatz zur empirischen Überprüfung dieses Zusammenhanges unternommen worden, der später in der „Streß-Forschung“ (s. u.) weite Verbreitung gefunden hat.

Die experimentellen Studien von I. P. Pawlow und seiner Schule und die Lehre von den bedingten Reflexen werden auch zur psychosomatischen Theoriebildung herangezogen. Der bedingte Reflex ist die *elementarste Form einer individuell erworbenen Reaktionsweise.* Der bedingte Reflex, auch als bedingte (konditionierte) Reaktion bezeichnet, entsteht, wenn zusammen mit einem unbedingten (unkonditionierten) Reiz, der eine unbedingte (unkonditionierte) Reaktion reflexartig auslöst, ein für diese unkonditionierte Reaktion neutraler Reiz wiederholt gemeinsam auftritt. Die ursprünglich reflexhafte Reaktion wird nach einiger Zeit der gleichzeitigen Vorgabe beider Reize auch vom ursprünglich neutralen Reiz (konditionierten Reiz) ausgelöst und als bedingte (konditionierte) Reaktion bezeichnet. Es hat also ein neuer (konditionierter) Reiz, unabhängig von „willentlichen" Steuerungsvorgängen, eine gelernte Kontrolle über ein bestimmtes Verhalten erworben. Treten konditionierte und unkonditionierte Reize nicht mehr gemeinsam auf, kommt es zur Abschwächung und schließlich zum Abbruch der bedingten Reaktion (Löschung oder Extinktion).

Die Schule von Pawlow hat bedingte Reflexe bei praktisch allen Körperfunktionen beschrieben, so bei der Herztätigkeit, den Gefäßreaktionen, Magen-Darm-Tätigkeit, Wärmehaushalt, Stoffwechsel, Nierenfunktion usw. (Bykow 1953). Die psychosomatischen Vorgänge werden als gebahnte Abläufe angesehen, als kompliziert strukturierte „Reflexe" entsprechend dem Grundschema des bedingten Reflexes mit einem afferenten Schenkel, zentraler Umschaltung und einem efferenten Schenkel. Es gelten demnach die Gesetzmäßigkeiten für die Bildung bedingter Reflexe und deren Löschung (Extinktion).

Für die psychosomatische Anwendung der Lehre von den bedingten Reflexen sind die sog. *„experimentellen Neurosen"* von Interesse: Wenn man zwei bedingte Reflexe herstellt mit einander widersprechenden Reaktionen und dann die auslösenden Reize in gleicher Zeit gibt, entstehen im Tierexperiment Verhaltensstörungen, vegetative Störungen (Haarausfall, Gefäßlabilität) bis zu eindeutigen, somatischen Schäden (irreversible Hypertonie, koronare Ischämie, Herzinfarkt).

Lerntheoretische Konzepte haben an die experimentellen Studien von Pawlow, Watson, Skinner, Hull u. a. angeknüpft, um Lernprinzipien aufzustellen, welche die Entstehung menschlichen Verhaltens erklären und die Methoden zu seiner Änderung aufzeigen können. Man nimmt an, daß bei der Entstehung und beim Fortbestehen psychischer Störungen Lernprozesse wichtig sind. Damit wird nicht der Einfluß von Erbanlage und individueller Entwicklung verneint, doch betont der Verhaltenstheoretiker die Rolle des *Lernens* und versucht, psychische Störungen als gelernte, fehlangepaßte Verhaltensweisen zu erklären.

Bis vor wenigen Jahren noch wurde angenommen, daß die von Pawlow beschriebene sogenannte „klassische Konditionierung“ (respondentes Lernen) das einzige Modell für Lernprozesse von autonom-physiologischen Vorgängen darstellt. Inzwischen ist aber mehrfach gezeigt worden, daß auch operante Lernprozesse bei der Regulation autonomer Vorgänge eine wesentliche Rolle spielen. Besteht beim klassischen Konditionieren die kritische Bedingung für das Lernen in der Beziehung zwischen Reizen, die einer Reaktion zeitlich vorausgehen, so besteht sie im Falle des operanten Konditionierens (instrumentelles Lernen) in der Beziehung von Reizen, die zeitlich auf das Verhalten folgen, also die Konsequenzen auf das Verhalten darstellen. Dabei werden positive und negative Konsequenzen (positive Verstärkung = Belohnung; negative Verstärkung = Beendigung eines unangenehmen Reizes) unterschieden, die die Auftretenswahrscheinlichkeit des gerade gezeigten Verhaltens erhöhen. Folgen hingegen aversive Konsequenzen, so verringert sich die Auftretenswahrscheinlichkeit des Verhaltens; in diesem Fall wird von Bestrafung gesprochen. Im Zusammenhang operanter Konditionierung wird unter Löschung (Extinktion), ähnlich wie bei der klassischen Konditionierung, das Ausbleiben von Verstärkern verstanden.

Die Lerntheorien spielen eine zentrale Rolle in der Interpretation und Verhaltenstherapie gewisser Ängste, Phobien, Zwangshaltungen, bei Behandlung des Stotterns, der Tics sowie der hysterischen Reaktionen. Sowohl dem klassischen als auch dem operanten Konditionieren wurde bei der Entwicklung eine Rolle zugeschrieben, wenngleich Konditionierungsvorgänge vermutlich am besten als ein Faktor betrachtet werden, der eher zur Exazerbation einer bereits vorhandenen Krankheit führt, als sie verursachen kann. Am Beispiel des Asthma bronchiale wurde die Anwendung lerntheoretischer Modelle für das Verständnis und die Behandlung von spezifischen psychosomatischen Reaktionen erklärt und empirisch überprüft (Turnbull 1962). Asthmaähnliche Reaktionen mögen zunächst nur als unkonditionierte Antworten auf Allergene auftreten. Später können sie aufgrund inzwischen erfolgter klassischer Konditionierung auch als Antwort auf neutrale Reize, die mit den Allergenen gepaart wurden, erscheinen. Die Asthmaanfälle können auch als operante Reaktion, die zur Belohnung führen (z. B. Aufmerksamkeit durch andere, Vermeidung unangenehmer Tätigkeiten), betrachtet werden. Mit keiner dieser Erklärung wird die Bedeutung physiologischer Faktoren für psychosomatische Störung übersehen, da das ursprüngliche Auftreten der Krankheit dadurch nicht erklärt werden kann. Beide Paradigmen, sowohl die des klassischen als auch die des operanten Konditionierens setzen voraus, daß die körperlichen Symptome bereits vorhanden sind. Es wird also von einer physiologischen Prädisposition, einer Diathese irgendeiner Art ausgegangen.

Das Problem „Organwahl“ erklären die Lerntheoretiker also durch individuelle Unterschiede in den Mustern vegetativer Reaktionsbereitschaft auf Belastungen.

Außerdem bestünden durchgehende Unterschiede in den autonomen Reaktionen des Individuums auf verschiedene Belastungsformen. Die individuellen Abweichungen in Intensität und Muster der autonomen Reaktionen könnten das verschiedene Auftreten von psychosomatischen Erkrankungen klären (Meyer u. Chesser 1971; Lacey u. Mitarb. 1963).

Psychosomatische Krankheiten als spezifische, leibliche und seelische Haltung

Manche psychosomatischen Theorien beschreiben nun den psychosomatischen Zusammenhang als typische Muster einer *situationsspezifischen Antwort* auf Belastungen und ausdrücklich nicht in einer bestimmten Persönlichkeitsstruktur oder in spezifischen psychodynamischen Konfigurationen. Wolff hat 1947 angeführt, es gebe keine konstante und umschriebene psychosomatische Spezifität von Persönlichkeitskonflikt und Organkrankheit. Er stellte eine durchgehende, den Organen zuzuordnende Persönlichkeitscharakteristik „Magenkranke“, „Hypertoniker“ usw. in Frage. Außerdem sei Spezifität nicht in Ausdrücken der anatomischen Lokalisierung zu suchen, sondern in der Art einer *funktionellen Antwort.* Magen-Darm-Symptome können bei dem einen Menschen einmal mit Hyperazidität und Ulkusbildung eine offensive psychosomatische Antwort darstellen, bei einem anderen (oder dem gleichen Menschen) kann Erbrechen oder Kardiospasmus die Bedeutung einer abwehrenden Reaktion haben. Entscheidend seien die Reaktionsformen, die in gefahrbringenden Situationen auftreten, wobei auch er Cannonsche Notfallfunktionen als bereitliegende, in Krisensituationen einspringende Reaktionsschablonen heranzieht (protective reaction pattern). Die Spezifität in der Auffassung von Wolff, Grace und Graham usw. liegt in der umfassenden *Bedeutung* einer Situation, auf die im *seelischen Erleben* wie in der *leiblichen Reaktionsweise* eine symbolisch bedeutungsvolle Antwort gegeben wird.

Die leiblichen Reaktionsweisen sind auch hier an vorgeformte Bereitstellungen „Kampf“, „Flucht“, „Rückzug“ usw., wie sie Cannon beschrieben hat, gebunden. Sie sind also spezifisch für die Bedeutung der jeweils erlebten Situation, nicht für die Persönlichkeit im ganzen, nicht für bestimmte Konstellationen der Kindheit. – Es werden keine kausal-ätiologischen Erklärungen gemacht, sondern es werden lebensgeschichtliche Verhaltensweisen interpretiert.

Grace u. Graham (1952) betonen, daß vielen Patienten die inneren Erlebnisse in der Erkrankungssituation weniger vertraut sind als ihr eigenes Verhalten in der Situation. Sie sind sich jedenfalls ihrer Reaktion, ihrer Antwort auf die Belastung deutlicher bewußt. Die Hypothese der Haltungsspezifität wurde von Grace u. Graham als eine spezifische Beziehung zwischen der *Haltung* beschrieben, die gegenüber einer Belastung eingenommen wird, und der *Krankheit,* die auf diese Belastung folgt. *Haltung* umgreift also, wie jemand erlebt, was ihm zustößt und wie er damit umgeht. Die spontane innere Haltung liefert zugleich eine Beschreibung der sinnvoll zugeordneten physiologischen Organveränderungen, *die Sprache der Erlebnisse* und *die Haltungen entsprechen der Körpersprache.* Beim Asthma bronchiale z. B. ist die Reaktion der respiratorischen Schleimhaut auf ein schädliches Agens die, diese Noxe durch Anschwellung fernzuhalten, durch Hypersekretion aufzulösen und wegzuschwemmen und schließlich durch eine Verengung der Atemwege die Atemfläche im ganzen zu schützen. Dies ist ein Vorgang, der der spezifischen Haltung des Asthmatikers in Erkrankungssituationen genau entspricht, der dazu tendiert, sich von einer emotional spannungsvoll geladenen Situation durch Rückzug und Abschließung zu distanzieren.

Grace u. Graham (1952) haben bei 128 Patienten, die an 12 verschiedenen psychosomatischen Symptombildungen litten, 183 verschiedene, charakteristische *Äußerungen zur akuten Krankheitssituation* gesammelt. Sie beschreiben bestimmte Haltungen, die bei den einzelnen Krankheitsgruppen wiederkehren. Diese Befragungen dauerten eine Stunde, sie wurden nach Monaten und Jahren wiederholt, wobei die Patienten den Interviewer mehrmals im Monat aufsuchten. Gegenüber kritischen Einwänden, daß die Beschreibungen zu uncharakteristisch seien, haben später Graham u. Mitarb. (1962) das Konzept in Blindversuchen experimentell zu objektivieren versucht. Es wurden zwei Gruppen von 16 bzw. 20 Kranken einer internistischen Station, die an einer von 12 verschiedenen psychosomatischen Krankheiten litten, in bezug auf Beschwerden und Lebenssituation bei Beschwerdebeginn interviewt. Es wurden dann zwei Gruppen von Interviewern gebildet, eine Gruppe war mit den Hypothesen von Grace u. Graham vertraut, die andere nicht. Aus den erhobenen Berichten wurden alle Hinweise auf die vorliegende Krankheit eliminiert. Sie wurden unabhängig voneinander urteilenden Psychosomatikern und Psychoanalytikern zur Beurteilung vorgelegt, welche psychosomatische Störung vorliege. Sowohl bei den Blindinterviews wie bei den Fachleuten kamen die Beurteiler, trotz zum Teil sehr knapper Berichte, zu einer hohen Trefferquote, indem sie aus den *in Konfliktsituationen eingenommenen Haltungen* auf psychosomatische Krankheiten schlossen. Die Interviews, die von den mit Hypothesen vertrauten Interviewern gemacht waren, erwiesen sich als brauchbarer, sie erlaubten eine Trefferquote, die mit einer Wahrscheinlichkeit von $<.001$ weit höher als die Zufallswahrscheinlichkeit lag.

Bemerkenswert an diesem Ansatz, den wir als den der *Haltungsspezifität* charakterisiert haben (Bräutigam 1954), ist, daß hier eine Situation in einer Krise gleichsinnig im Erleben und in der psychosomatischen Verarbeitung ausgelegt wird. Die Körpersprache des psychosomatischen Symptoms und die Erlebnisseite, die allerdings oft nur auf dem Umweg einer nachträglichen Analyse zugänglich ist, beantworten und interpretieren die Situation. Sowohl in der seelischen Verarbeitung wie auch in der leiblichen Reaktionsweise erscheint der Mensch in einer immer schon thematisierten Ordnung. Anders als in der Physiologie erscheint auch das Leibliche hier in einem Sinnzusammenhang, einer Identität von leiblicher und seelischer Aussage, wie sie z. B. auch Buytendijk immer vertreten hat. Das ist auch der Standpunkt der anthropologischen Medizin, nach der das Leibliche das Seelische immer enthält, wie auch umgekehrt, wobei je nach der Situation das eine oder das andere verdeutlichen, interpretieren kann.

Das Streßkonzept

Die ständig sich ändernde Umwelt und die Notwendigkeit, für die Fortpflanzung zu überleben, konfrontiert Tiere und Menschen mit komplexen Aufgaben, Hindernissen und Herausforderungen, Bedrohungen und Gefährdungen. Diesen kann am besten mit Hilfe einer vielseitigen Anpassungsfähigkeit des Verhaltens begegnet werden. Einige dieser Herausforderungen wiederholen sich: z. B. die Anpassung an Wetter und Klimawechsel, die Verteidigung des Territoriums, Errichtung von Rangordnungen, die Nahrungsbeschaffung, der Schutz und die Ernährung des Nachwuchses, das Bestehen von Naturkatastrophen, vorausschauendes Planen, Wechsel des Lebensraumes (Migration) und ebenso das Gestalten von Paarbeziehungen – andere sind einzigartig und unerwartet. Manche sind langfristig, einige sind akut. Das Tier muß sich, um zu überleben, rasch an wechselnde Verhältnisse anpassen können. Entscheidungen sind zu treffen (z. B. ob Flucht oder Kampf) und Handlungen müssen wirksam ausgeführt werden.

Einsichten dieser Art finden sich bereits in Darwins Evolutionstheorie. Die natürliche Selektion beinhaltet den Gedanken, daß die Umgebung voller Herausforderung, Aufgaben und Gefahren steckt: Sie ist „voller Streß“, aber keineswegs immer.

Dennoch wird das Verdienst für das Streßkonzept Cannon und Selye zugeschrieben. Der erstere hatte als Physiologe die Veränderungen studiert, die mit Gefühlszuständen wie z. B. Furcht, Hunger und Schmerz einhergehen. Demgegenüber war der Arzt Selye daran interessiert (1936), inwieweit belastende „Stimuli“ (Reize) körperliche Erkrankungen hervorrufen können.

Es kann aber nicht deutlich genug betont werden, daß Selyes „Stimuli" sofort und unmittelbar verletzend auf die Körper seiner Ratten einwirkten. Seine Tiere waren aufgrund der von ihm benützten Versuchsanordnung an jeglicher Möglichkeit zu einer Anpassungsreaktion gehindert. Heute wissen wir aber, daß eine anatomische Schädigung als „Streß-Folge" vermindert oder verhindert werden kann, wenn man dem Tier die Möglichkeit erhält, auf den belastenden „Stimulus" zu reagieren. Durch diese Annahme, der Streßstimulus müsse exzessiv und traumatisierend sein, ist der Fortschritt der Streßforschung deutlich behindert worden. Tatsächlich beurteilen viele Autoren noch heute das Ausmaß von „Streß" nach seinem (somatischen) Ergebnis.

Die Streßforschung hat eine bunte Geschichte: Zum Teil war sie durch eine Tradition kontrollierter Experimente in biologisch irrelevanten (z. B. Elektroschock), ungeeigneten (z. B. Injektionen von Krotonöl) oder deprivierenden Situationen (z. B. soziale Tiere in Käfigisolation) vorbelastet. Streß wurde mit Anästhesie gleichgesetzt. In anderen Studien wurden hochtrainierte Tiere einem Verfahren unterzogen, das sie stereotype biologische, mit Ausnahme der Schmerzvermeidung irrelevante Aufgaben ausführen ließ. Aus derartigen unnatürlichen experimentellen Bedingungen und den dadurch hervorgerufenen Effekten (Magengeschwüre, Hyperplasie der Nebenniere und Blutungen in den Organen des Immunsystems) wurden Schlußfolgerungen gezogen, wie Tiere sich in der Natur verhalten, wie das Gehirn „arbeitet" und wie Krankheit (Organschädigung) entstehen soll.

Aber die Streßforschung hat auch unter dem von Selye 1970 propagierten Gedanken Schaden gelitten, Streß sei „...die unspezifische Reaktion des Körpers auf jegliche Anforderung". Dieser Definition fehlte die Beobachtung, daß Stressoren sowohl verhaltensmäßige und psychologische als auch physikalische Konsequenzen haben. Viele Tiere weisen z. B. vielfältige Verhaltensstrategien auf, um im Umgang mit der Bedrohung (z. B. durch räuberische Feinde) zu überleben. Diese Verhaltensreaktionen müssen, wenn sie erfolgreich sein sollen, der Bedrohung oder Herausforderung angemessen sein; wären sie zufällig oder unterschiedslos (also unspezifisch), wäre das Überleben nicht gesichert. Wenn das Leben durch eine Infektion bedroht wird, fällt die angemessene Reaktion darauf immunologisch aus. Wird der reproduktive Erfolg durch Rivalität unter Männchen um die verfügbaren Weibchen bedroht, besteht die adäquate Reaktion im Kampf mit dem Konkurrenten, in der Unterwerfung oder in der Flucht vor ihm weg, um einen anderen Geschlechtspartner zu finden.

Es bedurfte vieler Jahre bis es jemand wagte, Selyes Kernthese, daß es nur allgemeine Reaktionen auf Streß gibt, herauszufordern und in Frage zu stellen (Gibbs 1986; Hinkle 1973; Mason 1968; Weiner

1992). Dennoch hatte Selye einen großen Einfluß auf die psychosomatische Medizin; denn er wies den Weg zum experimentellen Studium belastender Umwelteinflüsse auf die Gesundheit und Krankheit von Mensch und Tier. Anfangs unterstützte die Zugangsweise, mit der Selye vorging, die Theorie der exogenen Krankheitsverursachung – eine einfache, direkte und lineare Theorie. Aber die tatsächliche Realität, wie sie sich aus vielen verschiedenen Disziplinen ergeben hat, geht dahin, daß Krankheit als ein Produkt des Zusammenwirkens der äußeren Umwelt des Organismus und der Reaktion des Betroffenen darauf entsteht. Ein interaktives Modell dieser Art ist komplex und nicht-linear. Viele, darunter auch angeborene Faktoren, bestimmen die psychobiologische Reaktion des Betroffenen (s. unter „Integrative Modelle").

Zum gegenwärtigen Zeitpunkt kann man davon ausgehen, daß viele Gesichtspunkte des Streßkonzeptes sich auf dem Wege der Klärung befinden. Sehr viele experimentelle psychosomatische Forschung am Menschen ist in Wirklichkeit Streßforschung – eine Tradition, die von H. G. Wolff begonnen wurde. Diese Untersuchungsperspektive wurde auch auf Tiere angewandt, was zu vielen Ergebnissen geführt hat, die die Untersuchungsergebnisse bei Menschen unterstützen, erweitern und klären (Weiner 1992).

Gegenwärtig kann man den Einfluß von Streßtheorie und Streßforschung auf die psychosomatische Medizin wie folgt zusammenfassen: Streßsituationen sind selektive Belastungen der unterschiedlichsten Art und Dauer – psychisch, interpersonal und sozial. Sie bedrohen oder fordern den Organismus heraus, etwas zu tun – sie zu bewältigen und zu meistern, oder aber von ihnen besiegt zu werden. Man kann ihre Auswirkungen nur an intakten, vollständigen Organismen studieren. In der Medizin hat ein solcher Zugangsweg jedoch keine Tradition wegen ihres historischen Interesses an rein materiellen Änderungen in Organen und Zellen sowie an den unmittelbaren Mechanismen der Krankheit selbst. Deshalb entstand ja eine psychosomatische Medizin im Sinne einer Medizin ganzheitlicher Organismen. Es ist das Ziel dieses Ansatzes, herauszufinden, welche Faktoren den Menschen helfen oder sie davor bewahren, selektiven Belastungen ausgesetzt, bzw. von ihnen überwältigt zu werden. Wenn sie dazu mit oder ohne die Hilfe anderer unfähig sind, kommt es zu tiefgreifenden Veränderungen in Verhalten und Physiologie. Die Unmöglichkeit Streßsituationen zu überwinden, wird von den Menschen als Niederlage oder als Unfähigkeit erlebt, ihr Verhalten und ihre Physiologie zu regulieren und eine bestimmte Situation zu kontrollieren. Die spezifischen Mediatoren dieses Lebensprozesses und der Entwicklung von Krankheit sind immer noch weitgehend unbekannt; das hat zur Folge, daß das pathogenetische Puzzle der Entstehung von Krankheiten weiterhin ungeklärt ist. Nach allem was wir wissen sind Menschen aufgrund verschiedener Faktoren für die Entwicklung spezifischer Krankheiten „programmiert"; aber die ungeheuere Komplexität des Gegenstandes wird daran deutlich, daß kein „Programm" dem anderen gleicht. So ist bis heute ein umfassendes Verständnis der Rolle von Streß bei der Entstehung von Krankheiten noch unerreicht.

Integrative Modelle

Eine von Anfang an anders ausgerichtete und eigenständige Entwicklungslinie psychosomatischer Theoriebildung entstammt einer bestimmten Richtung der Inneren Medizin und hier besonders der Beschäftigung mit der Vielzahl der Patienten mit sogenannten „funktionellen Störungen" ohne pathologischen Organbefund. Sie beginnt in Deutschland mit Ludolf v. Krehl und G. v. Bergmann und wurde in herausgehobener Weise entfaltet und weiterentwickelt von V. v. Weizsäcker und Th. v. Uexküll sowie u. a. A. Jores und P. Christian. Diese umfassend klinisch, zumeist internistisch geprägten Ärzte waren alle mehr oder weniger von der Psychoanalyse beeinflußt. Sie gingen aber in je eigenständiger Weise über den rein psychoanalytischen Bezugsrahmen hinaus, um den tiefenpsychologisch-verstehenden Zugang zum körperlich Kranken mit den naturwissenschaftlich gegebenen Notwendigkeiten der Medizin zu vereinen.Eine sehr ähnliche Richtung verfolgt in den USA auch H. Weiner, der diese ursprünglich europäische Tradition – beeinflußt von F. Alexander – eigenständig weitergeführt hat. Im folgenden sollen die Vertreter dieser Richtungen einer psychosomatischen Medizin abschließend dargestellt werden.

Ein integratives Modell von Gesundheit, Krankheit und Kranksein (H. Weiner)

Die Pioniere der Psychosomatik, von Freud beeinflußt, konzentrierten ihre Aufmerksamkeit auf die unbewußten psychischen Konflikte oder persönlichen Charaktermerkmale einzelner Menschen oder kleiner Gruppen von Patienten. Sie dachten darüber nach und spekulierten, wie diese Patienten dann (z. B. linear) via autonomes Nervensystem bestimmte Krankheiten entwickeln könnten. Dabei verwendeten sie wenig Aufmerksamkeit darauf, auf welche Weise diese Konflikte die Menschen für besondere Ereignisse in ihrem Leben sensibilisieren könnten. Andere Autoren beschrieben mehr allgemeine Persönlichkeitsmerkmale (wie z. B. die Alexithymie), ohne daß dabei geklärt wurde, wie diese die Anpassungsfähigkeit der betreffenden Person beeinflussen könnte (wie reagiert z. B. ein Mensch, der unfähig ist, Furcht zu erleben, in Gefahrensituationen).

Das integrative Modell muß den gegenwärtigen Wissensstand der Medizin aufnehmen und vereinen. Nach dem integrativen Modell wird Gesundheit jedoch nicht in absoluten Begriffen definiert – als die Abwesenheit von Krankheit –, sondern eher als erfolgreiche psychobiologische Anpassung an die Umwelt. Krankheit wird definiert als Beeinträchtigung oder Störung bestimmter Komponenten (Teilbereiche) der Struktur oder Funktion eines Menschen. Krankheit ist nicht der einzige Grund für Krankheitsgefühl und Leiden. Dieses entspringt auch aus der Unfähigkeit eines Menschen, sich an verschiedene Umweltsituationen oder auch an eine Krankheit anzupassen: Es resultiert aus einer Diskrepanz zwischen den adaptiven Möglichkeiten (Anpassungsfähigkeiten) von Menschen und den Anforderungen, denen sie ausgesetzt sind. Dieses adaptive Versagen führt zu Leiden oder Krankheitsgefühl. Beschwerden und Krankheitsgefühl, wie sie z. B. im Rahmen der weitverbreiteten funktionellen Störungen auftreten, sind ein Signal dafür, daß das Überleben eines Menschen in seiner spezifischen Umgebung gestört oder durch eine Krankheit bedroht ist. In diesem Modell hat die Behandlung die Aufgabe, das adaptive Versagen zu verbessern oder zu korrigieren; und nicht das schwer definierbare Ideal einer „Heilung" zu verfolgen.

Das integrative Konzept versteht sich als ein Ganzheitliches. Es unterscheidet sich von der traditionellen Sichtweise, nach der eine Krankheit eine abgeschlossene Entität darstellt, die der Arzt zuerst diagnostizieren muß. Aus ihr werden das pathogenetische Agens oder die anatomische Läsion, die Anlaß zu der Erkrankung gegeben haben, abgeleitet. In dieser Sichtweise reichte die Korrelation zwischen der Ursache der Läsion und den Symptomen und „Krankheitszeichen" zur Bestimmung einer Krankheit aus. Aber die Korrelation zwischen subjektiven Beschwerden, Symptomatik und organischer Läsion ist keineswegs sehr eng. Überdies kann ein Mensch für eine Krankheit disponiert sein, ohne krank zu sein oder sich krank zu fühlen. Er kann sogar eine Krankheit haben und dabei gesund sein oder trotz einer Krankheit nicht leiden, bzw. sich krank fühlen. Darüber hinaus kann er sich krank fühlen und leiden ohne eine Krankheit zu haben.

Die unterschiedliche Natur von Krankheit, Krankheitsgefühl und Leiden

Sogar im Laboratorium ist die Erzeugung von Krankheiten bei Tieren durch große Variabilität gekennzeichnet – zahlreiche Faktoren sind daran beteiligt (Ader 1980). Wenn Menschen, die ein bestimmtes Risiko für eine bestimmte Erkrankung aufweisen, den gleichen Veränderungen und Belastungen in ihrem Leben ausgesetzt sind, erkranken nur einige wenige (Weiner u. Mitarb. 1957) – und diese wenigen sind trotz der bekannten Risikofaktoren vorher nicht bestimmbar. Weiter: Die Faktoren, die mit der Auslösung von Beschwerden und Krankheiten verbunden sind, unterscheiden sich oft, wenn nicht immer von solchen, die den Krankheitsprozeß aufrechterhalten. So unterscheidet sich z. B. die physiologische Fehlanpassung an hohe Blutdruckwerte, die diese aufrechterhält, von den physiologischen Faktoren, die sie in Gang setzen (Weiner 1979). Es zeichnet Weiners Betrachtungsweise aus, daß hier der Stand der psychosomatischen Zusammenhänge bis in die zellulären und humoralen Abläufe verfolgt und in Frage gestellt werden.

„So .... versucht die integrative Sichtweise die zahlreichen Faktoren zu berücksichtigen, die verantwortlich sind für die Prädisposition, die Auslösung, die Aufrechterhaltung und den unterschiedlichen Spontanverlauf von Leiden und Krankheit in ihren Konsequenzen für den Kranken, seine Familie und die Gesellschaft in der er lebt...." (Weiner 1981). Die vielfältigen, wechselseitig interagierenden Faktoren sind genetisch, bakteriell, immunologisch, nutritiv entwicklungsbestimmt, psychologisch, verhaltensbedingt und sozial – es wird also eine multifaktorielle Genese aller Erkrankungen vertreten.

Der integrative Standpunkt ist prozeßhaft und nicht strukturorientiert. Er versucht dem Paradoxon Rechnung zu tragen, daß ein Mensch Symptome haben kann mit oder ohne den Nachweis anatomischer Läsionen oder physiologischer Funktionsstörungen. Er sieht Leiden und Krankheit als einen Zusammenbruch der biologischen Anpassung, der zu anatomischen Läsionen führen kann aber nicht muß. Der Zusammenbruch kann sich auf vielen verschiedenen Ebenen der biologischen Organisation – von der psychologischen bis zur immunologischen – abspielen; er kann zahlreiche Formen annehmen und auf ganz unterschiedlichen Wegen zur gleichen Erkrankung führen.

Weiner betont, daß zahlreiche, einander gegenseitig beeinflussende Faktoren, die Gesundheit aufrechterhalten und am Beginn von Leiden und Krankheit mitwirken. Einmal abgesehen von dem möglichen Fall eines exogenen körperlichen Traumas ist nie lediglich ein einzelner Faktor verantwortlich. Diese Faktoren umfassen den Spielraum von genetischen Dispositionen, adäquater Ernährung, frühen Erfahrungen mit infektiösen Agenzien, immunologischen, biochemischen und physiologischen Reaktionen auf die Psychologie des Menschen, bis hin zu seiner Art der Anpassung an das kulturelle, soziale und physikalische Umfeld (s. auch Psychiatrische Erkrankungen, S. 390).

Darüber hinaus gibt es jede Krankheit in vielfältigen Unterformen. Wie Individuen derselben Spezies, so gleicht keine Krankheit der anderen.

Dieser integrative Ansatz vertritt die multifaktorielle, nichtlineare Natur der Ätiologie, Aufrechterhaltung und Behandlung von Leiden und Krankheiten und versucht über eine umfassende und breite Zugangsweise zu Gesundheit und Krankheit unser Wissen über die Rolle sozialer und psychologischer Faktoren in jedem Stadium von Leiden und Krankheit einbeziehen.

Ein bio-psycho-soziales Modell (Th. v. Uexküll u. W. Wesiak)

Nach dem zweiten Weltkrieg hat in Deutschland Th. von Uexküll ein eigenständiges und umfassendes „bio-psycho-soziales Modell" (Engel 1977) vertreten und theoretisch anschaulich gemacht. Seine Kritik zielt auf die Grundannahme des „Maschinenmodells", mit dessen Hilfe die gegenwärtige Bio-Medizin versuche, den Körper und seine Funktionsweisen zu verstehen. Die gleiche Kritik richtet sich aber auch gegen ein einseitig psychoanalytisches Krankheitsmodell, wenn damit – nur umgekehrt – lediglich ein differenziert-psychologisches Entwicklungsparadigma menschlicher Beziehungen vorgelegt werde, bei dem der Körper (als ahistorisch-maschinenähnliches Substrat) wiederum ausgespart bleibt. Sein Einwand, daß es ungenügend sei, eine fast völlig *seelenlose Körpermedizin* mit Hilfe einer weitgehend *körperlosen Seelenmedizin* korrigieren zu wollen, setzt sich in Deutschland immer mehr durch. Auf diese Weise versteht er „Psychosomatische Medizin als die Suche nach dem verlorengegangenen, *lebenden* Körper" (v. Uexküll 1991). So stehen in dieser Sicht zwei Aufgaben im Vordergrund, die eine Theorie der psychosomatischen Medizin leisten muß: Sie muß 1. ein Modell der Beziehungen zwischen Organismus und Umwelt sowie 2. zwischen biologischen, psychischen und sozialen Vorgängen zur Verfügung stellen können. Hinsichtlich des 1. Teils dieser Theorie stützen sich v. Uexküll und Wesiak auf das Funktionskreis-Modell J. v. Uexkülls (1920); die Beschreibung der bio-psycho-sozialen Funktionszusammenhänge erfolgt mit Hilfe der Systemtheorie und der modernen Semiotik (Zeichenlehre). Ein psychosomatisches Modell hat daher die Aufgabe, ein Modell für den Körper zu entwickeln, das dem Modell für die Seele entspricht, und dem Arzt die Möglichkeit gibt, Vorgänge, die sich auf der physiologischen und der sozialen Ebene zutragen, in Verbindung zu bringen. Dafür wurde das Konzept der Systemtheorie herangezogen, nach dem die Vorgänge auf verschiedenen Ebenen in einer Hierarchie von Systemen und Suprasystemen zu ordnen seien. Auf jeder der verschiedenen Integrationsebenen gelten andere Zeichensysteme: „Auf der physiologischen Ebene ‚verständigen' sich Zellen, Organe und Organsysteme mit biochemischen und/oder elektrophysiologischen Zeichen. Unter ihnen lassen sich wieder verschiedene spezielle Zeichensysteme, wie das endokrine, das immunologische und das nervale, unterscheiden. Alle diese Zeichensysteme sind ‚endosemiotisch‘, das heißt, sie spielen sich innerhalb des Organismus ab.

Auf der psychischen Ebene gibt es wieder spezifische und unter sich differenzierte Zeichensysteme. Zu ihnen gehören Sensationen und Gefühle, die wir aus unserem Körper und/oder über die Sinnesorgane aus der Umgebung empfangen. Mit Hilfe dieser Zeichen baut das Subjekt seine subjektive Umwelt auf“ (v. Uexküll u. Wesiak 1991).

Das bio-psycho-soziale Modell, das auf diese Weise entsteht, respektiert die Eigenständigkeit der Phänomene auf jeder der verschiedenen Systemebenen. Statt reduktionistisch die komplexen Phänomene von den einfachen physiologischen oder biochemischen ableiten zu wollen, zeigt es durch den Rückgriff auf die Zeichenlehre und den dort geläufigen Begriff der „Übersetzung“ Verbindungen zwischen den Systemebenen auf, die Bedeutungskopplungen entsprechen. Damit werden somatopsychische „Aufwärts-Effekte“ und psychosomatische „Abwärts-Effekte“ sichtbar, wobei zwischen angeborenen und erworbenen Bedeutungskopplungen unterschieden werden muß. Sie entsprechen den unbedingten und den bedingten Reflexen Pawlows. Sein Modell der Konditionierung hat zum ersten Mal gezeigt, daß und wie Bedeutungskopplungen entstehen.

In diesem Zusammenhang ist der dynamische Aspekt des so konzipierten Modells zu betonen. Er besagt, daß die individuelle Wirklichkeit jedes Menschen eine historische Dimension hat, was bedeutet, daß ihr Aufbau und Umbau immer wieder bei der „Stunde 0“ beginnt (v. Uexküll u. Wesiack 1991).

Thure v. Uexküll hat seine Theorie einer Humanmedizin zusammen mit W. Wesiak (1988) und anderen detailliert entwickelt und im Rahmen des von ihm herausgegebenen Lehrbuches „Psychosomatische Medizin“ (v. Uexküll 1991) dargestellt. Darin wird auch die These vertreten, daß wir es bei den Patienten mit funktionellen Krankheitsbildern mit den „kulturgebundenen Syndromen“ unserer Industriekultur zu tun haben, ja, daß „kulturgebundene Syndrome“ ganz allgemein die Reaktion bestimmter Menschen auf das sein könnten, was Freud als das „Unbehagen in der Kultur“ bezeichnet hat. Aufgabe einer künftigen Psychosomatik wird es sein, diesen modernen systemtheoretisch geführten Entwurf mehr als bisher empirisch und experimentell zu validieren bzw. zu ergänzen. Die psychosomatische Problematik liegt in der Frage, wie die verschiedenen Systemebenen miteinander verbunden sind. Sind die „Übersetzungen“ nach oben oder unten in Gesätzmäßigkeiten zu fassen, die etwa in einem Regelkreissystem zu simulieren sind? Oder handelt es sich, wie bei Übersetzungen von einer Sprache in eine andere, um neue, kreative Leistungen, die auch vom besten zukünftigen Computer nicht zu leisten sind, wie Weizenbaum, einer der besten Kenner dieses Gebietes meint.

Die medizinische Anthropologie Viktor v. Weizsäckers

Daß Psychosomatik in Behandlung und Theorie keine einfache Addition körperlicher und seelischer Daten und kein Aneinanderreihen von Aussagen einer positivistischen Naturwissenschaft und einer ebenso positivistischen Psychologie bedeuten kann, hat früh, scharf und umfassend Viktor v. Weizsäcker gesehen. Psychosomatische Krankheitslehre, in der Leibliches und Seelisches nicht nur in einer Wechselwirkung zweier Substanzen, als Psychophysik, Psychosomatik oder Somatopsychik verstanden werden will, setzt eine neue Perspektive voraus. V. v. Weizsäcker hat dieser neuen Perspektive, in der die Krankheit eines Menschen vom Arzt *verstanden* wird, einen *Sinn* bekommt, den Namen „medizinische Anthropologie“ gegeben.

Ausgangspunkt der Betrachtung ist die ärztliche Sprechstunde, die Untersuchung eines Leidens und das Gespräch von Patient und Arzt, der versucht, das Leiden zu verstehen. Es wird diesem Leiden am Leibe ein Sinn im Leben des Menschen gegeben. Die Sinngebung kann oft nur die eines Geschehens sein, das naturhaft gegeben, erlitten, geduldet wird. Die Psychosomatik ist aber da in ihrem eigentlichen Element, wenn der Mensch in der Sinngebung sich als jemand erlebt, der mitgewirkt hat und in einer heilsamen Einsicht sich in seiner leibseelischen Entwicklung umzuformen vermag. Das gemeinsame Verstehen der Lebensgeschichte, die sich im ärztlichen Gespräch oder in der psychoanalytischen Therapie erweist, gibt dem Krankheitsgeschehen eine Bedeutung. Das Verstehen der Krankheit im Kontext einer *Hermeneutik der Lebensgeschichte* auf dem gemeinsamen Boden der Solidarität von Arzt und Patient, stellt die Rolle des distanziert und unbeteiligt beobachtenden Wissenschaftlers in Frage.

Nicht die Einführung des Seelischen als Emotion oder als Affekt sichert die theoretische Ebene, um den Stellenwert einer Krankheit in der Lebensgeschichte zu verstehen, nicht das Zählen der einzelnen Belastungen, der „life-events“, Streß oder ähnlichem, auch nicht die Einführung psychosomatischer Zwitterbegriffe, etwa wenn das Leben eines Kranken mit Hochdruck als ein „unter Druck stehendes Dasein“ bezeichnet wird. Die vom Subjekt erlebte Situation gibt einem Ereignis den Stellenwert einer überwältigenden Belastung oder einer nichtssagenden Veränderung, einer Krise oder eines banalen Wechsels, von Streß oder Nicht-Streß.

V. v. Weizsäcker ist von Beobachtungen am Kranken und vom Gespräch mit ihm ausgegangen.. Als Internist und Neurologe hat er sich jedoch nicht auf Interpretationen des Leiblichen aus dem Erleben beschränkt, sondern hat den dornigen Weg beschritten, in der Physiologie selbst, in den biologischen Vorgängen die Subjektbezogenheit der Sinnesleistungen, des Wahrnehmens und der Bewegung zu verfolgen. Sein Einstieg war die *Sinnesphysiologie*.

Der Kritizismus des 19. Jahrhunderts hat vom Gesamtproblem psychophysischer Zusammenhänge nur zwei bescheidene Gebiete übrig gelassen und an die legitime Physiologie weitergegeben: das Problem der Sinneswahrnehmung und das Problem der Willkürmotorik. V. v. Weizsäcker hat gezeigt, daß die damalige Sinnesphysiologie den großartigen, aber falschen Versuch beinhaltet, die unaufhebbare Verflechtung des Subjektiven mit den objektiven Bedingungen nach der objektiven Seite hin so auszuweiten, daß schließlich vom Subjekt nur noch ein „Schlußprozeß“ (v. Kries) übrigblieb. Das Subjekt wurde sozusagen in den Kortex verlegt und erschien als mysteriöse Schlußfunktion eines vorangehenden, subjektunabhängigen physiologischen Ablaufes. V. v. Weizsäcker hat demgegenüber richtiggestellt, daß die *Subjektivität* immer schon am Anfang jeder Wahrnehmung und jeder Bewegung steht, nämlich in der Bedingtheit dessen, was durch Wahrnehmung und Bewegung ausgewählt, festgestellt und ergriffen wird. Wenn wir etwas optisch, akustisch, taktil, d. h. sinnlich wahrnehmen, so ist die Subjektbezogenheit, der Auswahlcharakter dieses Vorganges um keinen Preis wegzudiskutieren. Die Sinneswahrnehmung ist keineswegs passive Abbildung einer objektiv gegebenen Welt, kein Mosaik von Reizen, sondern immer Auswahl von verschiedenen Möglichkeiten, eine Auslegung, die durch subjektive Gestimmtheit, situative Bezogenheit, selektive Ausrichtung auf die Zukunft, die Wahrnehmung bestimmende Lücken aus der Vergangenheit mitgefördert wird, Deutungen erfährt, Verdrängungen unterliegt.

Man kann diese Behauptung am Beispiel des *Tastaktes* veranschaulichen: Beim Abtasten eines Gegenstandes (zum Beispiel bei dem beweglichen Abfühlen eines Schlüssels) ist man durch die Art des eigenen Zugriffes an der Auswahl der Sinnesreize beteiligt. Die eigene Fingerbewegung trifft die Auswahl der sogenannten „Reize“. Tasten wir einen Gegenstand hin und her, so lösen keineswegs alle Empfindungen motorische Reaktionen aus – das Ergebnis wäre ein Chaos –, sondern nur solche, die den Fortgang einer Dingwahrnehmung anregen. Es wird also schon vorweg eine gegenständlich orientierte Auswahl aus einer Situation getroffen. Außerdem besteht eine unlösbare Interaktion von Bewegen und Wahrnehmen.

Es geht also darum, die Subjektivität in ihrer strukturellen Beziehung zur Umwelt zu erfassen, um damit die übliche Subjekt-Objekt-Spaltung nicht aufkommen zu lassen. Einführung des Subjektes über die Sinnesphysiologie in Krankheitslehre und Psychosomatik bedeutet, daß auch leibliche Wahrnehmung und Bewegung Gestaltungen sind, in einer bestimmten Situation, an einem Punkt einer Lebensgeschichte stehen. Und das bezieht Krankheit ein: „Der Kernpunkt wäre..., daß ich meine Krankheit nicht nur bekomme und habe, sondern auch mache und gestalte; daß ich mein Leiden nicht nur dulde und fortwünsche, sondern auch brauche und will."

Der nächste Schritt v. Weizsäckers war der, im Studium *„biologischer Akte"* (Gleichgewicht, Nahrungsaufnahme, Tastakt usw.) Regeln zu entdecken, die das Wechselspiel psychophysischer Bedingtheiten im Umgang mit der Welt bestimmen.

Auch hier wieder mag das Beispiel des Tastaktes gelten: Es ist nicht entscheidbar, wer „angefangen" hat: die subjektive Bestimmtheit einer Wahrnehmung (also das Psychische) oder die objektive Bestimmtheit der Bewegung (also etwas Körperliches). Ebensowenig existiert ein Vorrang; eines leitet vielmehr das andere und umgekehrt: Subjektives drückt sich im Körpergeschehen und Körperliches im Seelischen aus. Es herrscht hier kein eingleisiges Kausalschema, auch kein psychophysischer Parallelismus, sondern ein fortlaufendes und gegenseitig sich erhellendes, in sich geschlossenes körperlich-seelisches Hin und Her in kreisartiger Verbundenheit. Hierfür hat v. Weizsäcker den Ausdruck *„Gestaltkreis"* geprägt.

Die Idee des Gestaltkreises hat v. Weizsäcker in einem späteren Schritt über die Sinnesphysiologie hinaus erweitert und als *Modell psychosomatischer Zusammenhänge* genommen. Seelisches und Körperliches können sich gegenseitig *vertreten.* „Durch die Seele werden wir hellsichtig für die unbewußte Vernunft und Leidenschaft des Leibes, durch den Leib werden wir über die natürlichen Notwendigkeiten der Seele belehrt." Der Körper kann die Seele und die Seele den Körper *erläutern.* Das Verhältnis von Leib und Seele besteht demnach nicht darin, daß es zwei Dinge sind, die nebeneinander da sind (substantielle Deutung), noch aufeinander wirken (dynamische Deutung), sondern daß sie einander wechselseitig *darstellen* und *sich erläutern.* – Eine Darstellung und Erläuterung als sinnvolle Begebenheit außerhalb der Aussagen einer zeitlosen, objektiven Naturwissenschaft oder Psychologie, Einsicht und Belehrung sind nur möglich in einer Bezogenheit auf eine Hermeneutik der Lebensgeschichte. V. v. Weizsäcker fordert dazu heraus, nicht nur Erröten, Erbrechen, Durchfall und Herzklopfen als Phänomene seelischen Ausdrucks zu betrachten, sondern ebenso Magen, Darm, Lunge und Leber als Ausdrucksorgane der leidenschaftlichen Lebensbewegungen eines Menschen. Man kann hier sagen, daß der Mensch in den als krankhaft erscheinenden Funktionsstörungen Gebrauch von seinen Organen macht, der in der Physiologie nicht vorgesehen ist, jedenfalls in einer Physiologie, die den Organismus nur als homöostatisches Gleichgewichtssystem betrachtet.

Wir gingen davon aus, daß alle theoretischen psychosomatischen Aussagen v. Weizsäckers bezogen sind auf das Gespräch von Arzt und Patient, in dem die Krankengeschichte des Patienten aus der Lebensgeschichte des Patienten verständlich gemacht wird. Das zeigt sich besonders deutlich in dem Stellenwert, den er dem Begriff der *Krise* gibt, die zugleich Punkt auf dem Lebensweg, wie auch Wendepunkt und Umschlag leiblicher Funktionen wird. Kritische Zuspitzungen in der Lebensgeschichte sind Entscheidungssituationen, Wendepunkte in der Ausrichtung, die bewußt wahrgenommen werden, wie auch im Unbewußten ihren Ablauf nehmen können – im Ich wie im Es. Im Begriff der *Stellvertretung* liegt es, daß anstelle seelischer Erlebnisse körperliche Verhaltensweisen treten können und an die Stelle psychophysischer Abläufe ein seelischer Inhalt, ein Wunsch oder ein Gedanke: „Das reziproke Verhältnis von Erlebnis und Geschehen, von psychischer und physischer Repräsentanz ist so um den Schnittpunkt der Krise geordnet und dabei wechselseitig bezogen: Was wir im Bewußtsein verbannen, wird im Körper wirksam, und was wir ins Bewußtsein ziehen, verliert an seiner leiblichen Kraft" (v. Weizsäcker 1940).

Die psychosomatische Krankheitslehre hat nun bei v. Weizsäcker auch zu neuen Aussagen über die Struktur der menschlichen Entwicklung und die hier bestimmenden Kräfte geführt. „Die Wissenschaft von der Geschichte kann, scheint mir, nicht fortschreiten, wenn sie dem gelebten Leben und der getanen Tat den Vortritt gibt, wo wirksam doch das ungelebte Leben und die verhinderte Tat ist..." (1950). – Es gibt also nicht nur die Hermeneutik nach rückwärts, es besteht nicht nur die Bestimmung durch das Gewesene, sondern auch durch das Noch-Nicht. In den leiblichen Bereitstellungen ist der Mensch auf zukünftige, oft noch nicht klar definierte Situationen ausgerichtet. Eine kognitiv und in ihrer affektiven Tönung unbestimmte und oft widersprüchliche Erwartung hat psychosomatisch wohl eine kritische Valenz.

V. v. Weizsäcker hat das, was in jeder Situation in diesem Noch-Nicht aufgegeben ist, das *„ich will"* und *„ich soll"*, das *„ich kann"* oder *„ich darf"* und *„ich* muß" als die *pathischen Kategorien* bezeichnet (pathisch von patho [gr.] = erlebend, leidend, wurde von Klages eingeführt). Mit dem Pathischen geht es um die Anerkennung, daß das Leben nicht nur ein „Vorgang" ist, sondern erlitten, erfahren wird: Leben ist wesenhaft Erleiden und Leidenschaft, Sympathie und Antipathie, Zwang und Stellungnahme. Aus diesem Verflochtensein erwachsen die Konflikte und Krisen des jeweiligen Lebensentwurfs bis zur Pathogenese der Krankheiten. Der Ausdruck „pathische Existenzweise" meint bei v. Weizsäcker damit, daß das Leben nicht nur als Dasein gegeben, sondern wesentlich zur Entscheidung aufgegeben ist. Die pathischen Kategorien, „Wollen", „Können", „Müssen", „Dürfen", „Sollen", enthalten den Zwang zur Entscheidung und Stellungnahme. Dem Wollen und Müssen entsprechen die Kategorien von Freiheit und Notwendigkeit. Die existentielle Verstrickung des Menschen im Widerstreit mit sich selbst, mit den anderen, mit den Institutionen als Herausforderung zur Entscheidung, ist konstitutiv für die Konflikte und Krisensituationen des Leidenden. Das bedeutet, nicht das Ontische, das Seiende, ist für die Krankheit konstitutiv, sondern die pathischen Kategorien. Der Entwurf des eigenen Lebens nach vorne, das, was in der menschlichen Existenz zur Entscheidung aufgegeben ist, ist konstitutiv für die Krisensituation des Leidenden.

Mit der Beschreibung biologischer Akte als Ausgangspunkt und seinen neue Wege einschlagenden Überlegungen wollte V. v. Weizsäcker keine Theorie zur Entstehung bestimmter psychosomatischer Krankheiten liefern und keine Schule gründen. Kranksein und Krankheit erschließen ihm die Möglichkeit, die menschliche Lebenswelt zu beobachten und in originellen Begriffsschöpfungen neu zu fassen.

Schlußbemerkung

Die hier dargestellten psychosomatischen Theoriebildungen und Modellvorstellungen spiegeln bestimmte Positionen wider, die in typischer Weise mit der jeweils historisch-aktuellen Ideengeschichte und der daraus sich ableitenden Aufmerksamkeitszentrierung eines bestimmten Forschungsinteresses unlösbar verbunden sind. Deshalb sind die historisch älteren Modelle, wie z. B. die psychosomatischer Charaktertypologien, das Konversionsmodell oder das Modell des spezifischen unbewußten Konfliktes von F. Alexander nicht einfach durch die nachfolgenden Theoriebildungen abgelöst worden. Ihr heuristischer Wert hat sich vielmehr bestätigt, auch wenn die Reichweite ihrer Gültigkeit durch neue Gesichtspunkte in der veränderten Betrachtungsweise einer späteren Modellvorstellung teilweise modifiziert und eingeschränkt worden ist.

Worin liegt nun der neue Aspekt einer veränderten Betrachtungsweise, der hier zuletzt unter dem anspruchsvollen Thema „integrative Modelle“ abgehandelten Theorien? Es ist dies *die soziale Dimension* unter der das Individuum neu gesehen wird. Gemeint ist eine bio-psycho-soziale Betrachtungsweise, die den Menschen ab ovo in seiner natürlichen psychobiologischen Entwicklung hinsichtlich Gesundheit und Krankheit eingebunden sieht in seine Umwelt, die er nicht nur gegeben vorfindet sondern gleichermaßen sich selbst schafft. Bei V. v. Weizsäcker steht der Begriff der „Kohärenz“ des Individuums mit seiner Umwelt an zentraler Stelle; v. Uexküll konzipiert Umwelt und Organismus als ein „dynamisch sich entwickelndes Ganzes“ in der Terminologie eines „Systems“; auch Weiner versucht, den „Organismus in Gesundheit und Krankheit“ auf allen Ebenen und Stufen der Organisation und Entwicklung als interagierendes Regulationssystem zu beschreiben. Inwieweit die dabei benutzte Terminologie – bei Weiner die Bezugnahme auf die moderne mathematische Regelkreislehre; – bei v. Uexküll die Inanspruchnahme der Semiotik; –

bei v.Weizsäcker der letztlich religiös fundierte Gesichtspunkt des leidenden Subjektes – dem Anspruch einer wirklich integrativen Theorie (nicht nur einer bloßen Addition biologischer, psychologischer und sozialer Gesichtspunkte zu vertreten) gerecht wird, wird in der Weiterentwicklung der Psychosomatik zu überprüfen sein.

Diagnostik und Therapie in der Psychosomatik

Das diagnostische Gespräch

Die Verbindung von Anamnese und körperlicher Untersuchung gehört zum Alltag der Praxis und der Klinik. Das gilt für Allgemeinärzte, Internisten, Psychiater, Neurologen und für Ärzte aller anderen Fachgebiete. Eine gute Anamnese ist die halbe Diagnose, wie ein alter ärztlicher Erfahrungssatz besagt. Sie spart nicht nur Kräfte und diagnostische Mittel, indem sie den erfahrenen Arzt auf die in erster Hinsicht anzuvisierenden und auf die auszuschließenden Krankheitsbilder und Ursachen verweist. Wenn der Arzt den Beschwerden, der Lebenslage, dem Befinden und der Geschichte des Kranken Aufmerksamkeit zuwendet, läßt er sich in die psychosoziale Wirklichkeit seines Patienten einführen. Das hat für die Arzt-Patient-Beziehung und die einmal wichtige Compliance des Patienten bei der Behandlung eine nicht zu unterschätzende Bedeutung.

Nachdem heute immer umfangreichere, invasive und kostspielige Untersuchungsmethoden zur Verfügung stehen, kommen nicht wenige Patienten mit dem Anspruch auf diese diagnostischen Mittel in die Praxis: „Ich habe seit vier Wochen Übelkeit und Kopfschmerzen, ich brauche ein Computertomogramm“, forderte eine 35jährige Richterin bei ihrem Hausarzt. Wenn sich mit einigen Fragen klären läßt, daß sie damals ungewollt eine neue und verantwortungsbelastete Aufgabe übernehmen mußte, die Beschwerden vor allem am Montag und in der Woche, nicht aber an den arbeitsfreien Wochenenden auftreten, so ist eine umfassendere Perspektive eröffnet, die es erlaubt, zunächst einmal andere diagnostische und therapeutische Wege zu gehen.

Wenn Psychosomatische Medizin bedeutet, dem Körperlichen nicht weniger, aber dem Seelischen mehr Aufmerksamkeit zu schenken, so muß sich das in einer Differenzierung und höheren Gewichtung des diagnostischen Gespräches niederschlagen. Das heißt, daß der Arzt nicht nur auf die körperliche und seelische Symptomanamnese achtet, sondern auch auf Lebenslage und auf Befinden, soziale Situation und Stimmung seines Patienten. Wie die Anamnese und körperliche Untersuchung im ganzen gewichtet und wie sie zeitlich eingerichtet werden, hängt ganz von den institutionellen Gegebenheiten ab. Der Arzt, der zu einem Hausbesuch gerufen wird oder eine Notfallaufnahme vor sich hat, wird nach einigen klärenden Fragen die körperliche Untersuchung in den Vordergrund stellen. Psychiater und vor allem spezialisierte Psychotherapeuten werden u. U. ihre Patienten nicht selbst körperlich untersuchen, sondern dies anderen Ärzten überlassen. Das ist nicht nur eine Sache der Kompetenz und Aufgabendifferenzierung. Die körperliche Untersuchung setzt eine emotional neutrale Einstellung voraus, die nicht mehr gegeben ist, wenn ein psychotherapeutischer Prozeß in Gang gekommen ist.

Es gibt zwei unterschiedliche Ausgangssituationen im Bereich der Psychosomatik, die für die Zielrichtung diagnostischer Gespräche bestimmend sind:

1. Es handelt sich um Patienten mit einer bekannten körperlichen Erkrankung; es sollen die seelischen Auswirkungen, das Befinden und die Einstellung des Kranken geklärt werden, etwa um ihm eine Hilfe bei der Verarbeitung seiner Krankheit zu geben (Coping) und seine Mitwirkung bei der Behandlung (Compliance) verbessern. Es besteht damit also eine *somato-psychische Fragestellung*.

2. Es handelt es sich um einen Kranken, dessen Beschwerden oder körperliche Symptome seelisch (mit-)bedingt sind. Dann muß die Frage der Mitwirkung seelischer Faktoren beim Auftreten oder für den Verlauf der Erkrankung geklärt werden. Damit ist also eine (mit-)*ursächliche psychosomatische Fragestellung* bei dem Patienten gegeben.

Das diagnostische Gespräch bei körperlich Kranken

Bei einer schweren körperlichen Erkrankung zielt das diagnostische Gespräch zunächst auf die gegenwärtige äußere und innere Lage. *Was weiß der Patient von seiner Erkrankung?* Welchen Stellenwert gibt er ihr jetzt und in seinem ganzen Leben? Hat er eine bestimmte Krankheitstheorie, in der er sich, Angehörige, Ärzte oder sonstige Umstände für die Erkrankung verantwortlich macht? Entspricht sein Wissen über Krankheit, Ursachen und den Verlauf der ärztlichen Sicht?

Um zu wissen, wie weiter vorzugehen ist, muß ein Bild der Persönlichkeit und der bisherigen Lebensentwicklung im gemeinsamen weiteren Gespräch erarbeitet werden. Hat er früher Erkrankungen gehabt? Wie belastbar ist er? Wie ist er mit früheren Erkrankungen und mit der jetzigen bisher umgegangen? Hat er *Kompetenz* im Umgang mit diesen und vergleichbaren Belastungen, mit Sondersituationen, die ihn von Familie und Beruf isoliert haben, erworben? Kann er sich mit seinen Gedanken, Ängsten und Gefühlen, in der Hoffnung und in der Verzweiflung, die ihn bestimmen, wenn er allein ist, anderen mitteilen?

Die Aufgabe, jedem diagnostischen Gespräch auch therapeutischen Charakter zu geben, ist bei körperlich Kranken nicht geringer als bei ätiologisch-psychosomatischen Fragestellungen. Jedenfalls ist es wichtig, dem Patienten auch etwas zu geben. Der Kranke soll die Sicht des Untersuchers kennenlernen, soll erfahren, was der an Wissen und Vorschlägen über den weiteren Verlauf und das weitere therapeutische Vorgehen als angemessen ansieht.

Für viele Patienten ist das diagnostische Gespräch eine Möglichkeit, frei über sich zu sprechen und dabei Einsichten zu gewinnen, die nicht selten eine für sie ganz neue und positive Erfahrung bedeuten. Zu bedenken ist aber auch die seelische Belastung, die ein solches Gespräch darstellen kann. Die Gefahr, daß er es als *Demontage* erlebt, wenn allein die Schwächen, Konflikte und Überforderungen behandelt werden, ist zu beachten. Schon wenn in der Kindheit überwiegend nach belastenden Erlebnissen und sensiblen, verletzbaren und schwachen Seiten in der eigenen Entwicklung geforscht wird, ist diese Gefahr gegeben. Deshalb ist es ratsam, die leistungsstarken und gesunden Seiten des Patienten ebenso ins Gespräch zu bringen. „Was konnten Sie denn gut in der Schule?", „Wofür haben Sie sich denn am meisten interessiert, gerne gemacht?" Der Patient soll über Zeiten und Situationen des Erfolges, der Entspannung ebenso berichten können wie über die der Verstimmung. Signalcharakter haben Angaben zu den vegetativen Funktionen, vor allem über guten oder gestörten, zu kurzen oder zu langen Schlaf, über Appetit, Antrieb und Stimmungslage im Laufe des Tages. Dies sind Fragestellungen, die zum psychischen Befund übergehen, wie er im psychiatrischen Bereich besonders wichtig wird.

Je freier und weniger strukturiert das Gespräch verläuft, je mehr der Patient sich im freien Sprechen selbst darstellen kann gegenüber dem Untersucher, um so mehr ist der *szenische Charakter* zu beachten. Zeigt sich die für den Patienten typische Problematik in zwischenmenschlichen Beziehungen, die auch für seine Konflikte und Störungen grundlegend sind, in der Untersuchungssituation selbst? Ist seine expansive oder retentive, seine um den Untersucher werbende oder ihn ablehnende Haltung für seine Problematik charakteristisch? Erlebt sich der Untersucher einbezogen und interessiert oder alleingelassen, in der Stimmung angehoben oder eher depressiv angesteckt? Wie ist die Körperhaltung des Patienten, seine Sprechweise und wie geht er mit dem Untersucher und seinen Interventionen um? Schließlich gehört gerade auch zum diagnostischen Gespräch, daß der Patient vom Untersucher etwas erhält, nachdem er ihm so viel an Mitteilung gegeben hat. Der Untersucher kann die aus seiner Sicht gegebenen oder nicht gegebenen psychosomatischen Zusammenhänge deutlich machen, Verbindungen, die er sieht, aufzeigen, Hinweise auf ihm nicht durchsichtige Gegebenheiten offenlegen und die aus seiner Erfahrung sich aufzeigenden Lösungsmöglichkeiten, die Prognose und die verschiedenen Behandlungsmöglichkeiten diskutieren.

Die biographische Anamnese als psychosomatische Diagnostik

Die Annahme eines ätiologischen Zusammenhangs in der Psychosomatik ist grundsätzlich durch positive Hinweise zu sichern. Es ist dazu ein zeitlicher und verstehbarer Zusammenhang zwischen dem Auftreten körperlicher Störungen und einer Veränderung in der äußeren und inneren Lebenssituation des Patienten herzustellen. Ein psychosomatischer Zusammenhang kann nicht aus dem Fehlen eines organischen Befundes abgeleitet werden und auch nicht daraus, daß für einen körperlichen Befund kein ausreichender somatischer Entstehungszusammenhang gefunden werden kann. Besteht ein zeitlicher und verstehbarer Zusammenhang nicht, so ist eine psychosomatische Verursachung zunächst einmal in Zweifel zu ziehen.

Allerdings unterliegen die Möglichkeiten des Verstehens und der Interpretation anderen, zunächst weniger verbindlich erscheinenden Gesetzmäßigkeiten als die naturwissenschaftlicher Zusammenhänge.

Welche Mittel stehen also zur Verfügung, um eine psychosomatische Diagnose zu stellen?

Die wichtigsten Hilfen sind das diagnostische Gespräch und die psychosomatische Anamnese, die beide aus dem psychoanalytischen Interview entwickelt wurden und hier ihre theoretische Basis haben.

Ziel der psychosomatischen Anamnese ist es, die bisher sinnleeren körperlichen Symptome in einen verstehbaren Sinnzusammenhang mit der äusseren und inneren Lebensgeschichte des Patienten zu bringen.

Erstes Ziel ist es einen zeitlichen Zusammenhang zwischen dem Beginn eines körperlichen Symptoms und einer biographisch faßbaren, lebenswichtigen Veränderung aufzufinden oder sein Fehlen zu registrieren. Ist ein solcher Zusammenhang herzustellen, so muß das weitere Gespräch klären, ob diese Erkrankungssituation als für den Kranken bedeutsame Belastung durch eine Konfliktsituation und Krise zu verstehen ist. Das setzt wiederum eine Kenntnis der Gesamtpersönlichkeit, ihrer Entwicklungsbedingungen in der Kindheit, der Konflikte der Sozialisation, ihrer bis in die Gegenwart reichenden Fixierungen und ihrer Verletzbarkeit im Rahmen einer biographischen Rückblende voraus.

Ein solcher diagnostischer Weg erfordert einen zeitlichen Freiraum von mindestens 30, u. U. aber 60 Minuten und mehr. Er ist weiter an die Zusammenarbeit von Arzt und Patient gebunden. Es gilt *den Patienten* selbst als *Mitarbeiter zu* gewinnen und für diese gemeinsame Aufgabe zu motivieren. Die psychosomatische Diagnose wie die Psychotherapie ist abhängig davon, daß eine *Selbstreflexion beim Patienten in Gang kommt.* In der Kommunikation muß dem Erkenntniswillen des Arztes die Bereitschaft zur Selbsterkenntnis des Patienten zur Seite treten.

Es empfiehlt sich eine locker zu handhabende *Strukturierung des Vorgehens* als Untersuchungsmethode, die sowohl dem Bedürfnis aber auch der Freiheit des Patienten sich mitzuteilen gerecht wird. Sie soll seiner Selbstdarstellung entgegenkommen, aber auch dem Diagnostiker erlauben, eine gewisse Systematik und einen Überblick zu bewahren:

1. Am Anfang steht die *Frage nach den Beschwerden,* dem Grund des jetzigen Kommens: „Was führt Sie her?“ Häufig werden auf diese Fragen von dem vorinformierten Patienten handfeste Symptome oder fertige Krankheiten in der medizinischen Fachsprache angeboten: „Nüchternschmerz“, „Angina pectoris“, „rheumatische Beschwerden“. Solche Äußerungen sind auf den subjektiven Erlebnisgehalt zu hinterfragen. Man muß den Patienten dazu bringen, sich selbst mit seinen eigenen Worten darzustellen. Dabei ist aber die sprachliche Form, in der er seine Beschwerden, sein *„Krankheitsangebot“ darstellt,* auf jeden Fall zu registrieren .

2. Die nächste Frage gilt dem genauen *Zeitpunkt des Beschwerdebeginns:* „Wann haben Sie das zum erstenmal gehabt?“ Auch der Zeitpunkt späterer *Verschlimmerungen* oder *Besserungen* ist festzuhalten. Gewöhnlich muß der Arzt hier insistieren, hartnäckig darauf bestehen, den Patienten auf den genauen Zeitpunkt des Beschwerdebeginns hinzuführen, u. U.und wenn möglich auf Tag und Stunde.

Bei der biographischen Anamnese im Rahmen einer allgemeinärztlichen Situation, in der der seelische wie der körperliche Befund von der Person desselben Arztes erhoben wird, ist eine *körperliche Untersuchung* hier einzuschieben. Zeit und Kräfte des Arztes sind begrenzt, sie erhalten gewöhnlich durch die körperliche Untersuchung und erhobene weitere oder schon bekannte frühere Befunde eine Ausrichtung. Das Fehlen eines krankhaften körperlichen Befundes kann die Motivation des Arztes, tiefer in seelische Konfliktzusammenhänge einzudringen, entscheidend fördern. Bestimmte köperliche Untersuchungsbefunde und Verhaltensweisen des Patienten bei der körperlichen Untersuchung (Muskelverspannungen des Nackens, Druckschmerz im Oberbauch usw.) können dem erfahrenen Arzt schon eine gewisse „spezifische“ Ausrichtung in seiner psychologischen Diagnostik geben.

3. Entscheidend für den Einstieg in die inneren, konflikthaften und auch in die äußeren, psychosozialen Zusammenhänge ist das weitere Fragen nach der *Lebenssituation zum Zeitpunkt des Beschwerdebeginns:* „Was war damals in Ihrem Leben, als das auftrat? Was hat sich damals verändert, in Ihrem Leben Neues ereignet, wer ist in Ihr Leben neu eingetreten, wer ausgeschieden?“ Es ist die Frage nach den Schicksalseinbrüchen, nach Versuchungs- und Versa-

gungssituationen, nach Veränderungen im Berufsleben, in der Wohnordnung. Der Patient soll in freier Assoziation Erinnerungen aufsteigen lassen. Sowohl dramatischen Ereignissen als auch scheinbar banalen Veränderungen, die in der Erinnerung auftauchen, berichtet, u. U. gleich bagatellisiert werden, ist Aufmerksamkeit zu schenken. – Läßt sich eine Verbindung von Krankheitsbeginn und lebensgeschichtlichen Krisen (u. U. auch bei wiederholten Gesprächen) nicht finden, so sind wir im allgemeinen in bezug auf eine psychosomatische Krankheitsentstehung eher skeptisch.

4. In einer *lebensgeschichtlichen Rückblende* wird dann die Erkrankungssituation vor dem Hintergrund von *Kindheit, Jugend* und *Reifezeit* gestellt. „Erzählen Sie mir doch noch mehr von sich, vielleicht etwas aus Ihrer Kindheit." „Erzählen Sie mir doch etwas von Ihren Eltern." – „Was für ein Kind waren Sie?" „Was waren für Sie die wichtigen Ereignisse in Ihrem Leben?" Mit der gesamten Lebensgeschichte wird die Beziehung zu den Eltern, die Entwicklungsdaten der Kindheit, die Berufsentwicklung, die sexuelle Entwicklung zur Sprache gebracht.

5. Schließlich gewinnt man so ein Bild der *Gesamtpersönlichkeit* des Kranken. Hat man einen Blick in das gesamte seelische Erleben und Verhalten, so gibt das der Symptomatik, der Erkrankungssituation und den biographischen Daten erst ihren Stellenwert. „Was bedeutete das damals für Sie?" „Wie haben Sie das erlebt?" Das führt den Patienten selbst zu einem Verständnis seiner für ihn charakteristischen Reaktionsweisen.

Natürlich ist eine solche Methode elastisch zu handhaben. Die Zielrichtung von *Symptom – Situation – Lebensgeschichte – Persönlichkeit* (Abb. 3) ist als Grundlinie hilfreich. Sie darf aber nicht dazu verführen, durch zu viele Fragen und ein zu starres Vorgehen die Spontaneität und die freie Mitteilung des Patienten einzuengen. Durch eine rezeptive, emotional aufgeschlossene, zur Mitteilung ermunternde Haltung des Arztes ist die Situation offen zu gestalten. Der Arzt soll

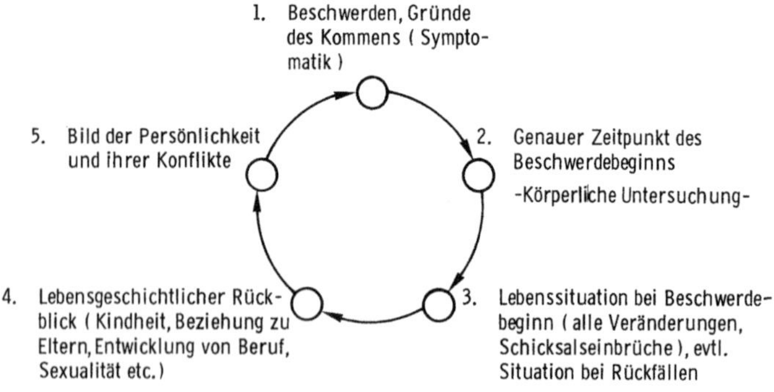

Abb. 3 Die biographische Anamnese in der Psychosomatik.

sich selbst zurücknehmen, den Patienten in die Lage versetzen, Einfälle, Erinnerungen, Einsichten zu produzieren. Das diagnostische Gespräch hat den Charakter einer Provokationsmethode: Es arbeitet mit wenigen Ermunterungen, mit offenen Fragen, die anstoßen, nicht fixieren, sondern dem Nachdenken eine Richtung geben; „Erzählen Sie mir doch mehr davon... Wie war das damals für Sie? – Wir haben noch gar nicht vom Sexuellen gesprochen. Sie haben noch gar nichts von Ihrer Ehe gesagt." Man muß sich dabei freimachen von der Vorstellung, daß der Patient schon alles von sich weiß. Das Gespräch soll ihn vielmehr zu einer neuen, u. U. zu seinen mitgebrachten Vorstellungen gegensätzlichen Mitteilung führen. Es muß offen und provokativ in bezug auf Erinnerungen, neue Zusammenhänge und Einsichten sein, wenn es fruchtbar werden soll. Es hat seine kritischen Höhepunkte in den Abbrüchen der Darstellung des Patienten, wenn er stockt, mit den Gedanken offensichtlich abschweift. Die Schweigepausen sind Einbruchspforten bisher verdrängter Erinnerungen, unzensierter Phantasien und vielleicht schon von Einsichten. Immer ist zu bedenken, daß eine zu streng gehandhabte Strukturierung, ein zu starr ausgerichtetes Vorgehen, zu viele Fragen die Freiheit der Mitteilung des Patienten einengen. Ebenso falsch ist es natürlich, den Patienten in scheinbar „analytischem" Schweigen, das die Situation des Erstinterviews mit der analytischen Sitzung verwechselt, allein zu lassen.

Das diagnostische Gespräch hat durch die gewonnenen Einsichten im günstigen Fall eine klärende und befreiende Wirkung und damit zugleich schon therapeutischen Charakter.

Wesentliche Schwierigkeiten und Abhaltungen, eine psychosomatische Diagnose zu stellen, liegen oft beim Arzt selbst, vor allem in der traditionellen, eingefahrenen ärztlichen Rolle: Wie soll ein Arzt etwas diagnostizieren, worauf er in seiner rein naturwissenschaftlichen Ausbildung bisher nicht vorbereitet wurde? Wie soll er in einem Bereich etwas erkennen, in dem er keine Erfahrungen hat, wo er größere Schwächen und Lücken hat als auf dem vertrauten Gebiet körperlicher Diagnostik? Wie soll er sich überwinden, einen Weg zu gehen, der ihn viel Zeit (und damit viel Geld) kostet? Mit körperlichen Untersuchungen (EKG, Labor, Röntgen) und mit anderen therapeutischen Techniken (Rotlicht, Kurzwellen, Injektionen) kann er ein Vielfaches von dem verdienen, was ihm ein Gespräch mit seinem Patienten bestenfalls einbringt. Wie soll er sich auf ein Gebiet wagen, in dem er seine traditionelle Rolle als überlegener, allwissender und allmächtiger Arzt und Magier selbst in Frage stellt und zugleich selbst emotional betroffen wird?

Die Realität einer ärztlichen Praxis heute macht es meist notwendig, einen zeitlichen und räumlichen *Freiheitsraum* für eine psychosomatische Anamnese zu schaffen. Auch der Patient wird nur sprechen und über sich nachdenken können, wenn er spürt, daß der Arzt ihn hören will und hören kann. Das bedeutet häufig, daß er ihn angesichts eines Wartezimmers mit vielen Patienten abends noch einmal einbestellen muß. Dann kann der Patient spüren, daß der Arzt mit seinen Gedanken bei ihm ist, dem Gespräch eine Bedeutung gibt und auch selbst in der Lage ist, die Mitteilungen des Patienten vom Standpunkt einer *teilnehmenden Beobachtung* (participant observation, Sullivan) aufzunehmen. Das heißt, daß der Arzt Anteil nimmt, aber zugleich genug Distanz hat, um die Übersicht zu bewahren und sich nicht absolut mit dem Patienten zu identifizieren. Die diagnostische Situation ist eine Zweiersituation, die Beteiligung, emotionales Mitgehen, aber auch distanziertes Reflektieren über den Patienten verlangt.

Das diagnostische Gespräch mit psychosomatisch Kranken kann sich bei motivierten Patienten und bei entsprechenden Fähigkeiten des Untersuchers in den Grundzügen der *psychoanalytischen Untersuchungssituation* annähern und auf ihr Reflexionsniveau gehoben werden. Auch das diagnostische Gespräch in der Psychosomatik zielt auf spontane und ungehemmte Mitteilungen des Patienten, die sich dem Ideal der freien Assoziation nähern. Dabei wird den sprachlichen Einfällen und Formen, den Sequenzen der Mitteilung wie auch den Abbrüchen und Pausen Aufmerksamkeit geschenkt. Es werden also sowohl die Triebrepräsentanzen in einer „antriebsfreundlichen Atmosphäre" angesprochen wie auch die Abwehr beachtet. Die sachliche Kooperation des Patienten mit dem Untersucher während des Gespräches *(Arbeitsbündnis)* ist aber ebenso wichtig wie die gefühlsmäßigen und unsachlichen Verzerrungen in der Beziehung zum Untersucher *(Übertragung)*. Der erfahrene Untersucher wird sich fragen, wie der Patient mit ihm umgeht und was er selbst für Reaktionen und Gefühle bei sich registriert *(Gegenübertragung):* „Warum macht mich der Patient so wütend?" – „Warum spüre ich kein wirkliches Interesse für sie und kein Mitgefühl, obwohl diese Frau so dramatische Geschehnisse zu berichten hat?" – „Wie hat er es fertiggebracht, mich so gegen seine Frau (oder gegen seine Mutter) aufzubringen und sie als Alleinschuldige darzustellen?" Der Arzt muß also nicht nur beobachten, wie der Patient mit ihm umgeht, sondern ebenso seine eigenen bewußten, aber auch unbewußten und emotionalen Reaktionen auf die Darstellung des Patienten registrieren und reflektieren. Das ist eine sehr anspruchsvolle Anforderung, die ohne psychologische Schulung und Selbsterfahrung kaum zu leisten ist.

Eine Hilfe kann hier eine *Balint-Gruppe* sein, genannt nach dem Londoner Psychoanalytiker Michael Balint. Es kommen hier Ärzte regelmäßig in einer geschlossenen Gruppe über längere Zeit zusammen und besprechen unter der Leitung eines psychoanalytisch erfahrenen Kollegen ihre Erfahrungen, die sie im Umgang mit ihren Patienten und mit sich selbst machen.

Psychologische Tests in der psychosomatischen Praxis

Psychologische Tests sind standardisierte psychodiagnostische Verfahren, die darauf abzielen, Eigenschaften, die eine Person in ihrem Erleben und Verhalten charakterisieren, möglichst unverfälscht quantitativ oder qualitativ zu bestimmen, d. h. zu messen. Diese Tests gehen prinzipiell nicht über das hinaus, was man in einem diagnostischen Gespräch mit einem Patienten erfahren kann. Ihre Bedeutung liegt jedoch darin, daß ihre Konstruktion darauf abzielt, daß sie ein möglichst objektives Bild vom Patienten liefern, das relativ unabhängig von der subjektiven Einschätzung des Diagnostikers ist. Man versucht das durch eine hohe Standardisierung in der Durchführung und Auswertung der Tests zu erreichen. Deshalb spricht man auch von objektiven Testverfahren. Viele dieser Testverfahren sind auf dem Hintergrund von Persönlichkeitstheorien entstanden oder haben diese befruchtet.

Den meisten Persönlichkeitstests ist die *Fragebogenmethode* gemeinsam, so dem MPI (Eysenck 1959) und dem 16 PF (Cattell u. Mitarb. 1957). Die weiteste Verbreitung hat der MMPI (Hathaway u. McKinley 1963) gefunden, der 566 Fragen enthält und bestimmte klinisch relevante Persönlichkeitszüge zu erfassen versucht (hypochondrische, depressive, hysterische, psychopathische Züge, Maskulinitäts-, Feminitätstendenzen; paranoide, psychasthenische, schizoide, manische Züge sowie die soziale Inversion). Für psychosomatische Symptombildungen charakteristisch wird eine V-Zacke im MMPI angesehen (Abb. 4).

Eine Sonderstellung unter den psychologischen Tests haben die projektiven diagnostischen Verfahren, wie z. B. der *Rorschach-Formdeuttest,* dessen Ziel es ist, über freie Patientenäußerung zu einer weitgehenden unstrukturierten Testvorlage persönliche Konfliktthemen zu erfassen.

Die projektiven Testverfahren haben mehr historisches als aktuell klinisches Interesse. Sie spielen in der psychologischen Diagnostik wegen ihrer geringen Reliabilität und begrenzten Validität kaum noch eine Rolle, d. h., sie messen die von ihnen angepeilten Konstrukte, z. B. Angst, Aggressivität usw., nicht mit der heute gewünschten Exaktheit. Einen aktuellen Überblick über die ständig neu entwickelten Testverfahren und die methodischen Fragestellungen gibt u. a. Brickenkamp (1983).

Einen Einblick in den Konflikthintergrund gibt auch der TAT (Thematic-Apperception-Test), wobei zu vorgelegten rätselhaften und phantastischen Bildtafeln Geschichten erfunden werden sollen. Für psychosomatische Forschungsansätze fruchtbar hat sich der *Frustrationstest* von Rosenzweig (picture-frustration-study) erwiesen, der eine

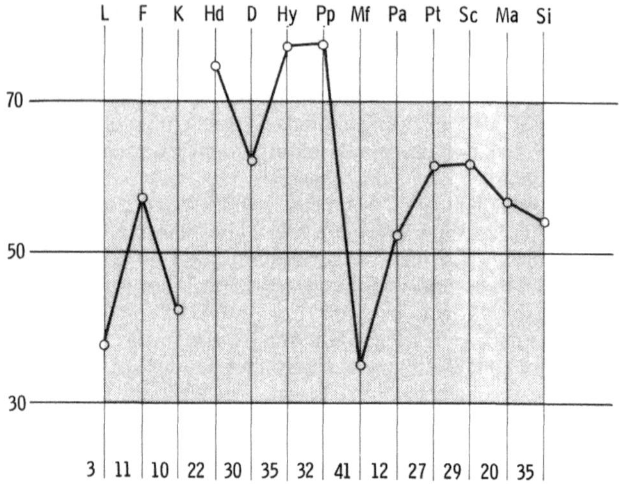

Abb. 4 Das psychosomatische „V" im MMPI: Die Skalen Hypochondrie (Hd), Depression (D) und Hysterie (Hy) weisen in ihrer Ausprägung das typische „V" auf. Auch die Psychopathieskala ist hier erhöht. Die Kontrollskalenwerte (L = Lügenskala mißt die bewußte und unbewußte Verfälschung, F die allgemeine Abwehr, K stellt einen Korrekturverlust dar) weisen darauf hin, daß eine Interpretation der Skalen noch möglich ist. In der Höhe liegen die Werte zwischen den Sollwerten, wie sie für den hysterischen Charakter und denen, wie sie für die Konversionshysterie typisch sind. Erhöht ist auch die Psychopathieskala.

Beurteilung der Reaktionsweise auf Frustrationen, vor allem der nach außen oder innen gewendeten Aggression, erlaubt.

Eine Sonderstellung innerhalb der klinisch-psychologischen bzw. psychosomatischen Diagnostik nehmen Fragebogen ein, die eher unter pragmatischen Gesichtspunkten ohne unmittelbaren Bezug zu einer Theorie konstruiert wurden. Ein Beispiel dafür ist der *Gießener Beschwerdebogen,* der aus einer Liste von 57 Fragen nach Beschwerden in den Bereichen Allgemeinbefinden, Vegetativum, Schmerzen, Emotionalität sowie nach hysteriformen Beschwerden besteht, denen in der psychotherapeutischen Ambulanz Bedeutung zukommt. Alle diese Tests sind an einem repräsentativen Querschnitt der Bevölkerung und an Patientengruppen standardisiert, so daß die Antworten des einzelnen Patienten auf deren Grundlage bewertet werden können.

Die im Zusammenhang mit Behandlungsstrategien, der Belastbarkeit und der Plastizität einer Persönlichkeit wichtige Frage, ob eine *hirnorganische Schädigung* vorliegt, kann in bestimmten Zeichentests mit großer Sicherheit erfaßt werden (Benton-Gestalttest).

Von praktischer Bedeutung sind *Intelligenztests,* etwa der Hamburg-Wechsler-lntelligenztest für Erwachsene (HAWIE). Der Intelligenzgrad des Patienten ist wesentlich, um andere testpsychologische Befunde interpretieren zu können und wird bei der Therapieplanung genutzt.

Psychologische Tests können die allgemeine Diagnostik, wie es ein gutes Interview darstellt, ergänzen, jedoch keinesfalls ersetzen. In der individuellen klinischen Diagnostik haben sie eine eher untergeordnete Bedeutung, eine größere in der psychosomatischen Forschung, wenn Untersuchungen an einer großen Zahl von Patienten durchgeführt werden. Hier ist man auf eine systematische und für alle Patienten vergleichbare Datensammlung angewiesen.

Therapieformen in der Psychosomatik

In der Psychosomatischen Medizin hat sich im Laufe dieses Jahrhunderts eine breite Skala von verschiedenen psychologischen, körperzentrierten und weiteren therapeutischen Hilfen, wie Selbsthilfegruppen, herausgebildet. In den großen psychotherapeutischen Schulen Psychoanalyse, Verhaltenstherapie und Gesprächstherapie haben sich Spaltungstendenzen mit Gruppenbildungen in Theorie und Praxis gezeigt. Die Frage, was die angemessene, optimale Methode zur Behandlung krankheitswertiger Störungen darstellt und was die jeweiligen und die gemeinsamen psychotherapeutischen Wirkfaktoren ausmachen, droht bei dieser Konkurrenz verschiedener Schulen, Vereinigungen und großen und kleinen Gruppen aus dem Blick zu geraten.

Was ist Psychotherapie?

Psychotherapie ist zu beschreiben, als eine gezielte, vorwiegend sprachliche Kommunikation mit einem Kranken zur Beeinflussung von körperlichen und seelischen Leidenszuständen. Sie wird geplant im Rahmen einer Krankheits- und Behandlungtheorie und als lehr- und lernbare Methode ausgeübt.

In psychotherapeutischen Behandlungen wird die Nachentwicklung und Erweiterung der Persönlichkeit systematisch gefördert. Psychotherapie geht dabei immer von einer intensiven, bewußt gestalteten und rollenmäßg differenzierten Beziehung zwischen Patient und Therapeuten aus. Die Not des Patienten und die Kompetenz des Spezialisten führen, zumindest am Anfang, zu einer Asymmetrie. Die meisten Psychotherapieverfahren laufen in sprachlicher Form ab, wobei neue, differenzierende *Einsichten* in die gegenwärtigen Lebenssituationen und ein lebensgeschichtlicher Rückblick in die inneren Entstehungsbedingungen erarbeitet werden. Die aufdeckenden und verschiedene Möglichkeiten durchspielenden Gespräche sollen zu neuen Denk- und Handlungswegen, zu neuen Einstellungen und Verhaltensweisen gegenüber anderen Menschen und der äußeren Lebenssituation führen. Sprechen in der psychotherapeutischen Situation ist immer *Probehandeln* und fordert damit zu neuen Einstellungen im alltäglichen Leben außerhalb der Behandlung. Neue Verhaltensweisen und Erfolge dabei, die in der Behandlung reflektiert werden, stellen ein wichtiges therapeutisches Element dar.

Die Psychosomatik bietet heute eine große Breite therapeutischer Aufgaben. Therapeuten haben es mit organischen und mit leichten funktionellen Störungen, mit somatopsychischen und im engeren Sinne psychogenen Krankheitsformen zu tun, mit Patienten aller Altersgruppen und Bildungsschichten. Eine einseitig theoriegeleitete und methodenzentrierte Indikationsstellung ist nicht zu vertreten und praktisch nicht realisierbar, jedenfalls nicht für psychosomatische Einrichtungen und für Ärzte und Psychologen der ersten Linie therapeutischer Versorgung. Bei dieser Breite der Aufgaben ist zu fordern, daß Ärzte und Psychologen die verschiedenen Verfahren in ihrer Indikation, den Wirkfaktoren und Erfolgsaussichten kennen.

Im großen läßt sich sagen, daß die folgenden Schwerpunkte an Mitteln und Zielsetzungen bestehen:

Analytische Psychotherapie ist überwiegend kognitiv und auf „korrigierende emotionale Erfahrung“ ausgerichtet und geschieht im Rahmen der Aktualisierung, Aufdeckung und Einsicht in aktuelle und lebensgeschichtlich zurückliegende Konflikte und Fixierungen. Die Verhaltenstherapie vermittelt neue Einstellungen und Verhaltensweisen im Rahmen eines Lernprozesses. Die Gesprächstherapie zielt im Rahmen einer tragenden Arzt-Patient-Beziehung auf Umstimmung und Stärkung des Patienten.

Wenn solche Akzentsetzung auch im großen zutreffen mag, ist unverkennbar, daß diese Abgrenzungen sich lockern. So wird in der psychoanalytischen Richtung in verschiedenen Methoden auch ausdrücklich Lernen und Einübung neuer Verhaltensweisen benutzt. In der Verhaltenstherapie tauchen Einsicht und lebensgeschichtliche Rückblenden auf. Und in beiden Verfahren wird die realistische und persönliche Beziehung zwischen Patienten und Therapeuten, neben der Übertragung und der Rolle des technischen Experten als Wirkfaktor gesehen und gefördert. Methodischer Purismus bestimmt nur noch die Ausbildung der mehr oder weniger bejahrten Schüler.

Die drei psychotherapeutischen Grundeinstellungen, die in Psychoanalyse, Verhaltenstherapie und Gesprächstherapie akzentuiert entwickelt wurden, werden bei den verschiedenen Störungsbildern und der jeweiligen seelischen Lage von Kranken sicher ganz unterschiedlich gefordert:

1. Bei einer jungen Patientin mit Brustkrebs oder einem Mann mit einem chemotherapeutisch zu behandelnden Bronchialkarzinom ist eine emotional kommunikative und vor allem supportive, auf die gegenwärtige Lage und auf die nahe Zukunft gerichtete psychotherapeutische Einstellung indiziert, wie sie z. B. die Gesprächspsychotherapie fördert.
2. Ein junges Mädchen mit Bulimie und Suchttendenzen oder ein Patient mit Herzinfarkt, Übergewicht, Alkoholabusus usw. benötigt eine symptomzentrierte und übende und direktive Einstellung, bei der die tägliche Lebensführung und das Gesundheitsverhalten in konkreten Lernaufgaben thematisiert wird. Es ist eine Einstellung, wie sie z. B. von der Verhaltenstherapie begründet und entwickelt ist.
3. Eine chronifizierte herzangstneurotische Entwicklung eines jungen Mannes mit regressiven Zügen und phobischen Fixierungen bietet eine Indikation für eine psychotherapeutische Einstellung, die auf Einsicht in die innere, emotionale Lage, deren Geschichte und szenische Aktualisierung in der Behandlungssituation gerichtet ist. Das bietet damit eine Indikation für eine psychoanalytische Einzel- oder Gruppentherapie.

Allgemeine Grundlagen der Psychotherapie

Die Rollenerwartung gegenüber dem modernen Arzt mit seinen vielfältigen therapeutischen Möglichkeiten ist die eines sehr aktiv tätigen, wissenden und Entscheidungen treffenden Helfers. Aus dieser Rolle einen Absprung zu finden in ein mehr offenes, partnerschaftliches Verhältnis, ist nicht nur für den Patienten, sondern auch für den Arzt schwierig. Manche Ärzte sind bereit, handfeste Ratschläge und Verhaltensanweisungen zu geben: „Sie müssen einfach bei den Eltern ausziehen. – Heiraten Sie, dann wird sich die homosexuelle Neigung schon geben. – Lassen Sie sich scheiden, diese Frau (dieser Mann) ist nichts für Sie. – Das ist der falsche Beruf für Sie wenn Sie schon am Anfang so viel Angst haben.“ Die Ärzte handeln aus dem, was Micahel Balint (1957) als die „apostolische Funktion des Arztes“ charakterisiert hat. Sie liegt darin, daß „jeder Arzt eine vage, aber fast unerschütterlich feste Vorstellung davon hat, wie ein Mensch sich verhalten soll, wenn er krank ist“.

Es ist sicher eben so illusionär, in einer Arzt-Patient-Beziehung an einer unhinterfragt autoritativen, omnipotente Erwartung erfüllenden Rolle des Arztes festhalten zu wollen, wie andererseits von Anfang an eine ebenbürtige Partnerschaft vom Patienten zu erwarten, die von ihm verlangt, an Entscheidungen ebenso mitzuwirken, als habe er die gleiche Kompetenz, Übersicht und Erfahrung.

Aus der Psychoanalyse kommt der für die Arzt-Patient-Beziehung zentrale Begriff der *Übertragung*. In seiner ursprünglichen Bedeutung bei Sigmund Freud bedeutet Übertragung, daß der Patient bestimmte Erfahrungen, die er an Vater oder Mutter gemacht hat (z. B. ein uninteressierter, letztlich ihn abwertender Vater; eine alles verstehende, auf Nähe und Symbiose drängende Mutter), im Arzt oder der Ärztin wahrnimmt. Dementsprechend versucht er unbewußt die Arzt-Patient-Beziehung zu gestalten. In der geschichtlichen Entwicklung der Psychoanalyse und aus ihren Erfahrungen hat sich aber gezeigt, daß es nicht die faktischen Elternpersönlichkeiten sind, die sich hier auswirken. Schon das vom Kind entworfene Bild der Eltern ist durch eine eigene Sinnentnahme bestimmt. Geschwister und nicht erbgleiche Zwillinge entwerfen höchst unterschiedliche Elternimagines, in denen sich die Persönlichkeit des Kindes manifestiert. Daran ist in jeder Behandlung zu denken, um nicht kurzschlüssig und einseitig die Eltern zu Schuldigen und zur Krankheitsursache werden zu lassen. Im weitesten Sinne wird heute von Übertragung als den Einstellungen, Gefühlen und Wahrnehmungen gesprochen, die ein Mensch anderen Menschen überhaupt, aber auch bestimmten Berufen wie Ärzten, Lehrern, Pfarrern usw. entgegenbringt.

Diese verschiedenen Aspekte der „Übertragung", d. h. der persönlichkeitseigenen seelischen Einstellung bestimmen damit überhaupt die zwischenmenschlichen Beziehungen der Menschen, z. B. wie Ehepartner einander unbewußt wahrnehmen und aufeinander reagieren. Besonders ist aber die Abhängigkeit des Kranken und sind seine Nöte, Schmerzen und Ängste geeignet, kindliche Erwartungen und Erfahrungen und damit Übertragung zu aktivieren. Krankheit ist eine Provokationssituation im Hinblick auf frühere Erfahrungen in der Kind-Eltern-Beziehung.

Ebenfalls aus der Psychoanalyse kommt der Begriff der *Gegenübertragung,* der zunächst auch persönlichkeitseigene, bis in die Kindheit zurückzuverfolgende neurotisch einengende Einstellungen zu anderen Menschen beim Therapeuten beschreibt. Von Gegenübertragung im weitesten Sinne kann man bei der typischen Einstellung der Gefühle, Wahrnehmungen und Erwartungen sprechen, die ein Arzt seinen Patienten oder bestimmten Patienten entgegenbringt.

Schließlich ist noch darauf hinzuweisen, daß „Übertragung" und „Gegenübertragung" in der psychotherapeutischen Umgangssprache heute benutzt werden, um im ganzen das Ausmaß der Empathie und emotionalen Beteiligung in einer Beziehung zu charakterisieren.

Wie sehr die psychologische Komponente in jeder Arzt-Patient-Beziehung bestimmend ist, sowohl in der allgemeinärztlichen wie in der psychotherapeutischen, hat sich an den *Placebo-Wirkungen,* den unspezifischen Medikamentenwirkungen, gezeigt. In jeder Arzt-Patient-Beziehung liegen unspezifische Wirkungsmöglichkeiten, die genutzt und optimiert werden können. Diese unspezifischen Komponenten liegen in der Empathie, d. h. im gefühlsmäßigen Entgegenkommen des Arztes, in dem Interesse, das er für den Patienten und seine körperlichen und seelischen Probleme hat und darin, daß er sich selbst als belastbar erweist für die Konflikte und Probleme, die der Patient bringt.

Die größten Schwierigkeiten haben Ärzte bei der gegenwärtigen, auf schnelle Entscheidung und Handeln ausgerichteten professionellen Ausbildung, sich auf eine rezeptive Einstellung umzustellen, die den Mitteilungen des Patienten Raum gibt. Die bedeutsamen Mitteilungen des Patienten mit all seinen Konflikten und Problemen erst einmal anzunehmen, einfach durch Zuhören, ohne gleich Ratschläge und Verhaltensanweisungen zu geben, stellt eine unspezifische therapeutische Leistung dar. Viele Ärzte haben aber Schwierigkeiten zu erkennen, daß sich der Patient durch bloße Mitteilung seiner Belastungs- und Konfliktsituation und seiner Lebensgeschichte wesentlich erleichtern kann und daß hierin eine bedeutsame therapeutische Komponente liegt.

Das psychotherapeutische Gespräch

Das Gespräch als diagnostische und therapeutische Methode ist eine Behandlungsform, die *jeder* Arzt, beabsichtigt oder unbeabsichtigt, ausübt. Es hat in der bisherigen Ausbildung des Arztes kaum Aufmerksamkeit gefunden. Die meisten Ärzte sind auf *Intuition,* auf Lernen aus *Versuch* und *Irrtum* angewiesen, was im Einzelfall fruchtbar, auf die Dauer aber sicher gefährlich ist. Häufig wird dem Arzt eine Notfallpsychotherapie aufgedrängt, eine Planung ist meist gar nicht möglich. Bei vielen akuten Krisenfällen ist der Arzt so etwas wie eine *Agentur für psychosoziale Konflikte;* es ist Sache seiner Erfahrung, seiner Intuition, wie tief er eindringen kann oder muß, welchen Weg er geht. Es ist für jeden Arzt wichtig, die sachangemessene, aber auch die ihm selbst angemessene Haltung zu finden. Dabei besteht allerdings die Gefahr, daß sich gewisse Gewohnheitshaltungen einschleichen und verhärten. Die Fähigkeit zu einer einsichtsorientierten Gesprächsführung kann aber nicht isoliert als Gesprächstechnik vermittelt werden, wie gerade die Erfahrungen von Balint-Gruppen gezeigt haben. Ohne ein Grundgerüst von Wissen über die Entstehungsbedingungen und die Lösungsmöglichkeiten psychosomatischer und neurotischer Störungen fühlen sich die Ärzte so unsicher, daß sie es schwer haben, auf Gesprächsangebote der Patienten einzugehen.

Es gibt dabei bestimmte allgemeine Grundsätze, unspezifische therapeutische Variablen der Gesprächsführung, die zu beachten sind und für Arzt wie Patient den Einstieg erleichtern können:

1. Das einmalige diagnostisch-therapeutische Gespräch ist u. U. für die Mehrzahl unserer Patienten die einzige Psychotherapie, die sie jemals erfahren. Dabei ist das *erste Gespräch häufig für die Beziehungsfindung beider entscheidend,* dafür ob der Patient zum Arzt Kontakt findet und dem Arzt ein Krankheitsangebot und der Arzt dem Patienten ein Angebot psychologischen Verstehens macht. (Das gilt allerdings nur mit Einschränkungen für den praktischen Arzt, der noch Hausarzt ist, die Patienten über viele Jahre verfolgen kann und die ganze Familie kennt.)

2. Ziel ist es für den Therapeuten den Patienten zum Sprechen über sich selbst zu bringen, nicht nur über seine körperlichen Beschwerden sondern auch über ihren emotionalen Stellenwert in seinem Leben und über ihren Konflikthintergrund. Gelingt dies und unter affektiver Beteiligung, so kann man eigentlich sicher sein, daß der Patient eine *Entlastung* durch die Aussprache erfährt. Viele junge Ärzte unterschätzen den kathartischen Effekt einer solchen sprachlichen Entäußerung. Sie meinen, sie müßten ihrem Patienten auf jeden Fall selbst eine Lösung ihrer Probleme mitgeben. Die *Verbalisierung* und Aufdeckung eines Konfliktes stellen zweifellos schon *Behandlung* dar, vor allem dann, wenn der Patient Einsicht in den eigenen Anteil gewinnt, der zur Konfliktsituation geführt hat. Im Hören des Arztes, in seinem Interesse für den Patienten und im Verstehen der Konfliktsituation, in seinem Fragen und dem Hinleiten auf den eigenen Anteil bei der Entstehung liegen therapeutische Handlungen, die nicht zu unterschätzen sind.

3. Das Gespräch geht gewöhnlich von der gegenwärtigen Lage des Patienten aus,seinen Beschwerden, Stimmungen, Belastungen und Konflikten. Es geht um ein *Verständnis* seiner *Lebenssituation* vor dem *Hintergrund* seiner für ihn *typischen emotionalen Schwierigkeiten* und *seines eigenen Anteils an der Problematik.* Die Einbeziehung der Lebensgeschichte geschieht selektiv unter dem Aspekt, wie die Erfahrungen der Vergangenheit zu dem gegenwärtigen Kernkonflikt beigetragen haben. Das konfliktzentrierte therapeutische Gespräch schließt sich inhaltlich und in seiner Struktur an das diagnostische Gespräch an. Der herausgearbeitete Kernkonflikt wird dabei immer wieder unter verschiedenen Aspekten betrachtet. Es werden ähnliche Situationen im gegenwärtigen Leben, die Wurzeln und Determinanten in den äußeren Belastungen wie in der Persönlichkeit des Patienten und in seiner Vergangenheit verfolgt. Wie tief das geht, hängt von äußeren wie von inneren Faktoren bei Patient und Arzt ab, d. h. wieweit sie in der Lage sind und wieweit es notwendig ist, das Gespräch fortzusetzen und zu vertiefen.

4. Therapeutisch ist es oft entscheidend, ob der Konflikt und die Anteile des Patienten daran „draußen“ bleiben oder ob es gelingt ihn im Behandlungszimmer selbst in der Beziehung zum Therapeuten zu

aktualisieren, ihn szenisch zu fassen. Das geschieht meist unbewußt und unbeachtet. Diese szenische Reinszenierung wahrzunehmen, die eigene Beteiligung und die des Patienten zu erkennen und in einer positiven, ihn nicht kränkenden Form anzusprechen, kann zur wesentlichen Hilfe werden. Oft sind es nicht die Gesprächsinhalte, sondern scheinbare Nebensächlichkeiten des Verhaltens beim Patienten, wie er kommt und geht; mit den Terminen umgeht; die Angebote und Mitteilungen des Therapeuten annimmt – oder auch nicht; die Körperhaltung und Sprechweise usw., die auf den affektiven szenischen Charakter hinweisen.

5. Die Besprechung szenischer Elemente in der Behandlung darf nicht als Belehrung erfolgen und muß den eigenen Anteil dabei wahrnehmen und offenlegen. Viele Ärzte *geben* ihre persönlichen Überzeugungen als *Ratschläge* weiter (und viele Patienten *nehmen* diese Ratschläge wie ein Orakel). Das entspricht einer sich selbst gegebenen Funktion, die Balint als die *apostolische Sendung der Ärzte* charakterisiert hat (s. S. 93). Durchleuchtet man die Motivation solcher Ratschläge genauer, so wird deutlich, daß sich häufig und die Ärzte hier *selbst entlasten!* Anstatt die oft unauflösbaren Widersprüche etwa einer Ehe und die tiefverwurzelten Konflikte der Patienten anzuhören und damit anzunehmen, neigen sie dazu, kurzschlüssig einen Rat zu geben und sich damit im Grunde von dem Patienten zu distanzieren. Gewöhnlich trägt der Arzt, dem der Patient all seine Schwierigkeiten, in denen er steht, mitteilt, nicht leicht an der Last des Mitwissens, wenn er interessiert und emotional beteiligt zuhört.

Es soll damit aber keinesfalls einem vermeintlich psychoanalytischen, sphinxhaften Schweigen des Arztes im ärztlichen Gespräch als Grundhaltung zugestimmt werden. Wie aktiv er sein kann, inwieweit er Konflikte durchsichtig machen und ansprechen kann, hängt von dem Angebot des Patienten und seiner selbst gewonnenen Einsicht ab.

6. Neben der erwähnten Bearbeitung der Konfliktsituation und ihrer Ursachen müssen bei vielen psychosomatischen Störungen (Eßstörungen, Schmerzzuständen mit Medikamenteneinnahme usw.) Fragen der *Lebensführung* des Patienten und seines Gesundheitsverhaltens besprochen werden.Belastungen und Konflikte sind nicht selten mit negativen Auswirkungen auf die Lebensführung verbunden. Sie äußern sich in einer unregelmäßigen Lebensweise, in *Schlafentzug,* übertriebener *Betäubung durch Arbeit, u. U. Alkoholabusus, Nikotinabusus, Medikamentenmißbrauch* und ähnlichem. Richtig dosierte Hinweise auf den Zusammenhang von seelischen Konflikten mit falscher Lebensführung, mit einer ungesunden Rhythmisierung des Tagesablaufes usw. und gezielte Interventionen können das Gewicht seelischer Faktoren durchaus unterstreichen.

7. Es ist scheinbar selbstverständlich, muß hier aber doch wohl erwähnt werden, wie notwendig es ist, daß der Arzt sich für eine solche

Gesprächsintervention mit seinem Patienten *Zeit* nimmt. Wenn er sich zeitlich zu sehr unter Druck setzen läßt, entwertet er den von ihm zu vertretenden seelischen Aspekt des Krankwerdens. Es geht im psychotherapeutischen Gespräch darum, den Patienten in eine Verfassung zu bringen, in der er durch neue aufsteigende Einfälle, Phantasien, Erinnerungen usw. die Schranke des Vergessenen, des Nicht-Wissen-Wollens, die gesamte Verdrängungsschranke überwindet, die Abwehr fallen läßt und zu neuen Einsichten kommt. Das Minimum an Zeit für ein ärztliches Gespräch liegt bei 20 bis 30 Minuten. In vielen Fällen bedeutet das, daß der Arzt dem Patienten – gerade für das meist maßgebende erste Gespräch – einen neuen Termin geben muß, ihn auf eine spätere, ruhige Stunde des Tages einbestellt und ihm damit zu verstehen gibt, daß er die seelische Seite des Krankseins überhaupt ernst nimmt.

8. *Medikamentöse Gaben* können im Zusammenhang eines psychotherapeutischen Gespräches und einer Führung des Patienten über längere Zeit durchaus hilfreich sein. Hat man mit dem Patienten den Zusammenhang seiner Beschwerden mit der Lebenssituation erarbeitet, so kann man durchaus medikamentöse Hilfen gezielt einsetzen, ohne daß das Seelische in den Augen des Patienten damit wieder entwertet und bagatellisiert wird. Durch die Gabe von Medikamenten gibt man auf jeden Fall dem Patienten auch etwas mit, was über diese Gesprächsstunde hinausreicht und u. U. auf sie Bezug hat, etwas, das auch eine ärztliche Zuwendung symbolisiert. Freilich muß man u. U. auch, indem man gerade *nichts* verschreibt, das überwiegende oder alleinige Gewicht der seelischen Faktoren unterstreichen. Und das ist sicher gerade bei zögernden und abwehrenden, wenig überzeugten Patienten notwendig. – Aber bei vielen aktuellen Belastungssituationen ist es sehr hilfreich, dem Patienten nach einer Aussprache einen erholsamen Schlaf zu verschaffen und damit eine vorübergehende Distanzierung von dem Konfliktfeld. Medikamentöse Ruhigstellung und Entlastung stellen einen Appell an die selbstregulierenden Kräfte des Seelenlebens und des Organismus dar. Psychopharmaka machen Neuordnungen möglich und können dem in einem seelischen Konflikt verfangenen Menschen erleichtern, sich innerlich zu distanzieren und autoprotektive und restitutive Tendenzen die Oberhand gewinnen zu lassen. Eine vom Erlebnisgrund abgelöste Symptomatik kann auf der vegetativen Endstrecke durch medikamentöse Eingriffe dieser Art günstig beeinflußt werden. Auch wenn das keine ursächliche Therapie in bezug auf die seelischen Konflikte darstellt, hat der Arzt keinen Grund, diese hilfreichen Möglichkeiten nicht in Anspruch zu nehmen – wenn er weiß, was er dabei tut und warum er es tut.

Psychotherapeutische Gespräche in dieser Form sind vor allem bei akuten aber auch chronifizierten körperlichen und seelischen Störungen mit einem biographisch faßbaren Hintergrund und einer psychosomatischen Fragestellung indiziert. In dieser Form geführte psychotherapeutische Gespräche, die über 25–30 oder 50–60 Minuten geführt werden, können als Kurzzeittherapie ohne Gutachter – nur mit formalen Antragsverfahren über 25 Stunden durchgeführt und mit den Krankenkassen abgerechnet werden. Voraussetzung ist eine psychotherapeutische Basiserfahrung im Rahmen der Zusatzbezeichnung Psychotherapie. Wenn erforderlich, können sie als tiefenpsychologische oder psychoanalytische Einzel- oder Gruppentherapie fortgeführt werden.

Die verschiedenen psychotherapeutischen Behandlungsformen

Sind psychosomatische Störungen nicht allein in einer Konfliktsituation aktueller Art begründet, liegen chronische Belastungen und Konflikte vor und hat die *Persönlichkeit* des Patienten mit ihren *bewußten* und *unbewußten* Anteilen wesentliches Gewicht für die Erkrankung, so ist eine längerdauernde Psychotherapie angezeigt. Diese hier zu besprechenden Formen psychotherapeutischer Behandlungen haben das Ziel der Nachentwicklung der Persönlichkeit durch Aufhebung frühkindlicher Fixierungen und durch Beeinflussung biographisch eingefahrener, zu psychosomatischen Störungen führender Fehlhaltungen. Sie erreichen das durch *Bewußtmachung* der Konflikte und durch neue *korrigierende emotionale* und *Lernerfahrungen* im Rahmen einer *therapeutischen Beziehung.*

Je nach Art der Störungen, der Motivation und Leistungsfähigkeit des Patienten und den Fähigkeiten des Arztes, sind verschiedene Arrangements psychotherapeutischer Behandlungen indiziert.

Stützende Psychotherapie

Psychotherapeutische Führung (supportive Psychotherapie)

Es handelt sich um eine Technik, bei der die äußere Lebenslage und das *Verhalten des Patienten in der Realität* bearbeitet wird, seine Schwierigkeiten, seine Isolierung, seine Anpassung, aber auch sein abnormes Reagieren. Der Kontakt zum Patienten, eine positive Übertragung, wird nach Möglichkeit gefördert. Vom Arzt ist hier ein gewisses Maß an Aktivität erforderlich. Oft ist wichtig, Angehörige neben oder mit dem Patienten zu sehen; die soziale Realität des Patienten muß dabei mit erfaßt werden. Durch Sozialarbeiter können Schwierigkeiten am Arbeitsplatz ermittelt, Hilfen bei einer Arbeitsplatzänderung, bei Kontakten mit Behörden usw. gegeben werden. – Patienten, die mit einer schweren körperlichen oder seelischen Erkrankung zu kämpfen haben und isoliert sind, bieten eine Indikation für diese Behandlungsform, ebenso solcher Patienten, die bei schweren Persönlichkeitsstörungen wenig Voraussetzungen für eine introspektive, u. U. sehr belastende aufdeckende Psychotherapie bieten. Also Patienten mit *Ich-Schwäche, Neigung* zu gefährlichem *Agieren,* sind für eine stützende Psychotherapie geeignet. *Auch Süchtige* und *Grenzfälle zu* Psychosen bedürfen einer solchen stützenden psychotherapeutischen Führung wie viele chronisch körperlich Kranke.

Tiefenpsychologisch fundierte Psychotherapie

Es handelt sich hier meist um auf einen Konfliktkern (Fokus) zentrierte Behandlungen, die zeitlich zunächst offen, aber bei begrenzter Zielsetzung in ihrem Abschluß absehbar sind. Die früher versuchte Kurztherapie, die von vornherein eine bestimmte Stundenzahl festlegt, hat sich nicht bewährt. Sie entspricht offenbar nicht den inneren Gesetzmäßigkeiten psychotherapeutischer Behandlungen. Diese sind ja zunächst im Ausmaß der bestehenden Störungen des Patienten, in seiner sich erst im Behandlungsprozeß selbst abzeichnenden Dynamik nicht im voraus zu beurteilen. Aber ein zunächst zeitlich offener Horizont ist ebenso wichtig, wie das Bewußtsein der sachlichen und zeitlichen Begrenzung der psychotherapeutischen Aufgabe. Psychotherapie darf nicht zur Nische und zum Rückzug vor dem Leben werden.

Psychotherapie ist hier in der begrenzten Zielsetzung auf die Erhellung einer konkreten äußeren oder inneren Konfliktsituation ausgerichtet, die keine umfassende Erhellung der Eltern-Kind-Beziehungen verfolgt. Erfahrungsgemäß ist jedoch auch in der Bearbeitung der akuten begrenzten Konfliktsituation eine Nachreifung der Persönlichkeit durchaus möglich. – Gewöhnlich wird diese meist über 30–80 Stunden in 1 bis 2 Jahren laufende Behandlung auf 1 oder 2 Wochenstunden begrenzt und die aktuelle Lebensproblematik in ihren tiefenpsychologischen Hintergründen bildet das Thema der Stunden. Das Gespräch ist zentriert auf die Erlebnis- und Verhaltensweisen des Patienten in bezug auf seine aktuellen Probleme. – Eine *Indikation* bieten alle akuten und auch die chronifizierten psychosomatischen Störungen, die sich mit einem greifbaren Konflikt des Patienten in Verbindung bringen lassen, also etwa psychosomatische Allgemeinsyndrome, Eßstörungen und weitere relevante Körperstörungen, die im Zusammenhang mit beruflichen, familiären und sonstigen Belastungen stehen.

Psychotherapeutische Behandlungstechniken dieser Art setzen eigene, tiefenpsychologische Erfahrungen voraus, eine gezielte Ausbildung in diesen Verfahren. Es ist ja sicher eine Illusion zu meinen, daß die Weiterbildung in der klassischen psychoanalytischen Technik schon Kenntnisse und Fertigkeiten in diesen Behandlungen oft sehr gestörter und schwer kranker Menschen vermittelt, die größere Erfahrungen und Flexibilität fordern. Eine Hilfe kann für den Arzt eine fortlaufende Besprechung seiner Behandlungsfälle in Gruppen, Fallseminaren oder Balint-Gruppen sein. Vor allem Gruppen, in denen sich niedergelassene Therapeuten regelmäßig treffen und einander ihre Behandlungen vortragen, haben sich neuerdings bewährt.

Dynamische Psychotherapie

Charakteristisch für die dynamische Psychotherapie ist eine Behandlung im Sitzen mit ein oder auch zwei Wochenstunden und ein zeitlich nicht begrenzter, sondern nach vorn offener Behandlungsentwurf. Je nach Störung und Bedürfnissen des Patienten kann die Behandlung über mehrere Wochen oder auch mehrere Jahre gehen, mit größerer Stundendichte am Anfang und abnehmender gegen Ende. Im Behandlungsangebot der dynamischen Psychotherapie, deren Technik von A. Dührssen genauer beschrieben wurde, liegt wenig Aufforderungscharakter für eine Regression des Patienten. Es ist hier möglich, die aktuellen und vergangenen Konflikte in der äußeren Realität mit Einsichten in die eigenen Anteile und mit früheren lebensgeschichtlichen Bedingungen der Kindheit in Verbindung zu bringen. Die Therapie erlaubt sowohl Einsicht in die eigenen Fehlhaltungen wie neue Lernerfahrungen und Ich-stützende Maßnahmen. Indem verschiedene Möglichkeiten der Wahrnehmung, des Verstehens von Zusammenhängen und auch eigene Verhaltensweisen für den Patienten gemeinsam mit dem Therapeuten durchgesprochen und in der Vorstellung ausprobiert werden, können Ich-Störungen und Ich-Einschränkungen im Rahmen des therapeutischen Prozesses überwunden werden. – Indiziert ist die dynamische Psychotherapie bei psychosomatischen und neurotischen Beschwerden und auch bei Persönlichkeitsstörungen von Patienten, die zunächst wenig Introspektionsfähigkeit mitbringen, Ich-Einschränkungen in der Wahrnehmung haben und mehr Möglichkeiten der Identifikation mit der Denkweise des Therapeuten brauchen, als das klassische psychoanalytische Verfahren bietet.

Psychoanalyse als Therapieform

Das analytische Standardverfahren, die Psychoanalyse, ist in ihrer klassischen äußeren Form an eine hohe Stundenfrequenz von 3–4 Stunden in der Woche und an ein bestimmtes „Zeremoniell" geknüpft: Der Patient ruht auf einer Couch, ist aufgefordert, locker assoziierend alles auszusprechen, was ihm durch den Sinn geht. Der Analytiker sitzt hinter ihm, seine Aktivität konzentriert sich in strenger Schulauffassung auf *Deutungen.* Die äußere Wirklichkeit und die realistische Beziehung zum Therapeuten tritt im Vergleich mit allen anderen Therapieverfahren gegenüber der inneren Realität und Lebensgeschichte weit zurück. Ziel ist die Regression und die Wiederbelebung als pathogen betrachteter infantiler Erlebnisse in der freien Assoziation und in der Arbeit am Traum. Die Dauer der Behandlung wird am Beginn *nicht begrenzt,* sie liegt gewöhnlich zwischen einem und mehreren Jahren. Diese Anordnung fördert die Übertragung, das heißt die Wiederkehr infantiler emotionaler Einstellungen gegenüber den Eltern. Die entstehende Übertragungsneurose, deren Aktualisierung und interpretierende Bearbeitung zielt auf tiefgreifende, korrigierende Einsichten.

Die Psychoanalyse in dieser Form bietet Patienten mit einer neurotischen Entwicklungsproblematik, z. B. bei Hemmungen, emotionaler Einengung und Beziehungsstörungen die Möglichkeit eines neuen Entwicklungsprozesses. Voraussetzung dafür ist, daß eine bestimmte Ich-Stärke und Belastbarkeit sowie eine gewisse intellektuelle Differenzierung und Reflektionsfähigkeit gegeben sind. Art und Dauer der Behandlung fordern weiter eine sozial gesicherte und stabile Lebenssituation. Eine Gegenindikation bieten alle Ich-schwachen, etwa psychosenahen Patienten sowie schwerere Persönlichkeitsstörungen.

In einer neuen Beschreibung der klassischen psychoanalytischen Behandlung wird der laufende Prozeß unter anderem als eine Folge von Fokaltherapien geführt und interpretiert (Thomä u. Kächele 1985 und 1988). Tonbandaufzeichungen dieser Autoren demonstrieren eindrucksvoll, daß der psychoanalytische Dialog von seiten des Therapeuten keineswegs auf Deutungen beschränkt bleibt. Dabei wird der aktuellen Lebenssituation des Patienten und seiner gegenwärtigen Beziehung zum Therapeuten relativ mehr Gewicht gegeben gegenüber der Retrospektive und der Regression. Im ganzen wird heute die übertragungsfreie Beziehung als „Arbeitsbündnis" „realistische Beziehung" (Bräutigam 1983) oder „Arbeitsbeziehung" (Rudolf 1991) aufgewertet, was auch den Ergebnissen der empirischen Therapieforschung entspricht.

Die hohen Anforderungen haben dazu geführt, daß die Indikation im klinischen Bereich selten geworden ist. In der Ambulanz der Psychosomatischen Klinik Heidelberg wurde sie in den letzten Jahren unter jeweils 1000 interviewten Patienten bei 2–3% gestellt. „Man muss ein relativ gesunder Neurotiker sein, um von der klassischen Analyse profitieren zu können", hat der amerikanische Psychoanalytiker R. Greenson einmal bemerkt.

Nachuntersuchungen von psychoanalytisch behandelten, vergleichsweise besonders schwer gestörten Patienten der Menninger Klinik in den USA ergaben (Wallerstein 1988), daß auch dort bei der Mehrzahl der Patienten die klassische Technik variiert und supportive Elemente eingeführt werden mußten. Solche Veränderungen des klassischen Settings, z. B. des Liegezeremoniells, eine niedrige Stundenfrequenz von 1–2 Stunden und vor allem Veränderungen der früheren, rein auf Deutungen ausgerichteten Haltung des Analytikers usw., sind heute in der klinischen Anwendung weit verbreitet.

Analytische Gruppenpsychotherapie

Ambulante (und auch stationäre) Gruppenpsychotherapie wird gewöhnlich in geschlossenen Gruppen durchgeführt, d. h., die Teilnehmer sind vom Anfang bis zum Ende dieselben. Die Dauer der ambulanten Gruppentherapie, die ein- oder zweimal die Woche für zwei Stunden stattfindet, liegt zwischen 1 und 3 Jahren. Das Optimum der Teilnehmerzahl beträgt 6 bis 8 Personen. Der große Vorteil der Gruppenpsychotherapie besteht darin, daß auch Patienten, die zunächst wenig eigene seelische Krankheitseinsicht und Leidensdruck mitbringen, in der Gruppentherapie selbst motiviert werden können. Aber auch hier ist ein Minimum an Fähigkeit zur Einsicht in psychosoziale Zusammenhänge und an empathischer Einfühlung in andere Menschen Voraussetzung.

Der Patient muß in der Lage und interessiert sein, zwischenmenschliche Beziehungen mit anderen Menschen und dem Therapeuten aufnehmen zu können. Der große Vorteil der Gruppentherapie ist der, daß in der intensiven Bearbeitung aktueller Themen im „Hier und Jetzt" der Gruppe und in dem entstehenden, sehr nahen Kontakt mit den anderen eine Entwicklung der seelischen Funktionen und große *Reifungsmöglichkeiten der Gesamtpersönlichkeit* gegeben sind. Die Gruppentherapie bietet eine Art von *zwischenmenschlichem Training* mit Übertragung nicht allein zum Therapeuten und Kotherapeuten sondern auch zu den anderen Gruppenmitgliedern (multilaterale Übertragung), wie sie auch in der analytischen Einzeltherapie nicht gegeben ist. Allerdings kann die jeweilige individuelle Entwicklungsproblematik nicht in einer vergleichbaren Weise bearbeitet werden wie in der Einzeltherapie, was bei manchen Störungen doch notwendig werden kann. Eine *Indikation zur Gruppentherapie* bieten neben neurotischen Störungen vor allem funktionelle Beschwerdesyndrome, aber auch Patienten mit schweren pschosomatischen Erkrankungen wie Colitis ulcerosa, Asthma bronchiale usw. finden in einer kohärenten Gruppe einen großen Halt. Für Patientinnen mit Anorexia nervosa, die sich hier meist sehr schwer tun, sind u. U. spezielle Modifikationen einer Gruppentherapie notwendig.

Von der *Persönlichkeit* her erreicht die Gruppentherapie auch einfachere, weniger reflektionsfähige Patienten, die für die Psychogenese ihrer psychosomatischen Symptombildungen noch keine Einsicht mitbringen. Sie werden gewöhnlich von dem Gruppengeschehen, das in Gang kommt, getragen und können identifikatorisch bei anderen, ohne selbst zu stark belastet zu sein, eine Entwicklung durchmachen und schließlich selbst aktiv teilnehmen. Besonders die *psychosomati-*

schen Patienten, die ohnehin ihre Problematik zunächst schwer als eine seelische erleben können und Schwierigkeiten haben zu verbalisieren, können in der Gruppe leichter von einem psychosomatischen Zusammenhang überzeugt werden. Die Erfahrung lehrt allerdings, daß schwere psychosomatische Krankheitsbilder neben oder nach der Gruppentherapie Einzelgespräche und auch tiefenpsychologische oder analytische Behandlungen benötigen, ebenso ausgeprägte psychoneurotische Störungen (z. B. Zwangsneurosen, Agoraphobien).

Die Fähigkeit zur psychoanalytischen Gruppentherapie setzt von seiten des Therapeuten eine *spezielle Ausbildung* in dieser Technik voraus, die in manchen Punkten auf die psychoanalytische Einzelausbildung aufbauen kann.

Familientherapie

Die Psychoanalyse war zunächst von einer innerseelischen Konfliktsituation und damit einer Einpersonenpsychologie ausgegangen, hat dann aber immer mehr das reale Beziehungsfeld ihrer Patienten zur Kenntnis genommen. Der Kontakt mit den Beziehungspersonen wurde aber streng vermieden und es wurde auf die reale soziale, berufliche und familiäre Umwelt des Patienten kein direkter Einfluß genommen. In der Psychoanalyse soll er die Chance haben, durch eigene Persönlichkeitsentwicklung auch zum Faktor einer Veränderung seiner Umwelt zu werden. In den letzten Jahrzehnten hat sich mit der Einsicht, daß familiäre Gegebenheiten neurotische und psychosomatische Störungen fördern und unterhalten können, eine andere Einstellung verbreitet. Psychotherapeuten sind heute bereit wenn erforderlich auch mit den Angehörigen zu sprechen, ihre Hilfe zu suchen und ihnen Hilfe zu geben; sie neigen nur noch selten dazu, in ihnen „die Schuldigen“ zu sehen und sie zu meiden.

Unter dem Einfluß der familientherapeutischen Bewegung, die die Familie als Patient nimmt und auch versucht, die Familie im ganzen therapeutisch zu beeinflussen, kam es zu einer Erweiterung der Perspektive auf Krankheit. Entscheidend wird hier, daß das therapeutische Ziel nicht mehr die Einzelperson, sondern das familiäre Beziehungssystem ist, das im ganzen verstanden und verändert werden soll (Richter 1970). So wurde von einer schizophrenogenen und entsprechend von einer neurotischen und auch von einer psychosomatischen Familie gesprochen, wobei der psychosomatische Patient dann als der Delegierte des gestörten Familiensystems erscheint und u. U. als der noch Gesündeste. Das entspricht Erfahrungen der Paartherapie, wo es häufig eher die sensiblen flexibleren und auf eine Änderung dringenden Ehepartner sind, die sich als Patienten anmelden und auf eine Behandlung und Veränderung dringen (Willi 1975).

In einer Mehrgenerationenperspektive werden Fragen der Abgrenzung und Ablösung der jungen Generation von den Eltern, Konflikte zwischen den Generationen mit Einengung, Bindung oder Ausstoßungstendenzen als Konflikte thematisiert (Stierlin 1977). Gewöhnlich sind es Jugendliche, z. B. mit Anorexia nervosa, Asthma bronchiale oder Colitis ulcerosa, die mit Fragen der Trennung und Selbstfindung heute zur Familientherapie kommen.

Die systemtheoretisch orientierte Familientherapie entwickelte das Konstrukt von auf jeweils verschiedenen Ebenen liegenden vernetzten Systemen, die wiederum in Beziehung zu den anderen Ebenen stehen. So sollen familiäre Systeme in Wechselwirkung mit physikalischen, biologischen, psychischen und gesellschaftlichen Systemen stehen. Alle hier laufenden Lebensvorgänge dürfen nicht isoliert betrachtet werden, alles hängt mit allem zusammen, lautet das Credo dieser Sichtweise. Alle Erscheinungen stehen in Wechselwirkung mit anderen, wobei sich selbst steuernde Computer als Modell für das Funktionieren der Systeme herangezogen werden. Besondere Aufmerksamkeit wird in der Familientherapie den „Regeln" der Interaktionen gegeben, die zu dysfunktionalen Abläufen führen. Im zirkulären Fragen spricht in der Familiensitzung jeder über das Verhalten des andern, nicht über sich selbst. Das Bewußtsein und die subjektive Wahrnehmung des einzelnen von sich selbst und seiner Welt treten zurück gegenüber der Beurteilung des eigenen Verhaltens durch andere. Dem funktionalen Denken entspricht, daß die Therapeuten in ihren „Verschreibungen" die diagnostizierten falschen Verhaltensweisen durch paradoxe Interventionen angehen. Der stark bindenden Familie einer magersüchtigen Patientin, die sehr abhängig ist, wird so etwa ein erfreulicher Zusammenhang bescheinigt und im ganzen verordnet, sich noch enger aneinander anzuschließen. Das geschieht im Vertrauen auf die Selbstheilungskräfte im familiären System und einer kritischen Zuspitzung der Lage, in der Gegenkräfte frei werden und zu einer besseren Lösung führen. Familientherapeuten sehen ihre Familien im Vertrauen auf diese Selbstheilungskräfte nur in großen Abständen von mehreren Wochen bis Monaten.

Die familientherapeutischen Krankheitstheorien und Behandlungsstrategien sind je nach der Schulrichtung sehr unterschiedlich. Sie sind auf jeden Fall in ihrem Vorgehen darauf gerichtet, den therapeutischen Prozeß aus der Stunde in die Familie selbst zu verlagern, zwischen den in großen Abständen stattfindenden Sitzungen Aufgaben und Verschreibungen zu geben oder durch die paradoxen Interventionen eine Veränderung des familiären Verhaltens zu provozieren.

Verhaltenstherapie

In dem der Verhaltenstherapie zugrundeliegenden Krankheitsmodell werden körperliche und psychische Symptome als gelerntes Problemverhalten angesehen, das auch wieder verlernt werden kann. Die wichtigsten Erklärungsmodelle hierzu (vgl. S. 63 im Kapitel zu lerntheoretischen Beiträgen) beziehen sich auf das klassische Konditionierungsparadigma (respondentes Lernen), das operante Konditionierungsparadigma (instrumentelles Lernen) und kognitions-psychologische Modelle (im Rahmen der kognitiven Verhaltenstherapie). Es wird also davon ausgegangen, daß das Krankheitsverhalten durch bestimmte konditionierte Reize ausgelöst (respondent gelerntes Verhalten) und durch bestimmte positive Konsequenzen aufrechterhalten (instrumentell gelerntes Verhalten) wird. In neueren Arbeiten konnte gezeigt werden, daß bestimmte Gedanken und Einstellungen (Kognitionen) ebenfalls zu körperlichen Symptomen führen und diese aufrechterhalten können.

Kernstück der Verhaltenstherapie ist die *Verhaltensanalyse,* mit deren Hilfe zu Beginn der Behandlung ein Modell über die Entstehung und Aufrechterhaltung der Beschwerden erstellt wird und von der sich die jeweiligen Behandlungsansätze ableiten lassen. Operantes, respondentes und auf Kognition bezogenes Lernen unterscheiden sich zwar, bei der Erklärung komplexer Verhaltensstörungen und Erkrankungen und bei der Auswahl der entsprechenden Therapieverfahren muß aber berücksichtigt werden, daß diese Lernprozesse häufig miteinander interagieren.

Behandlungstechniken, die hauptsächlich auf den Überlegungen zur *klassischen Konditionierung* fußen, sind solche, die zur Behandlung der Angst entwickelt wurden, wie die *systematische Desensibilisierung* und Techniken der *Reizkonfrontation* (wie Flooding, Habituationstraining, Implosionstherapie). Führen bestimmte konditionierte Reize zu einer Angstreaktion mit fluchtartigem Verlassen der angstauslösenden Situation, so kann durch dieses Vermeidungsverhalten nicht gelernt werden, daß die Angstreaktion der auslösenden Situation nicht entspricht, unnötig geworden ist. Deshalb wird der Patient entweder in der Vorstellung oder in der Realität (in vivo) schrittweise an die beängstigende Situation herangeführt (systematische Desensibilisierung) oder er setzt sich in Begleitung des Therapeuten den angstauslösenden Reizen im vollen Umfang aus, bis die Angstreaktion verschwunden ist (Reizkonfrontation).

Therapieverfahren nach dem *operanten Lernmodell* konzentrieren sich vor allem auf die Konsequenzen die auf ein Verhalten folgen. Ein neues, erwünschtes Verhalten kann durch kontingente Verstärkung aufgebaut werden. Ein Problemverhalten soll durch Nichtbeachtung (keine Verstärkung) gelöscht werden. Eine wesentliche Bedeutung kommt der Selbstverstärkung zu: Der Patient verabreicht sich für das Erreichen eines bestimmten Verhaltensziels, bzw. für das Ausbleiben von Fehlverhalten selbst positive Verstärkung (z. B. Lob). Solche *Selbstkontrollmethoden* haben den Vorteil der generellen Verfügbarkeit und geben dem Patienten das Gefühl der Selbstbestimmung und Verantwortung für sein Verhalten. Strategien der positiven und negativen Verstärkung (z. B. Kontraktmanagement) wurden beispielsweise bei der Modifikation chronischer Schmerzprobleme erfolgreich eingesetzt.

Eine Reihe neuerer Studien legt nahe, daß autonom-nervöse Prozesse auch operant konditioniert werden können. Dazu dienen *Biofeedback*-Anordnungen zur Selbstkontrolle autonomer Körpervorgänge, wie z. B. des Blutdrucks, der Gehirnaktivität, der Magen-Darm-Tätigkeit, der Herzfrequenz, des psychogalvanischen Hautwiderstands. Beim Biofeedback lernt der Patient körperliche Prozesse durch unmittelbare Rückmeldung in eine von ihm oder der Umwelt gewünschten Richtung zu modifizieren. Die Rückmeldung physiologischer Prozesse kann auf optischem und akustischem Wege geschehen. Solche Biofeedback-Methoden haben in der psychosomatischen Medizin in den letzten Jahren zunehmend an Bedeutung gewonnen. Sie können prinzipiell bei allen psychosomatischen Störungen eingesetzt werden, bei denen erkennbare physiologische Funktionsabweichungen bestehen und eine geeignete, nichtinvasive Methode zur Registrierung und Rückmeldung dieser physiologischen Daten zur Verfügung steht (zusammengefaßt in Legewie und Nusselt 1975). Ermutigende und stabile Ergebnisse konnten beispielsweise mit der Rückmeldung der Aktionspotentiale der Muskulatur (EMG-Feedback) in der Behandlung des Spannungskopfschmerzes, des Stotterns, bei der Behandlung von Schreibkrämpfen und bei hysterischen Lähmungen erzielt werden. Auch bei der Behandlung von Herzrhythmusstörungen, Bluthochdruck und Migränekopfschmerzen ließen sich durch Biofeedback-Behandlung gute Ergebnisse erzielen. Als Unterstützung von Entspannungsverfahren oder auch als alleinige Entspannungsmethode hat vor allem EMG- und Atmungs-Biofeedback Anwendung gefunden.

Kognitive Reize und Bewältigungsstrategien haben einen vielfältigen Einfluß auf physiologische Abläufe: Unter belastenden Vorstellungen werden erhebliche Blutdruckerhöhungen, Atembeschleunigungen, Durchblutungsveränderungen und andere körperliche Anspannungsreaktionen beobachtet. Spezielle Methoden, die auf eine Veränderung von kognitiven Abläufen und ihre Folgen gerichtet sind, beziehen sich auf die Hemmung unerwünschter Gedanken und Gefühle (Gedankenstopp), auf die Konditionierung von Vorstellungen und Gedanken (verdecktes Konditionieren), die Umstrukturierung automatisierter Kognitionen (kognitive Umstrukturierung, Ellis

1977; Beck 1979), Techniken zum Umgang mit Problemen (Problemlösetraining) und kognitive Methoden zur Bewältigung von Streß („Streßimpfung“, Streßmanagement-Training, Meichenbaum 1977). In der Psychosomatik können *kognitive Behandlungsverfahren* immer dann eine Rolle spielen, wenn spezifische Erwartungen, Vorstellungen und Einschätzungen einen ungünstigen Einfluß auf die Erkrankung, bzw. das Krankheitsverhalten ausüben und wenn davon ausgegangen werden kann, daß eine Veränderung der Kognitionen zu einer Entlastung führt.

Für Patienten, die weder positive noch negative Gefühle anderen gegenüber zum Ausdruck bringen können und dadurch in ihren sozialen Interaktionen beeinträchtigt sind, bietet sich das Selbstsicherheitstraining (assertives Training, Ullrich de Muynck u. Ullrich 1980) an: Gehemmte Personen werden ermutigt, ihre Gefühle und Wünsche anderen gegenüber schrittweise zum Ausdruck zu bringen. Die Verhaltensübungen erfolgen meist im Rollenspiel, wobei auch dem Modellernen eine Bedeutung zukommt. Selbstsicherheitstraining bewährt sich bei psychosomatischen und neurotischen Störungen, die mit Ängsten, Unsicherheit und sozialen Hemmungen zusammenhängen.

Zunehmend spielen in der psychosomatischen Medizin im weitesten Sinne sogenannte *psychoedukative Verfahren* eine Rolle, mit deren Hilfe Strategien zur Verbesserung von gesundheitsförderndem Verhalten und Vermeidung von krankheitsfördernden Verhaltensweisen (wie Rauchen, Alkoholismus, falsche Ernährung, Drogeneinnahme) vermittelt werden sollen. Solche Verfahren setzen sich meist aus Programmen zusammen, die Teile aus den obengenannten Techniken enthalten.

In den 70er Jahren sind die traditionellen lerntheoretischen Ansätze entscheidend erweitert worden. Ziele und Motive des Patienten, die persönliche Auffassung und Wahrnehmung seiner Probleme und seiner jeweiligen persönlichen Lösungsansätze werden in den Therapieplan mit einbezogen. Darüber hinaus wird immer mehr die Beziehung zum Therapeuten sowohl als Informationsquelle über die kognitive innerpsychische Struktur des Patienten wie auch als Komponente des therapeutischen Geschehens verstanden und eingesetzt (Grawe u. Caspar 1984).

Eine Optimierung der psychotherapeutischen Gesprächstechnik ohne eine eigene, differenzierende neurosenpsychologische und psychosomatische Krankheitslehre versucht die Gesprächspsychotherapie von Rogers.

Suggestive und übende Verfahren

Es handelt sich um Therapieformen, die nicht aufdeckend orientiert sind, sondern bei denen im Rahmen einer aktiven Haltung des Arztes

Direktiven zur Durchführung bestimmter Übungen oder direkt Suggestionen in bezug auf die Symptomatik oder das Verhalten des Patienten gegeben werden.

Suggestive Verfahren reichen bis weit ins vergangene Jahrhundert hinein. Sie beeinflussen die äußere und die innere Haltung, versuchen mit formelhaften Vorsatzbildungen, mit positiven Aussagen, dem Patienten seelisch eine Stütze und Richtung zu geben. Suggestive Momente sind unausgesprochen in sehr vielen ärztlichen Maßnahmen somatischer Art vorhanden. Im psychischen Bereich werden sie als Persuasionsbehandlung durchgeführt. Das ganze Gewicht der *Placebo-Effekte* (Leerpräparate), die bei einer Fülle von körperlichen Beschwerden wie Kopfschmerzen, Magenschmerzen usw. große Erfolge zeigen, weisen auf diese immer vorhandene Komponente ärztlichen Wirkens hin. Suggestive Verfahren als gezielte und alleinige Methode haben gegenüber dieser suggestiven Komponente ärztlichen Handelns weniger Bedeutung.

Hypnose

Die Hypnose ist eine ritualisierte Suggestionsbehandlung, die als ärztliche Behandlungsmethode aus dem vorigen Jahrhundert kommt und dort ihren Höhepunkt hatte. Der Arzt ist hier ganz der Aktive, Dominierende, Überlegene, Wissende; der Patient verhält sich passiv, regressiv, übernimmt die durch äußeres Auftreten und Gehabe des Arztes unterstrichenen verbalen Suggestionen. Es kommt eine besondere Form einer affektiven Beziehung zustande mit regressiver Einengung des Bewußtseins des Patienten, der seine Aufmerksamkeit ganz auf die Äußerungen des Hypnotiseurs ausrichtet, ohne daß er jedoch den eigenen Willen und die Lenkbarkeit seines Tuns völlig aufgibt. Wenn auch jede Hypnose letztlich auf einer Autosuggestion beruht, wie E. Straus gezeigt hat, kann man die klassische heterosuggestive Hypnose mit Anwesenheit des Hypnotiseurs von der autosuggestiven sog. Aktivhypnose abgrenzen, bei der das autogene Training zur Einleitung benutzt wird und die Versuchsperson an der Erarbeitung des hypnotischen Zustandes aktiver beteiligt ist.

Hypnoseexperimente wurden früher genutzt, um *psychophysiologische Funktionsänderungen* zu demonstrieren, z. B. Veränderungen der Magensaftsekretion oder der Zusammensetzung der Gallensekrete unter hypnotisch aufgedrängten Vorstellungen von der Aufnahme bestimmter Nahrungsmittel. – In der *Therapie* hat die Hypnose heute noch eine Bedeutung, wenn die Beseitigung einer akuten funktionellen Symptomatik vordringlich ist: Das ist z. B. bei dem *Erbrechen von Schwangeren* der Fall, beim *Kardiospasmus,* bei *Schlafstörungen, Asthmatikern, Durchfall, Kolitis.* Gewöhnlich ist allerdings der Erfolg nur vorübergehend, wenn er nicht durch Bearbeitung zumindest der auslösenden aktuellen Konfliktsituation unterstützt wird.

Körperzentrierte Therapieverfahren

Die nicht allein therapeutische sondern auch diagnostisch benutzte Annäherung an psychosomatische Störungen über leibliche Selbstwahrnehmung und Übungen der Entspannung ist aus der gegenwärtigen Praxis nicht mehr wegzudenken.

Am Anfang stand das von J. H. Schultz 1932 erstmals dargestellte und seither weltweit verbreitete autogene Training. Es handelt sich um systematisch aufgebaute körperliche Übungen, die mit dem Arzt einzeln oder in der Gruppe Schritt für Schritt gelernt und vom Patienten zu Hause allein weitergeübt werden. Stufenweise werden Ruhe, Schwere- und Wärmeerlebnisse dem Patienten gezeigt, der sie dann selbst mehrmals am Tage für einige Minuten für sich einüben kann. Nach solchen etwa 2- bis 3monatigen Übungen, der Unterstufe, kann die Oberstufe, die zu einer allgemeinen körperlichen und seelischen Entspannung, einer geistigen Versenkung führt und vielerlei psychosomatische Nebenwirkungen hat, erreicht werden. Mit der Unterstufe des autogenen Trainings verwandt ist die in der angelsächsischen Welt verbreitete „progressive Relaxation" von E. Jacobson, bei der z. B. zur Geburtserleichterung körperliche Selbstentspannungstechniken benutzt werden. Das Autogene Training wird heute u. a. in Volkshochschulkursen vermittelt. J. H. Schultz hat immer darauf hingewiesen, daß eine ärztliche Begleitung ratsam ist, um das Abgleiten in hypochondrische und depressive Zustände zu verhindern.

Nicht allein Entspannung, sondern gezielte Selbstwahrnehmung steht im Mittelpunkt der von M. Fuchs zunächst in Heidelberg eingeführten Funktionellen Entspannung. Bestimmte Körperpartien sollen „gespürt" werden, mit anderen Partien in eine innere Verbindung gebracht. Dabei werden Anspannungen wie Entfremdungen überwunden, die Selbstfindung über den eigenen Leib ist das Ziel. Von E. Gindler, M. Goldberg, J. E. Meyer, H. Stolze und in der Psychosomatik Heidelberg durch A. Budjuhn wurde die Konzentrative Bewegungstherapie eingeführt und zu einem gerade für psychosomatische Patienten wichtigen therapeutischen Instrument gemacht. Nicht allein die eigene Körperwahrnehmung sondern Bewegungen im Raum und Erfahrungen mit anderen Menschen laufen hier ab. Jemanden führen und sich führen lassen, berühren und sich berühren lassen usw. sind die in der Gruppe gemachten Erfahrungen, die dann reflektiert und ihrem inneren Stellenwert gemäß in der Gruppe oder mit den Therapeuten besprochen werden.

Indiziert sind die letzten beiden Verfahren nicht allein bei funktionellen, psychosomatischen und körperlichen Symtombildungen. Sie können tiefenpsychologische und psychoanalytische Einzel- und Gruppenbehandlungen als besondere Form der Selbsterfahrung begleiten und wesentlich fördern.

Stationäre Psychotherapie

Meist sind es äußere Umstände, die Schwere eines organischen Befundes bei Anorexia nervosa, Colitis ulcerosa usw., die allgemein zu einer klinischen Behandlung psychosomatisch Kranker zwingen. Erfahrungsgemäß ist es nicht leicht, in einem traditionellen, für bettlägerige und pflegebedürftige Kranke organisierten Krankenhaus, in dem die Patienten in regressive und passive Haltungen, die Ärzte in direktive Rollen gezwungen werden, psychotherapeutische Horizonte und Wege zu eröffnen. Der Assistent, der mit bestimmten Patienten Gespräche aufnimmt, es sogar fertigbringt, ihnen regelmäßig eine bestimmte Zeit zur Verfügung zu stellen, erfährt sich oft als ohnmächtig, wenn es ihm nicht gelingt, auf das stationäre *Milieu* und die Behandlung im ganzen Einfluß zu nehmen.

Sind diese Voraussetzungen gegeben, was in psychosomatischen Fachkliniken der Fall ist, so kann die Distanz von der eingefahrenen Rolle in Familie und Beruf, zusammen mit der intensiveren ganztägigen Therapie, einen günstigen Einstieg gerade auch für verfestigte psychosomatische Krankheitsbilder darstellen. Die bei psychosomatisch Kranken häufig vorliegenden Schwierigkeiten, eigenes Erleben und eigene Bedürfnisse zu verbalisieren, ist am besten durch intensive stationäre, später ambulant fortgesetzte *Gruppentherapie zu* überwinden. Nonverbale Therapiemethoden wie *Gestaltungstherapie und konzentrative Bewegungstherapie* stellen für stationäre Behandlungen ein wichtiges therapeutisches Instrument dar. Bei einem solchen breiten Behandlungsangebot und wenn die ambulante Nachbehandlung gesichert ist, stellt stationäre Psychotherapie keinen Notbehelf, sondern ein auf die psychosomatischen Störungen ausgerichtetes spezielles therapeutisches Setting dar (s. dazu Becker u. Senf 1988).

Wesentlich für die Patienten ist dabei der Abstand von der bisherigen familiären und beruflichen Welt und jetzt die Kommunikation nicht nur mit dem Behandlungsteam, sondern auch mit anderen Kranken, die in der gleichen, einer ähnlichen oder auch in einer ganz anderen Lebenslage sind, aus anderen Schichten und Altersgruppen kommen. – Das Gespräch mit anderen Patienten wurde in einer Nachbefragung von in der Psychosomatischen Klinik Heidelberg stationär behandelten Patienten, nach der Gruppentherapie, als die wichtigste therapeutische Erfahrung angegeben. Das gilt sicher auch für Heilbehandlungen in den größeren psychosomatischen Krankenanstalten, wo Patienten in den Genuß einer differenzierten Behandlung kommen können, die sonst keine Chance haben. Über 60% der in einer solchen Klinik behandelten Patienten (Lamprecht 1988) werden vom Rentenversicherungsträger dorthin eingewiesen, 10% hatten bereits Rentenantrag gestellt. Es waren Menschen meist zwischen 30 und 50 Jahren, mehr als 60% hatten höchstens Hauptschulabschluß, kamen also aus einfachen Bildungs- und Berufsschichten. Verringerung der Arztbesuche, der Medikamenteneinnahme und die von den Patienten allgemein geäußerte Zufriedenheit wiesen auf positive Wirkungen der Behandlung hin. Ideal ist es aber, wenn eine in stationärer Behandlung angestoßene seelische Entwicklung in einer ambulanten Nachbehandlung durch das gleiche Team mit den gleichen Therapeuten weitergeführt werden kann. Für junge Menschen kann diese Behandlung eine neue Form von Sozialisation und Persönlichkeitsentfaltung sein. Andererseits sollte die stationäre Zeit auf das notwendige Maß, d. h. in der Regel nicht mehr als 2 oder 3 Monate begrenzt werden, damit Psychotherapie nicht zum neuen Lebensinhalt oder zur schützenden Nische vor den realen Anforderungen des beruflichen und familiären Lebens wird.

Psychosomatische Medizin hat in Deutschland viele Wurzeln und eine weite Verbreitung. Wenn aber gegenwärtig in der alten Bundesrepublik 5000 Krankenhausbetten als psychosomatisch firmieren, so ist das nicht nur einzigartig in der ganzen Welt, sondern auch irreführend. Es sind zu einem großen Teil Einrichtungen die Alkoholkranke oder psychiatrische Patienten behandeln und dies hinter dem psychosomatischen Schild verbergen. Manche dieser privaten und gewinnorientierten Kliniken haben nach ihrem therapeutischen Milieu und ihrer personellen Ausstattung, keine ausreichende psychosomatische und psychotherapeutische Kompetenz.

Selbsthilfegruppen

Bei manchen psychosomatischen Krankheiten im weiteren und im engeren Sinne (s. S. 3 u. 36) haben sich in den letzten Jahren Selbsthilfegruppen als nützlich erwiesen. Dabei kommt eine Zahl von Kranken, die ein Gruppengespräch noch möglich macht, regelmäßig ohne Ärzte und Psychotherapeuten zusammen, um über die mit ihrer Krankheitssituation verknüpften seelischen und sozialen Auswirkungen zu sprechen. Die ärztliche Hilfestellung liegt darin, das Zustandekommen solcher Gruppen zu fördern. Die mit einer Krankheit verbundenen Depressionen, Ängste und regressiven Rückzugstendenzen können in einem solchen Kreis durch Gespräche mit Schicksalsgenossen häufig besser aufgefangen werden, als es durch die gewöhnlich unter Zeitdruck stehende ärztliche Unterrichtung geschieht. Patienten mit einem *Anus praeter* nach *Darmresektion, Epileptiker, Hämodialysepatienten, Herzinfarktkranke und vor allem Eßstörungen.* scheinen besonders zugänglich und geeignet. Bei der primären Bearbeitung mancher körperlicher Zustände wie *Fettsucht* haben sich Selbsthilfegruppen als ebenso nützlich erwiesen, wie es die Anonymen Alkoholiker bei der Alkoholsucht sind. Diese Selbsthilfegruppen sind nicht nur geeignet, die Kooperation des Patienten mit dem Arzt, seine „Compliance", zu verbessern, sie lassen ihn zu einem selbständig mitwirkenden, mündigen Patienten werden.

Behandlungsergebnisse

Die wachsende Zahl von psychotherapeutischen Behandlungen, die von Krankenkassen finanziert werden, und die miteinander konkurrierenden psychotherapeutischen Schulen haben das Bedürfnis nach Erfolgskontrolle aufkommen lassen. Auch innerhalb der psychotherapeutischen Richtungen haben sich unterschiedliche Behandlungsformen entwickelt, und es ist die Frage aufgetaucht, welche besonderen Verfahren bei welchen psychosomatischen oder neurotischen Krankheitsformen indiziert und erfolgreich sind. Schließlich fragt sich die Psychotherapie-Prozeßforschung, welches die therapeutisch wirksamen Faktoren im Verlauf der Behandlung sind.

Nun wirft aber Erfolgsforschung bei psychotherapeutischen Behandlungen besondere methodische Probleme auf. Dabei sind grundsätzlich drei Beobachtungsebenen wichtig, die z. T. eng miteinander verflochten sind, aber doch unterschiedliche Interessenssphären repräsentieren. Es sind dies die Sichtweisen der Patienten, der Therapeuten und der Öffentlichkeit bzw. der Gesellschaft. Ergebnisforschung in der Psychosomatischen Medizin steht darüber hinaus vor dem methodischen Problem, daß sie unterschiedliche – nämlich objektive, subjektive und interaktionelle – Daten berücksichtigen und zu einer zusammenfassenden Bewertung vereinigen muß (Rad u. Senf 1990). Es genügt heute nicht mehr, durch eine Untersuchung lediglich nachzuweisen, daß eine bestimmte Patientengruppe sich nach einer bestimmten Behandlung hinsichtlich ihrer Symptomatik besser gefühlt hat, oder daß in der Einschätzung eines Untersuchers ein bestimmtes Verfahren sich für eine bestimmte Patientengruppe als wirksam oder kostengünstiger erwiesen hat als ein anderes. (Ein Beispiel: Untersucht man als Erfolgskriterium einer Anorexia-nervosa-Therapie lediglich das Gewicht, so würde eine Patientin, die erheblich zugenommen hat, jetzt aber regelmäßig erbricht, ihren Beruf verloren hat und wegen einer süchtigen Medikamenteneinnahme in ihrer Partnerschaft gescheitert ist, immer noch als „Therapieerfolg" gewertet.)

Psychotherapie mußte sich zunächst gegen die seinerzeit von Eysenk vertretene Null-Hypothese behaupten, nämlich, daß sie bessere Erfolge nachweisen kann, als Spontanbesserungen zu erwarten sind. Wie in der Medizin überhaupt werden auch hier Kontrollgruppen mit unbehandelten Patienten gefordert, was ethische Probleme aufwirft und praktisch auch große Schwierigkeiten macht; genau genommen ist das „Kontrollgruppenproblem" fast unlösbar. Deshalb sind an die Stelle von Kontrollgruppen bei vielen Untersuchungen sog „Eigenwartegruppen" getreten, d. h., daß zur Abschätzung der Spontanbesserungstendenz eine Wartezeit eingeschoben wird, die aber theoretisch genauso lange sein müßte wie die Behandlungs- und Katamnesezeit bei Psychotherapien, was praktisch nicht zumutbar ist. In jedem Fall ist zu fordern, daß der Behandlungserfolg nicht nur bei Therapieende bestimmt, sondern seine Stabilität durch eine erheblich später von einem unabhängigen Untersucher durchzuführende katamnestische Untersuchung nachgewiesen wird. Der dafür notwendige Katamnesezeitraum hängt vom Untersuchungsziel ab – bei Therapiestudien wird ein Zeitraum von wenigstens einem, besser zwei Jahren gefordert. Trotzdem begnügen sich viele Untersuchungen immer noch damit, die Symptomdauer bei Behandlungsbeginn und den Befund bei Behandlungsende zu erfassen, was heute nicht mehr als ausreichend angesehen wird.

Die erste Phase der als „Rechtfertigungsforschung" bezeichneten Psychotherapieforschung ist mit einer Reihe groß angelegter Therapie-Forschungsprojekte und vor allem sorgfältiger Sammelauswertungen der in der Literatur vorliegenden Berichte („Metaanalysen") abgeschlossen. Ziel der Ergebnisforschug in der Psychotherapie ist heute nicht mehr die Frage, ob Psychotherapie wirksam ist – das ist nachgewiesen. So konnten im Hinblick auf ein gemischtes neurotisches und psychosomatisches Krankengut in einer umfassenden Metaanalyse von 475 Arbeiten Smith, Glass u.Miller (1980) – und nach ihnen andere Autoren – zeigen, daß Psychotherapie im Durchschnitt wirksam ist: ein psychotherapeutisch behandelter Patient hat in 80% der Fälle eine bessere Chance, von seinen Beschwerden befreit zu werden, als ein Nichtbehandelter der Kontrollgruppe.

Ebenfalls mit Hilfe der Metaanalyse analysierten Grawe u. Mitarb. 897 Psychotherapieergebnisstudien nach bestimmten Kriterien (z. B.wenigstens eine Kontrollbedingung) im Hinblick auf die Frage, inwieweit die Wirksamkeit der wichtigsten, gegenwärtig praktizierten Psychotherapieverfahren und Schulen nach wissenschaftlichen Kriterien als erwiesen gelten kann. Diese umfassende Studie kommt zu dem Ergebnis, daß aus der fast unüberschaubaren Anzahl gegenwärtig praktizierter und sich z. T. großer Beliebtheit erfreuender Psychotherapieverfahren lediglich drei Ansätzen der „Status von Therapieverfahren mit zweifelsfrei nachgewiesener Wirksamkeit zugebilligt werden muß" (Meyer u. Mitarb. 1991). Es sind dies die verhaltenstherapeutisch-kognitiven, die psychoanalytischen und – mit gewissen Einschränkungen – die gesprächstherapeutischen Verfahren.

Die grundlegende Aufgabe, die sich heute der Psychotherapieforschung stellt, lautet heute folgendermaßen: Bei welchen Patienten mit welchen Störungen ist welche Behandlungsmaßnahme durch welchen Therapeuten in welcher Zeit wie effektiv? Dabei fällt auf, daß für die hier besonders interessierenden psychosomatisch Kranken insgesamt eher wenige Untersuchungen vorliegen. Es gibt allerdings gesicherte Hinweise darauf, daß bei einer Reihe von psychosomatischen oder somatopsychischen Erkrankungen (wie z. B. Asthma bronchiale, Anorexia nervosa, Colitis ulcerosa oder gemischten funktionellen Syndromen) die Kombination von psychotherapeutischen mit somatotherapeutischen Maßnahmen einer ausschließlich somatotherapeutischen Behandlung überlegen ist (Rohrmeier 1982). Einzelne Ergebnisse sind von herausragender Bedeutung: So konnte Deter (1986) mit Hilfe seiner „krankheitsorientierten Gruppentherapie" bei Asthmatikern nicht nur eine symptomatisch und psychosozial eindrucksvolle Besserung der psychotherapeutisch Behandelten gegenüber einer Kontrollgruppe erzielen; eine sorgfältige Kosten-Nutzenanalyse ergab darüber hinaus ein Verhältnis von 1:5 bei den direkten Ausgaben im Vergleich zu den aktuell gesparten Kosten. Wichtig sind auch die Ergebnisse einer sorgfältig dokumentierten Studie bei 862 Herzinfarktpatienten (Nichtraucher, keine Diabetiker), die nach einem Zufallsdesign – im Gegensatz zu der ausschließlich traditionellen kardiologischen Beratung der Kontrollgruppe – zusätzlich eine spezielle Psychotherapieform („Type A counselling") erhalten hatten (Mendes de Leon u. Mitarb. 1991). Bei der Nachuntersuchung 4½ Jahre später zeigte sich, daß die Re-Infarktquote in der Psychotherapie-Stichprobe um 44% niedriger lag als in der Kontrollgruppe (Friedman u. Mitarb. 1984; 1986) (Abb. 5).

Geradezu spektakulär sind die Ergebnisse von Spiegel u. Mitarb. (1989), die bei Patientinnen mit metastasierendem Mammakarzinom eine spezielle, 1jährige Gruppenpsychotherapie mit dem Ziel der Lebensqualitätsverbesserung durchführten. Auch für die Autoren überraschend war der Langzeiteffekt auf die Überlebenszeit: In der Psychotherapiegruppe hatte sich die mittlere Überlebenszeit (gegenüber der Kontrollgruppe) von 18 auf 36 Monate statistisch signifikant verdoppelt (Abb. 6).

Inwieweit psychosomatische Patienten hinsichtlich ihrer Behandlungsergebnisse Neurotikern gleichzustellen sind ist bislang kaum überprüft worden. Wir untersuchten im Rahmen eines Katamneseprojektes (Bräutigam u. Mitarb. 1980) ein gemischtes Patientenkollektiv mit neurotischen, funktionellen und psychosomatischen Beschwerden, das kombiniert stationär-ambulant psychotherapeutisch über zumeist wenigstens 1½ Jahre behandelt worden war. Bei der ersten Nachuntersuchung nach Behandlungsende zeigte sich beim Vergleich der Patienten mit einer psychischen bzw. körperlichen Symptomatik über alle Evaluationsebenen hinweg kein tendenzieller Unterschied in den Behandlungschancen: die Erfolgsquoten sind sehr ähnlich – sowohl im Therapeutenurteil als auch in der Sicht der Patienten (Abb. 4) (Senf 1987). Daß die Patienten mit körperlichem Beschwerdeangebot auf der Ebene Symptomatik etwas seltener ein

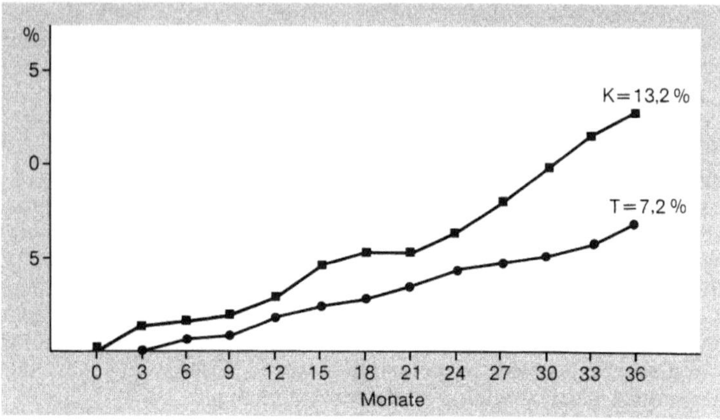

Abb. 5 Re-Infarktquote in Psychotherapie-Stichprobe (= T; n = 592) gegen Kontrolle (= K; n = 270; = nur kardiologische Beratung) (Friedman u. Mitarb. 1986).

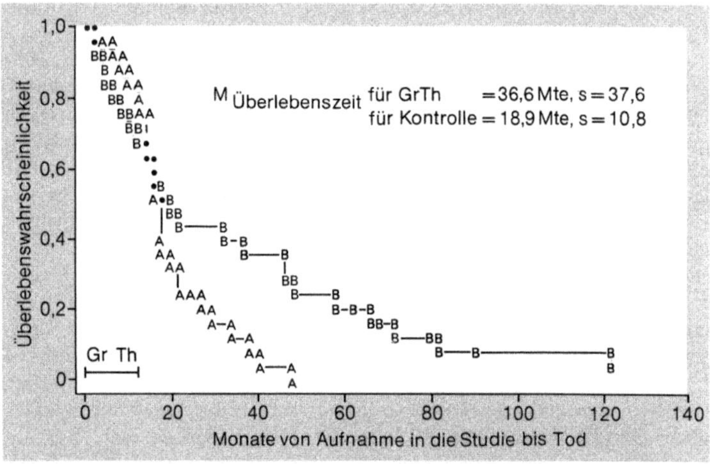

Abb. 6 Überlebenszeit nach 1jähriger Gruppenpsychotherapie bei metastasierendem Brustkrebs (Spiegel u. Mitarb. 1989).

gutes Therapieergebnis und auf der Ebene Körperbeschwerden etwas häufiger keinen Erfolg haben ist klinisch einleuchtend, wenn man an die Kranken mit z.T. schweren körperlichen Symptombildungen denkt. Aber selbst wenn man diese Untergruppe mit somato-psychosomatischen Erkrankungen im engeren Sinn (wie z.B. Asthma, Kolitis, Neurodermitis, peptischem Ulkus u.a.) mit den anderen (neurotisch oder funktionell-psychosomatisch Kranken) vergleicht, so ergeben sich bei einer 2 Jahre später durchgeführten Nachuntersuchung als vorläufiger Befund – die Untersuchung ist noch nicht ganz abgeschlossen – nur relativ geringe Unterschiede *(Tab. 4)*. Der klinische Eindruck spricht dafür, daß die häufig in der sozialen Schicht und dem Bildungsstand tiefer einzustufenden psychosomatisch Kranken im Vergleich mit den neurotischen Patienten von modifizierten, auf ihre besonderen Bedürfnisse ausgerichteten psychotherapeutischen Techniken bessere Ergebnisse erzielen.

Weitere Behandlungsergebnisse sind im speziellen Teil bei den einzelnen Krankheitsformen zu finden.

Tabelle 4 **Therapieergebnisse bei Therapieende von insgesamt 140 Patienten mit und ohne körperliche Symptomatik**

	Sehr gute/ gute Besserung		Befriedigende Besserung		Ohne Besserung		Verschlechterung	
	mit	ohne	mit	ohne	mit	ohne	mit	ohne
a) Therapeutenurteil								
Leitsymptom als Hauptziel	43%	52%	41%	39%	15%	7%	–	2%
weitere individuelle Therapieziele	43%	49%	41%	41%	16%	8%	–	2%
b) Patientenurteil								
Zufriedenheit	58%	63%	5%	7%	13%	18%	21%	15%

II. Spezielle Psychosomatik

Infektionskrankheiten

Allgemeines zur Psychosomatik der Infektionskrankheiten

Infektionskrankheiten sind das Ergebnis der Wechselwirkungen von Mikroorganismen und menschlichem Makroorganismus. Je nach der Art des Krankheitserregers (Erregerart, Ektotoxinbildung, Invasivitätsfaktoren, Vermehrungsmechanismen usw.) einerseits und der Abwehrkraft des menschlichen Organismus andererseits gestalten sich Grad und Verlauf der Infektionskrankheit. Die Infektionskrankheit bestimmt sich im Verhältnis von Erreger, Virulenz und Resistenz des Organismus.

Die Unterschiede sind beträchtlich: Es genügt z. B. ein ausreichender Erstkontakt mit dem Masernvirus, um nahezu regelmäßig *Masern* hervorzurufen. Auch der individuelle Krankheitsverlauf ist wenig verschieden; das Virus bestimmt Inkubationszeit, Symptomatik und Verlauf.

Der Erstkontakt mit Polioviren führt demgegenüber weniger häufig zu manifesten Erkrankungen an *spinaler Kinderlähmung*. Man führt den niedrigen Manifestationsindex dieser Erkrankung darauf zurück, daß die disponierenden Bedingungen im Vergleich mit den Masern nicht bei jedem Menschen zu jeder Zeit gleich vorhanden sind, sondern individuell variieren, wobei auch die Empfänglichkeit temporärer Natur sein kann. Ob eine Infektion mit Polioviren im Initial- oder Latenzstadium steckenbleibt und gar nicht erst das paralytische Stadium erreicht, hängt nicht nur von virologischen und immunologischen Faktoren ab, sondern auch von exogenen Faktoren: Es ist bekannt, daß vorangegangener körperlicher Streß auf den Ort und die Stärke der Lähmung Einfluß nehmen kann.

In diesem Zusammenhang ist das Immunsystem als ein wesentliches Bindeglied in der psychosomatischen Funktionskette in letzter Zeit genauer erkannt und untersucht worden. Die eher vorwissenschaftliche Kenntnis erfahrener Ärzte, daß die infektiöse Reaktionsweise und der Verlauf von Infektionskrankheiten auch von Erlebnisfaktoren abhängig ist, kann sich heute auf differenzierte Forschungen am Immunsystem stützen. (s. dazu das Beispiel der Herpes-simplex-

Virusinfektion, S. 122). Die Interaktion von psychosozialen oder endokrinen Einflüssen und Immunantwort ist hochkomplex: Im *afferenten* Teil des Immunsystems besteht ein Einfluß auf die Aktivierung und Inaktivierung von Makrophagen, den lympathischen Flow, sowie die Veränderung von Autoantigenen. Im *zentralen* Teil des Immunsystems kommt es zu Eingriffen auf die Zahl und die Verteilung immunkompetenter Zellen im lymphatischen Gewebe, Veränderungen im Membranmetabolismus und zu Veränderungen, die zu Störungen der spezifischen Immunglobulinklassen führen. Im *efferenten* Teil des Immunsystems können schon geringe Veränderungen des Kortikosteroidspiegels zu Blockierungen von Antigen-Antikörper-Komplexen durch Makrophagen führen (Amkraut u. Mitarb. 1974) (s. auch „Psychoneuroendokrinologie und Psychoneuroimmunologie", S. 24).

Die Versuche, die Wirkzusammenhänge von seelischen Belastungen, Streß und Emotionen auf das Immunsystem genauer zu erfassen, sind wenig älter als ein Jahrzehnt. Sie gehören zu dem interessantesten Teilgebiet der gegenwärtigen Psychobiologie (Weiner 1977). Manches von dem, was in der bisherigen Psychosomatik zum Verständnis von Infektionskrankheiten, von allergischen Reaktionen, Autoimmun- bis hin zu Krebskrankheiten an pathogenetischen Teilgliedern fehlte, scheint hier einer Antwort näherzukommen.

Für den Ausbruch und den Verlauf von Infektionskrankheiten gilt generell, was im Kapitel Streß (S. 77) schon dargestellt wurde: interindividuelle, möglicherweise krankheitstypische Zusammenhänge erhalten ihre spezifische Ausprägung und Gestalt im konkreten Einzelfall erst vor dem Hintergrund der individuellen Lebensgeschichte und subjektiven Erlebnisweise des Patienten, deren Wertigkeit und Gewicht im Einzelfall sorgfältig geprüft werden muß. Auch hier gilt: Naturgeschichte der Krankheit und Lebensgeschichte des Kranken sind voneinander nicht zu trennen, wenn auch das Gewicht der Faktoren im Einzelfall oft schwer abschätzbar ist.

Banale Infektionskrankheiten („Erkältungen")

Gemeint sind *virale Infekte der Luftwege* (nicht der Lunge), *Virusgrippe* (Influenza) und *fieberhafte Erkältungen* ohne Komplikationen. Sie sind wohl die häufigsten Krankheiten überhaupt. Man rechnet, daß Erwachsene 2- bis 3mal im Jahr eine „Erkältung" haben, zum Teil mit kurzfristigem Krankenstand und damit Arbeitsausfall. 40% der Beratungsfälle einer Landpraxis entfallen auf Infekte, 45% der Tage mit Bettlägerigkeit. Unter soziologischen Gesichtspunkten zu betrachtende Faktoren sind dabei offensichtlich mit im Spiel. Statistiken zeigen, Hilfsarbeiter haben doppelt so viele Fehltage wie Facharbeiter. Vor allem bei Menschen in unselbständiger Arbeit, die wenig Verantwortung fordert und erlaubt, ist die Zahl der kurz dauernden Krankheitsanfälligkeit besonders groß. Im allgemeinen haben Arbeiter doppelt so viele Fehlzeiten wie Angestellte und Beamte. Weitere Differenzierungen dieser Gruppe führten zur Beobachtung, es seien „marginale Persönlichkeiten", vor allem Pendler, Angehörige der untersten Sozialschicht und unqualifizierte Arbeiterinnen, bei denen Infektionskrankheiten und später ein „Zustand nach Infekt" besonders häufig zu verzeichnen waren (Pflanz). Vielleicht ist es besser, von marginalen Sozialpositionen zu sprechen, d. h. von Menschen, die sozialen Konflikten und Belastungssituationen in besonderer Weise ausgeliefert sind, wobei Kenner versichern, daß bei dieser großen Zahl die Fälle von bewußter Ausnutzung des Sozialsystems und des Mißbrauchs nicht ins Gewicht fallen (s. auch Schäfer u. Blohmke 1978).

Herpes simplex

(Herpes febrilis, Herpes labialis, Herpes genitalis)

Der Herpes simplex ist eine rezidivierend auftretende Viruserkrankung mit vorausgegangener flüchtiger Erstinfektion und endogener Reinfektion. Sie tritt durch akut aufschießende Fieberbläschen von Stecknadel- bis Linsengröße in Erscheinung, die zu Krusten eintrocknen und ohne Narbenbildung abheilen. Sie sind meist an Haut-Schleimhaut-Übergängen, insbesondere in der Lippen-Mund-Nasenregion oder der Genitalgegend lokalisiert. (Die Herpes-simplex-Enzephalitis stellt demgegenüber eine eigenständige, immer ernste Erkrankung des ZNS dar, auf die hier nicht weiter eingegangen wird.) Der Herpes (labialis oder genitalis) gehört zu den häufigsten, meist harmlosen Erkrankungen. Andererseits stellt der nach Schwere und Rezidivrate sehr unterschiedlich verlaufende Herpes genitalis für die Betroffenen neben der physischen Symptomatik vor allem eine erhebliche psychosoziale Belastung dar (s. unten), die der Arzt kennen und ggf. auch gezielt behandeln muß.

Immunologie, Epidemiologie und Psychophysiologie: Das Herpes-simplex-Virus (HSV) entstammt einer Virusgruppe, der auch andere pathogene Viren wie z. B. das Epstein-Barr-Virus, das Zytomegalievirus und das Varicella-zoster-Virus angehören. Herpesviren verfügen über die bis heute ungeklärte Fähigkeit in einen latenten Zustand überzugehen und so über lange Zeit in inaktiver Form im Wirtskörper zu überdauern. Serologisch lassen sich zwei Unterformen trennen: Das HSV 1, der hauptsächliche Erreger des Herpes labialis, persistiert insbesondere in den Ganglien des Trigeminus; das HSV 2, der häufigste Erreger des Herpes genitalis dagegen findet sich vorzugsweise in den Sakralganglien. Herpes genitalis ist in den USA die zweithäufigste sexuell übertragene Krankheit – auch bei klinisch gesunden Patienten ist u. U. eine Virusausscheidung feststellbar.

Inwieweit das HSV über die Fähigkeit auch zur malignen Transformation von Zellen verfügt, ist nach wie vor umstritten. Jedenfalls haben Frauen mit rezidivierendem Herpes genitalis ein dreifach höheres Erkrankungsrisiko für ein Zervixkarzinom und Frauen mit Zervixkarzinomen haben erhöhte HSV-Antikörpertiter. Allerdings ist die Höhe der Antikörpertiter unabhängig vom klinischen Verlauf der Erkrankung (Fittschen u. Mitarb.).

Sinken die Abwehrkräfte unter körperlichen oder seelischen Einwirkungen ab, so kann sich das Virus durch Transfer von Zelle zu Zelle ausbreiten. Normalerweise wird dieser Transfer durch T-Lymphozyten kontrolliert und gehemmt, was durch zytotoxische Wirkungen oder durch Aktivierung von Makrophagen geschieht. Nun ist aus der modernen immunologischen Forschung bestens bekannt, daß äußere und innere Belastungen („Streß“) dieses Gleichgewicht empfindlich stören und damit selbst für die Auslösung eines neuen Krankheitsschubes (mit-)verantwortlich werden können. Aber: Ist die äußere und innere Belastung das entscheidende Auslösemoment, oder ist umgekehrt der Krankheitsausbruch als Streß aufzufassen? Am Beispiel des Herpes läßt sich besonders gut demonstrieren wie verschlungen diese Fragestellung ist; sie ist sicher in beiden Richtungen zu bejahen. So fanden in jüngster Zeit eine Reihe von Autoren deutliche Zusammenhänge zwischen psychopathologischen Persönlichkeitsfaktoren (Depressivität, Angst, allgemeines psychosomatisches Syndrom) und Häufigkeit sowie Schwere des Beschwerdebildes (Schmerzen, Jucken) – Risikofaktoren, die das Wiederauftreten eines Krankheitsschubes besser vorhersagten als andere Parameter. Inwieweit jedoch dem Krankheitsausbruch *direkt* vorausgehende Belastungen dafür verantwortlich zu machen sind oder doch mehr tiefergreifende, neurotische Persönlichkeitszüge (oder beides), ist derzeit noch umstritten (Schmidt u. Mitarb. 1985, Goldmeier u. Mitarb. 1986, Levenson u. Mitarb. 1987, Kemeny u. Mitarb. 1989, Rand u. Mitarb. 1990).

Die Komplexität, Differenziertheit und Schwierigkeit moderner psychoneuroimmunologischer Untersuchungen kann an der beispielhaften Studie von Kemeny u. Mitarb. (1989) demonstriert werden. Die Autorin untersuchte *prospektiv* bei 36 Patienten mit genitalem Herpes *monatlich* den gegenwärtigen (und erwarteten zukünftigen) Streß, die Stimmung, das Gesundheitsverhalten sowie als immunologische Parameter die T4-(Helfer-) und die T8-(Suppressor-)Zellen. Ergebnis: 1. Patienten mit hohen Streßwerten hatten einen geringeren Anteil von T4- und T8-Zellen; 2. Patienten mit hohen Depressionsangst- oder Aggressivitätswerten zeigten eine Veminderung der T8-Zellen und 3. Patienten mit hohen Depressionswerten hatten eine höhere Rezidivquote bei ihrem Herpes genitalis! Dieser letzte Befund findet sich auch in einer aufsehenerregenden Studie an HIV-positiven Männern, bei denen allein das Ausmaß der Depressivität den Verlauf der

Erkrankung vorausbestimmen ließ (Kemeny u. Mitarb. 1989; Weiner 1989.)

Die *Auslösefaktoren* sind vielfältig und können u.a. exogen sowohl in der Sonnen- wie UV-Bestrahlung, begleitenden Infektionskrankheiten, Prüfungsbelastungen und Einsamkeit, aber auch in ausgesprochen inneren Konfliktsituationen liegen.

Eine 33jährige, kräftig gebaute, lebhafte und vitale Frau ist seit vielen Jahren wegen einer Vielzahl von körperlichen Beschwerden wie Atemenge, Magendruck, Herzjagen, Gliederschmerzen bei Allgemein- und Fachärzten in Behandlung. – Bei der Untersuchung in der psychosomatischen Klinik zeigt sich, daß die Beschwerden in zeitlichem und innerem Zusammenhang stehen mit einer unbefriedigenden Ehesituation. In einer Kleinstadt als älteste Tochter eines Kaufmannes geboren, an den Vater gebunden, im Geschäftsleben aufgewachsen, hat sie mit 18 Jahren einen etwa gleichaltrigen Arbeiter heiraten müssen, als ein Kind unterwegs war. Sie steht selbst noch unter dem Einfluß ihrer sie beherrschenden Eltern, sie arbeitet in ihrer freien Zeit neben dem Haushalt ohne Bezahlung in deren Geschäft. Zugleich wertet sie ihren Mann als schwach und langweilig ab.

Im Laufe einer Gruppentherapie ist der Konflikt zwischen den eigenen Wünschen und der durch den Vater und dann durch den Therapeuten repräsentierten Gewissensinstanz zu bearbeiten und etwas zu mildern. Eine Jugendfreundschaft mit einem sie früher verehrenden, jetzt auch verheirateten Mann in ihrer Heimatstadt lebt wieder auf. Ohne Wissen der Eltern und des Mannes trifft sich sich einmal mit ihm und verabredet auf sein Drängen eine Wochenendreise und eine Übernachtung in einem Hotel. In der Gruppenstunde davor fällt sie durch ihre große Erregung und Unfähigkeit mit anderen zu kommunizieren auf. In der nächsten Stunde berichtet sie von diesem geplanten und gescheiterten „Fehltritt“. An jenem Samstag waren an der Scheidenöffnung zahlreiche schmerzhafte Rötungen und Bläschen aufgetreten, die es dann nicht zu dem intimen Zusammensein kommen ließen, das sie intensiv gewünscht, aber auch gefürchtet hat.

Als typische Konfliktsituationen finden sich häufig Schuldgefühle vor dem Hintergrund einer konflikthaft besetzten sexuellen Sphäre, Beschmutzungsängste, aber auch Konflikte jeglicher Art. Menschen, die zum rezidivierenden Herpes simplex neigen, haben häufig auch andere psychosomatische oder neurotische Symptome.

Therapie: Neben der medikamentösen Therapie, die gegenwärtig jedoch keine Heilung erzielen kann, hat es sich als sinnvoll und notwendig erwiesen, die Patienten mit ihren psychosozialen Problemen (z. B. dem Gefühl ausgestoßen, „aussätzig“ zu sein sowie andere depressive Verarbeitungsformen) psychotherapeutisch zu unterstützen. Insbesondere von zeitbegrenzten, krankheitsorientierten Gruppenbehandlungen werden gute Ergebnisse berichtet: nicht nur eine Abnahme der Depressivität ließ sich erreichen (Drob u. Bernard 1986); zum Zeitpunkt der Nachuntersuchung war auch ein die Autoren selbst überraschender Rückgang der Rezidivrate des genitalen Herpes nachweisbar (McLarnon u. Kaloupek 1988).

Angina tonsillaris

Die Angina tonsillaris ist eine Sammelbezeichnung bei der die Frage nach Ursache und Pathogenese problematischer ist, als es zunächst scheint. Da die meisten bakteriellen Erreger einschließlich der hämolysierenden Streptokokken auch im Rachen von Gesunden vorkommen, nimmt man an, daß erst das Hinzutreten zusätzlicher Noxen die Angina zum Ausbruch bringt. Hierzu gehören Änderungen der Immunitätslage z. B. durch Viruserkrankungen, physische und psychische Streßsituationen oder Konflikte. Die Streptokokkenangina hinterläßt keine Immunität, sondern sogar eine erhöhte Anfälligkeit und eine zunehmende Polyvalenz gegenüber Auslösefaktoren (Viruserkrankungen, banale Infekte, psychische Konflikte). Ungeklärt ist weiter, warum es nur bei 3–5% der an einer Streptokokken-Angina Erkrankten zu einem rheumatischen Fieber kommt. Man könnte angesichts der Häufigkeit der Angina bei der Koinzidenz mit lebensgeschichtlichen Krisen den Zufall ins Feld führen. Aber erfahrene Infektionskliniker nennen als Auslösefaktoren u. a. ausdrücklich auch psychogene Faktoren (z. B. Dengler 1976). Voraussetzung dafür, solche Zusammenhänge wahrzunehmen, ist, daß der Arzt eine Nähe zu seinem Patienten gewinnt, so daß er über die biographischen Daten, seine sozialen Beziehungen und seine inneren Probleme etwas weiß.

Die Tonsillen als Teil des lymphatischen Rachenringes sind ein Organsystem, das in das Immunsystem eingeordnet ist; die immunologischen Eigenständigkeiten bei der Herpes-simplex-Infektion sind denen der Angina tonsillaris in mancher Hinsicht ähnlich. Für die Tonsillen speziell ist bedeutsam, daß sie als Teil des lymphatischen Systems, das in der Jugend sehr ausgebildet ist, in der Pubertät eine Rückbildung erfahren, daß sich die Wandlung und der mehr oder weniger gelungene Übergang von Kindheit und Jugend zur Reife körperlich vollzieht.

Klinische Beobachter stellten in der Adoleszenz oder Postadoleszenz eine Neigung zu gehäuften Anginen fest, wenn es zu *Krisen in der konflikthaft besetzten sexuellen Sphäre* kommt.

V. v. Weizsäcker (1946) und Bilz (1936) haben eine Vielzahl von Beobachtungen gebracht, daß akut auftretende Anginen mit krisenhaften Zuspitzungen und Enttäuschungen im Bereich der *„generativen Sphäre“*, d. h. häufig mit ambivalenten Sexualwünschen zusammenhängen können (Nietzsche: „Erkältet sich je eine Frau, die von sich wußte, sie sei gut gekleidet? Nein, und wenn sie auch kaum etwas anhatte“).

Daß eine Krankheit, ein kritischer Einbruch, nicht nur eine Niederlage, sondern Ausdruck einer Wandlung, einer neuen Situation sein kann, wurde gerade auch an der Angina gezeigt. Psychoanalytiker, u. a. Freud, beschrieben eine Immunität vieler Neurotiker gegenüber Infektionskrankheiten. Bei Abbau der neurotischen Abwehr während einer Analyse sei erstmals „die Fähigkeit zu einer körperlichen Krankheit“ zu beobachten. So berichtet V. v. Weizsäcker von einem Patienten mit einer neurotischen Symptomatik, daß die während der Analyse auftretende Angina nicht nur mit dem Verlust neurotischer Symptome einherging, sondern mit der Überwindung dieser körperlichen Krankheit und der Genesung auch eine neue Lebenssituation gegeben war.

Tuberkulose

Definition: Die Tuberkulose ist eine Infektionskrankheit, die durch die Aufnahme und das Wirksamwerden des Tuberkuloseerregers (Mycobacterium tuberculosis) hervorgerufen wird. Sie befällt in 85% der Fälle die Lunge.

Neben dem Erreger spielen hierbei aber auch noch eine Reihe biologischer Vorgänge, wie die allgemeine Abwehrlage, das Lebensalter, Erbeinflüsse und seelische Faktoren eine krankheitsgestaltende Rolle, so daß entweder eine baldige Abriegelung der Erstinfektion resultiert oder aus dem Tuberkuloseinfekt die Tuberkulosekrankheit entsteht.

Alte Herde aus der Primärerkrankung können nach Jahren der Latenz exazerbieren und über das Frühinfiltrat in die chronische Tuberkulose einmünden. In diesem Zusammenhang spielen hormonale (Pubertät, Schwangerschaft), altersbedingte Resistenzminderung und psychosomatische Konstellationen eine Rolle.

Es ist die Meinung vieler Lungenärzte und vieler Psychosomatiker, daß die Persönlichkeit, soziale Faktoren und die Lebenssituation sowohl bei der Ersterkrankung als auch bei dem Verlauf der Tuberkulose Gewicht haben.

Epidemiologie: Wie in allen Industrieländern geht auch in der Bundesrepublik Deutschland die Inzidenz der Tuberkulose aller Formen stetig zurück.

Dieser rapide Rückgang der Tuberkulose gilt weltweit für die Industrienationen, man verzeichnet eine Halbierungsrate der Todesfälle seit 120 Jahren, ein Abfall, der schon vor der antibiotischen Ära beginnt. Er hängt wohl mit der Besserung der wirtschaftlichen Lage, der Wohnverhältnisse, intrafamiliärer Exposition, Verringerung psychosozialer Belastungen zusammen (Burnet 1970). Während das Risiko der Neuerkrankungen abgenommen hat, ist das Rückfallrisiko höher, was einer Verschiebung der Tuberkulose in die älteren Jahrgänge entspricht. Bemerkenswert ist auch das erhöhte Risiko der unteren Sozialschichten, wobei Personen ohne festen Wohnsitz vor allem betroffen sind. Sie stellen 12–15% aller Zugänge an bakteriologisch bestätigten Tuberkulosen der Atmungsorgane und weisen auf die Auswirkung psychosozialer Krisen hin.

Erkrankungssituation: Mit Angst erlebte Annäherungen an Liebespartner, ambivalente Bindungen, die zu einer Krise führen können, finden sich bei vielen jungen Menschen und werden auch im biographischen Vorfeld der Ersterkrankung gefunden. Es sind an sich alltägliche Anforderungen, die aber subjektiv eine seelische Katastrophe darstellen können. Die Frage, wo jemand verwundbar ist, was das Gleichgewicht zum Einstürzen bringt, wo die Achillesferse liegt, läßt sich nur aus dem Erleben des einzelnen beantworten. Die gleiche oder eine ähnliche Situation kann aber, beinahe experimentell, zu Rückfällen führen.

Ein weiterer Belastungs- und Konfliktbereich im Vorfeld der Lungentuberkulose liegt in beruflichen Veränderungen und Wechselfällen. Auch hier sind es eigentlich banale berufliche Leistungsanforderungen, Examen, Versuch beruflicher Verselbständigung, Aufstieg, Auswanderung, die am Anfang stehen. Ebenso kann Konfrontation mit dem Tod, besonders auch durch den Verlust nahestehender Angehöriger, für den Empfänglichen pathogen werden.

Die klinische Erfahrung spricht dafür, daß es die für die Altersgruppe charakteristischen Belastungssituationen sind, die der Lungentuberkulose vorausgehen. Auch die Life-event-Forschung konnte einen Zusammenhang von psychosozialen Belastungssituationen mit der Manifestation einer Tuberkulose sichern (Rahe u. Holmes 1964).

Das in der vorantibiotischen Zeit beschriebene Persönlichkeitsbild, die Empfindlichkeit im Kontakt und für nahe Bindungen, die Labilität des Selbstwertgefühls deckt sich mit dem, was als schizoide Neurosenstruktur oder als präödipale narzißtische Störung beschrieben wurde.

Wie ein solches schizoides Bedürfnis nach Nähe und Zuneigung und zugleich die Angst vor Bindung und Festlegung im inneren Erleben aussehen kann, hat der Dichter Franz Kafka geschildert.

Franz Kafka kommt 1919 in seinem „Brief an den Vater“, in welchem er die Geschichte seines Lebens nachzeichnet, zu der bemerkenswerten Aussage, daß ihm schließlich „unter der übermenschlichen Anstrengung des Heiraten-Wollens das Blut aus der Lunge kam“. Er meint damit seine mit einem Blutsturz beginnende und 7 Jahre später zum Tode führende Lungentuberkulose. An der „Anstrengung des Heiraten-Wollens“ ist Kafka bei mehreren Frauen gescheitert, aus Gründen, die zweifellos in seiner eigenen seelischen Verfassung lagen. Er beschreibt sie in dem gleichen Brief an den Vater: „Das Wesentliche, vom einzelnen Fall leider unabhängige Hindernis war aber, daß ich offenbar geistig unfähig bin, zu heiraten. Das äußert sich darin, daß ich von dem Augenblick, in dem ich mich entschließe, zu heiraten, nicht mehr schlafen kann, der Kopf glüht bei Tag und Nacht, es ist kein Leben mehr, ich schwanke verzweifelt herum. Es sind das nicht eigentlich Sorgen, die das verursachen, zwar laufen auch entsprechend meiner Schwerblütigkeit und Pedanterie, unzählige Sorgen mit, aber sie sind nicht das Entscheidende, sie vollenden zwar wie Würmer die Arbeit am Leichnam, aber entscheidend getroffen bin ich von anderen. Es ist der allgemeine Druck der Angst, der Schwäche, der Selbstmißachtung."

Krankheitsabhängige Persönlichkeitsentwicklung: Mehr als bei vielen anderen psychosomatischen Krankheiten war vor der antibiotischen Ära bei einer so eminent chronischen, in die beruflichen und familiären Lebensbezüge eingreifenden, häufig tödlichen Erkrankung, die zu monate- oder jahrelangen Krankenhausaufenthalten führte, ein sekundärer, krankheitsdependenter Einfluß auf die Persönlichkeit zu erwarten. Die früher in der Literatur vorherrschenden Persönlichkeitsbilder des Tuberkulosekranken stehen ganz unter dem Zeichen dieser krankheitsabhängigen Veränderungen. Paradebeispiel dafür ist der „Zauberberg", wie ihn Thomas Mann beschrieben hat. Euphorie, übersteigerte Lebenslust, hypersexuelle Phantasien sind Blüten einer Entwicklung, wie sie gerade in solcher Ausnahmesituation gedeihen. Der therapeutische Schwerpunkt richtet sich heute auf eine ambulante, intermittierende gezielte Medikation mit festem Konzept bei möglichst kurz dauernder Unterbrechung der Lebensgewohnheiten und der Berufsausübung. Dies setzt aber ein festes Programm von 1–2 Jahren voraus und eine straffe „Compliance", d. h. eine Kooperation des Patienten beim Behandlungsprogramm.

Psychodynamik der Arzt-Patient-Beziehung

Der Patient ist auch heute noch gezwungen, 1–2 Jahre nach einer festen Regel Medikamente einzunehmen, zu Beginn meist eine bakterizid wirkende Dreierkombination. Das Schicksal der Tuberkulose hängt von der möglichst schnellen Keimreduktion noch vor Ausbildung resistenter Keime ab. Das Schicksal entscheidet sich also am Beginn der Therapie und mit der Festigkeit der Durchführung. Wenn von seiten des Patienten und des Arztes hier Fehler gemacht werden, rächt sich das mit Rezidiven und Chronifizierung. Deswegen ist die Einbeziehung der Persönlichkeit wesentlich.

Es ist wichtig für den Arzt, sein Wissen dem Patienten mitzuteilen, ein Arbeitsbündnis für die medikamentöse Behandlung und die Kurzeit herzustellen. Die Ziele und die Grenzen der Behandlung, die Effekte und die Nebenwirkungen sowie die Gefahren der Medikamente sollte der Patient von dem Arzt und nicht auf Nebenwegen erfahren.

Therapie: Die international fast einheitliche medikamentöse Behandlung beruht auf drei Schritten: Initialphase unter stationären Bedingungen, ambulante Stabilisierungsphase, jeweils individuelle modifizierte Sicherungsphase. Erfahrungen aus England ergaben, daß auch abgekürzte Verfahren zu einer praktisch 100%igen Heilung der Frühfälle führen und nur zu 1–2% Rezidiven. Voraussetzung ist die möglichst lückenlose Führung des Patienten in einem guten Arbeitsbündnis. Jede „non compliance“ ist bei diesem strikten Medikamentenprogramm ein Risiko. In diesem Zusammenhang sind die früheren Berichte aus der vorantibiotischen Ära noch eindrucksvoll: so die Berichte holländischer Tuberkuloseärzte, die zeigten, daß eine starke Bindung des Patienten an den Arzt, eine individuelle Führung, bei der der Arzt auf die persönlichen und im Krankenhaus auftretenden Konflikte in Gesprächen eingeht, einen Einfluß auf die Prognose haben. Eine solche konsequente ärztliche Führung setzt ein Wissen um die Person des Patienten, seine Konflikte, seine Lebensverhältnisse und seine aktuellen Sorgen voraus.

Herz- und Kreislaufkrankheiten

Herz- und Kreislaufkrankheiten sind in den Industrieländern neben den malignen Erkrankungen heute die häufigsten Todesursachen. Die Kardiologie hat in den letzten Jahren zunehmend die psychosozialen Risikofaktoren als solche und weiter ihre Verbindung mit den körperlichen Risikofaktoren erkannt. Fragen der Lebensführung, Persönlichkeitseinstellung und die Position des Menschen in der beruflichen und familiären Umwelt sind für die Kreislauflage und ihre physiologische Regulation relevant. Aber auch seit langem bekannte körperliche Risikofaktoren wie ungünstige Ernährungsweise, Adipositas, Nikotinabusus und Alkoholmißbrauch sind als persönlichkeitsrelevanter Ausdruck und Folge eines Risikoverhaltens anzusehen.

Die klassischen psychosomatischen Fragestellungen, die auf funktionelle Herz- und Kreislaufstörungen gerichtet waren, haben sich damit zunehmend erweitert. Bluthochdruck, Arteriosklerose der Blutgefäße und Angina pectoris sowie Herzinfarkt sind nicht nur mit körperlichen, sondern auch mit psychosomatischen Fragestellungen und Therapieansätzen verbunden.

Vorbemerkungen zu Klinik und Physiologie der Herz-Kreislaufkrankheiten

Sieht man von den hier nicht zu erörternden somatisch determinierten Störungen (Herzfehler, Herzinsuffizienz und entzündliche Erkrankungen) ab, dann umfassen die psychosomatisch relevanten Herz-Kreislauf-Erkrankungen so unterschiedliche Gruppen wie

- die koronare Herzerkrankung,
- die Herzrhythmusstörungen,
- die funktionellen Herzerkrankungen,
- die essentielle, arterielle Hypertonie und
- die Herzangstneurose.

Bei dieser Zusammenstellung steht nicht die Häufigkeit oder Systematik im Vordergrund, sondern die Reihenfolge entspricht in etwa dem zunehmenden Einfluß, den psychosomatische Aspekte zu der Ätiologie der Erkrankung beitragen.

Überblick

In der Kardiologie hat es in den letzten Jahren zahlreiche neue wissenschaftliche Erkenntnisse gegeben, die zu einer differenzierteren Hypothesenbildung geführt haben.

Bestimmte bis vor einigen Jahren die Arteriosklerose und die zu ihr führenden ursächlichen Risikofaktoren die Forschungsaktivitäten, sind es immer mehr physiologische Erkenntnisse, die die Theoriebildung verändern.

Dies läßt sich am Beispiel der koronaren Herzerkrankung zeigen:

Ateriosklerotische Koronarbefunde bestimmten über viele Jahre die wissenschaftliche Forschung. Bei der Suche nach der Ätiologie wurden Risikoprofile entwickelt: Jedem Medizinstudenten und vielen Laien sind die Risikofaktoren für eine Ateriosklerose bekannt (arterielle Hypertonie, Diabetes mellitus, Adipositas, Nikotinabusus, familiäre Disposition, Hyperlipidämie). Es wurden je nach statistischen Befunden Risikofaktoren erster und zweiter Ordnung unterschieden. Von psychosomatischer Seite wurde als weiterer Risikofaktor ein bestimmtes Risikopersönlichkeitsprofil: das Typ A- Verhalten (s. unten) beschrieben.

Es mehrten sich aber die Befunde, die zeigten, daß mit diesen Risikoprofilen die Ätiologie nicht hinreichend definiert ist. So gibt es Untersuchungen darüber, daß 50% der Patienten keines dieser sechs Risikokriterien aufweist. Und bei etwa 26% der Patienten mit linksthorakalen Beschwerden wird ein unauffälliger Koronarangiographiebefund festgestellt.

Auch zeigen sich bei der immer größeren Zahl von Koronarangiographien immer wieder nur geringgradige oder keine signifikanten Stenosen bei Patienten nach z. T. schweren Myokardinfarkten Diese Befunde haben die Bedeutung von Koronarspasmen bei Patienten mit heftiger Angina pectoris (Prinzmetal-Angina) und nach Myokardinfarkten ins Blickfeld gerückt.

Nun geben physiologische Erkenntnisse der letzten Jahre immer mehr Hinweise auf Stoffwechselvorgänge und Regulationsmechanismen der kardialen Funktionen. So belegen neue enzymhistochemische Befunde, daß der Stoffwechsel der Ventrikelmuskulatur viel stärker differenziert ist, als man vor wenigen Jahren für möglich hielt. Diese Studien belegen auch, daß die Kapillaren ein wichtiges Zentrum des myokardialen Purinstoffwechsels darstellen. Das macht das Kapillarsystem zu einem metabolisch aktiven Ort, das den Tonus der koronaren Widerstandsgefäße aktiv mitbeeinflußt. Auch die Herzinsuffizienz ist nach neueren biochemischen und physiologischen Erkenntnissen als eine Regulationsstörung des myokardialen Adeninnukleotid-Stoffwechsels aufzufassen.

Diese neueren Forschungsergebnisse sind Hinweise darauf, daß sich in der Kardiologie eine Entwicklung zu differenzierter Sichtweise und Einbeziehung endokrinologischer und regulatorischer Mechanismen vollzieht. Zahlreiche kardiale Erkrankungen werden als Fehlregulationen oder endokrinologische Fehlsteuerungen begreifbar, die auch von psychoendokrinologischen und psychophysiologischen Parametern mitgesteuert werden. Hier ergeben sich für die Psychosomatische Medizin neue Forschungsaufgaben.

Allgemeines zur Psychosomatik von Herz- und Kreislaufstörungen

Herz und Kreislauf sind in jede Lebenstätigkeit einbezogen, ohne daß dies normalerweise wahrgenommen wird. Das Herz – „passe sous silence" – tritt erst im Zustand der Überanstrengung durch Herzklopfen oder bei extremer Angst durch Herzjagen ins Bewußtsein. Anders als Motorik oder Atmung, die dem Bereich willkürlicher Handlung näher stehen, sind Herz- und Kreislauftätigkeit aus dem unmittelbaren menschlichen Ausdruck ausgeschlossen. Nur in gewissen *Grenzsituationen* und in bestimmten Fällen der Störung wird das Herz bewußt empfunden. Selbst bei Fällen schwerer Störung, etwa bei angeborenen Herzfehlern, werden Herzphänomene subjektiv erst in späteren Dekompensationsstadien wahrgenommen.

Trotzdem läßt sich zeigen, daß der seelische Bereich und die geistige Tätigkeit des Menschen die Herz- und Kreislauffunktion ebenso bestimmen wie körperliche Leistungsanforderungen und auch für die Pathogenese von Bedeutung sind. Aktivität und Ruhe, Schlaf oder Wachheit, seelische Bewegtheit und Erregung, geäußerte und unterdrückte Gefühle sind mit sehr unterschiedlichen Kreislaufeinstellungen verknüpft.

Im psychoanalytischen Interview kommt es zu einer Steigerung der Pulsfrequenz von 80 auf 140/min, wenn bei dem Patienten ein Konfliktbereich erreicht wird (Abb. 7).

Pulsfrequenz und Blutdruck steigen jeweils dann an, wenn sich das Gespräch dem Konflikt nähert, wenn er antizipierend anvisiert wird, während die Verbalisierung des Konfliktes schon zu einem Abfall der Frequenz und zu einer Beruhigung des Kreislaufs führt. Ebenso läßt sich der Einfluß von Vorstellungen und der jeweiligen inneren Haltung auf den Kreislauf zeigen: Suggeriert man eine anstrengende Tätigkeit in Hypnose, so steigt bei äußerer Ruhelage die Pulsfrequenz bis 150/min, der Blutdruck von 110/85 auf 155/110 mmHg an. Dabei ist deutlich, daß der Kreislauf vor allem die Leistung vorwegnimmt: Die Intention zum 100-m-Lauf führt beim Leichtathleten schon im Startblock zu hohen Werten von Herzfrequenz und Blutdruck. Bei Piloten sind die Pulsfrequenzen kurz vor dem Start und kurz vor dem Landungsmanöver – also in der Erwartungssituation – höher als in Anstrengungssituationen während des Flu-

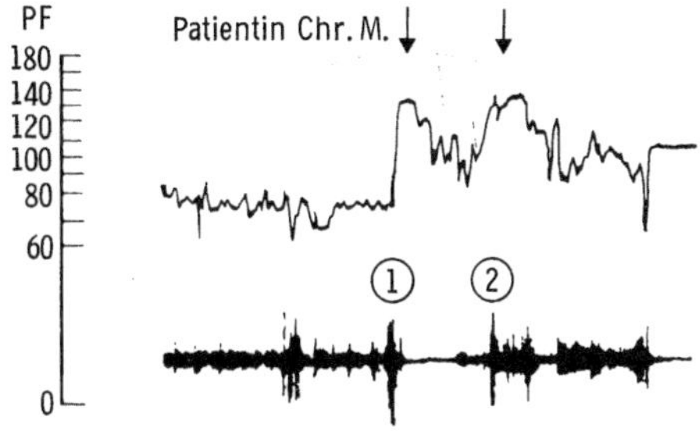

Abb. 7 Obere Kurve: Pf-Änderung telemetrisch direkt in Puls/min registriert. Untere Kurve: Sprachfrequenz des Interviews. Bei (1) berührt das Interview einen zentralen Konflikt der Sexualsphäre. Als dieses Problem angesprochen wurde, schnellte der Puls von 80 auf 140 (↓) und stieg dann nochmals mit der Besprechung der damit zusammenhängenden Problematik an (↓).

ges selbst. Diese Verknüpfung *antizipatorischer Vorstellungen* und *Phantasien* von Situationen ist u. U. für die Pathogenese von Bedeutung, vor allem, wenn man sich vorstellt, daß diese Bereitschaft zur Leistung oft nicht durch eine reale funktionelle Anstrengung abgelöst wird.

Die bisherigen Erfahrungen haben ergeben, daß die in der Psychophysiologie üblichen Affektbelastungen wie Geräusche, Schreck, Schmerz, Suggestion bestimmter affektbesetzter Situationen oder auch aktuelle Belastungssituationen für Blutdruck und Pulsfrequenz weniger wirksam sind als die Ansprache von Konflikten und Ängsten im Interview.

Herz und Kreislauf stehen im Dienst der körperlichen Leistung, vor allem des Stoffwechsels und der Motorik. Sie sind aber auch Äquivalent mannigfacher seelischer und geistiger Aktivitäten und Einstellungen. Störfaktoren liegen im folgenden:

a) Aus äußeren Abhaltungen oder aus inneren Hemmungen wird die bereitgestellte Kreislaufaktivierung nicht abgerufen und motorisch zu einer Handlung geführt. Unter Umständen kommt es dadurch zu einer dauernden Erregung in Erwartung einer auszuführenden Leistung.

b) Die andere Möglichkeit ist, daß eine aus dem Bewußtsein verdrängte Leistungseinstellung stellvertretend zu einer Anspannung des Kreislaufs führt.

In den frühen psychophysiologischen Untersuchungen von Cannon (1929) über „körperliche Veränderungen bei Schmerz, Hunger, Angst und Wut" wird deutlich, daß der Kreislauf bei Affekten wie Angst und Wut stark reagiert. Das führt von den volkstümlichen Auffassungen weg, in denen, jedenfalls in sprachlichen Wendungen, das Herz meist mit dem Sich-freuen-Können, der Liebe, dem vitalen Kontakt mit anderen Menschen in Verbindung gebracht wird.

Wenn es eine unmittelbare psychosomatische und somatopsychische Wechselwirkung gibt, so ist es die Verbindung von *Herz* und *Angst:* Angst wirkt sich am Herzen aus, führt in der Angst vor dem Alleinsein, in Gefahren überwältigt zu werden usw. dazu, daß man das Herz bis in die Hals- und Kopfregion schlagen fühlt. Zusätzlich führt eine Adrenalinausschüttung zu Gefäßkontraktion, Pulsbeschleunigung und verstärkter Herzkontraktion und damit wiederum subjektiv zu einem Zustand äußerster Unruhe und Angst.

Das Herz wird nur im Zustand des Abnormen und Krankhaften erlebt. Aber auch dann, wenn es erfahren wird, hat es eine eigentümliche Unbestimmtheit: Es ist zwar das eigene Herz, aber dennoch relativ unbestimmt und nicht verfügbar, wie z. B. eine Extremität. Diese Unüberschaubarkeit enthält jedoch schon den Keim der Angst. Darauf beruht eine Voraussetzung für die Entstehung der phobischen Entwicklungen.

Herzangstneurose

Synonyma: Herzphobie, Angstneurose, cardiac neurosis, Paniksyndrom

Definition: Die verschiedenen Bezeichnungen beschreiben einen typischerweise mit einem akuten (sympathikovasalen) Herzanfall beginnende, als akuter Angstzustand mit Herzstillstandsangst erlebte neurotische Erkrankung mit diffus sich ausweitenden hypochondrischen und phobischen Beschwerden. Eine chronifizierende neurotische Entwicklung ist häufig.

Diagnostisch ist die Herzangstneurose (Herzphobie) in der Mitte zwischen Angstneurose und Phobie einzuordnen. Von der Bereitschaft zur diffusen Angstentwicklung her eher eine Angstneurose, entspricht die Angstfixierung ans Herz dem somatisiert verschobenen Konflikt zwischen Trennungsimpulsen und Abwehr mehr einer neurotischen, phobischen Symptombildung. Weitere neurotische Symptome treten im Zustand der Chronifizierung auf. Neuerdings werden krisenhafte Phasen bei Herzphobien als „Panikattacken" klassifiziert (nach DSM-III).

Symptomatik: Nach diffusen Vorboten mit allgemeiner Unruhe und Anspannung kommt es zu einem akuten heftigen Herzklopfen. Die Tachykardie von 120 bis 160 Schlägen/min, der Blutdruckanstieg mit Werten bis 200/110 mmHg, Schweißausbruch, tiefe und forcierte Atmung weisen auf einen sympathikovasalen Anfall hin. Die Dauer dieses Anfalles liegt zwischen 5 Minuten und einer knappen Stunde. Subjektiv besteht heftige Todesangst mit der Vorstellung des drohenden Herzstillstandes. Nie tritt Bewußtlosigkeit ein, die Angst wird hellwach erlebt.

Charakteristisch für das Krankheitsbild ist die im Anschluß an den Angstanfall einsetzende, auf das Herz zentrierte Angstkrankheit. Die Patienten kommen von der Angst des Herzstillstandes, der Angst vor einem erneuten Anfall nicht los, kontrollieren ihren Puls, schonen sich. Viele gehen von Arzt zu Arzt, haben kein Interesse mehr am Berufsleben, werden für lange Zeit arbeitsunfähig. Sehr häufig sind allgemeine hypochondrische Ausweitungen der Ängste auf Magen und Verdauung. Andere Verlaufsformen zeigen phobische Züge, vor allem eine Raumangst (Klaustrophobie) oder auch eine Platzangst (Agoraphobie). Zum Gesamtbild gehören heftigste Anklammerungstendenzen, die Patienten können nicht allein sein, sie klammern sich an Eltern, Ehegatten, am liebsten aber an einen Arzt. Die Nähe des Arztes vor allem gibt ihnen Halt und Beruhigung.

Eine junge Frau hielt sich in Mantel und Hut immer in Bereitschaft, um bei einem neuen Anfall aus der Wohnung zum Arzt zu laufen, wenn ihr Mann zur Arbeit gegangen war. Ein Patient auf einer Krankenstation ertrug es nicht, daß die Tür zwischen der Krankenabteilung und dem Arztzimmer geschlossen war. Eine andere Patientin, der es, wie den meisten dieser Patienten, im Krankenhaus an sich gut ging, da sie hier immer einen Arzt in Bereitschaft wußte, knüpfte ihre Ängste an den Übergang vom Nacht- zum Tagdienst und an die Phantasie, der eine Arzt könne schon weggegangen sein, während der andere noch nicht da sei.

Psychophysiologie: In der Regel besteht eine sympathikotone, hyperdyname Kreislaufeinstellung mit einem leicht erhöhten Mitteldruck und erhöhter Pulsfrequenz bei einer sog. dynamisch-labilen Blutdruckregelung. Die Blutdruckunruhe tritt unter körperlichen wie auch seelischen Belastungen auf und läßt sich mit modernen fortlaufenden Messungen erfassen.

Die 35jährige Patientin L. P., bisher gesund, hat 6 Monate vor Klinikaufnahme erstmals einen sympathikovasalen Anfall erlitten und leidet seitdem an einer herzphobischen Entwicklung. In den letzten Wochen hatten sich dann auch Symptome einer sog. Brückenphobie eingestellt. Sie hatte Angst, den Wehrsteg über den Neckar zu begehen und mied große Plätze.

Zu einer Kreislaufuntersuchung bestellt, ist sie zunächst ausgeglichen. Nachdem sie aber beim orthostatischen Stehversuch nach einigen Minuten im Labor unabsichtlich allein gelassen wird, tritt ein typischer sympathikovasaler Anfall auf (Abb. 8).

Häufigkeit, Epidemiologie, Geschlechtsverhältnisse: In einer nervenärztlichen Praxis wurde die Diagnose Herzangstneurose bei 6,5% der psychiatrischen Diagnosen gestellt. In der Ambulanz der Psychosomatischen Universitätsklinik Heidelberg ist Herzangstneurose die am häufigsten gestellte psychosomatische Diagnose. Im

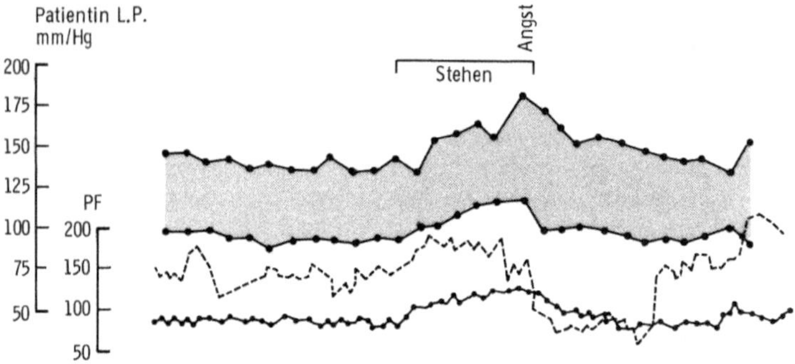

Abb. 8 Patientin L. P. Sympathikovasaler Anfall nach orthostatischer Belastung. Der Blutdruck steigt kontinuierlich von normotonen Werten auf 175 systolisch und 120 mm diastolisch an. Die gestrichelte Kurve zeigt die Atemfrequenz (Poly- und Tachypnoe). Die durchgezogene Kuve zeigt einen Anstieg der Herzfrequenz von 75/min auf 110/min. Subjektiv tritt heftige Angst auf.

Durchschnitt wurde sie bei 6,8% der untersuchten Patienten gestellt (4,7% als Hauptsymptomatik, 2,1% als Zweit- oder Nebensymptomatik). Es handelt sich also um eine sehr häufige Erkrankung, die vor allem die Altersgruppen zwischen 18 und 40 Jahren betrifft, d. h. das typische Manifestationsalter neurotischer und psychosomatischer Krankheiten. Die Patienten sind deutlich jünger als die Gruppen mit organischen Krankheiten. Wir finden ebenso wie Kulenkampff u. Bauer (1960) und Richter (1964) ein leichtes Überwiegen männlicher Patienten unter den Herphobikern. Es sind alle Bildungs- und Sozialklassen betroffen und alle Arten von Berufen.

Erkrankungssituationen: Hier gibt es eine Reihe charakteristischer äußerer und innerer Situationsmerkmale, die häufig wiederkehren:

1. Es finden sich Trennungs- und Ablösungskrisen in der äußeren Lebensgeschichte, die ihre konflikthafte Valenz dadurch bekommen, daß eigene, unbewußte Impulse und Phantasien um Verselbständigung und Ablösung bestehen. Sie sind abgewehrt, und die äußeren Veränderungen haben den Charakter einer Versuchungssituation.

Typische Beispiele dafür: Ein Mann, seit langem in einer schwierigen Ehesituation, eine eigene Entscheidung hinauszögernd, erhält einen Brief seiner Frau, in dem sie ihm mitteilt, daß sie sich scheiden lassen wird. Ein 22jähriger Student, der einzige und unselbständige Sohn seiner Mutter erhält die Nachricht, daß diese mit einer lebensgefährlichen Erkrankung ins Krankenhaus aufgenommen werden mußte. Ein Mann in hochambivalenter Auseinandersetzung mit seinen Eltern stehend, erhält die Nachricht vom Tod seines Vaters.

2. Todesfälle in der unmittelbaren Umgebung wirken häufig auslösend oder wiederauslösend, vor allem Herztodesfälle. Schon die bloße Zeitungsnachricht von einem solchen Todesfall kann im weiteren Verlauf zu neuen Anfällen führen.
3. Charakteristisch ist, daß die Situation der Trennung oder des Verlassenwerdens und Alleinseins mit einer hohen Ambivalenz besetzt sind. Die Trennung wird gewünscht und zugleich gefürchtet. Die Trennungsambivalenz ist durch eine äußerlich und innerlich nicht mehr tragbare Abhängigkeitsbeziehung provoziert.

Der erste psychoanalytische Fall, 1895 von Freud beschrieben, betrifft einen Mann, der auf die Nachricht vom Tode seines Vaters einen Herzanfall bekam und von da an der „Angstneurose" verfallen blieb.

Psychodynamik: Der Konflikt, den man mit großer Regelmäßigkeit bei Herzangstneurose findet, ist der eines Trennungskonfliktes gegenüber hoch ambivalent besetzten Personen, die einerseits Schutz repräsentieren, aber auch Beengung und demütigende Abhängigkeit. Der Trennungskonflikt ist schon deutlich in den situativen Zusammenhängen der Auslösesituationen, die mit Todesfällen, Wegzug, Krankheit deutlich machen, daß es sich jeweils um ein bedrohliches Alleinsein im Erleben der Kranken handelt. Es besteht eine Abhängigkeit vom depressiven Typus mit einer stark ambivalenten Einstellung, wobei man in der Phantasie regelmäßig aggressive Todeswünsche und zugleich noch fortlebende Geborgenheitserwartungen findet.

Dazu aus der Behandlung eines 22jährigen Studenten, der an dem Abend des Tages, an dem seine Mutter ins Krankenhaus zur Operation kam, an einem akuten Herzjagen mit Herzstillstandsangst und seitdem mit herzphobischen Ängsten erkrankt ist: „Ich hörte mein Herz im ganzen Körper schlagen, ich hatte Angst, jetzt an einem Herzschlag sterben zu müssen. Seitdem kann ich den Gedanken an das Herz nicht mehr loswerden. Ich weiß, daß das lächerlich ist, schäme mich, damit nicht fertigzuwerden. Aber ich kann mich nicht ablenken, kann nichts mehr lesen, mich beim Studium nicht mehr konzentrieren."

Bei Beginn einer psychotherapeutischen Behandlung brachte er in einer der ersten Stunden den folgenden Initialtraum:

„Ich sah, wie die Mutter ein Geschenk bekommt, von irgend jemand. Als sie das kleine Paket berührt, faßt sie sich an die Seite, das Gesicht ist angstverzerrt, sie sackt zusammen, stirbt ab. Ich habe das Gefühl, ich sterbe mit ab, ich schnelle hoch, wache mit Brechreiz, Übelkeit, Herzklopfen, in Schweiß gebadet auf."

In den Einfällen kommt, daß er den Tod seiner Mutter kaum ertragen könnte, noch weniger aber mochte er sie leidend sehen. Er würde sie dann lieber umbringen. Im übrigen sei seine Mutter in allem geschickter als er, unglaublich gewandt. Vor ihr sei er gar nichts. Sie fragte ihn immer wieder: „Warum bist du nur so unselbständig?" Sie mache alles schlecht an ihm, das gehöre zu ihrem Erziehungsprinzip. Es ist deutlich, daß der Gedanke an den Tod der Mutter ihn halbbewußt schon längst bewegte. Ihr Gang ins Krankenhaus, der von den Ärzten geäußerte Krebsverdacht, hatte zweifellos seine Phantasie angeregt, seine Wünsche nach Unabhängigkeit, aber auch seine Angst vor dem Alleinsein geweckt. Im Traum ist es, als wäre er noch mit unsichtbaren Nabelschnüren mit der Mutter verbunden und als bedeute ihr Tod auch seinen Tod. Ist es eine „participation mystique“ mit der Mutter, die ihn sterben läßt, ist es die Angst, allein, ohne die tüchtige und hilfreiche Mutter im Lebenskampf sich zu finden? Sind es Schuldgefühle wegen der Wunschphantasie, die Mutter sterben zu sehen – ist es das Urgesetz der Vergeltung, jus talionis, Blut um Blut, das man für einen Mord in Tat oder Gedanken, an Tier oder Mensch mit dem eigenen Blut büßen muß? Welche Deutung man auch bevorzugt, deutlich ist der ambivalente Todeswunsch und daß damit verbundene Schuldgefühle in einen Angstzustand führen und dieser in der Symptomatik des Herzklopfens und schließlich der Herzstillstandsangst verarbeitet wird (Bräutigam 1956)

Die bestehenden Neigungen zu symbiotischen Bezügen, die depressiv-symbiotischen Verschmelzungsphantasien der Herzneurotiker schaffen innere und äußere Schwierigkeiten bei der Ablösung aus den filialen Bindungen an Mutter und Vater. So können auch Todesfälle in der Umgebung, ja Nachrichten von Todesfällen sie selbst betreffen, als wäre es ihr eigenes Schicksal.

Unter den 281 herzphobischen bzw. herzangstneurotischen Patienten, die in den Jahren zwischen 1979 und 1983 in der Ambulanz der Psychosomatischen Universitätsklinik Heidelberg untersucht wurden, war die depressive Neurosenstruktur weitaus am häufigsten, nämlich in 80% der Fälle vertreten (depressive Neurosenstruktur in der Gesamtstichprobe 54%).

Ursachen: Was die psychodynamischen Bedingungen angeht, so ist die Fixierung und der symbiotische Bezug zur Mutter, vor allem bei jungen Männern, oft durch den familiären Status schon nahegelegt. Unter Herzphobikern findet man vermehrt Einzelkinder, oft fehlt der Vater in der Familie. Auch scheinen gehäuft jüngste Söhne hier vorzukommen, die sehr stark an ihre Mütter gebunden sind. Die Situation des Einzelkindes, des Sohnes, der wenig Bezüge und Identifikationsmöglichkeiten außerhalb der Familie hat, in seinen Beziehungen auf eine Person lange eingeengt bleibt, scheint ursächlich für die spätere Unselbständigkeit und die Trennungsschwierigkeiten. Freud stellte in diesem Zusammenhang einmal fest, daß es nicht so sehr die Versagung ist als die Verwöhnung, die den Menschen unfähig mache, später im Leben auf Liebe zu verzichten oder sich zumindest zeitweilig mit weniger zu begnügen. Übermäßige, frühe Bindung disponiere zur Neurose. Die allgemeinen neurosenpsychologischen Erfahrungen weisen noch darauf hin, daß jede Verwöhnung auch zugleich eine Versagung darstellt, da sie für die normalen Belastungen des Lebens denkbar schlecht vorbereitet. Als besonders ungünstig gilt die Verbindung bzw. das Alternieren von Verwöhnung und harter Versagung.

Ob Herzangstneurotiker etwa in der frühen Kindheit durch vorübergehende traumatisierende Trennungserlebnisse eine Sensibilisierung erfahren haben, wie sie Bowlby (1960) beschrieben hat, ist nicht als gesichert anzusehen. Die Trennungsproblematik scheint nicht einer realen Überforderung zu entsprechen. Der Konflikt liegt in der von den Patienten antizipierten Trennungssituation, einer Trennung, die sie wünschen müssen und zugleich fürchten. Eigene Phantasien und äußere Veränderungen stellen „Versuchungssituationen" dar. Diese Versuchungssituationen, die die Bedeutung von Alleinsein haben, rufen eine psychosomatische Feind- und Angsttönung hervor, auf welche die sympathikotone Bereitstellung anspricht. Wenn hierbei eine Krise in Form eines sympathikovasalen Anfalles auftritt, kann diese zur Auslösung einer Herzangstneurose führen (vgl. S. 136 mit Abb. 8).

Persönlichkeit: Was die Persönlichkeit betrifft, so findet man hier wie bei manchen anderen psychosomatischen Krankheiten zwei gegensätzliche Persönlichkeitstypen: den A-Typus, der die symbiotische Abhängigkeit unmittelbar darstellt; dann einen zweiten, den B-Typus, der diese demütigende Situation nicht erträgt und betont selbständig auftritt, eine demonstrative pseudounabhängige Reaktionsbildung im bewußten und unbewußten Verhalten demonstriert (Richter und Beckmann, 1973).

Die einfache Abhängigkeit, die zunehmende Einengung der Lebensbezüge, die Schonhaltung, das für Phobiker charakteristische Vermeiden von Situationen der Belastung und Exposition ist bei der überwiegenden Mehrzahl deutlich zu beobachten. Viele geben ihren Beruf ganz auf, sind unfähig, allein, ohne ärztliche Betreuung, ohne Betreuung durch nahestehende Angehörige zu leben. Sie vermeiden sexuelle Kontakte, Sport, schließlich jede Form körperlicher Anstrengung, die mit einer Beschleunigung des Herzschlages verbunden ist. – Viele sind ganz fixiert auf die Beobachtungen ihrer Herzschlagfolge, lesen alle diesbezügliche Literatur, gehen von Arzt zu Arzt, weiten ihre Selbstbeobachtung auf noch andere Körperregionen aus. Zwar gilt, daß der Hypochonder immer einen Grund findet, sich zu beobachten, und auch der Gesunde an Sensationen in seinem Körper immer reichlich Material hat, an die sich eine hypochondrische Verarbeitung heften kann. Vielleicht spielt aber gerade beim Herzangstneurotiker ein psychophysiologischer Circulus vitiosus eine Rolle: Durch Angst steigen Herzfrequenz und Blutdruck, es kommt zur Adrenalinausschüttung. Damit sinkt der Nutzeffekt der Herzarbeit, es kommt zu einer Hypoxie, die wiederum Herzsensationen und Angst fördert. Die ängstliche Beunruhigung führt also zur Tachykardie, zur vermehrten Reizbildung, was wieder zur ängstlichen Beunruhigung mit Projektion auf das Herz verleitet. Angst kann durch das Herz entstehen, indem vermehrte Herzschlagfolge und Herzsensationen ihrerseits zu Angst führen.

Der Typus der einfachen Abhängigkeit wie der der überkompensierenden Abwehr und Verleugnung ist auch in *testpsychologischen* Untersuchungen zu finden. Richter u. Beckmann haben ihn als Typus A und Typus B in MMPI-Profilen beschrieben: Der Unterschied liegt vor allem in der D-Skala des MMPI, also der Ausprägung depressiver Symptome. Sie sind bei dem A-Typus sehr ausgeprägt, während sie beim B-Typus überkompensierend verleugnet werden.

Für den überkompensierenden und abwehrenden Patienten ist charakteristisch, daß er vor allem durch Aktivität und körperlichen Einsatz versucht, über seine eigene Schwäche hinwegzukommen. Er erträgt es nicht, etwa durch Medikamente oder durch eine auf Entspannung und Passivität abzielende lockernde Behandlung „schwach" gemacht zu werden, was für die Behandlungsstrategie von Bedeutung ist.

Differentialdiagnose: Vor allem im akuten Zustand ist der sympathikovasale Anfall differentialdiagnostisch von einem Herzinfarkt zu unterscheiden. Hinweisend ist das Beschwerdesyndrom, denn beim sympathikovasalen Anfall, der besonders bei Menschen jüngeren Lebensalters auftritt, steht ganz die Angst im Vordergrund und nicht der Schmerz und das mit dem Schmerz verbundene Vernichtungsgefühl wie beim Herzinfarkt. Die hohe Pulsfrequenz, der erhöhte Blutdruck sprechen für den sympathikovasalen Anfall. Angstgefühle sind bei Patienten mit Herzinfarkt nur in etwa 10% der Fälle mit im Spiel. Im akuten Anfall und im weiteren Verlauf kann die ängstliche Erregung und Unruhe so stark sein, daß an eine akute Psychose, etwa an eine agitierte Depression, gedacht wird. Manche Patienten sind so erregt, daß sie in eine psychiatrische Klinik eingewiesen werden. Hier, in einer geschlossenen Abteilung, wo immer Pfleger und vor allem Ärzte zur Verfügung stehen, fühlen sie sich ausgesprochen wohl. Es fällt auf, daß bei schweren körperlichen Beeinträchtigungen, z. B. nach Herzinfarkten, eigentliche herzphobische Entwicklungen nur selten zu beobachten sind.

In den letzten Jahren wird diskutiert, ob der Mitralklappenprolaps, die häufigste Herzklappenanomalie, bei der Entstehung der Herzangstneurose eine Rolle spielt. Diese Anomalie, die bei 5% der Bevölkerung im Echokardiogramm, häufiger bei Männern als bei Frauen diagnostiziert wird, verläuft dabei in der Mehrzahl der Längsschnittbeobachtungen beschwerdefrei. Vor allem ist sicher, daß das akute Auftreten herzphobischer Ängste und die weitere Entwicklung und Fixierung aus dieser Anomalie, die mehr als Zufallsbefund festgestellt wird, nicht erklärt werden können.

Auszuschließen ist eine Phäochromozytomkrise, die einem sympathikovasalen Anfall sehr ähnlich sein kann, indessen sind im Unterschied zur Phäochromozytomkrise die Katecholamine im Urin nicht erhöht.

Prognose: Das Ereignis, welches der Herzangstneurotiker am meisten fürchtet, der Herzinfarkt, tritt bei ihm nicht häufiger auf als bei der Durchschnittsbevölkerung: Maßgebend für diese Feststellung sind Katamnesen bei funktionellen Herz- und Kreislaufstörungen, da die Symptomatik sich ja in der Regel aus einer spezifischen Form einer solchen mit dynamisch-labile Blutdruckregelung entwickelt. Mehrere Katamnesen, die bis über 20 Jahre reichen (P. Christian u. Mitarb.), ergaben deutlich weniger organische Herzkrankheiten, als zu erwarten war.

Ungünstig ist die Prognose bei unbehandelten Fällen in bezug auf die Symptomatik selbst wie auch die Lebensentwicklung. Es besteht eine Neigung zur Chronifizierung, zur Ausweitung, die Mehrzahl der Kranken wird in eine sozial randständige Situation gedrückt. Man findet Herzangstneurotiker, die seit mehr als 20 Jahren ihre Symptomatik haben und in ein hypochondrisches Netz von Vermeidungen eingesponnen sind. Es gibt aber auch günstigere Verlaufsformen, wo nur hin und wieder in Belastungssituationen ein Angstanfall auftritt.

Psychodynamik der Arzt-Patient-Beziehung

Das anklammernde, immer neue organische Untersuchungen fordernde Verhalten führt beim Arzt gewöhnlich bald dazu, daß er den Patienten als lästig erlebt. Durch inkonsequente therapeutische Maßnahmen wie Verordnung von Herz- und Kreislaufmitteln wird von ärztlicher Seite häufig die organische Krankheitsauffassung gefördert. Noch schwieriger sind die überkompensierend aktiven Herzangstneurotiker in ihrer fordernden und getriebenen Einstellung. Sie gehören zu den Patienten, die von Arzt zu Arzt ziehen, immer neue diagnostische und therapeutische Maßnahmen provozieren und den Versicherungsträgern damit gewöhnlich große Unkosten verursachen. Auch ihre Psychotherapeuten machen diese Kranken durch ihre hypochondrische und anklammernde Haltung oft ungeduldig, enttäuschen sie durch Behandlungsabbrüche oder indem sie aus Sicherheitsgründen neben der psychologischen Behandlung noch mehrere organische Therapien suchen. Es ist nicht leicht für den Arzt, gegenüber der hartnäckig hypochondrischen Organfixierung überhaupt psychologische Gesichtspunkte in der Ätiologie und Therapie zu vertreten. – Ist der herzphobische Patient an einen Therapeuten gebunden und in einen Behandlungsprozeß eingetreten, so können die intensiven Regressionstendenzen zu einer Behandlungsschwierigkeit werden und u. U. zu endlosen Behandlungen führen.

Therapie: Die erste Aufgabe ist es, den Patienten anzunehmen, d. h. als krank zu akzeptieren, um den Einfluß, der mit der ärztlichen

Autorität verbunden ist, zu nutzen, um ihn in die richtigen Wege zu leiten. Die Nähe des Arztes, vor allem jede körperliche Untersuchung, führt gewöhnlich zu einer Beruhigung des Patienten. Dies stellt aber keine Therapie dar, es hilft dem Patienten nicht weiter, er hat die Tendenz, durch immer erneute Untersuchung dieses Ritual zu wiederholen. Es kommt darauf an, mit ihm zu erarbeiten, daß er krank in einem umfassenderen Sinne ist, daß die Herzbeschwerden zwar ebenso real sind wie seine Angst, aber als Folge, nicht als Ursache seiner Krankheit. Die Mitteilung, daß er mit Sicherheit nicht am Herzanfall oder an einem Herzinfarkt sterben wird, sondern, wie Statistiken zeigen, eher eine überdurchschnittliche Chance hat gesund zu bleiben, kann das Arbeitsbündnis stärken. Es ist zu nutzen, um zunächst die Auslösesituation in ihrem szenischen Gehalt und in ihrer psychodynamischen Bedeutung zu erarbeiten, was bei nicht chronifizierten Fällen in den allermeisten Fällen gelingt. Von daher sind die weiteren psychotherapeutischen Behandlungswege einzuleiten.

Die Methode der Wahl ist eine aufdeckende Psychotherapie, die nicht nur die Symptomatik beseitigt, sondern dem Patienten auch eine Hilfe geben kann, seine Konfliktsituation zu bewältigen und einen Reifungsprozeß nachzuholen. Kranke, die früh in Behandlung kommen, noch relativ jung und elastisch sind, bei denen noch keine große Krankheitsarbeit zu negativen Fixierungen geführt hat, die sich in ihrer Lebensentfaltung noch nicht völlig eingeschränkt haben und zur Einsicht fähig sind, können erfolgreich in psychoanalytischer Therapie behandelt werden. Bei der depressiv-neurotischen Grundeinstellung und bei Tendenzen zu malignen Regressionen in der Zweiersituation ist eher eine analytische Gruppenbehandlung indiziert. Analytische Gruppentherapien haben im ganzen auch eher eine bessere Prognose (Senf 1988). Eine psychologisch verständnisvolle Betreuung durch den praktischen Arzt wird für die Mehrzahl der Kranken ein wichtiger Behandlungsweg bleiben.

Medikamentös sind im akuten Angstanfall keine Herz- oder Kreislaufmittel indiziert, sondern wenn überhaupt Psychopharmaka, wobei sich Diazepinpräparate als wirksam erweisen. Dosen von 15–30 mg Diazepam betäuben die Angst, sind aber auf die Dauer keine ursächliche Therapie, da ihre angstlindernde Wirkung auch bei steigenden Dosierungen nachläßt.

Psychosomatik der Rhythmusstörungen des Herzens

Eine Arrythmie besteht in einer pathologisch veränderten Herzschlagfolge. Man unterscheidet Störungen der Erregungsbildung, der Erregungsleitung und der Erregungsrückbildung, bradykarde und tachykarde Rhythmusstörungen.

Rhythmusstörungen kommen als harmlose Extrasystolen ohne Einfluß auf Hämodynamik, die Prognose und die Lebenserwartung bei herzgesunden Personen vor – aber auch genauso als schwere, komplexe Extrasystolie bis zu Sinusstillstand und totalem AV-Block oder als Kammerflimmern bei schwer herzkranken Patienten.

Eine große Anzahl von kardialen Erkrankungen (koronare Herzerkrankung, Kardiomyopathien, Vitien, Cor pulmonale, QT-Syndrom) wie auch extrakardiale Erkrankungen (Elektrolytstörungen, Hyperthyreose, Volumenmangel, Medikamentennebenwirkungen und psychische Ursachen) können zu Herzrhythmusstörungen führen.

Bei den Erregungsleitungsstörungen werden nomotope, vom Sinusknoten ausgehende Störungen (Sinustachykardie, -bradykardie und -arrhythmie) von heterotopen Erregungsbildungsstörungen (supraventrikuläre und ventrikuläre Extrasystolen) unterschieden. Die Reizleitungsstörungen beschreiben unterschiedliche Blockierungen nach ihrer Lokalisation: SA-, AV-Blockierungen und Schenkelblockbilder. Eine Extragruppe bilden die Präexzitationssyndrome (WPW- und LGL-Syndrom).

Näheres zur Differenzierung der Extrasystolie siehe Lehrbücher der Inneren Medizin.

Funktionelle Störungen der Herzschlagfolge sind als Organneurose des Herzens aufzufassen, wenn eine organische Ursache ausgeschlossen wurde und psychologische Zusammenhänge deutlich gemacht werden können. Hierzu gehören *nur* die *Reizbildungsstörungen* (Sinus und supraventrikuläre Tachykardien und paroxysmale Tachykardien, ferner Anfälle von Vorhofflimmern sowie mono- und heterotope Extrasystolien). Bei Störungen der *Erregungsleitung* bestehen keine psychosomatischen Zusammenhänge.

Symptomatik: Plötzlich einsetzende, Minuten oder Stunden dauernde und wieder schlagartig verschwindende Tachykardien mit einer Frequenz von 160 bis 240/min werden als paroxysmale Tachykardie oder als *„Herzjagen"* bezeichnet. Dabei besteht ein ängstliches Erregungs- und Spannungsgefühl. Bei den *Extrasystolien* stören subjektiv weniger die Extrasystolen als die folgenden, nach der kompensatorischen Pause einsetzenden besonders kräftigen Herzschläge („Herzstolpern").

a) *Paroxysmale Tachykardien (paroxysmale supraventrikuläre Tachykardie und paroxysmales Vorhofflimmern):* Die Störung tritt bei geschädigten wie bei gesunden Herzen auf, in jüngeren Jahren sind psychovegetative Störungen die häufigsten Ursachen. Organische Gründe finden sich in etwa 30%. Eine Disposition besteht bei verlängerter PQ-Zeit und WPW-Syndrom. Hier kommt es gehäuft zu situativen und konflikthaften Auslösungen. Bei 25 sonst herzgesunden Patienten besteht eine enge zeitliche Bindung zwischen dem Auftreten der Anfälle und der Lebenssituation: Die Anfälle traten gehäuft auf zu Zeiten innerer Spannung und bei Affektkumulationen.

Ein 22jähriges Mädchen bekam eine supraventrikuläre paroxysmale Tachykardie immer dann, wenn ein bestimmter junger Mann sie zum Tanzen aufforderte. – Die körperliche Erregung und Erhöhung der Herzschlagfolge, Unruhe, Tachykardie, Rhythmusstörung stehen an Stelle der konflikthaft besetzten Hingabe, sind zu interpretieren als Fragmente einer unterdrückten psychophysischen Geste.

Im *Persönlichkeitsbild* soll es sich vor allem um Patienten handeln, die dazu neigen, ihre Gefühle zu kontrollieren, abzuwehren und sie als Schwäche zu erleben. „Ich zeige nie nach außen, wie es in mir aussieht." Die Patienten neigen dazu, auf zwanghafte Weise ihre Gefühlswelt abzuwehren. Sie gehen Auseinandersetzungen, Kampf, Streit aus dem Wege, neigen zur Rationalisierung. – Auslösende Situationen für solche Patienten sind dann Versuchungssituationen, die doch eine „emotionale Hingabe" als Versuchung nahelegen, oder wie im obigen Fallbeispiel die abgewehrte Aggression, die sich bei drohendem Zusammenbruch der Abwehr im Anfall entlädt.

b) *Vorhof-, atrioventrikuläre und ventrikuläre Extrasystolien:* Extrasystolien können affektiv im Wachzustand, öfter aber auch im Traum ausgelöst werden.

B. A., ein 53jähriger Mann, dessen herzangstneurotische Symptomatik bei der Fernsehübertragung des Kennedy-Mordes ausgebrochen war. Im analytischen Erstinterview wurden Pulsfrequenz und EKG forflaufend telemetrisch und außerhalb des Behandlungsraumes mitgeschrieben. Dabei wurde eine anhaltende Bigeminie registriert, als die massiven Haß- und Schuldgefühle des Patienten seiner Frau gegenüber thematisiert wurden. – Zur psychosomatischen Gesamtsituation des Patienten: Früher Verlust des Vaters und des ersten Stiefvaters im 2. und 3. Lebensjahr. In der ödipalen Phase erlebte er sich dem zweiten, als grausam dargestellten Stiefvater ausgeliefert. Die Wiederbelebung dieser traumatisierten Situation erfolgte bei sexuellen Beziehungen zu seiner Ehefrau; in diesem Zusammenhang kam es zu einer Herzsymptomatik und bei der Konfliktansprache zu einer langanhaltenden Bigeminie (Hahn u. Mitarb. 1972).

Auch organisch bedingte Extrasystolien können durch emotionelle Vorgänge verstärkt und dann zu einer erheblichen Verunsicherung und hypochondrischen Verarbeitung führen. Das Erlebnis des unregelmäßigen Herzschlags kann zur Eintrittspforte hypochondrisch-ängstlicher Verarbeitung werden. Das Herz als Ort der Störung, die Erfahrung, einem willkürlich nicht beeinflußbaren Geschehen in der lebenspendenden Mitte des Leibes ausgeliefert zu sein, ist sensibilisierend für solche Verarbeitungen.

Ein 66jähriger Richter im Ruhestand hat seit vielen Jahren Zeichen einer ischämischen Linksschädigung im EKG, gelegentlich Extrasystolen ventrikulären Ursprungs. Während eines Frühlingsurlaubs in Spanien bekommt er plötzlich gehäufte Extrasystolen. Er bricht den Urlaub sofort ab, ist verunsichert, kommt von dem Gedanken eines drohenden Herzinfarktes nicht los, zeigt eine sonst bei ihm nicht gewohnte „Hinfälligkeit", fühlt sich alt und leistungsunfähig. Zu Hause angekommen, verläßt er seine Wohnung nicht mehr, kontrolliert seinen Puls, seinen Herzschlag. Er registriert die Unregelmäßigkeit seines Pulses, gerät in eine depressive Verstimmung, ist ganz auf das Herz und die Herzschlagfolge fixiert. Mit Hilfe der sehr einfühlenden Kinder des Patienten gelingt es ihm außer Haus zu gehen, ihn zu Spaziergängen zu bewegen und ihn, allerdings nur in vertrauten Räumen, d. h. seit Jahren bekannten Spazierwegen, zu trainieren. Der organische Befund ist objektiv wie seit Jahren unverändert. Rückschauend wird deutlich, daß die Unregelmäßigkeiten des Herzschlages, die fremde Umgebung, die Verunsicherung, ob bei Sprachfremdheit in der fremden Umgebung eine angemessene Krankenhauspflege gesichert sei, zu dem Zustandsbild führten, das im Laufe von einigen Wochen langsam abklingt.

Synkopale Zustände

(Schreck und Schock, Faint, Ohnmacht)

Definition: Mit der Bezeichnung Faint, Ohnmacht, „vaso-vagal-syndrome" oder vagovasaler Anfall (Synkope) wird eine besondere Form des Kreislaufversagens mit einer kurzdauernden Bewußtseinssperre infolge mangelnder Gehirndurchblutung gekennzeichnet. Meist geht ein Schwäche- und Schwindelgefühl, Nausea, Schweißausbruch und Blässe voraus. Veränderungen der Atmung, Seufzen und Gähnen sind erste Symptome des drohenden Anfalls. Der Blutdruck und die Herzschlagfolge sinken dann plötzlich ab, die Atmung wird unregelmäßig.

Zum Formenkreis der synkopalen Syndrome gehören außer dem orthostatischen Faint (weniger präzis: „Stehkollaps") die vagovasale Schreck- und Schocksynkope sowie die vagovasale Ohnmacht. Abzugrenzen ist die hysterische Ohnmacht, bei der typische Kreislaufsymptome in der Anfallschilderung fehlen.

Psychophysiologie: die Schrecksynkope und ebenso die durch sensiblen oder sensorischen Schock (Schmerz!) hervorgerufene Synkope unterscheidet sich vom Faint durch ihre „Knock-out-Symptomatik": Bradykarder Drucksturz, Bewußtseinssperre und motorische Atonie treten sofort und gleichzeitig auf. Der akute Tonusverlust der Muskulatur, die Bewußtseinssperre, vagovasale Kreislaufsymptome sowie die ganz kurz der Synkope vorauslaufenden schreckmotorischen Reaktionen haben einen Stereotypiecharakter, der für eine zentralnervös präformierte Reaktion („Reflex") spricht. Gewissermaßen spiegelbildlich zur Notfallreaktion (Cannon 1929) handelt es sich um eine protektive Reaktion vom parasympathisch-histiotropen Typus. Eine solche Schutzreaktion läßt sich durch Schmerzreize und analoge Reaktionen auslösen. Ein gewisser Personenkreis scheint gegenüber nozizeptiven Reizen empfindlicher zu sein und entsprechend leichter mit synkopalen Reaktionen zu reagieren. Es liegt nahe, diese dienzephal ausgelösten protektiven Reaktionen als Entspannungs- und Entlastungsreflexe aufzufassen.

Die vagovasale (nicht hysterische!) Ohnmacht hat hingegen, wie der orthostatische Faint, eine gewisse Anlaufzeit, die prämonitorisch meist durch Gähnen, Seufzen, Leeregefühl und Nausea eingeleitet wird. Häufige Anlässe sind überfüllte Räume, bestimmte Formen des Abscheues und des Ekels, der Anblick von Blut („Metzger-Ohnmacht"), numinöse Räume („Kirchen-Ohnmacht").

Es ist wahrscheinlich, daß die vagovasale Ohnmacht mit der Hemmung der Fluchtreaktion zusammenhängt: Die physiologische Vorbereitung auf Flucht führt unter anderem zur Mehrdurchblutung der Muskulatur. Wenn das betreffende Individuum wegen einer Hemmung der Fluchtreaktion in Bewegungslosigkeit verharrt, kommt es zu einer unphysiologischen „inneren Verblutung" in die Muskulatur und damit zu einem verminderten Rückstrom des Blutes zum Herzen. Folge ist eine Abnahme des Herzzeitvolumens. Überschreitet die Verminderung des Herzzeitvolumens ein kritisches Ausmaß, so tritt Bewußtlosigkeit ein. Voraussetzung ist, daß Immobilisierung der Motorik in aufrechter Haltung eintritt. Im Liegen kommt es nicht zu einer vagovasalen Ohnmacht.

Psychosomatische Aspekte: Die psychosomatische Ohnmacht ist situationsbedingt: Die äußeren Umstände sind jedoch nicht der zureichende Grund, sondern die jeweilige persönliche „Sinnentnahme" (Straus 1949), welche der Situation dann eine individuelle Bedeutung verleiht. Dafür spricht schon die Erfahrung, daß die psychosomatische Ohnmacht besonders leicht bei belanglosen, ärztlichen Eingriffen auf dem besonderen Hintergrund der änstlich-bedeutsamen Erwartung des Patienten auftritt, die mit diesen Eingriffen verbunden ist (Blutentnahme, Zahnarzt). Psychosomatische Schulen sehen den physiologischen Kern der Ohnmacht in der seelischen Spannung bei gleichzeitigem Zwang zu Untätigkeit und Wehrlosigkeit. Oder anders ausgedrückt: Wenn bei Gefahr jeder Ausdruck von Furcht unterdrückt werden muß. Für diese psychologische These sprechen viele Hinweise, so z. B. eine Erfahrung aus der Luftfahrtmedizin bei Scheinversuchen, wo es nicht selten bei simulierten Unterdruck-Überdruck-Experimenten zu Ohnmachten kommt. Angstbetonte Erwartungsspannung bei gleichzeitiger Ausweglosigkeit sind offenbar induzierende Faktoren der Ohnmacht. Die psychogene Ohnmacht tritt entsprechend auch niemals ein, solange eine aktive Bewältigung des Notstands möglich ist. Das gilt auch für die akute Lebensgefahr: Während des Luftkrieges konnten bei der Bevölkerung in Deutschland und England auch unter vitaler Bedrohung keine vagovasalen Ohnmachten beobachtet werden. Die psychogene Ohnmacht tritt besonders bei Jugendlichen auf; eine Beziehung zur Form der Blutdruckregelung besteht nicht und ist auch nicht zu erwarten. Die orthostatische

Ohnmacht kann hingegen nicht unter dem Gesichtspunkt einer Verhaltensschablone in einer bestimmten psychosomatischen Situation aufgefaßt werden, es sei denn, man begreift die aufrechte Haltung als eine ausgezeichnete Verhaltensweise des Menschen, die eine besondere Form der Beanspruchung, aber auch der Gefährdung ist. Immerhin ist es bemerkenswert, daß es eine Ohnmacht beim Tier nicht gibt.

Essentielle Hypertonie

Der normale arterielle Blutdruck wird durch eine ganze Anzahl von Regulationsmechanismen (periphere und zentrale adrenale, hormonale, renale und vaskuläre Faktoren) aufrechterhalten.

Ein erhöhter arterieller Blutdruck ist weit verbreitet (25% der Bevölkerung), lange asymptomatisch und führt unbehandelt zu einer verkürzten Lebenserwartung durch Herzerkrankungen, Apoplexie und Nierenversagen.

Die Prognose der arteriellen Hypertonie wird beeinflußt von der zugrundeliegenden Grunderkrankung, dem Alter, dem Geschlecht, dem Serumcholesterin, der oralen Glukosetoleranz, dem Nikotinkonsum und dem Gewicht.

Bei etwa 90% der Patienten mit einer arteriellen Hypertonie findet sich keine zugrundeliegende renale, endokrine oder neurologische Erkrankung. Diese primäre arterielle Hypertonie ist das Thema dieses Kapitels.

Definition: Nach den Empfehlungen der WHO ist eine Hypertonie anzunehmen, wenn bei mehrfachen Blutdruckmessungen über längere Zeit die Werte 160 mmHg systolisch und 95 mmHg diastolisch übersteigen. Die essentielle Hypertonie ist eine Störung unbekannter Ursache und wird per exclusionem gestellt: Die Diagnose setzt den Ausschluß nephrogener, endokriner, kardiovaskulärer usw. Hochdruckformen voraus. Damit sind 90% aller Hypertonien als „essentiell“ zu klassifizieren. Nicht jede gemessene Blutdruckerhöhung ist gleichbedeutend mit einer essentiellen Hypertonie. Fortlaufende Messungen zeigen während des Tages Schwankungen systolisch um 50 mmHg und diastolisch um 30 mmHg. Hoher Blutdruck als passagere Erscheinung ist noch keine Krankheit, stellt aber einen Risikofaktor dar. Erst der chronisch erhöhte Blutdruck wird zur Hochdruckkrankheit, die sich als hypertensive Gefäßerkrankung an Herz, Gehirn und Nieren in verschiedener Weise manifestiert. Es ist sicher, daß psychophysische Belastungen (Streß) den Blutdruck steigern, bei manchen Menschen auch über längere Perioden. Ob sich daraus allein schon eine psychosomatische Krankheitsform der essentiellen Hypertonie ohne besondere Disposition entwickeln kann, ist denkbar, aber nicht gesichert. Es ist anzunehmen, daß sich unter der Diagnose „essentielle

Hypertonie“ verschiedene, heterogene Untergruppen mit unterschiedlichem psychosomatischem Gewicht verbergen.

Symptomatik: Eine Blutdruckerhöhung kann über Jahre bestehen, ohne bekanntzuwerden. Sie wird deshalb häufig zufällig anläßlich einer Durchuntersuchung festgestellt. Wenn anfangs Beschwerden überhaupt geklagt werden, so sind sie uncharakteristisch: Schwindel und Benommenheit, verringerte geistige und körperliche Leistungsfähigkeit. Wenn Herzbeschwerden, Atemnot bei Belastungen oder hartnäckige chronische oder akute heftige Kopfschmerzen auftreten, so weist dies u. U. schon auf Gefäßkomplikationen der Hypertonie hin.

Epidemiologie: *Häufigkeit:* Die essentielle Hypertonie ist die häufigste Krankheit in den industrialisierten Ländern. Sie verbreitet sich aber auch bei schnellem sozialem Wandel mit westlichen Lebensformen und Industrialisierung bei Naturvölkern und primitiven Ethnien (s. S. 40/41). In den USA haben 25% aller Männer über dem 60. Lebensjahr eine Hypertonie (davon 16,3% eine hypertensive Herzkrankheit); der Anteil der Frauen liegt höher: 46,6% (davon 37,5% hypertensive Herzkrankheiten). In der BRD haben 6,3 Millionen eine essentielle Hypertonie, davon 3,8 Millionen eine hypertensive Herzkrankheit. Die Häufigkeit der Hypertonie steigt mit dem Alter linear an. Es ist für die psychosomatische Behandlung und Führung wichtig, daß die Zunahme der Häufigkeit etwa ab dem 35. Lebensjahr beginnt und um diese Zeit die Änderung einer abnormen Lebensführung, Einsichten in psychosomatische Zusammenhänge und therapeutische Maßnahmen vorbeugenden Charakter haben (vgl. Therapie).

Soziokulturelles: Die Behauptung, daß bei unterentwickelten Völkern und Primitivkulturen die Hypertonie selten, in technisch-zivilisierten Gesellschaften häufig sei, gilt nur relativ: In den Ovambo- und Herero-Reservaten in Südwestafrika und in Ghana ist die Hypertonie etwa so häufig wie in der Bundesrepublik. Hingegen ist die Hypertonie bei den in geschlossenen Reservaten und isoliert lebenden Indianern in Nordamerika seltener, ebenso in der Landbevölkerung in Japan, Indien und in der UdSSR. Wandern die gleichen Bevölkerungsgruppen in städtische Gebiete ein, arbeiten sie unter strengen Bedingungen, etwa in Plantagen oder Fabriken, haben sie die gleiche Hypertonierate wie die westliche Bevölkerung auch. Auch die Neger in Kenia, Senegal und Nigeria in relativ traditionsbestimmten Lebensformen haben eine deutlich niedrigere Hypertonierate als die schwarze Bevölkerung in den Großstädten der USA.

Die Schwarzen in den Großstädten in den USA haben sogar weitaus häufiger eine Hypertonie als die dortige weiße Bevölkerung, bei gleichen Eß- und Lebensgewohnheiten. In den Entwicklungsländern ist die Hypertonie in rein ländlichen Gebieten seltener als in den Städten. Gesicherte Unterschiede in der Sozialschicht sind nicht bekannt. Gesichert ist die Beziehung zwischen Übergewicht und

Hypertonie: unterernährte Bevölkerungsgruppen haben seltener, besser ernährte häufiger eine Hypertonie.

Psychophysiologie: Psychophysiologische Belastungen, Streß in jeder Form führt zu einer vorübergehenden, bei manchen Menschen zu einer längeren Blutdrucksteigerung. Auch in einer Erwartungshaltung, bei Bereitstellungs- und Notfallreaktionen, unter *Angst, Wut, Ärger* steigt der Blutdruck an. Ob sich bei Menschen mit einer Disposition daraus dann psychosomatisch im Sinne der Funktionellen Pathologie (v. Bergmann) eine Blutdruckkrankheit entwickelt, ist denkbar, aber nicht bewiesen. In Experimenten mit Tieren läßt sich zeigen, daß prolongierte emotionale Belastungen zu einer dauernden Blutdruckerhöhung führen. Diese Versuche sind bei Affen, Ratten, Katzen gemacht worden.

Psychophysiologische Kreislaufuntersuchungen von Normotonikern und Hypertonikern bei körperlichen Belastungen und bei Belastungen durch ein konfliktzentriertes Interview zeigen, daß es dabei jeweils zu erheblichen und etwa parallel verlaufenden Anstiegen kommt. Hypertoniker zeigen im Vergleich mit Normotonikern im konfliktzentrierten Interview einen relativ höheren Anstieg.

Langzeitbeobachtungen mit täglicher Eigenkontrolle ergaben, daß der Hypertoniker über Wochen und Monate bei Arbeitsplatzwechsel, neuen beruflichen Aufgaben und Wohnortwechsel mit erhöhten Blutdruckwerten reagiert.

Erkrankungssituation: Bei dem in der Mehrzahl der Fälle kaum zu datierenden Erkrankungsbeginn ist naturgemäß kaum etwas über die Erkrankungssituation auszusagen. Trotzdem werden bei den psychologisch genauer untersuchten Patienten, die sicher eine hohe Auslese im Hinblick auf Konflikthaftigkeit und psychische Auffälligkeit darstellen, bestimmte innere Konfliktsituationen als Anlaßsituation beschrieben. Nach Grace u. Graham (1952) beginnt eine Hypertonie häufig dann, wenn ein Individuum in einer *chronischen Erwartungsspannung* lebt. Typische Äußerungen von Hypertonikern waren: „Ich mußte für alles bereit sein“, „es war an mir, alle Schwierigkeiten auf mich zu nehmen“, „niemand wird mich jeweils hindern, ich bin bereit für alles.“ Auslösende Situationen sind häufig Zeiten vermehrter und lang anhaltender Angst, Zeitnot und wachsamer Anspannung. Daneben werden Situationen beschrieben, die eine feindliche und aggressive Entladung nahelegten, zu der es aber aus Hemmungen oder Skrupeln nicht kommt.

Psychodynamik und Abwehrformen: Nach Alexander und seiner Schule (1968) steht im Mittelpunkt der Psychodynamik bei Patienten mit essentieller Hypertonie der ständige *Kampf* des Patienten gegen emporkommende *feindselig-aggressive Gefühle.* Andererseits beständen Schwierigkeiten in der Selbstbehauptung. Die Patienten fürchten die Zuneigung der anderen zu verlieren und kontrollieren daher die Äußerung ihrer Feindseligkeit. In ihrer Kindheit neigten sie zu Anfällen von Wut und Aggressionen. Das ehemals aggressive Kind verwandele sich später in einen überbetont fügsamen Menschen, der sich nicht behaupten könne. Die Erfahrung, die Zuneigung der Eltern und der Mitwelt durch aggressive Haltung zu verlieren, veranlasse diese Kinder ihre feindseligen Impulse zu kontrollieren und abzuschirmen. Ferner fanden die Autoren, daß die Hypertoniker mit einer *verbissenen Beharrlichkeit reagieren,* wenn sie auf unüberwindliche Widerstände stoßen. Ihre Lebensgeschichte drängt ihnen die Rolle eines *„Lastesels“* auf. Sie verharren häufig lange Jahre auf dem gleichen Arbeitsposten und wechseln selten die Firma, auch wenn sie unterbezahlt werden. Wenn sie zu Führungskräften aufsteigen, haben sie häufig *Schwierigkeiten, für andere eine Autorität zu* sein. Sie übernehmen meist die Arbeit anderer, anstatt auf Disziplin zu bestehen. Aus dieser übergewissenhaften und übertrieben verantwortungsbewußten Haltung entstehe ein verstärktes Gefühl von Ärger, Groll und Aggressivität, das eine immer größere Kontrolle dieser feindlichen Gefühle verlangt. Es entwickele sich ein Circulus vitiosus, der zu einem chronischen Spannungszustand führt. Die charakteristische Auslösesituation bestehe in konflikthaften Lebensumständen, die die Feindseligkeit und den Wunsch nach Selbstbehauptung mobilisieren und zur gleichen Zeit eine freie Ausdrucksmöglichkeit derselben verbieten (vgl. hierzu das Schema von Alexander, S. 57).

Persönlichkeit: Eine einheitliche charakteristische Persönlichkeitsstruktur für alle Hypertoniker läßt sich nicht nachweisen, ist bei der weiten Verbreitung und Streuung der verschiedenen Krankheitsformen auch nicht zu erwarten. Doch werden bei den psychosomatisch untersuchten, wahrscheinlich vorselektierten Patienten bestimmte Persönlichkeitszüge immer wieder angeführt. Hypertoniker werden als leistungswillig, pflichtbewußt, gesellschaftlich überangepaßt, mit hohem Anspruchsniveau an sich selbst beschrieben; sie geraten mit dieser Einstellung oft in einen inneren und äußeren Konflikt, indem sie sich emotional nicht zu entlasten vermögen. In einer spezifischen Bescheidenheitseinstellung werden alle eigenen Bedürfnisse zurückgestellt gegenüber dem Wunsch, durch Leistung von anderen Bejahung zu gewinnen, ohne dadurch Aggressionen und Abneigung zu provozieren. Gerade diese von verschiedenen Beobachtern relativ einheitlich als Helferhaltung, Zwangshaftigkeit, chronisch-gehemmte Aggressivität beschriebenen Züge geben den manifesten Persönlichkeitszügen das Gewicht einer charakteristischen Reaktionsbildung zur Beherrschung der eigenen, als gefährlich erlebten Antriebe. Das manifeste Wahrnehmen und Verhalten scheint jedenfalls bei vielen Hypertonikern eine Abwehrform gegenüber eigenen aggressiven Bedürfnissen darzustellen.

Bei der Mehrzahl der Patienten mit essentieller Hypertonie ist ein seelisches Krankheitsbewußtsein nicht zu erwarten. In psychoanalytischer Sicht als charakterneurotische Fehlhaltung erscheinende Einstellungen werden in einer Leistung- und Helferhaltung ideologisch gerechtfertigt. Aber auch bei diesen nicht günstigen Ausgangssituationen sollen in Einzelfällen Veränderungen erzielt worden sein, wenn im Rahmen einer Nachreifung der Persönlichkeit die einseitige und verspannte Haltung sich lockerte und der Mensch sich im ganzen neu zu orientieren begann.

Ätiologie und Pathogenese: An einer hereditären Komponente der essentiellen Hypertonie ist nicht zu zweifeln. Die Manifestation der Hypertonie ist jedoch an zusätzliche körperliche Bedingungen und psychosoziale und psychosomatische Einflußfaktoren gebunden. Die körperlichen Bedingungen der Hypertonie und die entsprechenden Ansatzpunkte psychologischer und gesellschaftlicher Einwirkungen liegen auf mehreren Ebenen peripherer Hämodynamik und zentraler Regulation.

Das hämodynamische Muster der beginnenden Hypertonie ist identisch mit der Hämodynamik der akuten emotionalen Belastung und der Situationshypertonie: Anstieg des Blutdrucks und des Herzminutenvolumens, des gesamten peripheren Widerstandes, der von der Beziehung zwischen Vasodilatation in der Muskulatur und Vasokonstriktion im viszeralen Gefäßgebiet und der Haut abläuft. Die renale Vasokonstriktion mit entsprechender Rückwirkung auf den Renin-Angiotensin-Mechanismus setzt unmittelbar mit der emotionalen Belastung ein (Brod 1970). Das bietet die Voraussetzung, daß wiederholte oder längerdauernde Einwirkungen durch emotionale Belastungen Schrittmacher für die Entstehung einer Hypertonie werden können.

Der Blutdruck wird heute mit guten Gründen als geregelte Größe aufgefaßt. Die Konstanthaltung wird durch Messung seiner Abweichungen vom Sollwert kontrolliert. Das Zentralnervensystem wirkt als „Regler“, indem es bei der Regelung des Blutdruckes mit speziellen Mechanismen den Blutdruck so verändert, daß die Regelgröße „Blutdruck“ konstant bleibt. Beim Hochdruck ist das Blutdruckregelsystem nicht mehr in der Lage, den pathologisch erhöhten Druck bei sonst normal spielenden Regelfunktionen abzusenken. Mit der Zeit wird das Regelsystem beim Hypertoniker „verstellt“, was durch induzierte hypertone Reaktionen selbst geschieht. Die Reizschwelle der Barorezeptoren verschiebt sich nach oben. Gleichzeitig und unabhängig davon sich entwickelnde, für lange Zeit wahrscheinlich reversible Veränderungen im Arteriolenbereich bewirken, daß sich das Blutdruckniveau langsam hebt und physiologische-pressorische Reize mit immer stärkerem Blutdruckanstieg beantwortet werden (McCubbin u. Mitarb.; Folkow 1968). Die Veränderung im Arteriolenbereich ist wahrscheinlich am wichtigsten. Situative Blutdruckerhöhungen führen unter Wiederholung relativ bald zu strukturellen Veränderungen (Hypertrophie der glatten Muskulatur der Media), es kommt zur Lumeneinengung der Widerstandsgefäße und damit im Circulus vitiosus zur Stabilisierung einer Hypertonie (Folkow u. Mitarb. 1973; Folkow 1975; Übersicht bei Weiner 1977).

Im Rahmen des komplexen Regelsystems des Blutdrucks gibt es zweifellos viele Wege der Pathogenese des Hochdrucks. Das macht es zweifelhaft, ob die geschilderten psychologischen Befunde verallgemeinert werden können. Innerhalb der Untergruppe und vor allem im Gesamtverlauf einer essentiellen Hypertonie können psychosomatische Einflüsse zwar relevant und differenziert beschrieben werden, sicher gibt es aber Verlaufsformen, bei denen psychosomatische Einflüsse nicht im Spiele sind (Weiner 1977). Psychosomatisch belangvoll und psychotherapeutisch wichtig sind vor allem die Frühformen im noch funktionellen Stadium.

Differentialdiagnose: Bevor Hypertonie mit psychosomatischem Schwergewicht diagnostiziert wird, müssen renale, renovaskuläre, endokrine oder kardiovaskuläre Formen der Hypertonie ausgeschlossen werden (Conn-Syndrom, adrenogenitales Syndrom, Phäochromozytom, Aortenisthmusstenose) .

Prognose: Es gibt verschiedene Verlaufsformen der essentiellen Hypertonie („Gangarten"): Meistens durchläuft der Patient zunächst ein jahre- bis jahrzehntelanges Stadium, in dem funktionelle Veränderungen am Gefäßsystem im Vordergrund stehen. Die späteren Stadien der Erkrankung führen dann zu anatomischen Folgen mit Organkomplikationen (hypertensive Herzkrankheit, Arteriosklerose, zerebrovaskuläre Erkrankungen, Nephrosklerose, arteriolosklerotische Schrumpfniere).

Psychodynamik der Arzt-Patient-Beziehung

Die manifesten Persönlichkeitszüge des Hypertonikers, sein leistungswilliges und angepaßtes Verhalten, bei dem er kontaktfreudig, ordentlich und pflichtbewußt imponiert, machen ihn scheinbar zu einem angenehmen, ja gefügigen Patienten. Dabei ist zu bedenken, daß Hypertoniker ihre Aggressionen, ihre Ehrgeiz- und Konkurrenzbedürfnisse meist nicht verbalisieren können, daß sie jedoch häufig latent vorhanden sind. Das bekommt man zu spüren, wenn man versucht, dauernden Einfluß auf die Lebensgestaltung zu gewinnen. Ihre geringe Compliance bei den zwangsläufig langfristigen Therapieprogrammen, bei denen der Patient gewöhnlich seine eigenen Bedürfnisse nicht einbringen kann und seine eigenen, im Gegensatz zum Therapieprogramm liegenden Entscheidungen und Verhaltensweisen nicht artikuliert, komplizieren häufig die Arzt-Patient-Beziehung. In beruflichen und familiären Krisensituationen und vor allem bei latenten Konflikten mit dem behandelnden Arzt sind sie leicht kränkbar, können aber ihre Aggressionen nicht direkt artikulieren. Sie bleiben dann einfach weg, erscheinen nicht zu den angesetzten Terminen. Die scheinbar unmotivierten Unterbrechungen führen ihrerseits wieder zu Schuldgefühlen und zu Projektionen. Für die Gegenübertragung des Arztes ist es wichtig, daß er diese latenten Oppositionstendenzen seines Patienten kennt und zur Sprache bringt, ihm auch hilft, mit seinen Schuldgefühlen beim Wegbleiben oder bei Spannungen in der Behandlungssituation fertigzuwerden. Eine akzeptierende Haltung, bei der der Arzt selbst sich nicht gekränkt zurückzieht und unnötige Vorhaltungen macht, ist für die Fortdauer der Therapie entscheidend.

Therapie: Die Behandlung der Hypertonie ist heute allgemein das Problem einer guten ärztlichen Führung dieser Patienten und einer differenzierten medikamentösen Behandlung. Sie ist meist nicht Aufgabe einer spezialisierten Psychotherapie.

Derzeit steht ein differenziertes, einem Stufenschema entsprechendes Angebot wirksamer antihypertensiver Medikamente zur Verfügung. Entscheidend für den langfristigen Erfolg sind regelmäßige Blutdruckkontrollen, fettarme, kaliumreiche, z. B. vegetarische Kost, Gewichtsreduktion bei übergewichtigen Patienten, Beschränkung der Kochsalzzufuhr und eine Lebensführung mit ausreichender Bewegung und Nachtruhe. Mit regelmäßigen Entspannungsübungen (Autogenes Training, funktionelle Entspannung, Yoga-Übungen) läßt sich bei geeigneten Patienten der Blutdruck um ca. 10–15 mmHg situativ und langfristig senken. Entscheidend ist dabei, daß es gelingt, Einfluß auf die allgemeine Lebensführung zu gewinnen, was nicht leicht und selbstverständlich ist. Hypertoniker sind die Patienten mit der schlechtesten Compliance.

Für die *Arzt-Patient-Beziehung* ist zu beachten, daß der Patient auch hier dazu neigt, eigene kritische Bedürfnisse zu unterdrücken und nur auf Umwegen – z. B. durch unmotiviertes Wegbleiben – auszudrücken. Bei einer Untersuchung der Mitarbeit von Hypertoniepatienten in Hinsicht auf regelmäßige Medikamenteneinnahme zeigte sich, daß die Patienten der Heidelberger Medizinischen Klinik in 81% (Haupt- und Nebendiagnose Hypertonie) sich als „unzuverlässig" erwiesen (Gundert-Remy u. Mitarb. 1979). Störungen und Verbesserungen der Arzt Patient-Beziehung sind also von entscheidendem Gewicht.

Versuche, Hypertoniker im Rahmen von Selbsthilfegruppen zu einem besseren Gesundheitsverhalten zu bringen, waren nicht erfolgreich. Die Gruppen lösten sich schnell auf. Die geringe Kooperationsbereitschaft der Hypertoniker hängt einerseits mit dem fehlenden Leidensdruck zusammen, einer nicht greifbaren und chronischen Symptomatik und schließlich heute sehr häufig mit der Angst vor Nebenwirkungen der Medikamente. Eine Hilfe kann in diesem Zusammenhang sein, den Patienten zu aktivieren, ihm Eigenverantwortlichkeit und Kompetenz zu geben, indem er die Blutdruckwerte selbst mißt, protokolliert und die Auswirkungen der Medikamente und der Lebensführung beobachtet.

Im Rahmen verhaltenstherapeutischer Programme wird die Selbstverantwortung des Patienten vor allem bei Biofeedback-Verfahren und bei Entspannungsmethoden eingesetzt. Die Patienten können sowohl dabei lernen, welche Situationen, Belastungen, Konflikte zu einer Steigerung des Blutdrucks führen, wie auch die eigenen Erfolge und Mißerfolge kontrollieren. Ob es sich bei diesen Erfolgen entsprechend den klassischen Reflextheorien wirklich um eine direkte Konditionierung handelt und nicht um die Einübung einer generell ruhigeren Einstellung, ist zu klären.

Psychosomatik der koronaren Herzkrankheiten (stumme Ischämie, Angina pectoris, Myokardinfarkt)

Als koronare Herzkrankheit (KHK) bezeichnet man das klinische Bild einer Koronarinsuffizienz, deren Symptomatik nach den gegenwärtigen Vorstellungen, durch ein Mißverhältnis zwischen dem Sauerstoffbedarf des Myokards und dem Sauerstoffangebot ausgelöst wird. Der Sauerstoffbedarf des Myokards bestimmt sich durch den Erhaltungsstoffwechsel der Zelle, durch die Herzfrequenz, die Kontraktilität und die Wandspannung.

Definition: Unter Koronarinsuffizienz wird die unzureichende Blut- und Sauerstoffversorgung von Herzmuskelgewebe verstanden. Ihre klinisch wichtigste Ursache stellt die stenosierende Koronarsklerose dar. Während bei stummer Ischämie und Angina pectoris das Mißverhältnis von Sauerstoffangebot- und -bedarf passager ist, führt der ischämische Zustand beim Myokardinfarkt zu einer irreversiblen Nekrose der Herzmuskelwand. In diesem Fall tritt (in der Regel auf dem Boden einer Koronarsklerose) ein thrombotisches Ereignis oder ein Koronarspasmus hinzu, die zu einem kompletten Koronararterienverschluß führen.

Symptomatik, Erscheinungsform, Auslösung: Neben den Symptomen von Dyspnoe und Asthma cardiale stellt die Angina pectoris das zentrale Kardinalsymptom der ischämischen Herzkrankheit dar. In der Schmerzwahrnehmung pektanginöser Beschwerden konnten eine Reihe von psychophysiologischen Mechanismen identifiziert werden (Übersicht bei Ladwig 1987), die dazu führen, daß das Auslösen eines nozizeptiven Stimulus keineswegs sicherstellt, daß in gleichem Verhältnis eine Schmerzerfahrung des Subjekts resultiert. Die ischämiebedingte Nozizeption unterliegt also – wie alle Wahrnehmungsleistungen des Menschen – vielfältigen Modulationen. Der Herzschmerz zeigt eine erstaunliche Variabilität in der Lokalisation, Intensität und Qualität. Die Schmerzskala reicht von einem Druckgefühl hinter dem Sternum bis zu einem existentiellen Vernichtungsschmerz. Hinzu kommt, daß nur etwa 20% aller ischämischen Episoden von dem

Koronarpatienten als Herzschmerz wahrgenommen werden (Maseri u. Mitarb. 1985; Mörl 1975).

In jedem Fall erlebt der Patient durch seinen Koronarschmerz immer wieder die zugrundeliegende Erkrankung. Eine sorgfältige Schmerzanamnese wird damit zum Schlüssel der Befindlichkeit des Patienten. Droste (1986) konnte zeigen, daß die Koronarpatienten weitgehend hilflos den bedrohlichen Körpersignalen ausgeliefert sind und über ein geringes Ausmaß an Bewältigungs-Ressourcen verfügen. Mit ihrer Bedrohungsanalyse bleiben diese Patienten häufig allein. Die damit verbundenen Gefühle von Angst und Unsicherheit können wiederum verstärkend auf die Grunderkrankung wirken. Mendes u. Mitarb. untersuchten 10000 israelische Männer und konnten einen signifikanten Zusammenhang zwischen dem Auftreten der Stenokardien und dem Ausmaß an Angst sichern.

Seit der klassischen Untersuchung von Master, Dack und Jaffee (1941) über die Prodromalsymptomatik bei 260 Patienten vor einem akuten Myokardinfarkt weiß man, daß über die spezifischen Prodromi hinaus eine Bandbreite uncharakteristischer Warnsignale in die Klinik der Präinfarktphase einbezogen werden müssen. Hierzu zählen Beschwerden wie Müdigkeit, Leistungsschwäche, Konzentrationsstörungen, Schwindel, Schlafstörungen, Angst und Krankheitsgefühl. Insbesondere bei Patienten, die noch vor Aufnahme ins Krankenhaus verstarben, scheinen Müdigkeit, Schwäche und emotionale Veränderungen besonders prominente Warnsymptome zu sein. Appels u. Mitarb. (1988) faßten diese psychischen Alterationen als ein Syndrom von Erschöpfung und Niedergeschlagenheit zusammen und konnten in einer großangelegten Studie an 3600 Männern, den unabhängigen Einfluß auf die Vorhersage eines koronaren Ereignisses sichern. Wir rechnen mit etwa 25% der Patienten mit deutlichen Anzeichen eines unspezifischen Erschöpfungssyndroms in der Präinfarktphase.

Bemerkenswert ist, daß der Koronarpatient die Vorboten des Infarkts gering bewertet. Im Gegensatz zum Patienten mit vegetativer Dystonie oder Herzangstneurose verdrängt dieser Patient charakteristisch seine Mißempfindung, bagatellisiert sie bisweilen. Den Koronarpatienten zeichnet ein hohes Maß an Symptomtoleranz und Indolenz aus. Der Einbruch der Bedrohung durch den Schmerz in seine Lebensexistenz wird abgewehrt und verdrängt, die narzißtische Kränkung bis zur Katastrophe hinausgeschoben.

Die koronare Herzerkrankung zeigt ein ausgeprägtes zirkadianes Verteilungsmuster mit einem Morgengipfel und einem Nachttief. Eine solche Verteilung konnte für das Auftreten von Angina-pectoris-Attacken (Taylor u. Mitarb. 1988) für den Beginn eines akuten Myokardinfarkts (Mueller u. Mitarb. 1985) sowie auch für das Auftreten von Myokardischämien (Hausmann u. Mitarb. 1990) gesichert werden.

Epidemiologie: Obwohl die Zahl der Todesfälle an einer ischämischen Herzkrankheit auch in Deutschland im letzten Jahrzehnt kontinuierlich zurückgegangen ist, finden sich unter den Krankheiten dieser Gruppe nach wie vor die häufigsten Todesursachen. So starben 1987 in den alten Bundesländern allein am akuten Herzinfarkt 45986 Männer und 33768 Frauen. Damit rangiert der Herzinfarkt als Todesursache noch weit vor dem Lungenkrebs, der mit insgesamt 26844 Todesfällen (21657 Männer und 5198 Frauen) die zweithäufigste Todesursache darstellt. Der durch die neuen Bundesländer hinzukommende Anteil an Herz-Kreislauf-Belastung entspricht in etwa dem Bevölkerungszuwachs. Der europäische Vergleich zeigt, daß Deutschland in der Mortalität an ischämischen Herzkrankheiten sich in einem mittleren Bereich bewegt und insbesondere gegenüber den südeuropäischen Ländern überhöhte Sterbeziffern aufweist (was als ein Hinweis auf Einflüsse der Lebens- und Ernährungsgewohnheiten gewertet werden kann). Ca. 30% der Herzinfarkttodesfälle ereignen sich bei den Männern im mittleren Alter zwischen 45 und 65 Jahren. Mögen noch zu Beginn der 50iger Jahre die koronaren Herzerkrankungen eine Erkrankung der höheren Sozial- und Bildungsschichten gewesen sein, so hat sich dieses Verhältnis zunehmend und eindeutig in die entgegengesetzte Richtung entwickelt. Die Erkrankung weist inzwischen einen ausgeprägten sozialen Gradienten zu Lasten der einkommensschwachen Bevölkerung auf. Übereinstimmende Daten liegen für die USA, Finnland, Norwegen und Schweden vor. Dieses Ergebnis wird mit der durchschnittlich höheren Arbeitsbelastung und dem geringeren Maß sozialer Stabilität dieser Gruppen in Beziehung gebracht (Siegrist 1982).

Epidemiologen war aufgefallen, daß Herzinfarkte in Ostfinnland doppelt so häufig waren wie in Westfinnland, ohne daß die körperlichen Risikofaktoren zwischen den Regionen Unterschiede ergaben. Rahe u. Mitarb. (1976) untersuchten mit ihrem „Life-event"-Fragebogen und fanden in der härteren Umwelt Ostfinnlands häufiger Belastungen und Lebensveränderungen. Untersuchungen mit einem Fragebogen, der das „Koronarverhalten" erfaßt, ergaben charakteristische und unterschiedliche Einstellungen: Die Ostfinnen werden die „Muß-Menschen" genannt: „wir müssen es so machen...", „wir müssen uns so verhalten..." (Rahe u. Mitarb. 1977). Es scheinen hier soziale und traditionelle Einflüsse wirksam zu sein, die zu einer besonders rigiden Einstellung führen, so daß die Menschen sich dauernd unter Zeitdruck fühlen und anstrengen müssen.

Psychobiologie: Bei der Atherogenese handelt es sich „um einen Symptomenkomplex, der die Antwort auf sehr verschiedene Schädigungen darstellt" (Doerr 1983), die Verletzung des Endothels als Schlüsselphänomen der Atherosklerose. Vereinfacht ausgedrückt entwickelt sich nach dieser Modellvorstellung die Atherosklerose als Antwort der Intima auf eine Endothelverletzung, die durch freigesetzte Inhaltsstoffe – sog. Wachstumsfaktoren – aus den anhaftenden Blutplättchen zu einer Stimulierung der glatten Muskelzellen in der Media führt. Diese wandern durch Fenster der elastischen Lamina in die Intima ein, wo sie vermutlich ihre kontraktile Eigenschaft verlieren, synthetisierende Funktionen annehmen (Ross 1981) und unter bestimmten Umständen unkontrolliert zu wuchern beginnen. Diese Proliferation wird unterhalten von der Sekretion interzellulärer Stützsubstanzen wie Kollagen und Elastin. Durch das Einströmen von Lipoproteinen bestimmter Dichteklassen und deren Bindung an die Zellmembranrezeptoren der glatten Muskelzellen unterliegen diese dann einer fettigen Degeneration und nehmen das typische Aussehen atheromatöser Plaques an. Eine ähnliche Entwicklung können auch die Makrophagen nehmen, die von im Blutplasma zirkulierenden Monozyten abstammen und eine bedeutende Rolle im Heilungsprozeß spielen. Gelangen sie in die Intima, erlangen sie phagozytische Eigenschaften und metabolisieren u.a. Cholesterin. Bei Überangebot von Cholesterin können Makrophagen Cholesterinester überakkumulieren und ebenfalls zu Schaumzellen degenerieren.

In einer Reihe von experimentellen Arbeiten konnte inzwischen der Einfluß psychologischer Faktoren auf diese basalen Prozesse der pathologischen Gefäßumwandlung nachgewiesen werden.

Nerem (1980) fand bei Tierversuchsserien ganz unterschiedlich entwickelte atherosklerotische Gefäßveränderungen bei den Tieren. Für diese Veränderungen wurde als letzte und spekulativste Annahme der Untersuchungseinfluß – in diesem Fall der Tierpfleger – nicht ausgeschlossen. Aus diesem Grund wurde ein experimentelles Design entworfen, das den Einfluß der sozialen Umgebung („social environment") auf diätinduzierte Atherosklerose bei Kaninchen messen sollte. Es wurden 3 experimentelle Gruppen und 2 Kontrollgruppen gebildet. Die Versuchsserie wurde approximativ durchgeführt und bestand aus einer 5- bzw. 6wöchigen Fütterungsperiode mit 2% Cholesterol. Während dieser Zeit wurden die Tiere der Kontrollgruppen nach der Routineversorgung des Labors gehalten, während die Untersuchungsgruppen nach einem definierten Protokoll von einem Experimentator besondere Zuwendungen erfuhren, bei dem die Tiere rasch lernten, den Experimentator zu erkennen. Nach dem Ende der experimentellen Periode wurde die Aorta der Tiere seziert, unter Beachtung physiologischer Druckverhältnisse mit Formalin perfundiert und schließlich mit Sudan IV angefärbt.

Die Ergebnisse waren überraschend: Die Tiere der Experimentalgruppe wiesen in der gesamten Versuchsserie mehr als 60% weniger fibröse Plaques auf als die Tiere der Kontrollgruppe. Die Unterschiede waren statistisch signifikant. In der Höhe des Blutdrucks und im Ausmaß des Serumcholesterinspiegels war hingegen kein Unterschied festzustellen. Der Mechanismus, der hinter dem gezeigten Effekt einer psychologischen Intervention auf die Entstehung von fibrösen Plaques liegt, ist nicht aufgeklärt. Offenbar ist nicht oder nicht nur die absolute Konzentration von in diesem Fall Cholesterin im Plasma entscheidend, sondern die Bindungs- und Transportmechanismen sind der Schlüssel zum Verständnis für die gravierenden Unterschiede in der pathologischen Gefäßumwandlung. Die protektive Wirkung einer psychologischen Intervention entfaltet sich möglicherweise über die Blockierung sympathischer Überträgerstoffe, die damit das Einschleusen von Lipiden reduzieren und eine zelluläre Überspeicherung verhindern. Umgekehrt wäre denkbar, daß die aversive Reizsituation der Kontrollgruppe, vermittelt über sympathische Überträgerstoffe, zu einer Aktivierung des transmembralen Influxes von Plasmabestandteilen (insbesondere von Lipiden und Kalzium) beiträgt. Unterstützt wird diese Annahme auch durch die Beobachtung, daß das Endothel durch sympathisch stimulierte Substanzen wie Katecholamine, Serotonin, Histamin u. a. zu einer Erweiterung seiner Interzellulärräume in der Lage ist und über diese nerval ausgelöste Retraktion seine Permeabilitätseigenschaften verändert.

Risikofaktoren und Risikopersönlichkeit: Es ist gegenwärtig noch nicht abzusehen, welchen Anteil Erbfaktoren und Umwelteinflüsse bei der Ausprägung der Risikopersönlichkeit zum Herzinfarkt haben. Liljefors u. Rahe untersuchten 32 eineiige Zwillingspaare, die in bezug auf koronare Herzerkrankung diskordant waren. Die körperlichen Risikofaktoren waren hier gleichmäßig verteilt, die mit koronarer Herzerkrankung befallenen Zwillingsprobanden hatten aber mehr Probleme in der Arbeitswelt und in der Familie, waren unzufrieden mit ihren Lebensumständen und unfähig sich zu entspannen.

Dem Konzept der multifaktoriellen Ätiologie entsprechend sind auch die Ansatzpunkte psychischer Faktoren in mehreren Bereichen zu suchen. Sie sind überhaupt nur im Zusammenwirken mit den bekannten körperlichen Risikofaktoren (Hypercholesterinämie, Hypertonie, Nikotinabusus, Diabetes mellitus, Übergewicht) zu denken. So bieten sich im grundsätzlichen drei Möglichkeiten an:

a) Emotionen und seelische Belastungen haben einen direkten Einfluß auf die Koronardurchblutung, auf die Endothelpermeabilität und greifen direkt am Herzen (Katecholamine!) an.

b) Psychosomatische Einflüsse können wirksam sein bei der Entstehung der Hypertonie, sie haben Einfluß auf den Fettstoffwechsel (beides Risikofaktoren!) und fördern so die allgemeine Arteriosklerose und speziell die Arteriosklerose der Herzkranzgefäße.

c) Psychosomatische Faktoren sind motivierend für das Verhalten (Risikoverhalten), für gesteigerte orale Bedürfnisse, ungezügeltes Eßverhalten, Fettleibigkeit, sie fördern weiter den Zigarettenabusus. Seelische Motivationen sind auch bedeutsam für das leistungsbetonte Verhalten im Beruf.

Im Mittelpunkt psychosomatischer Forschung der letzten Jahrzehnte stand eine Persönlichkeitshaltung, die von Rosenman u. Mitarb. (1966) als Persönlichkeitstypus A beschrieben wurde. Menschen mit dem Typ-A-Verhalten zeigen in prospektiven Untersuchungen nach 8½ Jahren unabhängig von den körperlichen Risikofaktoren etwa 2mal so häufig einen Herzinfarkt (genau 2,37) im Vergleich mit Menschen, die dieses Verhalten nicht bieten, dem Typ B also angehören. Das Typ-A-Verhalten trägt also nicht unerheblich zum Gesamtrisiko, an Herzinfarkt zu erkranken, bei. Verstanden werden unter diesem Persönlichkeitstypus („Typ A") Menschen, die unter einem intensiven und anhaltenden Erfolgsdruck arbeiten; sie setzen sich selbst hohe, aber unscharf definierte Ziele, an denen sie hartnäckig festhalten; sie haben ein hohes Bedürfnis, anerkannt zu werden und vorwärtszukommen, konkurrieren dabei intensiv mit anderen. Es bestehen große motorische Bedürfnisse, ein ungewöhnlicher Drang nach geistiger und körperlicher Aktivität. Schließlich und nicht zuletzt steht ihr Leben unter einem dauernden Zeitdruck, sie sind ungeduldig, möchten alles noch schneller erreichen. Verlaufsuntersuchungen zeigten die Stabilität dieses Persönlichkeitsverhaltens des Typus A, der sich, was auch therapeutisch wichtig ist, nur schwer verändern läßt (Jenkins 1978). Diese Festellungen gründen auf einem standardisierten Fragebogen zum Typus-A-Verhalten, während Rosenman u. Mitarb. ihre Persönlichkeitsprofile noch mit einem strukturierten Interview gewonnen hatten. Mit Einführung der Koronarangiographie konnte das Zusammentreffen von Koronarverengung mit Persönlichkeitsfaktoren untersucht werden. Es liegen mehrere übereinstimmende Befunde vor, die eine signifikante Beziehung zum Typus A zeigten. In einer Anzahl neuerer prospektiver Untersuchungen konnte die Vorhersagekraft des Typ-A-Verhaltensmusters auf ein koronares Ereignis allerdings nicht bestätigt werden. Damit hat diese Konzeption deutlich an Bedeutung verloren. Einige Untersuchungen lassen den Schluß zu, daß die Feindseligkeitskomponente („hostility") des Konzeptes von Bedeutung ist. Zweifellos hat das Typ-A-Konzept dennoch auf empirische Weise die besonders auffälligen Charakterzüge eines Koronarpatienten herausgearbeitet.

Fallbeispiele Herzinfarkt: Der 52jährige Vertreter K. L., ein großer, kräftig gebauter Mann, kommt auf Anraten seines praktischen Arztes in die Klinik. Er benutzt dazu den eigenen Kraftwagen; er hat seit 3 Tagen zunehmende Brustschmerzen und war nur auf Drängen seiner Frau zum Arzt gegangen. Im EKG Zeichen für einen frischen Anterolateralinfarkt (CPK mit 143 mU/ml, LDH mit 400 mU/ml, SGOT mit 60 mU/ml infarkttypisch verändert, im übrigen Cholesterin, Blutdruck usw. o. B.). Auf der Wachstation bei der üblichen Behandlung folgt er genau den Anordnungen der Ärzte. Auf der allgemeinen Station war er nicht mehr im Bett zu halten. Er unterhielt die Mitpatienten durch seine Späße, traktierte sie mit Essen, Trinken und Rauchwaren, animierte sie zu gemeinsamen gymnastischen Übungen, begann selbst Übungen mit Liegestütz usw. Als darauf wieder strenge Bettruhe ärztlich verordnet wurde, verließ er nachts durch das Fenster das Krankenzimmer und kletterte über den Zaun der Klinik.

K. L., gelernter Schlosser, vor 20 Jahren in eine Fabrik für Fertigfenster und Fertigtüren eingetreten, hatte sich hier zu einem der drei selbständig arbeitenden Vertreter hochgearbeitet. Dabei war er den ganzen Tag bei Architekten, Behörden und Bauherren unterwegs, um die Fenster des Unternehmens an den Mann zu bringen. Er mußte sich ausrechnen, wenn er die Behörden aufsuchte, wann er die Architekten auf dem Bau antraf und die Bauherren am Abend zu Hause „abpassen" konnte. Sein Tageslauf begann morgens früh, da er schon um 5.30 Uhr nicht mehr schlafen konnte, aufstand, die erste von 40 Zigaretten rauchte und dabei einen Plan für den Tag machte. Den ganzen Tag war er dann mit dem Auto unterwegs, immer auf dem Sprung. Abends mußte er die schriftlichen Arbeiten und Abrechnungen des Tages erledigen. Alle 10 Tage erhielt er von seinem Chef durch Computer ausgerechnet eine Aufstellung der durch ihn erreichten Aufträge und seine Provision. Er brachte die meisten Aufträge von allen Vertretern, mußte aber dauernd um diese Stellung kämpfen. Von seinem überdurchschnittlich hohen Einkommen hat er sich und seiner Familie einen Wohnwagen gekauft, mit dem er in seinen Ferien unterwegs war, gewöhnlich in 4 Wochen 4–5 europäische Länder durchreisend, es nirgends länger als einige Tage aushaltend. An den Wochenenden war er mit einem Kajütenkreuzer auf dem Rhein unterwegs.

K. L. war der älteste von vier Kindern eines Schusters. Zu Hause hatte immer Zucht und Ordnung geherrscht, er kannte nur Gehorsam. Er lobte die Eltern: anders als mit Strenge und Schläge wären sie bei ihrer Armut und den vielen Kindern nicht fertiggeworden und hätten sie nicht so gut für das Leben vorbereitet. Nach der Volksschule und der Schlosserlehre hatte er mit 19 Jahren geheiratet. Beide Eheleute hatten mit nichts angefangen, waren berufstätig und hatten es im Laufe der Zeit zu einem Einfamilienhaus, einem großen Auto, dem Wohnwagen und dem Kajütenkreuzer gebracht. Dabei mußte das familiäre und das eheliche Leben oft zurückstehen.

Auch bei der zweiten Aufnahme verhielt er sich zunächst sehr kooperativ. Er sagte ohne weiteres zu, in die Vorlesung zu kommen und von sich zu berichten, war schon eine Stunde vor der angesetzten Zeit da, erzählte den Studenten frei und offen seine Lebensgeschichte, zeigte sich über alle Einzelheiten seiner Krankheit und seines Befundes gut unterrichtet. Diesmal hielt er die Zeit der stationären Behandlung durch. Er erklärte sich auch zu einer Nachbehandlung bereit. Es war aber nicht möglich, in eine psychotherapeutische Gesprächsbeziehung mit ihm einzutreten. Nach einigen Wochen kam er unregelmäßig, nach 3 Monaten als er wieder seine alte Tätigkeit aufgenommen hatte, überhaupt nicht mehr.

In dieser Krankengeschichte wird anschaulich, was zuerst Dunbar (1943), später Groen u. Bastiaans (1965) als Persönlichkeitsprofil der Koronarkrankheiten aus der Sicht einer tiefenpsychologisch fundierten Kasuistik beschrieben haben: zähes Festhalten an der Arbeit, Bemühung, sich beruflich an die Spitze hinaufzuarbeiten, Streben nach sozialer Geltung, Anpassungsbereitschaft an soziale Normen mit der Neigung zur Übersteigerung. Seelische Risikofaktoren sind die getriebene Lebensweise, das Streben nach Erfolg und sozialer Billigung, die unruhig-getriebene Beweglichkeit, die Bereitschaft, in der Therapie mitzumachen, aber zugleich die Abwehr, Gefühle preiszugeben.

Psychodynamische Gesichtspunkte: Der Koronarkranke entspricht nicht dem typischen Bild des neurotischen Menschen im engerern Sinne. Er ist nicht gehemmt, emotional labil, selbstunsicher, und es ist kaum möglich, bei ihm ein Konfliktbewußtsein für sein Erleben und Verhalten zu wecken. Koronarkranke sind andererseits jedoch auch nicht seelisch ausgeglichen. In der modernen, auf Arbeit und Leistung ausgerichteten Welt kann ihr Verhalten als überangepaßt, übernormal bezeichnet werden. Sie folgen und verfallen mehr als andere dem Sog der modernen Industriegesellschaft, die auf Leistung, Konkurrenz, Wettbewerb ausgerichtet ist. Das getriebene Arbeitsverhalten, die zwanghafte Tendenz zur Aktivität, eine unbedingte Neigung, andere zu führen und zu dominieren, sich selbst nicht passiv führen zu lassen, wird bei vielen deutlich. Es ist die Frage, ob diese Extraversion nicht die charakterneurotische Abwehr tiefer liegender oraler Abhängigkeitswünsche ist und ob die Aktivität und Helferhaltung, ähnlich wie bei den Hypertoniekranken, nicht die verschobene und abgewehrte Form des Wunsches darstellt, selbst „oral“ versorgt und verwöhnt zu werden. Sie sind unfähig, sich anderen passiv und vertrauensvoll hinzugeben, sie müssen durch Flucht in Leistung und Aktivität immer wieder ihre Überlegenheit und ihren Wert beweisen. Häufig aus der Identifikation mit der väterlichen Welt kommen sie zu einem strengen, sie zur Leistung und Anpassung drängenden Über-Ich. Ihre Objektbeziehungen sind durch Dominanzbestrebungen und die Abwehr ihrer eigenen Hingabewünsche charakterisiert.

Die Patientenkarriere eines Koronarkranken ließe sich aus psychosomatischer Sicht systematisieren als Aufeinanderfolge einzeln bestimmbarer Stadien: Hyperaktivitätssyndrom, Überkompensationssyndrom und Zusammenbruchssyndrom (Ladwig 1986).

Hyperaktivitätssyndrom. Die primärpsychologisch ehrgeizig-leistungsorientierte Persönlichkeit kann als Konstante in der Bestimmung eines koronargefährdenden Persönlichkeitsprofils unabhängig von den unterschiedlichen Schulen der psychosomatischen Forschung gelten. Die „zielbewußte und strebsame Persönlichkeit“ (Dunbar 1943), die „ehrgeizig empfindlichen Menschen mit anankastischen Wesenszügen und starkem Geltungsdrang und Machtstreben“ (Aresin 1960), die durch „ausgeprägte Merkmale zwanghafte Rigidität“ (Hahn 1971) charakterisiert wurden, sind durchaus kompatibel mit dem Netzwerk von Verhaltensweisen, das die TABP-Forschung herausgearbeitet hat: „intensiver andauernder Antrieb zum Erfolg; ehrgeizig-konkurrierendes Verhalten, ständiger Wunsch nach Anerkennung“ (Rosenman 1964). Es ist weiterhin anzunehmen, daß diese Menschen sich psychophysiologisch durch eine sympathikotone Regulationsdominanz auszeichnen. Bereits geringe perzeptorische „Hinweisreize" reichen aus, um ein optimales Stimulationsniveau auszulösen. In Zeitdruckexperimenten konnte nachgewiesen werden, daß bei Typ-A-Versuchspersonen stärkere Anstiege der Pulsfrequenz und des systolischen Blutdrucks auftreten als bei Typ-B-Personen.

Verhalten spielt sich nicht im luftleeren Raum, sondern im interpersonellen Geschehen ab. Die primärpsychologisch ehrgeizige, leistungsorientierte Persönlichkeit zeigt Angriff und Ärger als dominanten Copingstil. Belastungssituationen werden ganz wesentlich als auf sie zentrierte Entscheidungssituationen erlebt. Komplementär wird die Umgebung als insuffizient und als das eigentliche Hemmnis für den reibungslosen Arbeitsablauf gewertet. Vorherrschend ist das Gefühl der ärgerlichen Gereiztheit. Es ist leicht einsehbar, daß Menschen mit einem „Übermaß an starkem Antrieb zu Rivalitätsverhalten, Feindseligkeit, Aggressivität und dem Gefühl von Zeitdruck und Ungeduld" (Dembroski 1977) Reaktionen aus ihrer Umwelt zu erwarten haben, die man gewöhnlich als „Gegendruck" bezeichnet. Auf diese Weise setzt sich aggressives, ichzentriertes Verhalten selbst unter Druck.

Überkompensationssyndrom. In der Risikokarriere wird das Überkompensationssyndrom so erreicht: Der ständige äußere Druck, den das Verhalten provoziert, führt zu einer chronischen Überforderung. Die Handlungsstabilität kann nur durch eine Strategie der Aufwandserhöhung erreicht werden. Möglicherweise kann die zeitliche Ausdehnung der Arbeit (Überstunden), die, wie schon in vielen Untersuchungen als objektiver Indikator der Arbeitsbelastung für die Risikopersonen auch in unserer Untersuchung bestätigt wurde, als Indikator für eine solche Strategie der Aufwandserhöhungen gelten. Sicherlich kann auch das Syndrom des gestörten Nachtschlafs als sensibler Indikator für die Qualität der Wechselbeziehung von subjektiver Befindlichkeit und objektiv vorgegebenen Belastungsformen gelten.

Zusammenbruchsyndrom. Wenn das Überkompensationssyndrom durch den permanenten Zwang zu einer reaktiven Anpassungssteigerung gekennzeichnet ist, das die chronifizierte Gefahr einer Überschreitung der Anpassungsfähigkeit zur Folge hat, dann ist das Zusammenbruchsyndrom weniger als das akute klinische Ereignis selbst zu deuten, sondern als die charakteristischen, offenbar nur schwer rückgängig zu machenden Folgen aus einem „Knick in der Lebenslinie", den solchermaßen prädisponierte Menschen erleiden können. Das aggressive, ichbezogene Verhalten persistiert weiterhin – nur ist es inzwischen Fassade geworden: Ein solcher Mensch äußert sich wie der Stereotyp eines hyperaktiven Angreifers – dennoch ist der Mechanismus einer zunehmend mißlingenden kognitiven Verarbeitung von ihn belastenden Lebensereignissen unverkennbar. Wo mit Überschreiten der Anpassungsfähigkeit gewöhnlich mit Mechanismen der protektiven Kompensation reagiert wird (Infekte und andere banale Erkrankungen lassen sich manchmal auf diesen Mechanismus zurückführen), scheint einem Menschen mit den hier beschriebenen streßinduzierten Funktionsabläufen ein solcher innerpsychischer Kontrollmechanismus („Meßfühler") zu fehlen: Der Risikopatient demonstriert weiter emotionale Beherrschtheit und soziale Angepaßtheit. Seine Stimmungslage ist jedoch, zumal in der prodromalen Vorphase des Infarkts, durch ein Syndrom von Erschöpfung und Depression (Appels u. Mitarb. 1989) gekennzeichnet. Eine Depression, die ihren Ursprung in dem gegenpoligen, nun bereits mehrfach gebrochenen Hyperaktivitätssyndrom nicht verleugnen kann. So ließe sich erklären, warum in unserer Untersuchung bei der extrem depressiven Infarktuntergruppe eine rund doppelt so hohe Inzidenz an Hypertonie gesichert werden konnte wie bei der Infarktgesamtgruppe. Das Ausmaß an Hyperaktivität und die Feindseligkeit („hostility") – eine Subkomponente, der die neueste TABP-Forschung zentrale Bedeutung zuweist – die ein solcher Mensch lange Zeit nach außen gekehrt hat, richtet er nun gegen sich selbst.

Psychodynamik der Arzt-Patient-Beziehung

Die heute übliche Behandlung auf der Intensivstation isoliert den Kranken und steigert u. U. die bestehenden Ängste und Depressionen, die einer festen, supportiven ärztlichen Haltung bedürfen. Selbst in der akuten Phase tendieren nicht wenige der Infarktpatienten dazu, die auftauchenden Ängste und Depressionen zu verleugnen. Der körperliche Befund und die damit verbundenen Beschwerden und Behinderungen und die Frage, inwieweit es dem Arzt gelingt, die emotionale Reaktion aufzufangen und den Patienten zu einer Kooperation zu bringen, bestimmen den weiteren Verlauf zwischen Depression und Verleugnung. Die erste Phase der klinischen Behandlung auf der Wachstation führt gewöhnlich bald zu einer Erleichterung, wobei sich der Patient eine Zeitlang gefügig verhält, mit Erleichterung die Erlösung von den Schmerzen, die Perfektion des diagnostischen und therapeutischen Programms und die Aktivität des Behandlungsteams registriert. Wird er in der zweiten Phase dann auf eine andere Station zur Weiterbehandlung verlegt, wird ihm von ärztlicher Seite zur Ruhe, weiterer Schonung und einem langsam aufbauenden Programm geraten, kommt es häufig zu Schwierigkeiten. Die auftauchenden Ängste, regressiven Tendenzen und Passivitätsbedürfnisse werden von dem Patienten ambivalent erlebt. Er verleugnet seine Schädigung durch expansives Verhalten oder wird überängstlich, depressiv und hypochondrisch. Hier muß die ärztliche Führung versuchen, die Aktivität des Patienten und seinen Wunsch, etwas für seine Heilung zu tun, in den Dienst des langfristigen Therapie- und Rehabilitationsprogramms zu stellen. Er muß durch Aufklärung, sachliche Information und Gespräche über die bei ihm latenten Bedürfnisse und Ängste zum Verbündeten der therapeutischen Strategie gemacht werden. Ähnlich wie beim Hypertoniker müssen Ausbruchsversuche, Abbrüche der Behandlung toleriert und aus der Persönlichkeitsproblematik des Patienten vom Arzt verstanden werden; sie dürfen nicht zu einer Haltung der Intoleranz und des Gekränktseins bei ihm führen. Das kommt der dritten Phase und dem Rehabilitationsprogramm zugute, in der der Patient über Frühheilverfahren heute vorsichtig wieder in die Berufswelt zurückgeführt wird. Es hängt von der Tragfähigkeit und Kontinuität der Arzt-Patient-Beziehung ab, ob der Patient in einer vernünftigen Weise weiterlebt oder ob er trotz allen Wissens und sachlicher Aufklärung durch die Ärzte wieder in seine alte, einseitig überaktive Lebensführung zurückfällt. Bei der latenten Aggressions- und Autoritätsproblematik der Infarktpatienten kann der Arzt den Patienten nur zur partnerschaftlichen Mitarbeit gewinnen, wenn er sein Wissen, das er hat, mit dem Patienten teilt.

Post-Infarktstadium: In der Akutphase des Herzinfarkts, die durch das Erlebnis der akuten lebensbedrohlichen Erkrankung bestimmt ist, sind bei einem Teil der Patienten in den ersten Tagen schwere Angstzustände und depressive Reaktionen zu beobachten. Sie sind im Rahmen einer festen und, wenn möglich, kontinuierlichen Arzt-Patient-Beziehung zwischen dem Schwerkranken und versorgenden Arzt bzw. einem Mitglied des Behandlungsteams einer Intensivpflegeeinheit am ehesten aufzufangen. Aber selbst in dieser akuten Phase akzeptieren nicht alle Patienten die Gegebenheiten der Erkrankung und der Einschränkung, schon jetzt zeigen sich Tendenzen der Verleugnung der eigenen Schwäche, ihrer Ohnmacht und der Selbstwertkrise. Sie ist durch angemessene Aufklärung nur zum Teil aufzufangen. Die klinische Beobachtung zeigt, daß sich bei den meisten Patienten dann früher oder später nach einer Labilisierungsphase im akuten Infarktgeschehen die Einstellungen und Verhaltensweisen der prämorbiden Ausgangspersönlichkeiten wieder durchsetzen. Bei der beschriebenen psychodynamischen Konstellation und Persönlichkeitsstruktur ist zu erwarten, daß die mit einem Herzinfarkt verbundene Notwendigkeit zur Schonung und nur langsam einsetzender erneuter Belastung als schwer zu ertragende Passivität erlebt wird. Die extravertierte, auf Selbstbestätigung aus der Leistung ausgerichtete Einstellung ist für viele Kranke tatsächlich unvereinbar mit längerer Bettruhe. Sie zeigen die Tendenz, bald wieder in ihre alte Lebens- und Arbeitsweise und in das alte Rauch- und Eßverhalten zurückzuverfallen.

Hahn berichtete von einem 39jährigen Maschinengraveur, infolge einer Kriegsverletzung beinamputiert, der am zweiten Tag nach dem Infarkt am Bettgestell Klimmzüge machte. Er erklärte den entsetzten Ärzten, er müsse doch bald wieder „fit“ sein.

Bei ihrer extravertierten, der Realität und Leistung verhafteten Einstellung ist der introspektive Rückzug in eine analytische Behandlung für diese Patienten nicht mitzuvollziehen.

Wir hatten mit einer 44jährigen Sekretärin, zu der nach der Akutphase eines Herzinfarktes wegen ihres auffälligen Verhaltens der psychosomatische Konsiliardienst gerufen wurde, zunächst einen guten Kontakt auf der Station gefunden. Eine Gesprächsführung war dann jedoch bei ihr schwierig. Sie erlebte jedes Gespräch als einen Versuch „sie hörig zu machen“. Die Aufforderung, sich in einen bequemen Sessel zu setzen oder sich auf einer Couch auszustrekken, bezeichnete sie als Vorschlag, sich „platt auf den Boden“ zu legen. Sie begann den Therapeuten zu bemitleiden, wie schlecht er aussehe, wie überarbeitet er sei. Alle Therapeuten seien wegen ihres schweren Berufes doch „arme Teufel“. Sie brachte ihm Nahrungsmittel als Geschenk zu den Stunden mit. „Mir fehlt doch gar nichts“. Sie gesteht ihm in der dritten Stunde, daß sie wieder angefangen hat zu rauchen. – Als in der vierten Stunde etwas mehr über ihre Kindheit gesprochen wird, kommt sie in der fünften Stunde und erzählt, sie habe nach der letzten Stunde einen Artikel über ihre Heimatstadt geschrieben und diesen Artikel schon an eine Zeitung geschickt. „Ich fühle mich nur wohl, wenn ich etwas tun kann.“ Es ist deutlich, daß sie beunruhigt die Behandlung wie einen Kampf erlebt, wer der Stärkere ist. Sie sei nicht seelisch krank, nur durch den Herzinfarkt sei sie aus ihrem Gleichgewicht herausgekommen. Vielleicht habe sie auch Angst, sich zu demütigen, sich zu verschenken, schwach zu werden. Sie wolle lieber schenken, als etwas geschenkt zu bekommen.

Bei der Mehrzahl der Fälle kann sich die psychotherapeutische Einwirkung nur darauf beschränken, die Lebensführung in vernünftiger Weise mit dem Patienten zu besprechen und zu beeinflussen. Alle Erfahrungen sprechen dafür, daß es für die Patienten leichter ist, das Rauchen aufzugeben, sich in vernünftiger Weise körperlich zu belasten, das Körpergewicht zu halten, wenn sie diese Themen in Gruppen miteinander besprechen und bearbeiten können. Aber auch diese Gruppengespräche kommen über die durch die Krankheitsthemen zentrierte Ausrichtung nicht hinaus. Bewährt hat sich in diesem Zusammenhang eine zeitlich begrenzte Gruppenbehandlung, die bei Bewegungstherapie und Sport für einen begrenzten Zeitraum einmal in der Woche stattfindet und unter ärztlicher Aufsicht und ärztlicher Führung als informelle Gruppe von einem sportärztlich erfahrenen und psychosomatisch interessierten Arzt im Sinne der Zweitprävention geführt wird.

Im ganzen zeigt sich, daß am ehesten mit einem festen Programm und im Rahmen einer homogenen Gruppe von Infarktpatienten als Schicksalsgefährten die Selbstwertkrise, die mit dem Infarktgeschehen verbunden ist, nicht nur überwunden, sondern zu einer neuen Einstellung geführt werden kann.

Kognitiv verhaltenstherapeutische Trainingsprogramme zielen darauf ab, nach der akuten Phase die Typus-A-Einstellung durch Beratungen, Einübung in neue Lebensformen, Veränderung der Leistungsorientierung im Rahmen straff geleiteter homogener Gruppenprogramme zu beeinflussen. Der Leistungswille der Infarktkranken wird also benutzt, um diese leistungsorientierte Fehleinstellung zu überwinden.

Trainingsprogramme, die kognitiv verhaltenstherapeutische Einstellungsänderungen bewirken und in Gruppen durchgeführt werden, haben Roseman (1982) und Friedman (1984) entwickelt. Nachuntersuchungen nach 3 Jahren ergaben übereinstimmend im Vergleich mit nach dem Zufallsprinzip abgetrennten Kontrollgruppen eine Reinfarktquote, die bei den Trainingsgruppen etwas über 50% gegenüber den Kontrollgruppen betrug (7,2% gegenüber 3,2% bei 592 Patienten, $p < 0{,}005$ [Friedman 1982]), s. auch Abb. S. 116.

Kardiologische Therapien: Die Behandlung der KHK besteht in erster Linie in der Elimination von Risikofaktoren und medikamentösen Therapien der ischämischen Herzerkrankung (Nitrate, Betarezeptoren und Kalziumantagonisten), die allesamt die bestehenden Koronarstenosen nicht rückgängig machen können.

Zunehmend haben sich darüber hinaus Therapieverfahren zur mechanischen Revaskularisation fest etabliert:

1. Bei der perkutanen transluminalen Koronarangioplastie (PTCA) werden Koronarstenosen von Patienten mit symptomatischer ischämischer Herzerkrankung und proximalen Koronarstenosen in Operationsbereitschaft im Rahmen einer Koronarangiographie ballondilatiert.

2. Aortokoronare Venen-Bypass-Operation (ACVB): Bypass-Operationen werden v. a. bei Patienten mit medikamentös nicht besserbarer Angina pectoris, schwerer Drei-Gefäßerkrankung und hochgradiger Hauptstammstenose durchgeführt. Dabei wird ein Veneninterponat (meist aus der V. saphena magna) benutzt, um eine Verbindung zwischen der Aorta und der Koronararterie distal der symptomatischen hochgradigen Stenose zu schaffen. Alternativ wird dabei die A. mammaria interna des Patienten benutzt.

Kardiochirurgische Eingriffe

Die Zahl der jährlich durchgeführten Herzoperationen steigt in den westlichen Industrieländern ständig.

Vor allem handelt es sich hierbei um:
1. Herzschrittmacher-Operationen,
2. Herzklappen-Operationen,
3. Herztransplantationen.

Handelt es sich bei Herzschrittmacher-Implantationen von chirurgischer Seite aus um kleine Routineeingriffe in Lokalanästhesie, so sind Herztransplantationen große kardiochirurgische Eingriffe an wenigen ausgewählten Zentren, die nur bei terminalen Herzinsuffizienzen mit sorgfältiger Patientenauswahl, Vorbereitung und postoperativ lebenslanger Immunsuppression verbunden sind.

Allen Herzoperationen ist gemeinsam, daß sie für den Patienten eine große Belastung darstellen und eine Konfrontation mit einer durch kardiale Ursachen hervorgerufenen Todesbedrohung sind.

Herzschrittmacher werden bei symptomatischen intermittierenden oder permanenten bradykarden Herzrhythmusstörungen implantiert. Die Symptomatik besteht in Schwindel, Synkopen und Adams-Stokes-Anfällen. Die zugrundeliegenden Herzrhythmusstörungen sind:

- höhergradige AV-Blockierungen,
- bradykardiebedingte Herzinsuffizienz und Leistungsminderung,
- kritische Bradykardien unter einer notwendigen antiarrythmischen Therapie.

Herztransplantationen werden bei Herzinsuffizienz Stadium IV der NYHA-Klassifikation, die konservativ nicht mehr zu beeinflussen sind, durchgeführt.

Untersuchungen liegen vor über lebensgeschichtliche Veränderungen und Belastungen, die in dem Jahr liegen, das dem Infarkt vorausging. Befragungen von Infarktpatienten mit dem „Life-change"-Fragebogen von Lundberg u. Mitarb. (1975) ergaben in diesem Jahr bei 56 Infarktpatienten im Vergleich zu einer Kontrollgruppe deutlich mehr Lebensveränderungen, die Verantwortung im Berufsleben und Aufregung beinhalteten. Die höchste Signifikanz erreichten „life change scales", die eine individuelle Bewertung zuließen, welche Anstrengung es kostete, sich an diese anzupassen und wieviel Aufregung sie bedeuteten.

Psychosomatische Aspekte bei Herzoperationen

Herzschrittmacher-Implantation: Einen Herzschrittmacher anzubringen ist heute ein Routineeingriff ohne nennenswerte Gefahren. Die seelische Verarbeitung kann aber Probleme aufwerfen. Auch normalerweise benötigt die psychische Integration des Schrittmachers zeitlich einige Wochen bis Monate. In der ersten Phase besteht ein Gefühl der Abhängigkeit und häufig eine daraus resultierende Verunsicherung, meist geknüpft an die Vorstellung, der Schrittmacher könne funktionsunfähig sein oder werden. Im weiteren Verlauf kommt es zu einer allmählichen Gewöhnung und Akzeptanz und schließlich gewöhnlich nach ca. 3 Monaten zur gelungenen Integration des Schrittmachers in den eigenen Organismus und das Körperschema. Der Schrittmacher ist dann kein Fremdkörper mehr. Seelische Verarbeitungen verbinden sich mit körperlichen Einflüssen: Vor der Implantation fand Stober bei ⅔ der Patienten mit chronischer Arrhythmia absoluta, Sinusknotensyndrom und Karotissinussyndrom ausgeprägte depressive Syndrome, die sich 8–12 Wochen danach mehrheitlich nicht mehr feststellen ließen. Die Veränderung wird auch als Folge besserer zerebraler Durchblutung interpretiert. Diese Phasen können bei abnormer Verarbeitung längere Zeit beanspruchen, und es besteht die Gefahr, daß die bisherige meist kontraphobische Bewältigung aufbricht. Die Internalisierung des Objektes „Schrittmacher“ behält dann den Doppelaspekt: Hilfe und Gewinn an Sicherheit – aber auch fortbestehende Ängste und Zwangsvorstellungen hinsichtlich völliger Einheilung des Fremdkörpers Schrittmacher und seiner Funktionstüchtigkeit. Solche Befürchtungen labilisieren, beunruhigen und reaktivieren die Phantasie einer ichfremden Maschine oder körperfremden Prothese. Im Vergleich mit anderen Herzkranken neigen Schrittmacherpatienten aber eher dazu, ihre Ängste vor sich und anderen zu verbergen, sie zu verleugnen und zu bagatellisieren (Rahleff u. Payk 1978). Damit ähneln sie in gewisser Weise den Infarktpatienten, die ja auch ein beträchtliches Kontingent an Schrittmacher-Operationen stellen.

Die Verarbeitung anderer Herzoperationen: 40–50% der Patienten, die sich heute Bypass- oder Herzklappen-Operationen unterziehen müssen, leiden unter postoperativen hirnorganischen Ausfällen, die Folge zerebraler Schädigungen im Rahmen des extrakorporalen Kreislaufs während der Operation sind. Diese Störungen reichen von leichten psychoorganischen Ausfällen als Durchgangserscheinungen und akzentuiert auftretenden affektiv-emotionalen Reaktionen bis zu schweren organischen Psychosen. Das Auftreten von postoperativen emotionalen Störungen und besonders von Angstpotenzierung ist häufig mit einem schon präoperativ besonders erhöhten Angstniveau in Beziehung zu setzen (Speidel 1978).

Es ist daher ratsam, daß die Ängste schon vorher angesprochen und bearbeitet werden, indem eine Aufklärung über Chancen und die heute erheblich geminderten Risiken des Eingriffs gegeben wird. Nach der postoperativen Zeit besteht bemerkenswert häufig weiterhin ein Mißverhältnis zwischen dem als befriedigend angesprochenen körperlichen Zustand und einer nicht gelingenden sozialen und beruflichen Wiedereingliederung. Eine weitreichende Aufgabe liegt im Feld der sekundären Rehabilitation, wobei nicht nur berufliche Zukunftsaussichten, sondern auch Familien- und Partnerprobleme von Bedeutung werden.

Psychosomatische Störungen und Erkrankungen der Atmungsorgane

Die physiologischen Funktionen der Lunge, Arterialisierung des Blutes und Regulation des Säure-Basen-Haushaltes, treten bei Menschen unter den situativen und affektiven Bedingungen seines sozialen Lebens unter neuen Gesetzmäßigkeiten auf.

Das Interesse der Psychosomatischen Medizin galt früher vor allem den funktionellen Atemstörungen und den Ventilationsstörungen, bei denen die Beziehung zur Umwelt in der allgemeinen Atemlage sich auswirkt. Aber schon beim Asthma bronchiale der Kinder und Erwachsenen treten in Wechselwirkung mit infektiösen und allergischen Faktoren die Einflüsse der äußeren und inneren Lebenslage ebenso deutlich hervor. In der gesamten Pulmonologie sind aber immer mehr psychosoziale Mediatoren als Einflußfaktoren beschrieben worden, was hier nicht ausgeführt werden kann. Die psychosozialen Lebensbedingungen beeinflussen und stehen stets in Interaktion mit den zell- und molekularbiologischen Körperfunktionen.

Allgemeines zur Atmung

Mit der Atmung sind mehrere *physiologische Funktionen* verknüpft: Sauerstoffaufnahme, Kohlensäureabgabe, Temperaturregelung, Flüssigkeitsabgabe usw. Im Dienste der Lebenserhaltung arbeitet die Atmung nach den physiologischen Prinzipien der Regelung und Steuerung. Darüber hinaus hat die Atmung eine eigentümliche Mittelstellung zwischen Zwangsläufigkeit und Willkür, zwischen einem geschlossenen und einem offenen Regelkreis. Der Mensch macht in den verschiedenen Lebenssituationen einen Gebrauch von seiner Atmung, der in der Physiologie nicht vorgesehen ist. Atmung wird zur *Gebärde,* sie tritt als *Ausdrucksverhalten* in den Dienst menschlicher Kommunikation, sie wird Repräsentant seiner inneren *Befindlichkeit.*

Die einfache *Erregung* als elementare und noch undifferenzierte Form einer affektiven Lage wie Angst, Zorn, Wut usw. führt zur Beschleunigung der Atmung. Eine lang dahingezogene, nicht zur Lösung kommende (z. B. sexuelle) Erregung kann sich in einem charakteristischen Atemtyp, der Hyperventilation (s. unten), äußern. Die ausgewogene, behagliche Stimmung führt zu einer ruhigen und harmonisch ausgeglichenen Ein- und Ausatmungsfrequenz, wie im Schlaf. Im Schreck, in der überwältigenden Überraschung kann es zu einem vorübergehenden Atemstillstand kommen.

Das Annehmen und Aufnehmen der Luft kann aber auch in einer subtileren, unauffälligeren Weise verändert sein. Die Aktion der Einatmung kann gedehnt, verzögert sein, bis zum *Seufzer* hin. Ebenso kann das Ausatmen, das Entlassen der Luft, gepreßt, verlängert und damit betont sein, bis es etwa im Seufzer der Erleichterung eine Lösung erfährt. Der Seufzer der Einatmung ist der „kummervolle", der Seufzer der Ausatmung der der „Erleichterung" wie im Abwerfen einer Last, bemerkte Erwin Straus (1954). Zusammenfassend stellte er in einer Studie zum Seufzer fest: „Seufzen tritt auf, wenn das Gleichgewicht zwischen Individuum und Welt gestört ist." In der Seufzeratmung äußere sich Bedrückung und Niedergeschlagenheit unter einer Last, die nicht abgeworfen werden könne. Im *Einatmen* und im *Ausatmen* ist eine Form des Umganges mit der Welt und mit sich selbst gegeben, von der Goethe sagte: „Im Atemholen sind zweierlei Gnaden / die Luft einziehen, sich ihrer entladen / jenes bedrängt, dieses erfrischt / so wunderbar ist das Leben gemischt" (Buch des Sängers, Talismane).

Die ausdrucksmäßige Bedeutung der Atemgebärde ist in der *Umgangssprache* vielfach als Thema aufgenommen und in differenzierter Weise beobachtet. Es überwiegen Verbindungen des Atmens mit der Sphäre intensiven Gefühlsbezugs, die mit der Bezeichnung des Atmosphärischen am besten zu fassen ist: Die Luft ist „beklemmend", „bedrückend", „geladen", es ist „dicke Luft", so daß es den „Atem verschlägt" und man nicht zu atmen wagt. Man kann den anderen nicht riechen, man glaubt in seiner Nähe zu ersticken, man möchte mit ihm nicht die gleiche Luft atmen. Man kann sich aber auch von dem anderen in der Atmung distanzieren, indem man ihm etwas „hustet", ihn „anpfeift".

Atmen ist also nicht nur eine physiologische Funktion, die im Interesse der Erhaltung des Organismus gesichert und geregelt ist. Sie ist eine fundamentale Weise des Sich-Verhaltens, sie ist eine Weise des Austausches und des Gleichgewichtes zwischen Individuum und Welt.

Nervöses Atemsyndrom – Hyperventilationstetanie

(Atmungstetanie [Rossier], Da-Costa-Syndrom, Hyperventilationssyndrom, nervöse Dyspnoe)

Erscheinungsformen: Hauptbeschwerden des nervösen Atemsyndroms sind *Lufthunger* und ein Zwang, *tief durchatmen zu müssen mit einer Engigkeit* über der Brust („Gürtel- oder Reifengefühl"). Häufig wird über Kopfleere und Kribbeln in Händen und Füßen geklagt.

Nicht selten bestehen pektanginöse Beschwerden, wobei Schmerzlokalisation und Headsche Zonen mit denen der Angina pectoris übereinstimmen können. Im Unterschied zur Koronarsklerose werden die pektanginösen Beschwerden beim nervösen Atemsyndrom hauptsächlich im jugendlichen Alter angetroffen und reagieren nicht auf Nitrite. Nach Magarian (1989) ist es wichtig, die akut auftretende Hyperventilationstetanie von einem sehr viel symptomärmeren „chronischen Hyperventilationssyndrom“ zu unterscheiden

Im Hyperventilationsanfall dominieren im subjektiven Empfinden eine Erstickungsangst bei forcierter tiefer Atmung mit Atemnot, Mißempfinden in den Händen, im Gesicht usw. Der Patient hat versteifte Arme und Hände (Pfötchenstellung der Hände) und nicht selten auch Spasmen in der Oberlippe. Es ist den Patienten der Zusammenhang zwischen ihrer forcierten und falschen Atmung mit dem Anfallsgeschehen nicht bewußt.

Meist sind jüngere oder mittlere Altersklassen betroffen, wobei Frauen zahlenmäßig überwiegen. Unter den Ambulanzpatienten der Psychosomatischen Universitätsklinik Heidelberg machen Patienten mit nervösem Atemsyndrom und mit Hyperventilationstetanie 4,9% aus.

Psychophysiologie: Leitsymptom dieser funktionellen Atemstörung ist eine unphysiologische *Steigerung der Atmungsgröße* und einer einseitigen Veränderung des *Atemtypus:* Die Zwerchfellatmung ist vernachlässigt, die Thoraxatmung überbetont.

Das Atemminutenvolumen liegt durchschnittlich 95% über dem Soll; die Ventilationssteigerung erfolgt vorwiegend über die erhöhte Atemfrequenz. Die Atmung ist entweder flach und frequent mit eingestreuten Seufzerzügen (Abb. 9). Oder sie wechselt von unruhiger

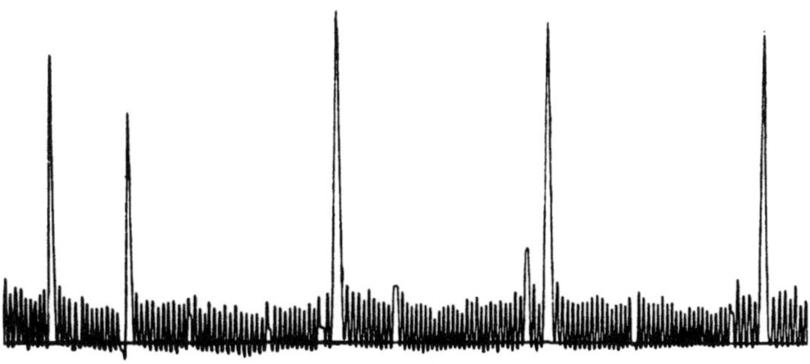

Ha. Atemminutenvolumen + 138%.

Abb. 9 Flachfrequente Polypnoe mit Seufzerzügen.

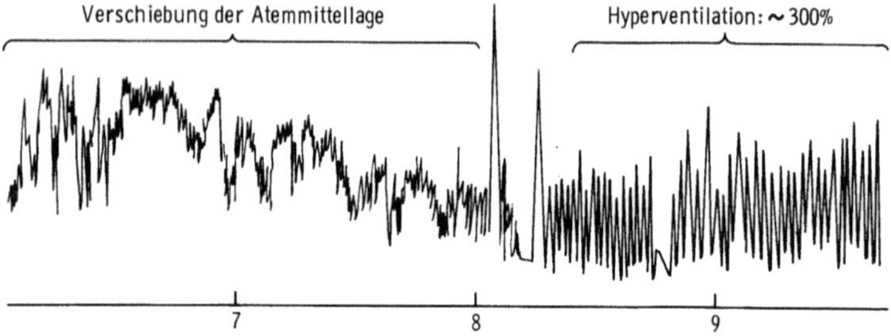

Abb. 10 Unruhige Hyperventilation mit Verschiebung der Atemmittellage; rechte Seite: Hyperventilationsanfall in der 8. Minute. (Das Spirogramm stammt von derselben Patientin und ist fortlaufend geschrieben.)

Mittellage zur Hyperventilation (Abb. 10). Im Anfall kann das Atemminutenvolumen bis 500% über dem Soll liegen mit entsprechend hochalkalischen pH-Werten. Ferner besteht eine inspiratorisch verschobene Atemmittellage mit einem vergrößerten funktionellen Totraum. Durch die Abnahme des Blutkohlensäuregehalts (Hypokapnie) sinkt die zerebrale Durchblutung zwangsläufig ab. Dadurch sind die häufig geklagten Beschwerden über Schwindel und Störungen der Konzentration bis zu leichten Bewußtseinstrübungen erklärt. Die pH-Verschiebung führt zu einer Störung der Dissoziation der Ca-Ionen und damit zu tetanischen Symptomen. Eine Verminderung des Blutkalziumspiegels besteht nicht, ein wichtiger differentialdiagnostischer Hinweis gegenüber den hypokalzämischen Tetanieformen. Die Hyperventilation ist rein funktioneller Art, d. h. weder durch die Blutgase noch durch eine ventilatorische oder zirkulatorische Verteilungsstörung zu erklären. Die meist jugendlichen Patienten sind durch diese unökonomische Atmung leistungsbegrenzt: Bei Belastungstests kommt es zu einer relativ hohen Pulsfrequenz, zum ungenügenden Blutdruckanstieg und zu Befunden, wie sie auch beim hypotonen Symptomenkomplex vorkommen. Nach Lum (1976) besteht beim Hyperventilationssyndrom auch im anfallsfreien Zustand eine herabgesetzte CO_2-Spannung (bei 200 Patienten im Durchschnitt 33 mmHg im Unterschied zu 40,7 mmHg bei 152 Normalpersonen).

Psychodynamik und Ätiologie: Die Angstpolypnoe mit unruhiger Hyperventilation ist eine spezifische Ausdrucksweise der *Angst.* Die flachfrequente Polypnoe mit Seufzerzügen ist häufig Ausdruck einer persönlichen Situation, in der die Größe der Anstrengung und Mühe nicht aufgewogen wird und nichts mehr vorwärts bewegt. Diese Atmung ist Ausdruck der Abgespanntheit und Resignation, trotz Anstrengung gesteckte Ziele nicht mehr erreichen zu können.

Zur theoretischen Pathologie

Der psychosomatische Selbstverstärkungskreis bei der Hyperventilationstetanie ist ein oft verwendetes Beispiel für ein kybernetisches Modell psychosomatischer Verknüpfungen: Die Hyperventilation führt zu einem CO_2-Defizit und damit zur Alkalose. Diese verursacht zwangsläufig eine Minderdurchblutung des Gehirns, durch neuromuskuläre Übererregbarkeit entstehen Spasmen der glatten Atemmuskulatur, Parästhesien, Karpopedalspasmen, Pfötchenstellung der Hände. Das durch den Spasmus der Atemmuskulatur u.a. erzeugte Erstikkungsgefühl führt zur Angst und fördert oder verlängert die Hyperventilation. Dies entspricht einem Regelkreis mit positiver Rückkopplung und damit Selbstverstärkung durch Aufschaukelung. A. E. Meyer (1987) verwendete diesen regelkreisartigen Verstärkungsmechanismus mit zwangsläufiger Alkalose als exemplarisches psychosomatisches Modell. Die Hyperventilation ist in der Tat ein überzeugendes Beispiel: Die Atmung spielt im Funktionskreis eine vielfältige Rolle, primär für den Gasaustausch, aber auch für die Bereitstellung und Durchführung einer körperlichen Leistung. Sie nimmt an der Stimmungslage teil (Seufzeratmung bei depressiver Verstimmung, Schreckapnoe, unruhig-frequente Atmung in Erwartungsspannung und sexueller Erregung). In der Atmung äußert sich die persönliche Seinsweise und Befindlichkeit. Funktionskreise können geordnet, zweckmäßig und damit normal sein, aber auch durch Interferenz mit anderen gestört oder überlagert sein (Kampf- oder Fluchtreaktion usw.) Die psychosomatische Analyse jeder Atemfunktionsstörung muß also die Rolle der Atmung und die Analyse der jeweiligen Störungsform aus der Gesamtsituation des Patienten enthalten, um die vorliegenden Störungen zu verstehen und behandeln zu können. Es geht daher nicht nur um ein triviales „psycho“-„somatisch“, sondern um eine viel komplexere kybernetisch verflochtene Verknüpfung von körperlichen, seelischen, sozialen und bedeutungshaften Faktoren.

Fallbeispiel Hyperventilationstetanie. C. F., 29jährige Gerichtsreferendarin.

Erscheinung: Aufgeregt wirkende, mit panischer Angst im Zimmer umherlaufende Patientin, in Begleitung von Mutter und Ehemann. Motorisch unruhig, ausgesprochene Hyperventilation.

Beschwerden: Sie habe panische Angst, nicht mehr atmen zu können. Sie sei zitterig, schwindelig, „weich in den Knien und vor den Augen“.

Entwicklung der Beschwerden: Im Dezember 1969 an einer Grippe erkrankt. Hernach beim Aufstehen orthostatische Beschwerden mit Kreislaufsensationen. Der Arzt habe ihr dann weitere Bettruhe verordnet und sedierende Medikamente gegeben. Da es nicht besser geworden sei, habe ihr der Arzt einmal abends Psyquil gespritzt, worauf sie einen „Atemstillstand“ bekommen habe und mit Blaulicht in die Klinik gefahren wurde. Seit diesem Ereignis schreckliche Angst, ihre Atmung könne versagen.

Auslösende Situation: Erst nach mehreren Gesprächen wurde deutlich, daß ihre Tätigkeit als Gerichtsreferendarin eine ständige Belastung, insbesondere vor öffentlichen Verhandlungen, sei. Sie habe sich aber nie zugestanden, welche Angst sie gehabt habe, so daß auch ihre Vorgesetzten das nicht gemerkt hätten und ihr ständig mehr Verantwortung zugeschoben wurde. Von Anfang 1969 bis Sommer 1969 hatte sie eine Karzinophobie, als anläßlich einer Untersuchung beim Gynäkologen „Knoten" festgestellt wurden. Trotz genauerer Untersuchungen mit Probeexzision und mehrfacher Versicherung der Ärzte, daß es nichts Bösartiges sei, sei *die Angst nicht von ihr gewichen.* Die beruflichen Belastungen, die nie ganz gelösten Erwartungsängste und die hinzugekommene Grippe hätten das Syndrom ausgelöst. Gleich wird dies aber wieder zurückgenommen, eine psychische Verursachung abgelehnt und die Schuld auf die Spritze geschoben.

Zur Persönlichkeitsstruktur: Die Patientin ist in hohem Maße dem Anspruchsniveau ihrer Familie folgsam gewesen – immer so etwas wie eine Mustertochter –, aber heimlich opponierte sie gegen diese Rolle („es wurde immer selbstverständlich erwartet, daß ich gute Noten hatte, da war ich eigentlich aus Opposition immer darauf eingestellt, einmal eine schlechte Note zu haben. Ich hätte mir das aber vor meinem Stolz nicht zuerkennen können"). Als Schülerin galt sie als etwas hochnäsig und streberisch, sie fand aber Anerkennung, weil sie Aggressivitäten gegen die Lehrer äußern konnte. Sie habe ein ziemlich „loses Maul" gehabt und sei bei gewissen Leuten deswegen auch gefürchtet gewesen. Während ihrer Studienzeit hatte sie eine Freundschaft mit einem ehemaligen Ordensangehörigen, sie habe dessen Selbstbeherrschung in hohem Maße bewundert und daran gedacht, ihn auch zu heiraten. In den letzten beiden Studienjahren sei sie aber mit einem früheren Freund vermehrt zusammengekommen und habe dann bewußt die Entscheidung gefällt, diesen Mann zu heiraten, der für sie mehr die unmittelbare pragmatische und irdische, aber auch naivere Seite verkörpere. Mit ihrem ehemaligen Freund aus dem Ordensstand hätte sie doch auf die Dauer nur geistig verkehren können.

Der Vater wurde als leichtlebig geschildert, gesellig und unproblematisch. Die Mutter – sie besuchte die Patientin außerordentlich häufig während des stationären Aufenthaltes und begleitete sie zu allen Untersuchungsgängen – war eine beherrschend wirkende Frau, die 1959 nach einer Fehlgeburt eine Art „Herzneurose" entwickelt habe. Die Mutter ist wegen der Erkrankung der Tochter von fern her angereist, um sie zu betreuen und zu begleiten.

Zusammenfassung: Angstneurotische Entwicklung unter dem Bild eines nervösen Atemsyndroms (Hyperventilationstetanie). Persönlichkeitsstruktur vorwiegend hysterisch mit einigen zwangsneurotischen Anteilen.

Es erfolgt der Versuch einer *psychotherapeutischen Behandlung,* obwohl ein seelischer Leidensdruck zunächst fehlt. Der Leidensdruck liegt allein in der Symptomatik, die die Patientin in außergewöhnlichem Maße quält. Dieser mit erheblicher Rationalisierung fortgeführte Widerstand zieht sich durch die ganze Behandlung hindurch. Eine Besserung wurde erzielt, jedoch kam es im Sommer 1970 zu einem Rezidiv mit der Entwicklung ausgesprochener phobischer Arrangements. Gleichwohl wurde erreicht, daß Frau F. zu Ende des Sommersemesters noch ihre Abschlußexamen machte.

Therapie: Der *akute* Hyperventilationsanfall kann durch CO_2-Anreicherung mit Atmung in eine Plastiktüte oder Atmung gegen ein Taschentuch kupiert werden. Behandlungen mit Kalzium sind ungünstig.

Eine feste *ärztliche Führung,* die die aktuellen Konflikte mit dem Patienten bearbeitet, sich nicht durch die dramatischen Somatisierungen des Patienten und durch seine Angst induzieren und zu immer neuen diagnostischen oder therapeutischen Maßnahmen anleiten läßt, ist für die Mehrzahl der Patienten angemessen. Besteht die Symptomatik lange Zeit und ist eine konflikthafte Genese ausgeprägt neurotischer Art zu eruieren, so ist an eine analytische Einzel- oder Gruppentherapie zu denken. Es ist aber gewöhnlich schwer, die Patienten dafür zu motivieren. Man hört später bei ausgeprägten neurotischen und psychosomatischen Krankheitsbildern (Angsthysterie; Herzphobie) relativ häufig von nervösen Atemanfällen in der Adoleszenz.

Bei der chronischen Hyperventilation sind *Atemtherapie oder autogenes Training* nach J. H. Schultz indiziert: Zurückführung der abnormen (meist Brust-)Atmung auf eine lockere Zwerchfell-Bauchatmung. Bei Anwendung des autogenen Trainings genügt meistens die Grundstufe: Die Einübung einer konzentrierten Einstellung auf ein Ruhe- und Schwereerlebnis, welches bei richtiger Technik des autogenen Trainings zunächst zur örtlichen Entspannung der Armmuskulatur, dann fortschreitend zur Lockerung der Gesamtmuskulatur führt.

Asthma bronchiale

Definition und Überblick: Das Asthma bronchiale ist eine Erkrankung der Atemwege, die durch eine erhöhte Reaktionsbereitschaft des Tracheobronchialsystems auf eine ganze Reihe von Stimuli charakterisiert ist. Pathophysiologisch handelt es sich um eine weitgehende Engstellung der Atemwege, die spontan oder durch therapeutische Maßnahmen aufgehoben wird. Die Klinik zeichnet sich durch Schleimhautödem, Bronchospasmus und Dyskrinie aus. Von ätiologischer Seite aus ist das Asthma bronchiale eine heterogene Erkrankung, die von unterschiedlichsten Stimuli ausgelöst werden kann. Diese verschiedenen Faktoren sind jedoch teilweise oder auch ganz psychosomatisch zu interpretieren.

Aus praktisch-klinischen Gründen wird heute zwischen einem allergischen „extrinsic" und einem „intrinsic" Asthma bronchiale unterschieden. Das allergische (extrinsic) Asthma ist oft assoziiert mit einer persönlichen oder familiären Vorgeschichte von allergischen Erkrankungen wie Rhinitis, Urtikaria und Ekzemen. Positive Haut-

und Provokationstests sowie erhöhte IgE-Serumspiegel weisen auf eine typische Reaktion auf ein spezifisches Antigen.

Eine andere große Gruppe zeigt diese Reaktionen nicht und wird als intrinsic Asthma bezeichnet. Auslöser sind meist Infekte. Eine große Anzahl von Gründen wurde für die erhöhte Reaktionsbereitschaft („Hypersensibilität") der Atemwege bei Asthma bronchiale verantwortlich gemacht. Der zugrundeliegende Mechanismus ist jedoch unbekannt. Auf einen initiierenden Stimulus hin (Antigenkontakt, Infekte, Streß, psychische Belastungen, Pharmaka, Umwelteinflüsse) werden Mastzellen und Makrophagen aktiviert. Diese setzen eine Anzahl von Mediatoren (Histamine, Bradykinine, plättchenaktivierender Faktor und andere) frei, die direkt auf die Atemwegsmuskulatur und die Kapillarpermeabilität einwirken und eine intensive lokale Reaktion auslösen, die dann zum Asthmaanfall führt.

Symptomatik: Im Anfall ist der Asthmatiker in akuter schwerer Atemnot, er ringt nach Luft, atmet keuchend. Dabei ist vor allem die Ausatmung verlängert, hörbar akzentuiert und subjektiv erschwert.

Das Erleben des Asthmatikers ist im Anfall und auch im subakuten Zustand leichterer Atemnot ganz auf den Atemvollzug eingeengt. Der Kranke ist beschlagnahmt von seinem Atemorgan. Im Verhalten fällt auf, daß die Kranken in der Atemnot unzugänglich sind, sie verhalten sich abweisend, es ist schwer, mit ihnen in Kontakt zu kommen. Das unterscheidet sie von anderen Kranken mit dyspnoischen Lungenkrankheiten. Beim chronifizierten Asthma ergreift die Neigung des Asthmatikers, sich zu isolieren, immer mehr Lebensbezüge.

Epidemiologie: Asthma bronchiale kommt in allen Lebensaltern vor. Am häufigsten ist jedoch das erste Lebensjahrzehnt betroffen. Knaben überwiegen hier, sie sind beinahe 2- bis 3mal so häufig betroffen wie Mädchen. Die Hälfte aller Asthmaanfälle heilen mit der Pubertät aus. In den späteren Altersgruppen überwiegen eher Frauen. In der Ambulanz der Psychosomatischen Universitätsklinik Heidelberg findet sich Asthma bronchiale bei 1,8% der überwiesenen Patienten.

Die Inzidenz von Asthma bronchiale wird bei 1%, bei Prävalenz bei bis zu 4% der Bevölkerung gefunden. Zwischen 0,3% und 3% der Kranken mit Asthma bronchiale sterben im Status asthmaticus meist einen Erstickungstod durch Verlegung der Bronchien mit zähflüssigem Schleim.

Gutmann fand bei Aussiedlungen im Irak einwandernden Juden, die sich im industriellen Umkreis von Tel Aviv niederließen und alle keine familiäre und allergische Belastung hatten, gehäuftes Auftreten von Asthma bronchiale. In Papua-Neuguinea war Asthma bronchiale vor 15 Jahren praktisch unbekannt. Bei den Familien, die mit den westlichen Erziehungs- und Lebensformen in Berührung gekommen sind, ist Asthma bronchiale und kindliches Ekzem heute weit verbreitet: 1976 kam es zu nahezu 100 Aufnahmen von akutem Bronchialasthma im Krankenhaus der Hauptstadt (Burton-Bradley 1977).

Psychophysiologie: Der Ansatzpunkt somatischer und psychologischer Kräfte ist im multifaktoriellen Asthmageschehen vielfältig. Letztlich beruht das Krankheitsgeschehen auf der Trias Bronchospasmus, Schleimhautödem und muköse Dyskrinie. Vegetativ gesteuerte spastische Zustände der Muskulatur der Bronchien und Bronchiolen führen zu einer Erhöhung des Bronchialwiderstandes auf das Doppelte bis Fünffache. Gefördert wird der Bronchialwiderstand weiter durch Schwellung und Sekretion der Schleimhäute.

Die funktionelle Bedeutung des erhöhten Bronchialwiderstandes durch Bronchiolenkrampf, Schleimhypersekretion und den sich exspiratorisch stärker auswirkenden Ventilmechanismus steht außer Zweifel. Es ist aber fraglich, ob diese Faktoren zusammen mit der veränderten Lungendehnbarkeit allein die asthmatische Atemnot erklären können. Im Spiele ist meist noch ein Krampfzustand der willkürlich innervierten Atemmuskulatur, besonders des Zwerchfelles. Im Pneumogramm und Pneumotachogramm läßt sich zeigen, daß während der Ausatmung meist eine Hemmung eintritt, die auf einen plötzlich einsetzenden verstärkten Tonus der *Inspirationsmuskulatur* zurückgeführt werden muß. Es kommt zu einer mangelhaften Entspannung des Zwerchfelles bzw. zu einer inspiratorischen Gegenbewegung. Die tetaniforme, ruckartig forcierte Zwerchfellmotorik mit der exspiratorischen Stufenbildung läßt sich auch bei Röntgendurchleuchtungen verfolgen. Diese Feststellungen zur asthmatischen Atemform werden gestützt durch die guten Erfolge der Atemtherapie bei Asthma bronchiale (s. S. 189).

Die drei Funktionsglieder, die das Asthmasubstrat bilden – Bronchospasmus, sekretorische und entzündliche Dyskrinie und Zwerchfellkrampf – sind nicht als bloße Addition von gestörten Einzelfunktionen zu verstehen. Vielmehr sind diese einheitlich zusammengeschlossen und können als koordinative Schablone unter dem übergeordneten Gesichtspunkt einer *Abwehrleistung* des Organismus betrachtet werden.

a) Interpretation als Abwehrleistung

Was hiermit gemeint ist, kann am besten an folgenden Beispielen erläutert werden: Es gibt Reaktionsschablonen, die im Dienste eines *Schutzes* der empfindlichen Atemflächen vor Außenreizen stehen. So sind Niesen und Husten zweckmäßige, mit Schleimabsonderung einhergehende Abwehrkoordinationen auf Reize, die die oberen oder tiefen Luftwege treffen. Als Abwehrschablone weniger bekannt ist die

Koordination von Zwerchfellruhigstellung, Bronchokonstriktion und Schleimsekretion auf nasales Einatmen von Reizgasen (Äther, Ammoniak, Tabakrauch u. a.).

Bei nasaler Aufnahme von nur kleinen Mengen Reizstoffen wird die Atemmittellage erhöht, die Atmung exspiratorisch betont und verlängert, das Zwerchfell und die Tätigkeit der Brustkorbmuskulatur gehemmt. Bei steigenden Konzentrationen kommt es zu vorübergehender Apnoe, bis die Atmung langsam exspiratorisch betont und verzögert in erhöhter Mittellage wieder in Gang kommt. Hinzu treten Bronchokonstriktion und eine – teilweise auch durch direkten Reiz hervorgerufene – Schleimsekretion. Partialfunktionen (Bronchiolenspasmus, Umstellung der Atemmotorik, Hypersekretion) treten hier zu einem *Funktionsganzen* zusammen. Der Zweck dieser Funktionsschablone ist eine auf die Umwelt bezogene Leistung mit dem Ziel der *Abwehr* von Fremdstoffen. Die biologische Leistung enthält aber beim Menschen ein neues *subjektives Element* derart, daß das Individuum nicht nur auf den objektiven Reiz antwortet, sondern auf die *Bedeutung,* die in einer Reizsituation enthalten ist. Insbesondere Jores u. v. Kerekjarto (1967) haben betont, daß viele Asthmatiker das Symptom einer *Geruchsüberempfindlichkeit* gemeinsam haben.

b) Der psychophysiologische Aspekt der Allergie

Allergie und Entzündung sind definierte Formen der geweblichen Abwehr gegenüber Reizstoffen. Die besonders akute Form der allergischen Abwehr, die Anaphylaxie, wird durch Antikörper der Immunglobulinklasse IgE vermittelt. Die IgE-Antikörper stehen in einer engen Beziehung zu den Mastzellen und Basophilen („Zytophylie"), eine Haftung, die über längere Zeit fortbesteht. Langfristig sensibilisierte Mastzellen und Basophile reagieren deshalb intensiv auf Kontakt mit spezifischen Allergenen. Das löst eine rasche Freisetzung von Histamin, Serotonin und anderen Mediatoren aus mit der Folge von Bronchospasmus, Ödem und Dyskrinie („Soforttyp"). Eine solche Freisetzung der Mediatoren kann jedoch wiederum durch Adrenalin, Prostaglandin oder durch Substanzen wie Euphyllin gehemmt werden. Am Asthma bronchiale als allergische Reaktion sind demnach vielfältig vernetzte immunologische, neuroendokrine und zelluläre Systeme beteiligt. Das macht deutlich, daß Asthma bronchiale kein lokaler Vorgang ist, sondern ein komplexes Interaktionsmuster des Gesamtorganismus. Charakteristisch ist die Eigendynamik der Bahnung und Entdifferenzierung wobei mit zunehmender Polyvalenz eine Überempfindlichkeit gegenüber vielfältigen anderen Reizen auftritt. Diese Polyvalenz umgreift zunehmend auch bedeutungshafte Situationen und Vorgänge. So wurde von H. G. Wolff bei chronischen Asthmatikern die Reaktion der respiratorischen Schleimhaut (Durchblutung,

Turgor, Sekretion, Bronchialweite, Eosinophilie) auf eine Reihe von Reizen hin untersucht: Ob die Kranken nun mit ihren spezifischen Inhalationsallergenen in Berührung kamen, ob sie unspezifischen Reizgasen, ob sie Schmerzen ausgesetzt oder in einem *Gespräch* mit ihrer *inneren Situation* konfrontiert wurden – immer fand sich die gleiche „allergische Reaktion" der Atemwege. Also auch ohne Anwesenheit von Allergenen kann es schließlich zur asthmatischen Reaktion kommen. Kämmerer spricht von dem *Spezifitätsverlust* bei allergischen Reaktionen. Dieses Phänomen der Bahnung von einer monovalenten zu einer polyvalenten Allergie wurde durchweg beobachtet und beschrieben. Bei so einem Wandel ist die Tendenz zu einer sozusagen innerlichen bzw. vorstellungshaften *Ersatzbildung* und *Stellvertretung* des Allergens im ganzen unverkennbar.

Bereits 1886 berichtete MacKenzie von einer Dame, die gegen Rosen empfindlich war, die aber dann auch beim Anblick einer *künstlichen* Rose mit typischem Heuschnupfenasthma reagierte; ein Pollenallergiker reagierte vor einem Gemälde mit einer Heuernte. Nach einer Mitteilung von Jores (1967) hatte eine Patientin, die rauchüberempfindlich war, im Kino einen Asthmaanfall erlitten beim Anblick einer rauchenden Lokomotive. Ähnliche Beobachtungen gibt es unzählige. Einer unserer Patienten hatte eine typische Hausstauballergie. Er wohnte in einem Vorort von Heidelberg, den man mit der Straßenbahn erreichen konnte. Schließlich bekam er wiederholt seinen Asthmaanfall schon in der Straßenbahn kurz vor der Endstation.

c) Asthma als Konditionierung und atemmotorisches Fehlverhalten

Asthma bronchiale ist vor allem im Hinblick auf das Atemverhalten als gelernte bzw. konditionierte Fehlhaltung zu interpretieren. Daß man einen typischen Asthmaanfall willkürlich oder auch über eine Stimmung, in die der Patient sich hineinsteigert, unwillkürlich provozieren kann, ist durch vielfältige Beobachtungen belegt. Die experimentell produzierten und lernbaren Anfälle beruhen vor allem auf einer abnormen Atemmotorik und auf der sog. „bronchialen Hyperaktivität".

Erkrankungssituation: Den ätiologisch wirksamen Prinzipien entsprechend finden sich in der Erkrankungssituation unterschiedliche Übergewichte von entzündlichen, allergischen und psychologischen Faktoren. Im ganzen liegt dabei ein nicht auf die Atmung beschränktes, sondern den gesamten Organismus umgreifendes funktionelles System vor.

Eine 34jährige Asthmakranke, die ihren ersten Anfall mit 16 Jahren hatte, wurde von ihm in einer Unterrichtsstunde überrascht. Er war gleich so schwer, daß sie mehrere Tage im Bett bleiben mußte. Ein inneres oder äußeres auslösendes Erlebnis wußte sie im Erstinterview zunächst nicht anzugeben.

„Vielleicht waren es die frisch geölten Fußböden im Klassenzimmer, die ich schon früher nie hatte riechen können." In der psychoanalytischen Behandlung erinnerte sie später folgendes: In der Volksschule war sie die beste Schülerin gewesen, ihre Erfolge dort hatten sie für die Kühle und Interessenlosigkeit des Elternhauses entschädigen müssen. Als sie aber in die Berufsschule eintrat, bekam sie in Deutsch, ihrem Lieblingsfach, einen Lehrer, der sie schikanierte, immer aufrief und nichts von ihr gelten ließ. Sie, die frühere Vorzugsschülerin, brachte schließlich kein Wort heraus, wenn sie vor ihm stand, obwohl sie heimlich Nachhilfestunden vom ersparten Geld nahm. In einer Morgenstunde bei diesem Lehrer – bei frisch *geöltem Fußboden* im Klassenzimmer – bekam sie ihren ersten Anfall. Später bekam sie die Anfälle eher zu Hause, in den zwei folgenden Berufsschuljahren kaum mehr in der Klasse. Es blieb aber bis in die Gegenwart eine Neigung zu Asthmaanfällen in konflikthaften Lebenssituationen. Außerdem blieb eine Neigung zur asthmatischen Dyspnoe, wenn sie in die Nähe von Stoffen kam, die terpentinhaltig waren (Bohnerwachs, Druckerschwärze, Lösungsmittel) wie damals *der Fußboden* (Bräutigam 1954/55). Beim Allergietest zeigte sich eine Überempfindlichkeit gegenüber Terpentin und anderen aromatischen Ölen.

Es ist also deutlich, daß psychosomatische Faktoren auch die Auslösesituation bei eindeutig allergischem Asthma mitbestimmen. Daß eine solche Sensibilisierung noch spezifischer auf das Objekt des Konfliktes gerichtet sein kann, zeigen weitere Beobachtungen.

Hollmann und Erdmann (1955) beschrieben eine 17jährige Schülerin, bei der seit dem 5. Lebensjahr zunehmend Asthmaanfälle und eine Überempfindlichkeit gegen Hausstaub und Bettfedern bestanden. Zufällig wurde im Krankenhaus aus vollem Wohlbefinden ein plötzlicher Asthmaanfall beobachtet, als die Patientin ein für sie umgearbeitetes Kleid ihrer Mutter überzog. Bei genauer Exploration war zu erfahren, daß sie seit der frühen Kindheit ein rivalisierendes Verhältnis zur Mutter hatte. Als sie 5 Jahre alt war, wurde sie während der streng befohlenen Mittagsruhe von der Mutter beim Spielen überrascht. Darauf zwang die Mutter sie, sich neben sie ins Bett zu legen. Es war heiß, die Mutter schwitzte, sie ekelte sich vor ihr. Da bekam sie ihren ersten Asthmaanfall. Von Hollmann u. Erdmann (1955) wurden dann ein gezielter Hauttest mit Lösungen aus Stoffen und Schweißblättern von verschiedenen Personen durchgeführt. Alle Tests verliefen negativ, bis auf die mit dem *Achselschweiß* der *Mutter*.

Vertieft man situationsanalytisch und biographisch die erlebte Situation zur Zeit des Auftretens der Anfälle, so findet man relativ typische Erlebnisqualitäten.

Charakteristische Erkrankungssituationen sind solche, die einen Aufforderungscharakter in Richtung einer feindlich-aggressiven oder auch zärtlich hingebungsvollen Gefühlsäußerung haben. Gegenüber dieser Gefühlsmitteilung steht jedoch eine Abwehr, sei es durch aktuelle situative Motivationen, sei es durch chronisch-neurotische charakterliche Reaktionsbildungen. Heftige und oft ambivalente Erlebnisse von Haß und Zärtlichkeit unterliegen einer Abwehr und Verdrängung. Annäherungen mit besonderer Gefühlserwartung sind typisch (Hochzeitsnachtasthma).

Laennec u. Trousseau, den großen französischen Klinikern des 19. Jahrhunderts, kommt zweifellos das Verdienst zu, den Begriff Asthma definiert und das Krankheitsbild umfassend beschrieben zu haben. Trousseau, selbst Asthmatiker, umriß in glänzenden klinischen Beschreibungen nicht nur klar und präzis das somatische Krankheitsbild, sondern unterstrich in diesen Beschreibungen auch schon die konflikthafte Erkrankungssituation:

„Der furchtbarste Anfall, den ich je erlebte, entwickelte sich unter folgenden Umständen:

Ich hatte meinen Kutscher im Verdacht wegen Untreue; um mich selbst von der Sache zu überzeugen stieg ich auf den Speicher, um in meiner Gegenwart den Hafer abmessen zu lassen. Während dies geschah, überraschte mich plötzlich eine so furchtbare Beklemmung, daß ich kaum imstande war, in mein Zimmer zurückzukehren; meine Augen standen aus ihren Höhlen hervor, und in meinem blassen aufgedunsenen Gesichte lag der Ausdruck der unsäglichen Angst. Ich gewann kaum die Zeit, meine Halsbinde abzulegen, zum Fenster zu rennen und es aufzureißen, um etwas frische Luft zu schöpfen. Ich habe nicht die Gewohnheit zu rauchen. Bei dieser Gelegenheit aber ließ ich mir eine Zigarre geben und tat damit einige Züge: da war nach Verlauf von acht bis zehn Minuten der Anfall verschwunden.

Was hatte nun denselben veranlaßt? Offenbar der aufgerüttelte Haferstaub, der bis in meine Bronchien gedrungen war. Sicherlich aber hätte dieser Staub allein nicht hingereicht, um einen so merkwürdigen Zufall herbeizuführen, oder vielmehr es bestand ein wahres Mißverhältnis zwischen der Ursache und der erfolgten Wirkung. Hundertmal hatte ich mich in den Straßen von Paris oder auf den Boulevards oder auch auf den Landstraßen in einer viel dichteren Staubatmosphäre befunden als die, welche ich dazumal nur ganz kurze Zeit über eingeatmet hatte, und doch war mir niemals etwas Ähnliches begegnet. Somit mußte also die Ursache etwas Eigentümliches an sich haben, sie hatte mich überdies unter ganz besonderen Bedingungen überrascht. Unter dem Einfluß der psychischen Aufregung, welche die Idee eines häuslichen Diebstahls in mir bewirkte, so gering dieser Diebstahl auch sein mochte, war mein Nervensystem erschüttert und eine an und für sich höchst geringfügige Ursache mußte es in hohem Grade erregen“ (Trousseau).

Trousseau hat bei dieser Beschreibung nicht angegeben, ob sich sein Verdacht auf Untreue des Kutschers bestätigte, ob er ihn zur Rechenschaft zog, Vorwürfe machte. Sicher ist die mit Haferstaub geladene Atmosphäre von Bedeutung, aber das „Eigentümliche“, die psychische Aufregung der Idee eines häuslichen Diebstahls und die Konsequenz seiner drohenden Auseinandersetzung mit dem Kutscher waren hier gewiß ebenso im Spiele und gehörten zur Beschreibung der Gesamtsituation, wie sie heute in unseren reduzierten Krankenblättern in einer solchen Offenheit und Präzision so leicht nicht mehr zu finden ist.

Übersichten über die Erkrankungssituation bei einer größeren Zahl von Fällen: Grace u. Graham (1952) beschreiben die Erkrankungssituation als solche, in der die Individuen damit konfrontiert sind, eine emotionale Anteilnahme und Gefühlsmitteilung zu zeigen. Es war aber auch eine Situation, mit der sie nichts zu tun haben wollten, von der sie befreit sein, der Verantwortung entledigt und im ganzen distanziert sein wollten. Typische Erlebnisweisen und Einstellungen in der Erkrankungssituation wurden folgendermaßen formuliert: „Ich wollte überhaupt nichts damit zu tun haben“; „Ich wollte, daß sie alle weg wären“; „Ich hätte am liebsten eine Wand zwischen mir und ihm gehabt“; „Ich konnte nicht ertragen, das ruhig ansehen zu müssen“; „Ich wäre am liebsten ins Bett gegangen und hätte die Decke über meinen Kopf gezogen“.

Natürlich ist es nicht möglich, alle Erkrankungssituationen auf einen Nenner zu bringen. Immerhin ist doch in relativer Übereinstimmung eine „Spezifität“ sowohl des Aufforderungscharakters der Situationen wie auch der charakteristischen Verarbeitung und Haltung im Sinne einer *Haltungsspezifität* gegeben.

Manche Autoren interpretieren das Auftreten asthmatischer Zustände im Rahmen der Reflex- bzw. Lerntheorie als bedingte Antwort auf bestimmte seelische oder körperliche Reize: Streß, Wut, Ängste, Verstimmungen, Trennungserlebnisse oder Kälte, Geruchsreize, bestimmte Allergene usw. Die erwähnte Entdifferenzierung der Erkrankungssituation mit immer unspezifischeren körperlichen und seelischen Faktoren entspricht einer Reiz- oder Reaktionsgeneralisierung. Dies setzt aber wohl doch eine allergische Ausgangssituation von bronchialer Hyperaktivität voraus.

Psychodynamik: Der Hauptkonflikt bei Patienten mit Bronchialasthma kreist (nach Alexander 1951; French u. Alexander 1941) um innere Impulse, die die Zuneigung zur Mutter oder zum Muttterersatz bedrohen. Manche Mütter reagieren bei ersten Anzeichen zärtlicher oder gar sexueller Regungen der Kinder mit Rückzug oder Ablehnung. Sexuelle Regungen werden somit zur inneren Gefahr, die mütterliche Zuneigung zu verlieren. Heiratsabsichten sind im späteren Leben dieser Patienten mitunter Auslösesituationen für Asthmaanfälle.

Ein besonders typischer Zug von Asthmapatienten soll der Konflikt um eine kindliche präverbale Ausdrucksform des *Weinens* sein: Das Weinen, eine primäre Möglichkeit, die Mutter zu rufen, werde unterdrückt, weil das Kind Angst vor mütterlichen Vorwürfen und vor Zurückweisung hat. Die Mütter asthmatischer Patienten zeigen eine ambivalente Haltung, die häufig gleichzeitig besitzergreifend, ja verführerisch und ablehnend ist. Da die Nähe zur Mutter schon in der frühen Kindheit mit Angst besetzt wird, bleibt auch später eine Störung der Vertrauensbeziehung zur Mutter oder zu Mutterfiguren bestehen. Die Patienten stehen im Konflikt zwischen ihrem Wunsch, sich anzuvertrauen, und der Angst davor. Hierdurch entstehen nach Alexander (1951) Störungen der Atmungsfunktion: Asthmatische Anfälle (exspiratorische Hemmung) treten an die Stelle gestörter frühkindlicher präverbaler Kommunikationsformen.

Asthma bronchiale ist die Organerkrankung, die als erste von Psychoanalytikern untersucht wurde. Am 8. 1. 1913 trug Paul Federn in einer Mittwochsitzung der Wiener psychoanalytischen Gesellschaft dem Auditorium, unter dem auch S. Freud war, einen von ihm psychoanalytisch behandelten Fall von Asthma vor unter dem Titel: „Beispiel von Libidoverschiebung während der Kur". Die wichtigsten psychoanalytischen Konzepte zum Asthma bronchiale treten hier bereits auf: Federn stellte eine Prävalenz der Geruchszone und des Mundes als erogene Zone fest, die zusammen mit einer großen Intensität der Sexualität in den Kinderjahren zu einer Fixierung der Libido im Respirationstrakt geführt habe. In der Phase der ödipalen Entwicklung komme es zu einer regressiven Verschiebung der Libido auf diese Körperzonen. Präödipale und ödipale Fixierungen an die Mutter-Imago führten zu infantilen Phantasien, die im Bereich des Atmens, des Riechens, des Aufnehmens und Ausscheidens liegen. Asthmaauslösend sind nach Federn aktuelle Momente, die die infantile Situation mit der ambivalent begehrten und gefürchteten Mutter wieder erwekken. Neben diesen mehr libidinösen sexuellen Elementen sind noch unbewußte Phantasien, die aggressive Inhalte haben, erwähnt. Freud betonte das organisch präformierte Element, das zu abnormen somatischen Reaktionen führe, und schlug den Namen Fixierungsneurose vor. – Es wurde hier also bereits die konflikthafte Besetzung des Atmens mit unbewußten Phantasien des Aufnehmens und Ausstoßens der frühen Mutter beschrieben und die Bedeutung der Geruchssphäre registriert.

Ätiologie: Asthma bronchiale ist das klassische Beispiel einer multifaktoriell bedingten Krankheit, bei der mehrere körperliche Faktoren mit seelischen in Wechselwirkung stehen. Nach Weiner (1977) sind emotionale Faktoren zwar kaum ausreichende Bedingungen, bei biologisch für die Erkrankung disponierten Menschen sind sie es aber, die das Asthmageschehen erst in Gang bringen.

Abgrenzbar sind beim Asthma bronchiale hauptsächlich:

1. psychosomatische Faktoren,
2. infektiöse Faktoren,
3. allergische Faktoren.

Bei 441 Patienten mit Asthma bronchiale einer ambulanten Klinik wurden diese drei Komponenten durch verschiedene Spezialisten unabhängig voneinander erforscht und gegeneinander abgegrenzt.

	Vorherrschend (%)	Unterstützend (%)	Unwichtig (%)
Psychosomatisch	37	33	30
Infekt	38	30	32
Allergie	23	13	64

Ebenso genau wurden dann 388 asthmatische Kinder in bezug auf diese Faktoren untersucht. In psychologischer Hinsicht wurden dabei seelische Faktoren bei der Auslösung, neurotische Symptome der Kinder, Persönlichkeitsstörungen verfolgt. Zwar fanden sich nur 21%, bei denen allein psychologische Faktoren im Spiele waren. Im Vergleich mit den Erwachsenen ergaben sich aber folgende Zahlen:

	Vorherrschend (%)	Unterstützend (%)	Unwichtig (%)
Psychosomatisch	41,6	30	28,4
Infekt	41,6	30	28,4
Allergie	17	13	70

Bei Erwachsenen wie bei Kindern, wo die psychologische Situation wahrscheinlich noch durchsichtiger ist, zeigt sich, daß in mehr als ⅔ der Fälle psychosomatische Faktoren ätiologisch als wichtig angesehen werden müssen (Rees 1956).

Um die Bedeutung der elterlichen Haltung für das kindliche Asthma zu erforschen, hat Rees (1964) 330 Kinder in bezug auf die Erziehungseinflüsse, denen sie durch die Eltern ausgesetzt sind, untersucht. Es waren 170 Kinder einer Asthmaklinik und 160 Kinder einer Unfallstation des gleichen Krankenhauses. Neben kinderärztlichen Untersuchungen wurden psychologische und psychiatrische Interviews unter Einbeziehung der Eltern durch ein Team vorgenommen, wobei die Feststellungen über die elterliche Einstellung ohne das Wissen, was für eine Krankheit bei dem Kind vorlag, erhoben und ausgewertet wurden. Die Kinder und Eltern wurden über eine Periode zwischen 2 und 5 Monaten beobachtet, wobei nicht nur die Interviews der Eltern, sondern auch Informationen von Freunden und Angehörigen, durch Sozialarbeiter erhoben, bei Hausbesuchen und durch andere Quellen, benutzt wurden. Das Untersuchungsteam kam zu folgenden Ergebnissen (Tab. 5):

Tabelle 5 **Häufigkeit verschiedener elterlicher Verhaltensweisen bei Asthmatikern und einer Kontrollgruppe** (nach Rees 1964)

Elterliche Einstellungen	Asthma (%)	Kontrollen (%)
Positiv akzeptierende Einstellung	44	82
Nicht akzeptierende Einstellung:		
Überprotektion	44,5	14
Perfektionismus	7	2
Offene Ablehnung	4,5	2

Natürlich ist nicht zu erwarten, daß bei allen Asthmatikern der gleiche Typus von Mutter gefunden wird. Die Untersuchung von Rees (1964) zeigt aber deutlich ein Überwiegen der überprotektiven Mütter. Das entspricht der klinischen Erfahrung, in der sich überaktiv und einengend erlebte Mütter, die eine übermäßige Abhängigkeit der Kinder begünstigen, häufig beobachtet werden. Ist diese Haltung der Mütter aber nicht schon die Folge der schweren und angsterregenden Krankheit der Kinder? Rees konnte in weiteren Studien zeigen, daß zumindest in der Hälfte der Familien die überfürsorgliche und auch die ablehnende mütterliche Haltung der Erkrankung des Kindes vorausging, nicht aber bei den perfektionistischen. Die überprotektiven Mütter drängen sich leiblich mit viel Zärtlichkeit auf, erdrücken die Kinder durch Verwöhnung und behindern eine aggressive und motorische Entfaltung und Autonomieentwicklung des Kindes. Wird durch diese frühe Erfahrung eine Tendenz zur Bronchokonstriktion als körperliche Abwehr des Kindes nahegelegt? Man hat gerade das kindliche Asthma als unterdrückten Schrei gegen die Mutter (A. Mitscherlich), als unterdrücktes Rudiment einer aggressiven Äußerung interpretiert.

Beschreibungen von mit Vergleichsgruppen empirisch untersuchten typischen Familienbeziehungen existieren nicht. Sicher muß sich die Störung der Mutter-(und Vater-?)Kind-Beziehung auch in dem Familiengefüge niederschlagen.

Bei den biologischen Faktoren spielt eine anlagemäßige Disposition eine Rolle. Das Konkordanz-Diskordanz-Verhältnis bei Asthma bronchiale weist jedenfalls eindeutig auf eine erbliche Komponente hin, wobei dem Umwelteinfluß jedoch ein weiter Raum bleibt (S. 17).

Ein großes literarisches Beispiel liefert die Krankengeschichte des Dichters Marcel Proust, der nach jahrzehntelanger Krankheit, noch nicht 51 Jahre alt, an Asthma bronchiale starb. In seinem Leben wie in seinen Romanen läßt sich das Thema einer extrem starken Mutterbindung finden. In einem seiner Romane findet sich in subtiler Schilderung die „Urszene" des abends allein im Bette liegenden Knaben, der durch heftiges Weinen und Schreien die Mutter an sich zu binden und ihren Weggang zu verhindern sucht. – Sicher wäre es zu kurz gegriffen, diese banale und alltägliche Szene als Ursache zu nehmen. Vielmehr wäre zu fragen, wie eine Beziehung zwischen Kind und Mutter schon vorher beschaffen war, daß diese Versagung einer vorübergehenden Trennung ein solches traumatisches Gewicht bekommen kann.

Persönlichkeitsstruktur: Eine alle Asthmapatienten einheitlich umfassende Persönlichkeitsstruktur gibt es nicht. In der klinischen Erfahrung findet man im manifesten Verhalten und in der Persönlichkeit der Asthmatiker häufig Reaktionsbildungen mit der Abwehr emotionaler, vor allem aggressiver Regungen wie auch versteckter Wünsche nach Zärtlichkeit und Nähe. Ein starkes Bedürfnis nach Liebe und Zuwendung kann hinter einem pseudoindifferenten oder sogar aggressiven Verhalten verborgen sein (Bastiaans u. Groen 1954).

Bei Untersuchungen mittels Fragebogen und einer Testbatterie konnte v. Kerekjarto u. a. folgende Merkmale sichern: Asthmatiker erleben sehr starke Aggressionen, können diese aber nicht äußern: Sie sind mißtrauisch und argwöhnisch und deshalb hingabegestört. Sie zeichnen sich durch ein starkes Ich und ein ebenso starkes Über-Ich aus. Aus der untersuchten Gesamtpopulation war eine Gruppe herauszuschälen, die etwa 50% der Asthmatiker umfaßte und eine Geruchsüberempfindlichkeit zeigte.

Die Geruchsüberempfindlichkeit der Asthmatiker war Ärzten schon lange aufgefallen und in der Literatur festgehalten. Daß eine Bronchokonstriktion als Antwort auf olfaktorische und sensorische Nasenreize erfolgen kann, läßt sich im psychophysiologischen Experiment zeigen. Beim Asthmatiker handelt es sich aber nicht um eine verringerte physiologische und/oder psychologische Reizschwelle gegenüber allen Gerüchen. Die unangenehmen Gerüche betreffen vor allem Dinge, die etwas mit Unsauberkeit und Schmutz im weitesten Sinne zu tun haben. Die gleiche Empfindlichkeit gegenüber solchen Gerüchen besteht auch gegenüber schmutzigen Verhaltensweisen der Umgebung, ja vor allem auch gegenüber eigenen „schmutzigen Regungen". Zu dieser Abwehr gehört, daß Frauen häufig eine extreme Sauberkeit in ihrem Hause pflegen. Asthmatikerinnen sollen häufiger frigid sein, Männer häufiger Potenzstörungen haben (Jores 1967). Das ist bei Menschen mit zwanghaften neurotischen Strukturen, die sexuelle und aggressive Regungen abwehren müssen, nicht unerwartet.

Handelt es sich aber nicht bei diesen Persönlichkeitsmerkmalen der Asthmatiker um sekundäre, krankheitsabhängige seelische Züge, um sekundäre Neurotisierungen? Bei längerer Krankheitsdauer mit jahre-, ja u. U. jahrzehntelangen Einflüssen der Krankheit selbst, der Hospitalisierungen, bei Berufsunfähigkeit, Abhängigkeit von Familie und Ärzten, muß man ja seelische sekundäre Veränderungen erwarten, die in die Beschreibung der scheinbar krankheitsspezifischen Persönlichkeitsstrukturen eingehen. Gerade bei Asthmatikern läßt sich aber im Vergleich mit Tuberkulosekranken und Patienten mit einem Herzvitium zeigen, daß auch schon vor Beginn der chronischen Krankheit auffällige Züge wahrscheinlich zu machen sind, die sich offenbar im Laufe des Krankheitsverlaufs nicht mehr stärker ausprägen: eine Verminderung der Fähigkeit, Aggressivität nach außen zu richten und Anschuldigungen aggressiv zurückzuweisen. Die Asthmatiker neigen dazu, Aggressionen gänzlich zu meiden, wie Mayer u. Weitemeyer (1967) zeigen konnten.

Die Untersuchungen wurden mit dem Rosenzweig-picture-Frustrationstest unternommen, Tafeln, die alltägliche Konfliktsituationen zeigen, die eine Frustration beinhalten und eine aggressive Entäußerung nahelegen: Ein mit hoher Geschwindigkeit durch eine Pfütze fahrendes Auto beschmutzt einen Fußgänger, seine sprachliche Reaktion ist in einer Sprechblase niederzuschreiben. 30 weibliche Asthmapatienten zeigten im Vergleich mit Kontrollgruppen von Psychoneurotikern und Gesunden häufiger intrapunitive und ichbezogene Aggressionsantworten. Die Zahl der nach außen gewendeten Reaktionen ist ebenfalls signifikant kleiner als bei den Gesunden. Dieser projektive Test weist darauf hin daß nicht nur das manifeste aggressive Verhalten, sondern schon die Phantasiebildung und Verbalisierung der nach außen gerichteten Aggressionen bei Asthmatikern unterentwickelt ist und als gefährlich erlebt wird, deshalb offenbar nach innen gewendet und im leiblichen nicht phantasiefähigen Bereich ausgetragen werden muß.

Prognose: Die Prognose bei den psychotherapeutisch zugänglichen Fällen ist weitgehend davon abhängig, daß sie nicht zu spät zur Psychotherapie überwiesen werden. Wenn alle lebenswichtigen Entscheidungen eines Lebens gefallen sind, der Patient sich regressiv in den körperlichen und seelischen Status des Krankseins eingelebt hat, ist es, in Verbindung mit dem asthmatischen Charakterpanzer, gewöhnlich schwer, eine neue Bewegung in Gang zu bringen. Groen u. Pelser (1960) untersuchten retrospektiv die Merkmale der Patienten, die von einer Gruppenpsychotherapie eine entscheidende Besserung oder Heilung erlebt hatten. Nach diesen Erfahrungen ist die Gruppentherapie gerade bei einfachen Menschen mit starken Charakterpanzerungen, Ängsten, Kontaktschwierigkeiten eine aussichtsreiche Behandlungsform. Am meisten profitieren jüngere Patienten – vor allem wenn sie noch keine Hospitalisierung benötigt hatten – die Ehepartner besaßen, die mitarbeiteten, Patienten, die eine befriedigende Arbeitssituation hatten und fähig waren, in der Gruppe ihre Konflikte emotional einzubringen. Ungünstig wirkten sich fortgeschrittenes Alter, häufige Hospitalisierung, ungünstige Beziehung zum Ehepartner und andere Schlüsselfiguren aus sowie ungünstige Arbeitssituation oder gar keine Arbeit. Auch Patienten, die in der Gruppe nur agierten, es nicht fertigbrachten, die Wahrheit über sich zu sagen, kamen über kurz oder lang zu Konflikten mit sich selbst und der Gruppe, sie hatten keinen Erfolg.

Psychodynamik der Arzt-Patient-Interaktion

Die Atemnot, vor allem auch die akute Krise des Anfalles und der bei Kindern wie bei Erwachsenen oft chronische Verlauf, hat eine starke appellative Wirkung auf Ärzte und Schwestern. Sie bringt Ärzte und Psychotherapeuten dazu, sich ihrerseits sehr zu engagieren. Den Flitterwochen eines ersten symptombessernden oder symptombeseitigenden Gesprächs folgen gewöhnlich jedoch bald Rückfälle und Enttäuschungen. Es setzen sich im weiteren Verlauf der Beziehung doch das Distanzbedürfnis und die Abwehr gegenüber den symbiotischen Verschmelzungswünschen durch. Wie bei den wichtigsten Beziehungspersonen hat der Asthmatiker gegenüber dem Übertragungsobjekt Arzt oder Psychotherapeut Angst vor zu großer Nähe, Verschmelzung, Phantasien, dabei erdrückt zu werden, wie früher von der häufig übermächtigen Mutter.

Man muß diese Tendenzen des Asthmatikers kennen und vorher einschätzen, um dem Patienten eine feste und gleichmäßige Zuwendung zu bieten, die nicht durch übergroße Erwartungen, Enttäuschungen und Gegenübertragungsgefühle beeinträchtigt wird.

Therapie: Die Mehrzahl der Asthmatiker neigt zunächst zu einer organischen Interpretation ihrer Krankheit, zu deren Überwindung sie selbst nichts beitragen können. Das entspricht dem Krankheitsangebot und der Interpretation der Schulmedizin; es kommt aber auch dem eigenen Bedürfnis, die gefährlichen Gefühle zu beherrschen und sie vom Bewußtsein fernzuhalten, entgegen. – Um so eindrucksvoller ist die Erfahrung, die jeder Medizinstudent oder Assistent am Krankenbett machen kann, wenn er es versteht, zuzuhören: Asthmatiker sind gerade einem überraschend auf sie zukommenden ersten Gesprächsangebot häufig sehr aufgeschlossen, ja sie können selbst in Atemnot schnell zu einer Erleichterung kommen, wenn es in dem Gespräch gelingt, sie zur Mitteilung ihrer Wünsche und Bedürfnisse zu bringen. Stets ist aber damit zu rechnen, daß der Patient seinen frühen Ambivalenzkonflikt mit der Mutter, den er auch in seinen späteren mitmenschlichen Beziehungen wiederholt, in die Beziehung zum Arzt einfließen läßt. Das bedeutet, daß ihre Beziehung durch Ambivalenz von Anziehung und Ablehnung, Anklammerungs- und Distanzierungstendenzen gekennzeichnet sein wird und daß über kurz oder lang mit Rückfällen zu rechnen ist. Gewöhnlich entscheidet sich bei diesen Rückfällen das Schicksal der Therapie. Es kommt darauf an, auch diese Rückfälle zu bearbeiten, sie durchsichtig zu machen, die Übertragungs- und Gegenübertragungsreaktionen zu durchschauen. Das bedeutet, daß zu einer aufdeckenden analytischen Therapie von Asthmatikern doch große Erfahrung gehört.

In der Behandlung wird man nicht zögern, aufdeckende psychotherapeutische Verfahren, wie das ärztliche Gespräch, die Kurztherapie, die analytische Einzelbehandlung und die Gruppentherapie mit bronchospasmolytisch wirkenden Medikamenten (Purinkörper wie Euphyllin, Adrenalinderivate wie Alupent, Ephedrin) mit Aerosolinhalationen oder vorübergehend mit Kortikoidtherapie zu kombinieren.

Groen u. Pelser verglichen 1960 die Erfolge von

1. rein sympatomatischer Behandlung (Inhalation, Ephedrin, Euphyllin usw.),
2. Kortikoidtherapie,
3. Gruppentherapie (mit symptomatischer Behandlung und Kortikoiden bei Bedarf).

Im Vergleich der Gruppen war die Überlegenheit der psychotherapeutischen Behandlungsmethode statistisch signifikant zu erweisen. Psychotherapeutische Behandlungen werden sich aber am besten immer auf die Patienten konzentrieren, bei denen psychosomatische Ursachen überwiegen oder zumindest als unterhaltender Faktor im Spiele sind.

Eine wichtige ärztliche Aufgabe ist es, die für Psychotherapie Geeigneten von den Nichtgeeigneten bei der Indikationsstellung trennen zu können. Deter u. Mitarb. (1983) haben bei 144 Asthmapatienten mit dieser Fragestellung Gruppentherapien durchgeführt. Erfolg hatten katamnestisch die Patienten mit mäßig schweren körperlichen Symptomen sowie erheblichen, besonders phobischen Schwierigkeiten in der Krankheitsverarbeitung und auch die Patienten mit schwereren somatischen Krankheitszeichen, die ausgesprochene aggressive und depressive Symptome boten und eine Einschränkung in ihrer sozialen Situation durch die Krankheit erfahren hatten. Dagegen hatten Patienten mit geringen körperlichen und geringen seelischen Krankheitszeichen, besonders wenn sie kontraphobische Züge boten (und daher offenbar auch für die intensive Mitarbeit in einer solchen Gruppentherapie schwer zu motivieren waren), keinen Erfolg.

Bei chronisch kortikoidabhängigen Patienten ist es schwierig und oft gefährlich, in die Medikamentenabhängigkeit einzugreifen.

Im doppelten Blindversuch wurden Prednison und Depot-ACTH jeweils im Vergleich mit Placebo untersucht: Kortikoide erzielten bei 77,5% der Fälle ein gutes Resultat, 35,8% sprachen auf Placebo gut an, Depot-ACTH erzielte bei 62% ein gutes Ergebnis, 57% hatten das gleiche Ergebnis mit Placebo-Injektionen. Der hohe Effekt von Placebo-Gaben kann über die Überlegenheit des Kortisons nicht hinwegtäuschen. Nachteile sind außer den Nebenwirkungen, daß häufig zunehmend hohe Dosen benötigt werden und eine Abhängigkeit von dem Medikament, aber keine Heilung eintritt.

Übende Verfahren wie Atemtherapie, autogenes Training, können als vor allem am Zwerchfell ansetzende Entspannungsübungen eine Hilfe sein, die eingefahrenen Fehlatemformen zu überwinden. Die Atemtherapie hat sich mit verschiedenen Techniken einen festen Platz in der Asthmatherapie erworben. Maßnahmen betreffen im anfallsfreien Intervall die Einatemtechnik (gähnendes Einatmen bei geschlossenem Mund), die Konzentration auf eine stärkere Bauchatmung und vor allem eine Ausatemtechnik mit der sogenannten Lippenbremse, d. h. gegen einen leichten peripheren Widerstand der Lippen während der Exspiration. Außerdem werden Atem- und Lagerungstechniken während des Asthmaanfalls angeboten. Die Atemtherapie, wie alle Körperverfahren, zielt im ganzen auf Entspannung und Geschehenlassen und damit auch auf eine andere seelische Einstellung. Diese körperzentrierten Verfahren können als Einstieg für Gespräche gut benutzt werden. Asthmakranke haben häufig eben ein stärkeres Aussprachebedürfnis, als sie selbst zunächst zeigen können.

Psychosomatik des Gastrointestinaltraktes

Funktion des Verdauungstraktes

Nahrungsaufnahme, Verdauung und Ausscheidungen sind die elementaren Funktionen des Magen-Darm-Traktes. Diese stehen in ihrem Ablauf auch im Umweltbezug des Menschen, sind mit der Stimmungslage, den Beziehungen zu anderen Menschen und zum äußeren Lebensraum verbunden. Die motorischen und vegetativen, humoralen und zellulären Abläufe in diesem Körperbereich sind so nicht von der seelischen Lage des Menschen zu isolieren.

Allgemeines zum Eß- und Schluckakt

Tätigkeiten wie *Essen, Kauen, Schlucken* bieten sich wie kaum ein anderer Bereich für kommunikatives Verstehen an. Sie haben Ausdruckscharakter, was auch umgangssprachlich deutlich wird.

Ein „guter Schlucker" ist ein eifriger Trinker und guter Kerl, ein „armer Schlucker" jemand, der nichts zu schlucken hat, ist einer, der auch bei schlechter Behandlung alles annehmen muß, was ihm vorgesetzt wird. Der Bissen kann ihm wie ein Kloß im Hals stecken bleiben, vor allem, wenn es ein zu schwerer Brocken ist, eine harte Nuß, an der man kauen muß, die man nicht herunterkriegt, die einem vielleicht sogar wieder hochkommt. Anderes läßt uns das Wasser im Munde zusammenlaufen, geht uns aalglatt herunter, wir haben es sofort gefressen, es ist wie ein gefundenes Fressen. – Man kann aber auch einen Menschen zum Fressen gerne haben, knackig und zum Anbeißen finden. Wenn man ihm feindlich gesinnt ist, möchte man ihn vielleicht wie eine Nuß aufknacken, oder man könnte ihn mit den Zähnen zermalmen.

Daß Gestimmheiten in die Nahrungsaufnahme, vor allem in den Eßakt eingehen, ist seit langem bekannt und auch Internisten früh aufgefallen. Kliniker wie Strümpell, später v. Bergmann, Katsch und Psychosomatiker wie Wittkower u. Heyer haben durch Experimente, zum Teil unter Anwendung von Hypnose, die Bedeutung psychischer Faktoren im oberen Verdauungstrakt nachweisen können. Affekte wie Wut, Furcht, Angst haben einen hemmenden Einfluß auf den Magen und die Darmperistaltik. Im späteren Leben sind so bestimmte emotionale Haltungen mit Vorgängen der Nahrungsaufnahme und Verdauung gekoppelt, sie beeinflussen aber auch schon das körperliche Gedeihen und das Befinden des Säuglings. Lust und Unlust, Befriedigung und Frustration sind im ersten Lebensjahr mit dem Stillen und Gefüttertwerden verbunden, die zugleich gelingende oder mißlingende Kommunikation darstellen. Gutes Saugen und Schlucken sprechen für das gute Befinden des Säuglings und für seine positive Beziehung zur Pflegeperson. Die Liebe geht hier wie später beim „Damenfütterer" (Politzer) durch den Magen. H. Broch dichtete „... wen's freut den anderen essen zu sehen, des Liebe wird täglich und nächtlich aufs neue erstehen".

Die Psychoanalyse beschreibt den Mund als primär-kommunikative Körperzone und verbindet damit das Schicksal der ersten Objektbeziehung, in ihre eine grundlegende Lernerfahrung an und mit einem anderen Menschen. In ihren Anfängen hatte die Psychoanalyse den Mund als erogene Zone im libidinösen Organisationsprinzip gefaßt, in den späteren Objektbeziehungen schon einen bipersonalen Modus beschrieben. Die moderne Säuglingsbeobachtung und Entwicklungspsychologie beschreibt einen Bindungsmodus und Austausch zwischen Kind und Mutter im ersten Lebensjahr mit taktilen, visuellen, akustischen und beim Trinken auch Eindrücken des Schmeckens und Riechens. Dabei manifestieren sich angeborene Organisationsmodi von seiten des Kindes wie der Mutter. Das geschieht in einem viel weiteren Sinne als von der Psychoanalyse mit dem Fokus auf die „orale Zone" angenommen wurde (Lichtenberg). Im frühkindlichen Bindungsmodus spielen passiv rezeptive wie auch aktiv nach Reizen und Spannung suchende Momente. In der affektiven Entwicklung der oralen Phase wurde versucht zeitlich einen passiv-rezeptiven ersten und einen aktiv aggressiv-kaptativen zweiten Abschnitt zu beschreiben. Diese beiden Komponenten sind auch in den sog. oralen Strukturen und Verhaltensweisen immer wieder zu finden. In moderner Sicht ist Sättigung, Hautkontakt usw. für die Bindungserfahrung mit dem Gefühl der Sicherheit, das Einssein mit einem geliebten Objekt verbunden. Nahrung, Gefüttertwerden dienen auch später nicht nur zur Sättigung, sondern vermitteln Trost, Gefühle der Geborgenheit, des Erlebens, geliebt zu werden. Die Nahrungsaufnahme und das Eßverhalten bleiben für das ganze Leben eine Möglichkeit der Ersatzbefriedigung, auf die bei Enttäuschungen zurückgegriffen werden kann. Zur oral-kaptativen Tätigkeit der zweiten Hälfte des ersten Lebensjahres gehört das erste Aufkeimen von aktivem Sich-Nehmen, Zupacken und aggressivem Weh-tun-Können.Mit den oral-passiven und oral-kaptativen Erfahrungen werden Haltungen und Fähigkeiten beschrieben, die bereits repräsentativ sind für die sich manifestierenden unterschiedlichen Temperamente. Mütter können beschreiben, wie verschieden sich ihre Kinder bereits an der Brust verhielten und wie sich für das weitere Leben typische individuelle Grundhaltungen hier manifestierten.

Der in der Oralität spielende Bindungsmodus des ersten Lebensjahres ist kein Triebablauf, der auf eine Person beschränkt ist, er läuft bipersonal ab: Die Mutter kann in dem übertriebenen, überbesorgten Füttern nicht nur ihre Liebe, sondern auch ihre Macht und Kontrollmöglichkeit über das Kind ausüben. Ein Übermaß an Füttern wird häufig dazu benutzt, eigenes Unvermögen zu emotionalem Kontakt auszugleichen oder auch Schuldgefühle auf diesem Wege abzuwehren. – Umgekehrt ist das Verweigern des passiven Sich-füttern-Lassens, das heißt das aktive Herausstoßen, Spucken, Erbrechen usw., eine der elementaren Formen, in denen das Kleinkind seine Opposition ausdrücken kann. Die Nahrungsaufnahme ist durch Strukturen im zentralen Nervensystem funktionell vorgeformt und gesichert.

Orale Automatismen, Öffnungs- und Schließbewegungen des Mundes, Saugen im Leerlauf sind Schablonen des Verhaltens, die tief in der Organisation des Nervensystems verwurzelt sind. Der Gehirnverletzte im apallischen Syndrom, der mit offenen Augen aber motorisch bewegungslos und verbal unansprechbar daliegt, öffnet den Mund automatisch bei Annäherung eines Gegenstandes oder bei Berührung der Lippen oder der seitlichen Gesichtshaut. Ein mit dem Mund erfaßter Gegenstand wird zwanghaft festgehalten. Reflektorisches orales Greifen ist bei Neugeborenen und Säuglingen bekannt, ebenso Saugen im Leerlauf bei schlafenden Säuglingen. Säuglinge, die zu wenig Saugarbeit geleistet haben, schlafen schlecht ein, es besteht jedenfalls eine Abhängigkeit von Sättigungsgrad und Zahl der Saugbewegungen (Spitz 1957).

Physiologie der Verdauung

Die physiologische Funktion des Verdauungstraktes besteht in der Nahrungsaufnahme und Verdauung. Darüber hinaus verfügt er über ein eigenes Immunsystem. Dieses ist notwendig, da der Gastrointestinaltrakt wie keine andere Körperoberfläche einer Vielzahl toxischer, viraler, bakterieller und parasitärer Substanzen und Mikroorganismen ausgesetzt ist. Um diese komplexen Aufgaben wahrnehmen zu können, braucht der Gastrointestinaltrakt eine intakte Mukosa-Oberfläche und die Präsenz einer Reihe immunkompetenter Zellen (GUT-associated lymphoid tissue = GALT). So findet sich zum einen eine Aggregation lymphatischen Gewebes im Bereich des terminalen Ileums und in Lymphfollikeln, die über den gesamten Intestinaltrakt verstreut sind. Darüber hinaus ist disseminiertes lymphatisches IgA produzierendes Gewebe in der Lamina propria zwischen den Epithelzellen nachzuweisen.

Der Nahrungstransport durch das Lumen ist eine Aufgabe der tieferen muskulären Schichten, die abhängig von neuronalen und endokrinen Funktionen ist. Störungen der Motilität treten v. a. bei funktionellen Verdauungserkrankungen auf, die nach Harrison (1991) 15% der Erwachsenen betreffen. Beschwerden bei Erkrankungen des Verdauungstraktes sind vor allem Schmerzen und Veränderungen des Stuhlganges. Schmerzen sind das Leitsymptom für eine Reihe unterschiedlicher Erkrankungen des gesamten Gastrointestinaltraktes (Malignome, entzündliche und funktionelle, vaskuläre, endokrinologische und systemische Erkrankungen).

Eine sorgfältige Anamnese, körperliche Untersuchung, sonographische, röntgenologische und endoskopische Diagnostik erlauben die diagnostische Klärung der folgenden Krankheitsbilder.

Ösophaguserkrankungen

Die Hauptaufgaben der Speiseröhre sind der Transport der Nahrung vom Mund zum Magen und die Verhinderung eines retrograden Flusses von gastrointestinalem Inhalt. Die Transportfunktion wird durch die peristaltische Kontraktion, der Reflux durch die beiden ösophagealen Sphinkter, die zwischen den Schluckakten geschlossen bleiben, sichergestellt.

Eine Reihe von Erkrankungen kann zu einer Passagebehinderung geschluckter Speisen führen. Bei einem Alter über 45 Jahre ist v. a. an ein Ösophaguskarzinom zu denken. Außerdem spielen bei der Differentialdiagnose die Refluxkrankheit der Speiseröhre, Ösophagusspasmen, Divertikel, Narbenstrikturen und seltener die Achalasie, Sklerodermie, retrosternale Strumen, neuromuskuläre Erkrankungen, Aortenaneurysmen und andere eine Rolle.

Schluckstörungen

Unter dem Oberbegriff Schluckstörungen werden funktionelle Behinderungen des Eß- und Schluckaktes beschrieben. Die folgenden Syndrome haben eine psychosomatische Bedeutung:

a) Luftschlucken (Aerophagie),
b) Schluckstörungen mit und ohne Druckgefühl im Hals,
c) Schluckstörungen mit Erbrechen (Brechneurose).

Psychophysiologie: Gemeinsam ist diesen Störungen, daß der als Reflexvorgang ablaufende Schluckakt mit der Abfolge von Tonusverlust und Anspannung nicht geregelt zustande kommt, ohne daß eine organische Behinderung vorliegt.

Der Schluckvorgang läuft als Reflexkette ab: Der obere Speiseröhrenabschnitt wird verschlossen und dadurch Flüssigkeit und Speisen in den Ösophagus gepreßt. Alsdann läuft eine peristaltische Kontraktionswelle in kraniokaudaler Richtung. Die Kontraktionswelle stellt eine zum Magen hin fortschreitende Druckzone dar, die den Speiseröhreninhalt in den Abschnitt mit niedrigem Druckniveau „vor sich herschiebt“. Während dieses Schluckvorganges erschlafft der sog. untere Ösophagussphinkter und erlaubt einen Druckausgleich zwischen Speiseröhre und Magen und damit einen Übertritt des Bolus in den Magen.

Durch die Aufnahme von Speisen wird der Schluckvorgang natürlicherweise in Gang gesetzt. Er kann aber auch durch „Leerschlucken“, d. h. durch Luftschlucken oder Speichelschlucken, zustande kommen. Damit sind psychosomatische Störungsmöglichkeiten gegeben. Ist das Gefühl der Abwehr gegen die Nahrung oder überhaupt eine Stimmung des Protestes sehr stark, so kann die Erschlaffung der Muskulatur ausbleiben. Rachen und Speiseröhre verweigern die Nahrung. Es kann sogar eine Antiperistaltik mit Brechreiz und Erbrechen entstehen. Erbrechen ist eine Tier und Mensch angeborene Schutzfunktion, die durch Antiperistaltik Schädliches entfernen hilft. Bei Menschen ist dies häufig mit dem Affekt des Ekels verbunden. Im Zuge der Entwicklung und Erziehung kann das Ekelhafte und Abzuwehrende sich von der Speise lösen und symbolisch auf Situationen, Personen und innere Gestimmtheiten verlagern. Auch hier tritt an Stelle äußerer Gefahren und nützlicher Reaktionsschablonen die dem Menschen eigentümliche innere Situation.

Differentialdiagnose: Sie ist hier besonders wichtig und durch genaue Erfassung des Beschwerdebildes, röntgenologische und ösophagoskopische Untersuchungen zu stellen. Hinweise ergeben die Angaben des Kranken, unter welchen Umständen die Schluckstörungen in Erscheinung treten. Bei organischen Stenosen besteht eine Schluckerschwernis vorwiegend für feste Speisen – besonders regelmäßig wird das nach Genuß von festen Stückchen, z. B. Brot oder Äpfeln angegeben –, während Flüssiges über lange Zeit noch gut passiert.

Globussyndrome – Schluckängste

Es wird geklagt über ein Fremdkörpergefühl im Hals ohne oder auch mit Schwierigkeiten beim Schlucken, ohne pathologischen Röntgenbefund (Barium-Breischluck) oder bei der Endoskopie; manometrisch ist aber ein hypertensiver oberer Ösophagussphinkter nachweisbar.

Das Globussyndrom besteht in einem Fremdkörpergefühl im Hals, für das sich eine organische Grundlage nicht finden läßt und das sich auch auf den Schluckakt hindernd auswirkt: „Als ob ich einen Kloß im Hals habe“ oder „als ob jemand den Hals zusammendrückt“. Dieses Gefühl besteht unabhängig vom Schluckakt. Nur um das „Kloßgefühl“ zu beheben, wird geschluckt, wodurch subjektive Schluckbeschwerden entstehen, die aber nicht als Dysphagie bezeichnet werden sollten, da diese fast immer organisch bedingt ist.

Es kann jedoch auch ganz die Schluckangst mit der Befürchtung, sich zu verschlucken und dann dabei zu ersticken im Vordergrund stehen, ohne daß Globusgefühle beklagt werden. Die Betroffenen kauen nur sehr langsam und in kleinen Mengen, sind mit der Selbstbeobachtung des Schluckvorgangs beschäftigt, ziehen sich von anderen zurück, essen dann am liebsten nur allein. Bei diesen Schluckängsten sind in der Auslösesituation Konflikte um die Lösung von Abhängigkeitsbeziehungen gegenüber den Eltern oder Partnern im Vordergrund, die Bindungsambivalenz ist zentriert um Abhängigkeitsgefühle von Elternfiguren bei hochambivalenten Einstellungen mit Todeswünschen und den entsprechenden Schuldgefühlen.

Globusgefühle sind nicht selten; unter den 200 Beschäftigten eines größeren technischen Betriebes fand Winter (1985) in 5,5% der Fälle Klagen über Globusgefühle, wobei Frauen dreimal häufiger betroffen waren als Männer. Anhand einer Beschwerdeliste wurde im Rahmen einer internistischen Ambulanz bei 32% der Frauen und 21% der Männer ein Globusgefühl angegeben (v. Kerekjarto u. Mitarb. 1972).

Psychophysiologie: Bei Annahme einer funktionellen Motilitätsstörung liegt die Vermutung nahe, daß eine nicht bewußte, abwehrende Einstellung gegen die Nahrungsaufnahme in dieser Form der Funktionsstörung ihren Ausdruck findet. Diese Abwehrspannung setzt am obersten Ösophagusabschnitt ein, nämlich dort, wo der unwillkürliche Schluckakt beginnt.

Gewöhnlich besteht eine hysterische Konfliktlage oder eine depressive Verfassung mit hypochondrischen Zügen. Oral-aggressive Impulse, eigene Aktivität und Protest werden abgewehrt. Bei Depressionen findet sich in 10% der Fälle als körperliches Äquivalent Druck im Hals mit Schluckstörung! – Globusgefühle gehören zu den klassischen hysterischen Symptomen. Vor allem bei Frauen ist das Schlukken oft symbolisch mit sexuellen rezeptiven Phantasien verbunden, die abgewehrt werden. Der Kloß im Hals, die Kugel, die aufsteigt, das Gefühl, als ob jemand den Hals zusammendrückt, daß Speisereste stecken bleiben, sind charakteristische Angaben dieser depressiven oder hysterischen Patienten mit Schluckstörungen. – Bei hysterischen Strukturen stehen Nahrungsaufnahme und Schlucken oft, wie erwähnt, mit oralen sexuellen Phantasien in Beziehung. Dabei findet man gewöhnlich wenig Leidensdruck, das Symptom wird aber eingesetzt, um einen sekundären Krankheitsgewinn zu erreichen. Bei depressiven Verstimmungen, die mit hypochondrischen Phantasien einhergehen (Krebs!), können medikamentöse Hilfen nützlich sein. Schluckangst vor Speisen und sogar vor dem eigenen Speichel steht bei depressiv-neurotischen Menschen offenbar vor dem Hintergrund ambivalenter Trennungskonflikte. Zwei Männer mit dieser Angst und zugleich mit herzphobischen Symptomen hat W. Balzer (1990) beschrieben. Sicher ist nicht nur für Kinder das Schlucken von Nahrung, von etwas, was man sehen, greifen, schmecken und beißen kann und was dann verschwindet, eine Urerfahrung, die die Konnotation von Vernichten, Trennen und Alleinbleiben gewinnen kann.

Eine 27jährige Verkäuferin ist seit 3 Jahren Patientin verschiedener praktischer Ärzte, Internisten, medizinischer Kliniken, Hals-Nasen-Ohren-Fachärzten: „Ich habe so ein Angstgefühl mit der Empfindung, daß mir der Hals zugedrückt wird. Seit 5 Monaten meine ich, daß der Hals auch dicker wird. Schon ein Rollkragenpullover verursacht mir ein beklemmendes Gefühl, der Pullover drückt mich, daß ich ein würgendes Gefühl im Hals bekomme. Bei jeder Aufregung glaube ich, daß mir der Hals dicker wird, und ich rege mich über alles auf. Ich bin so sentimental, weine bei jeder Gelegenheit." – Als typische Situation schildert sie, daß sie als Verkäuferin vom Chef oft gefragt werde, warum ein Kunde nichts gekauft habe. Sie könne dann nichts sagen, steigere sich in den Ärger immer weiter hinein, das dauere bis zum Abend. – Eine andere auslösende Situation: Zwei Schwägerinnen machen eine Bemerkung über einen Hutkauf der Patientin, werfen ihr vor, daß sie sich zu viel leiste, habgierig sei. Sie meint, daß ihr Mann sie zu diesem Hutkauf ermuntert habe. Die Vorwürfe trafen ihre Empfindlichkeit, daß sie sich überhaupt nur sehr schwer etwas leisten und gönnen kann. Sie war auch in dieser Situation unfähig, sich zu wehren und sich durchzusetzen, sie bekam Schluckstörungen und einen erheblichen Druck im Hals. – Sie kann sich überhaupt schwer etwas herausnehmen; obwohl sie beinahe so viel verdient wie ihr Ehemann, hat sie Schuldgefühle, etwas aus der gemeinsamen Kasse zu nehmen, meldet jeden kleinsten Betrag sofort ihrem Mann, da sie kein eigenes Taschengeld hat. – Die Symptomatik begann im Zusammenhang mit der Eheschließung vor drei Jahren und einer von ihr nicht verbalisierten Enttäuschung über infantile und regressive Versorgungswünsche durch den Partner. Der Ehemann wirkt harmonisch, stammt aus einer glücklichen Familie, kann sich schwer in ihre Lage versetzen; sie selbst ist uneheliches Kind, fühlt sich von dem Vater verlassen, meint auch durch jeden Anspruch oder durch jede Kritik diese Situation des Verlassenwerdens bei ihrem Mann wieder zu provozieren. – In einer mehrjährigen Gruppentherapie lernt sie, ihr eigenes Besitzstreben zu bejahen, sie kann sich ohne Schuldgefühle gegenüber anderen durchsetzen, eigene Ansprüche anmelden. Es wird deutlich, daß sie bisher sehr dazu neigte, andere zu beschenken und zu verwöhnen, eigentlich in der Erwartung, selbst beschenkt zu werden, ein Bedürfnis, das sie aber nicht offen zu äußern wagte. Deutlich wurde jedenfalls auch in der Behandlung die Verbindung von Schluckbehinderung durch Druck im Hals Angstgefühlen und der Fähigkeit, sich aktiv etwas herausnehmen zu dürfen, sich durchsetzen zu können, den eigenen aggressiven Antrieben ohne Schuldgefühle nachzugeben.

Therapie: Suggestive und übende Verfahren sind nur bei ausgesprochen hysterischen Fällen erfolgversprechend („Globus hystericus"). Medikamentöse Behandlungsversuche sind wenig aussichtsreich. Aufdeckende Psychotherapie ist die Methode der Wahl, vor allem wenn ein seelischer Leidensdruck vorhanden oder zu erarbeiten ist. Schluckängste können aber auch nach ihrer Überwindung immer wieder bei Krisen als symptomatische Achillesferse auftauchen:

Eine 70jährige Frau kommt vom Internisten, weil sie unter Schluckängsten leidet und an Ängsten auf die Straße zu gehen. – Vor 3 Monaten ist ihr gleichaltriger Ehemann gestorben, den sie seit einem ersten Schlaganfall vor drei Jahren gepflegt hatte. Sie macht sich aber Vorwürfe, daß sie seine Einweisung ins Krankenhaus nicht verhindert habe, wo man ihm zu viele Medikamente gab und er nach einigen Wochen gestorben ist. Jetzt schläft sie schlecht, kann allein nicht das Haus verlassen, hat an Gewicht verloren. – Im Laufe einer psychotherapeutischen Behandlung wird deutlich, daß sie Schluckängste erstmals mit 12 Jahren entwickelte, als sie einmal zur Kommunion gehen mußte und sich sexuell schuldig fühlte, Angst hatte, die Hostie zu verschlucken und zu ersticken. Sie konnte diese Schuldgefühle und Ängste aber niemandem anvertrauen. – Nach der Geburt ihres ersten Kindes vor 35 Jahren und in einer ehelichen Krise stehend, hatte sie über mehrere Jahre Depressionszustände, dabei auch wieder starke Schluckängste, was eine zweijährige psychotherapeutische Behandlung, die Heilung brachte, erforderte. – Jetzt gelingt es im Laufe einer niederfrequenten Psychotherapie die durch die ambivalente Bindung an den Mann behinderte Trauerarbeit nachzuholen, Ängste und Schuldgefühle, die mit dem eigenen Fortleben und der möglichen Lebensentfaltung verbunden sind, zu bearbeiten. Sie wird im Laufe einer einjährigen Behandlung nahezu beschwerdefrei und kann noch einmal in eine neue, aktive Lebensphase eintreten.

Ösophagusspasmen

Als Ösophagusspasmen werden Motilitätsstörungen , die mit heftigen, krampfartigen, retrosternalen Schmerzen einhergehen, bezeichnet. Diese können sowohl durch den Schluckackt ausgelöst werden, wie auch spontan auftreten (non-cardiac chest pain). Manometrisch finden sich simultane, aperistaltische Kontraktionen mit normaler, schluckabhängiger reflektorischer Erschlaffung des unteren Ösophagussphinkter.

Magenerkrankungen

Reizmagen

(Gastropathia nervosa, „non-ulcer-dyspepsia", neurotische Magenfunktionsstörungen; funktionelle Oberbauchbeschwerden)

Definition: Als Reizmagen oder im englischen Sprachraum Non-ulcer-dyspepsia wird ein heterogenes Krankheitsbild bezeichnet, das durch einen Beschwerdekomplex ohne morphologisch nachweisbare pathologischen Befunde charakterisiert ist. Zu den typischen Beschwerden gehören ein nahrungsabhängiges Druck- und Völlegefühl, Übelkeit und Brechreiz, gelegentlich auch Schmerzen. Unbewiesen ist bisher die Hypothese eines vermehrten duodenogastrischen Refluxes, es wird vielmehr eine Motilitätsstörung mit abnormen gastrointestinalen Bewegungsabläufen. die mit verzögerter Magenentleerung einhergehen, vermutet. Ein Großteil der Patienten zeigt postprandial eine antrale Hypomotilität und im oberen Dünndarm salvenartige, nicht fortgeleitete phasische und tonische Kontraktionen.

Das *klinische Beschwerdebild* äußert sich in Druck- und Völlegefühl im Epigastrium, Appetitlosigkeit, Unverträglichkeit von Fetten, Alkohol, Koffein, bestimmten Gemüsen u.a. (die Unverträglichkeiten sind wahrscheinlich unspezifisch). Der Verlauf ist extrem chronisch, es treten immer wieder rezidivierende Beschwerden auf. – Typisch ist die enge Beziehung zur Stimmungslage und die fast regelmäßige Angabe, daß konflikthafte Erlebnisse und psychophysische Belastungen „auf den Magen schlagen". Der Magen wird hier zum „trigger point" für psychogene Faktoren vielfältiger Art.

Epidemiologie: Im Krankengut gastroenterologisch ausgerichteter Praxen finden sich bei einem Drittel der Patienten rein funktionelle Störungen. In der ärztlichen Allgemeinpraxis dürften bei Beschwerden wie Druck im Oberbauch, Völlegefühl, Übelkeit bei mehr als 50% funktionelle Störungen ohne organische Befunde zu finden sein. Dabei fanden Poser u. Mitarb. (1968) nach Ausschluß von peptischen Geschwüren und Tumoren bei 55 unausgewählten Magenkranken 35 mit einer funktionellen Gastropathie und nur 20% mit einer histologisch verifizierten Gastritis. Die Abgrenzung ist allerdings schwierig, soweit es sich nicht um akut toxische Magenschleimhautentzündungen oder chronisch-atrophische Gastritiden höherer Altersjahrgänge handelt.

Unter den Patienten einer psychosomatischen Ambulanz finden sich neurotische Magenfunktionsstörungen in 4,9% der Fälle.

Eindeutige Korrelationen mit soziologischen Faktoren fanden sich nur gehäuft bei Schichtarbeitern sowie erwerbstätigen verheirateten Frauen (Doppelberuf!) und „Pendlern".

Gastritis

Die Bedeutung einer Gastritis für die Ätiologie von Ulzera ist bisher unklar.

Man unterscheidet die Typ-A-Gastritis (Korpusgastritis), eine Autoimmungastritis mit Antikörperbildung gegen Parietalzellen, oft in Zusammenhang mit einer perniziösen Anämie, von einer Typ-B-Gastritis im Antrum, die meist infektiöser Genese ist. Dann findet sich eine Kolonisation mit Helicobacter pylori, einem Keim der erstmals 1982 isoliert wurde und sich bei 90% der Patienten mit einem Ulcus duodeni und bei 70% der Ulcus-ventriculi-Patienten nachweisen läßt, dessen mögliche Rolle in der Pathogenese aber noch ganz unklar ist.

Als Typ-C-Gastritis wird eine chemisch-toxisch induzierte Gastritis bezeichnet. Hierbei wird die Schleimhaut durch direkt toxische Wirkung wie durch Alkohol oder auch durch eine Hemmung der endogenen Prostaglandinsynthese z. B. durch Medikamente (Aspirin, nichtsteroidale Antirheumatika) geschädigt.

Diagnose: Die Diagnose Gastritis wurde früher zu häufig gestellt. Der nervöse Reizmagen zeigt im Röntgenbild sichtbare Tonussteigerungen und Hypermotilität sowie Hypersekretion/Hyperchlorhydrie beim Fehlen von histologischen Entzündungserscheinungen. Bevorzugt betroffen sind jüngere Jahrgänge, die auch sonst psychosomatische Allgemeinbeschwerden haben und bei denen sich eine Abhängigkeit der Magenbeschwerden mit Konflikten und Belastungen finden läßt. Nicht selten sind die Magenbeschwerden Äquivalente depressiver Verstimmungen und Angststörungen oder stehen im Zusammenhang mit beruflichen oder familiären Konflikten und Belastungen, die in einer eigensinnig-zwanghaften Weise verarbeitet werden, ohne daß sie voll in ihrer Konflikthaftigkeit im Bewußtsein zugelassen werden.

Die Annahme, daß die „vegetativen Magenbeschwerden" funktionelle Vorläufer der Ulzera sind, läßt sich nicht stützen.

Zum „Gastritisproblem": Die Diagnose „chronische Gastritis" wurde früher meist aufgrund einer Röntgendiagnose gestellt. Es besteht keine Beziehung zwischen dem „Faltenrelief" im Röntgenbild und dem histologischen Zustand der Schleimhaut. Der Radiologe beurteilt mit der „Faltendicke" nicht einen „Entzündungszustand", sondern vor allem die vegetative Tonuslage der Muskulatur (Muscularis mucosa und Muscularis propria). Die Diagnose wird heute endoskopisch und durch bioptische Gewebsuntersuchung mittels Saugbiopsie, Sekretionsanalyse und Zytodiagnostik gestellt. Die früher und heute noch als „chronische Gastritis" diagnostizierten Patienten sind in der Mehrzahl der Gastropathia nervosa zuzuordnen. Ebensowenig dürften Appetitlosigkeit, Nausea, Druck oder Schmerzen im Oberbauch nach dem Essen, Völlegefühl usw. als klinischer Ausdruck einer chronischen Gastritis angesehen werden. Andererseits darf die Diagnose einer „Gastropathia nervosa" nur nach Ausschluß einer organischen gastroenterologischen Erkrankung gestellt werden. Wenn dies aber geschehen ist, hat die neurotische Magenfunktionsstörung die volle Konsequenz einer psychosomatischen Erkrankung mit den sich daraus ergebenden Behandlungsmethoden.

Psychosomatische Aspekte: Erkrankungssituation, Psychodynamik und Persönlichkeit sind von der Problematik der Ulkuskranken nur schwer abzugrenzen. Vielleicht ist aber der depressive, oral abhängige Anteil stärker und deutlicher ausgeprägt und die überkompensierende Geltungsproblematik geringer.

Therapie: In Anbetracht des chronischen, rezidivierenden Verlaufs ist die Herausarbeitung von Konfliktsituationen und neurotischen Strukturanteilen wichtig, um bei schweren Fällen gegebenenfalls eine aufdeckende Psychotherapie durchzuführen. In der Regel stehen mehr stützende, langfristig angesetzte kombinierte Therapieformen im Vordergrund: psychotherapeutische Beratungen mit einer Korrektur pathogener Verhaltensweisen in bezug auf Tagesrhythmik und Eßverhalten (Alkohol-, Kaffee-, Nikotinabusus). Neben dem konfliktzentrierten ärztlichen Gespräch können Anticholinergika zur Dämpfung der vagalen Säurestimulation wie Pirenzepin (Gastrozepin) als symptomatische Behandlung hilfreich sein.

Ulcus ventriculi

Pathophysiologie: Im Magenlumen herrscht nach Nahrungsstimulation ein pH-Wert von <1. Eine aus vielen Komponenten zusammengesetzte Schleimhautbarriere schützt Magen- und Duodenalschleimhaut vor Autodigestion. So sorgt ein Schleimfilm aus polymerisiertem Glykoprotein für eine präepitheliale Zone verminderter Durchmischung (unstirred layer). Diese Schicht stellt eine Diffusionsbarriere für Pepsin mit seiner proteolytischen Aktivität und hat den pH-Wert, dem die Epithelzellen ausgesetzt sind, >5. Eine intakte Schleimhautdurchblutung sorgt für eine Pufferung durch Bikarbonat, das bei Epitheldefekten zu einer Epithelrestitution und -regeneration führt.

Die Aktivität einzelner Komponenten dieser Schleimhautbarriere wird durch endogene Substanzen (Prostaglandine, Hormone und Neurotransmitter) beeinflußt. Ein Epidermal growth factor aus Speicheldrüsen und Brunnerschen Drüsen im proximalen Duodenum und das Gastrin aus dem Antrum des Magens sind wichtige Hormone bei der Epithelregeneration.

Beim akuten Streßulkus, bei schwersten Streßsituationen wie kardiovaskulärer Schock, respiratorischer Insuffizienz, Urämie, Sepsis und Verbrennungen kommt es durch Mediatoren wie Thromboxan und Platelet-activating factor zu Vasokonstriktion, Thrombozytenaggregation, lokaler Ischämie, Zelluntergang und flächenhaften Schleimhautdefekten durch Untergang der Schleimhautbarriere. Eine lokale und systemische Azidose begünstigt die Ulkusentstehung.

Für die Entstehung chronischer *Magenulzera* gibt es keine schlüssigen pathophysiologischen Erklärungsmodelle. Es findet sich eine Anhäufung von pathologischen Befunden, wie die Ulkuslokalisation an der Antrum-Korpus-Grenze, eine normale bis verminderte Säuresekretion, eine erhöhte Aktivität von Pepsin 3, eine verminderte

Qualität des Schleimfilmes, eine verzögerte Magenentleerung, oft ein erhöhter duodenogastrischer Reflux und häufig eine chronische Gastritis.

Insgesamt reichen pathophysiologische Befunde nicht aus, um die Ulkusgenese hinreichend zu erklären.

Erkrankungen des Duodenums und des Dünndarms

Ulcus duodeni (Ulcus pepticum)

Definition: Als Ulcus pepticum bezeichnet man benigne, unspezifische Ulzerationen in den Abschnitten des Verdauungsstraktes, wo sich Säure und Pepsin auswirken können. Es handelt sich in den typischen Fällen um eine chronische und häufig rezidivierende Erkrankung.

Eine Reihe von auffälligen pathologischen Befunden beim *Ulcus duodeni* sind bisher in ihrer Bedeutung ungeklärt. So finden sich eine erhöhte Sekretionskapazität des Magens für Säure und Pepsin, obwohl nur ein Drittel der Ulkuspatienten auch eine erhöhte Säureproduktion aufweisen. Eine erhöhte Basalsekretion spricht für eine erhöhte Vagusaktivität. Die durchschnittliche Parietalzellmasse ist um das 1,5fache erhöht. Die Sensitivität der Parietalzellen gegen Gastrin ist erhöht, die nahrungsstimulierte Gastrinsekretion gesteigert. Die Bikarbonatsekretion im proximalen Duodenum ist vermindert.

Epidemiologie: Das peptische Ulkus ist seit Jahrhunderten bekannt, weltweit verbreitet, ungemein häufig und wird auch bei vielen Haustieren als Spontankrankheit beobachtet. Es ist demnach nicht richtig, daß das Ulcus pepticum eine „typisch menschliche Krankheit" sei oder auf hochzivilisierte Länder beschränkt ist.

Etwa 10% der Bevölkerung entwickeln im Lauf des Lebens bis zum 60. Lebensjahr ein peptisches Magen- oder Zwölffingerdarmgeschwür. Bei nur 15% handelt es sich um eine einmalige Erkrankung; bei den übrigen treten Ulzera rezidivierend auf. Das durchschnittliche Lebensalter beim ersten Einsetzen von Ulkusbeschwerden beträgt bei Magengeschwüren 41 Jahre, beim Duodenalgeschwür 33 Jahre. Das Verhältnis von Magengeschwüren zu Zwölffingerdarmgeschwüren beträgt mindestens 1:3 oder mehr, Männer sind 5mal häufiger betroffen wie Frauen. Das peptische Geschwür nimmt bei Frauen mit steigendem Alter zu, bei Männern zwischen dem 50. und 60. Lebensjahr hingegen ab. Diese Zahlen gelten für die Nachkriegszeit. Im letzten Weltkrieg und in der Nachkriegszeit gehörte das peptische Geschwür bei der jungen, männlichen Generation der westlichen Welt zu den häufigsten Erkrankungen. In England wurden 20000 Soldaten deswegen aus dem Dienst entlassen, in Deutschland „Magenkompanien" gebildet. Seit 1960 ist eine rapide Abnahme um mehr als die Hälfte der damaligen Krankheitsfälle zu verzeichnen. – Nun waren

Kriegs- und Nachkriegszeit Epochen des Verlustes an Geborgenheit, von Bindungen an Personen, an Wohnräume und Heimat, von beruflichen Stellungen. Und die Nachkriegszeit war eine Zeit der Unsicherheit und eines kräfteverzehrenden Neubeginns für viele, die heute von der Jugend distanziert als „Aufbaugeneration" bezeichnet werden. Die meisten psychosomatischen Untersuchungen stammen aus dieser Nachkriegszeit.

Die sozioökonomische Bedeutung des Ulkusleidens – gemessen an Kosten für Arbeitsausfall, Krankenhausbehandlung und Medikamente – ist erheblich. Sie beliefen sich in der Bundesrepublik auf ca. 1 Milliarde DM pro Jahr, bei der heute üblichen ambulanten Behandlung sind die Kosten sicher geringer.

Der Einfluß soziokultureller Faktoren ist wahrscheinlich: Bei Personen die aus einer Gemeinschaft ausgeschieden sind, welche zuvor Geborgenheit und Anerkennung gewährt hat (z. B. bei Gastarbeitern, Flüchtlingen, Auswanderern), kommen gehäuft Ulzera vor. Gesichert ist eine Häufung bei Schichtarbeitern.

Ein 20jähriger persischer Student hat seit 2 Jahren einen „empfindlichen Magen", seit 3 Monaten zunehmend starke Magenschmerzen im Anschluß an die Mahlzeiten, gelegentlich Nüchternschmerz.

Befund: Druckschmerz im Oberbauch nach links ziehend. Röntgenbild: erbsengroßes Ulcus duodeni an der Hinterwand des Bulbus. Blut im Stuhl positiv. Verdacht auf Penetration.

Lebenssituation: Stammt aus einer persischen Beamtenfamilie. Hat vor 3 Jahren zur Zeit des Abiturs in Teheran schon einmal ähnliche Beschwerden gehabt. Jetzt seit 2 Jahren in Deutschland, Eingewöhnungsschwierigkeiten, obwohl Verwandte hier leben. Manchmal Heimweh, wenn er abends allein da saß. Seit dem Leben hier empfindlicher Magen, „das Essen ist so anders hier". Jetzt seit 3 Monaten dabei, sich auf die Prüfung vorzubereiten. „Ich habe eigentlich immer Angst vor einer Prüfung, auch wenn es nicht begründet ist." Schlechte Laune kann morgens nicht aufstehen, schweift mit den Gedanken ab. „Ich liebe meine Eltern sehr." Wie er weiter berichtet, ist er in seinen Leistungen im allgemeinen nicht schlecht. Er hat schon vermerkt, daß Kränkungen ihm sehr nachgehen, daß er empfindlich sei, auch ehrgeizig. Vielleicht hänge das damit zusammen, daß er der einzige Sohn sei.

Im ganzen bietet sich das Bild einer sehr weichen, depressiv-abhängigen Persönlichkeit, die durch Trennung vom Elternhaus, Konkurrenz, Schwierigkeiten im Studium und Kränkungen hier im eigenen Ehrgeiz und in den oralen Verwöhnungserwartungen unbefriedigt ist.

Klinik: Neben der durchweg chronischen Geschwürskrankheit, die für eine psychosomatische Betrachtung im Vordergrund steht, gibt es eine Reihe sekundärer Ulkusformen. Bei der Geschwürskrankheit spielen Anlagefaktoren mit (worauf neben Erbforschungen eine Blutgruppenspezifität hinweist), es überwiegt das männliche Geschlecht und das jüngere Alter und die Duodenallokalisation. Bei den sekundären Ulkusformen handelt es sich um das vaskuläre arteriosklerotische

Altersulkus, medikamentöse Ulkusformen (unter Antirheumatika, Kortikoiden usw.) sowie das Ulkus neurovaskulärer Genese durch Operationsstreß, Verbrennungen.

Ätiologie und Pathogenese: Eine *erbliche Veranlagung* erscheint gesichert: Unter Verwandten von Ulkusträgern treten 2- bis 2,5mal häufiger Geschwüre auf. Die Blutgruppe 0 und fehlende Sekretion blutgruppenaktiver Substanzen im Speichel und Magensaft sind beim Ulcus duodeni gehäuft. Neuere Zwillingsuntersuchungen ergaben beim peptischen Geschwür bei eineiigen Zwillingen mit 50%, bei zweieiigen mit 14% einen noch deutlicheren Abstand als ältere Untersuchungen (s. S. 18).

Der wichtigste Faktor in der Pathogenese des peptischen Geschwürs ist die gastrale Säuresekretion und damit das saure proteolytisch-aktive Potential des Magensaftes. Die erhöhte Basalsekretion und die erhöhte Sekretionsleistung sind auf eine vagale Übererregbarkeit zurückzuführen, allerdings noch mehr auf eine gesteigerte Belegzellenmasse. Patienten mit Ulcus duodeni haben durchschnittlich doppelt so viele Belegzellen und eine entsprechend erhöhte Säuresekretion (Hyperchlorhydrie).

Nach moderner Auffassung wird die Ulkusentstehung auf aggressive bzw. beeinträchtigte defensive Mechanismen zurückgeführt, die die Magenschleimhaut schädigen. Unter defensiven Mechanismen versteht man die Widerstandskraft der Schleimhaut, die lokale Durchblutung, den Schutz durch Schleimauflage und andere Faktoren, unter aggressiven Mechanismen die Salzsäure- und Pepsinsekretion, die nervöse und humorale Stimulation, die Vermehrung der Belegzellmasse und die Schädigung der Schleimhaut. Eine Verstärkung der aggressiven oder eine Verminderung der defensiven Mechanismen verursachen eine Erhöhung des Ulkuspotentials.

In einer vor mehr als 30 Jahren unternommenen für die nächsten Jahrzehnte richtungweisenden Untersuchung haben Weiner u. Mitarb. (1957) die Hypothese bestätigen können, daß zur Entstehung des Duodenalulkus drei Parameter beitragen: ein *physiologischer,* ein *psychologischer* und ein *soziologischer.*

Als physiologischer Parameter diente die *Pepsinkonzentration* im Serum, deren Größe als Kriterium der gesamten gastrischen Sekretionsaktivität benutzt wurde. Zur Verifizierung ihrer Hypothese erfaßten die Autoren zunächst 2073 zum Militärdienst einrückende Soldaten. Bei ihnen bestimmten sie das Serumpepsinogen.

Von diesen 2073 Soldaten wurden 120 Probanden ausgelesen, die entweder erhöhte Serumpepsinogenwerte („Hypersekretoren“) oder herabgesetzte („Hyposekretoren“) hatten. Bei diesen Soldaten erfolgten eingehende röntgenologische, testpsychologische und weitere Untersuchungen. Die Untersuchungen wurden nach 16wöchiger

Grundausbildung wiederholt. Die Grundausbildung betrachteten die Untersucher als eine ulkusbegünstigende psychophysische Belastung.

Diese 120 Personen wurden dann mit einem kurzen Interview und den damals üblichen Testbatterien (Rorschach usw.) eingehend im Hinblick auf die Persönlichkeitsmerkmale untersucht, die F. Alexander als spezifisch für Ulkuskranke beschrieben hatte. Man konnte dabei blind, zunächst in 61%, bei verbesserter Untersuchung in 85% die Rekruten zu Hyper- oder Hyposekretoren richtig zuordnen. Die Gruppe mit hohen Pepsinogenkonzentrationen zeigte besonders intensive Wünsche nach *Abhängigkeit* und mußte feindselige Gefühle abwehren. Um ihre Hypothese zu verifizieren, daß beide Faktoren – Hypersekretion und ein spezifischer Konflikt in einer Belastungssituation – für die Entstehung von Duodenalulzera verantwortlich seien, wählten Weiner u. Mitarb. 10 Hypersekretoren mit besonders deutlicher Abhängigkeitsproblematik aus, mit der Prognose, daß sie ein erhöhtes Risiko tragen, während ihrer militärischen Ausbildung ein Ulkus zu bekommen. In 7 von 10 Krankheitsfällen traf diese psychologische Vorhersage dann zu! Zwei weitere stammten aus der größeren Gruppe der Hypersekretoren mit den beschriebenen seelischen Merkmalen, einer war Hyposekretor. Intensität der Abhängigkeitswünsche und der abgewehrten Feindseligkeit sind offenbar ein gewichtiges Kriterium bei Hypersekretoren die ein Ulkus entwickeln gegenüber solchen, die eher gesund bleiben. In welchem Verhältnis steht der angeborene Risikofaktor der Hypersekretion aber zu dem psychologischen? Ist es eine psychologische Einstellung, die zufällig auf die organische trifft? – Ist sie Folge einer frühen oralen Frustration bei Säuglingen, die bei Magensafthypersekretion immer hungrig bleiben? Oder gehört diese Verbindung von bestimmten körperlichen und seelischen Merkmalen zu einem umfassender zu beschreibenden leibseelischen Persönlichkeitstypus, in dessen innerer Haltung beides szenisch verbunden ist?

So beispielhaft diese Untersuchung für psychosomatische Fragestellungen ist, so kommt ihr erklärende Bedeutung offenbar nur für eine bestimmte Krankheitsgruppe (die psychosomatische?) in der weiten Skala von Ulkusformen zu. Seit diesen lange zurückliegenden Untersuchungen ist die Zahl der körperlichen Risikofaktoren größer geworden. Hypersekretion trifft nur noch für ca. 50% der Kranken zu. Fragen der Resistenzminderung, infektiöse Faktoren (Helicobacter pylori), Fragen der Durchblutung werden diskutiert (S. 203). Auch der psychologische Risikofaktor läßt sich nicht verallgemeinern, er gilt z. B. *nicht* bei weiblichen Patienten. Untersucht man nicht mit Interviews sondern nur mit Tests, findet man keinen einheitlichen Typus mehr (Feldman u. Mitarb. 1986).

Auslösesituationen: Überblickt man eine große Zahl von Patienten, so gibt es verschiedene typische *auslösende Situationen:*

1. Veränderungen, die einen Geborgenheitsverlust beinhalten (s. o. „Epidemiologie"); 2. einen Zuwachs an Verantwortung, an Reifungsanforderungen, sei es durch Aufgaben, welche von außen kommen, sei es durch eigene Ansprüche, die aus dem Leistungs- und Ehrgeizbereich stammen; 3. es können schließlich bei gegebener Organdisposition (Hypersekretoren) relativ unspezifische Umstellungen und neue soziale Konstellationen zur Ulkusmanifestation führen, wie das Beispiel von Weiner zeigt. Das Beispiel zeigt aber auch, daß solche unspezifischen Belastungen nicht bei allen Hypersekretoren zu einem peptischen Geschwür führen.

Die innere Haltung und der Magen der Ulkuskranken scheint so immer auf Zuwendung und Verwöhnung – das bedeutet für den Magen „Fütterung" – ausgerichtet. Diese Einstellung muß zu fortdauernden Frustrationen führen, ohne daß der Patient aber seiner Enttäuschung und Aggression über diese Versagung Ausdruck geben kann, will er nicht die fortdauernde Fürsorge gefährden, auf die er angewiesen ist.

Einen anderen Aspekt der Oralität betonen Grace u. Graham (1952): Die Haltung, die sie in Erkrankungssituationen bei ihren 9 Patienten mit Zwölffingerdarmgeschwüren feststellten, beschreiben sie in typischen Äußerungen folgendermaßen: „Ich hätte es ihm gern heimgezahlt"; „Ich wünsche Rache"; „Er verletzte mich so, wie ich ihn ebenso verletzen wollte"; „Ich tat es aus reiner Bosheit"; „Ich wollte ihn unterkriegen".

Psychodynamik und Abwehrformen: Eine anschauliche Darstellung des Konfliktes bei Magenkranken wurde in der Darstellung von Alexander (1951) gegeben: Die infantilen Abhängigkeitswünsche haben hier den spezifischen Inhalt, durch passives Gefüttertwerden Liebe und Zuwendung zu empfangen – Regungen, die sich aber im Konflikt mit dem erwachsenen Ich befinden. Oral-rezeptive Wünsche, die auf der interpersonalen Ebene Geborgenheit, Nähe, Liebe, Zuwendung bedeuten, auf der Ebene des Essens Gefüttertwerdens, können aus zwei Gründen unterbunden werden:

a) Sie werden aus einer inneren Ambivalenz abgewehrt, durch Aktivität, Ehrgeiz, zwanghafte Selbständigkeit und Selbstbehauptung, Aggression gegen beschützende und bemutternde Personen überspielt, verleugnet, negiert, überkompensiert; und/oder
b) sie werden frustriert durch äußere Versagungen, etwa durch den Verlust von Personen, von vertrauter Umgebung oder durch Überlastung mit Arbeit, Selbständigkeit oder Verantwortung.

Die passiv-oralen Wünsche haben oft bei Männern die Tönung zärtlicher Anlehnung und Verwöhnung bei stärkeren Personen und vermeiden ödipale Rivalität mit allen frustrierenden Konsequenzen.

Sowohl die passiv-orale Wunschhaltung als auch die aggressive oral-kaptative Bereitstellung des Magens führen zu einer Bereitstellung in Richtung „Gefüttertwerden“ oder „Verdauen“, damit zu einer permanenten Steigerung der Organfunktionen mit Hypersekretion.

Aus psychoätiologischer Sicht ist es naheliegend, nach frühkindlichen Beziehungsmodalitäten zu fahnden, die zu einer Fixierung auf der oralen Libidostufe geführt haben. Aus der allgemeinen Lebenserfahrung ist wohl davon auszugehen, daß sowohl die Versagung als auch die Verwöhnung bei einer Fixierung auf der oralen Libidostufe zu finden sind. Dabei ist allerdings zu bedenken, daß jede Verwöhnung auch wieder insofern eine Versagung darstellt, indem sie versäumt, das Kind auf die später unausbleiblichen Forderungen der Realität an Eigenaktivität und Selbständigkeit vorzubereiten. Sie enthält dem Kind das Training vor, das es benötigt, um sich später aus eigenen Impulsen und Handlungsmaßstäben autonom entwickeln zu können. Wir selbst finden jedenfalls sehr viel orale Verwöhnung, die zu einer Fixierung führte und vor allem eine auffällige Fixierung der Familienphantasien an orale Objekte.

Persönlichkeitsstruktur: Im großen kann man auch in der Persönlichkeitsstruktur die als Haltungen verfestigten gegensätzlichen Strebungen, die den neurotischen Konflikt des Ulkuskranken ausmachen, wiederfinden: Es gibt den *passiven, abhängigen, depressiven Typus,* der ungehemmt und direkt seine regressiven Wünsche darstellt. Und es gibt den *hyperaktiven, aggressiven Typus,* dessen oberflächliche Persönlichkeitsstruktur ganz durch die Reaktionsbildungen und Kompensationen bestimmt wird. Dazwischen gibt es natürlich alle möglichen Abstufungen und Formen von Übergängen, von Schwankungen zwischen diesen Gegensätzen in der Persönlichkeitsstruktur, die sich auch im Laufe des Lebens wandeln können. Ein Drittel der männlichen Patienten mit Ulcus duodeni bieten die beschriebenen typischen Züge der „Pseudounabhängigkeit“, ein weiteres knappes Drittel typische Züge der manifesten Abhängigkeit. 40% zeigen keine merklichen psychischen Auffälligkeiten.

Die passiv-oralen rezeptiven Wünsche sind mit Verlangen nach Hingabe an mütterliche Fürsorglichkeit und Geborgenheit gekoppelt. Diese abgewehrten passiv-oral getönten Hingabewünsche setzen sich als Riesen- und Fehlerwartungen durch. Frauen mit großen Brüsten, spendende Wesen, spielen eine große Rolle in den Phantasien und Träumen. Solche Phantasien werden durch Streben nach Unabhängigkeit und Selbständigkeit abgewehrt. – Diese Konflikte wirken sich in der Berufsentwicklung, in den zwischenmenschlichen Beziehungen, vor allem in Gehemmtheit und Lücken im aggressiven Bereich des Lebens mit Ärger und Vorwurfshaltungen aus. Die *neoanalytische Schule* betont als Grundkonflikt: Ambivalenz im Ernährungs-, Besitz- und Genußstreben, jedes Habenwollen werde mit Schuldgefühlen abgewehrt. Es sollen die neurotischen Ich-Ideale der Anspruchslosigkeit, Bescheidenheit und Genügsamkeit bis zur Askese immer mehr in den Vordergrund treten.

Psychodynamik der Arzt-Patient-Interaktion

Die passiven Ulkuskranken neigen dazu, den Arzt durch Passivität und Abhängigkeit zu überfordern und ungeduldig zu machen. Mit den Pseudounabhängigen gerät er leicht in eine Situation der Konkurrenz und des Kampfes. Es ist schwer für den Arzt, den mittleren Weg zu finden, um den Patienten zu stützen und therapeutisch anzuleiten, ohne seinen Stolz und sein Selbstgefühl zu kränken. Viele Patienten lassen sich in ihren Ängsten, Verstimmungen und Bedürfnissen nur durch diätetische oder organtherapeutische Maßnahmen erreichen. Es ist kein Zufall, daß in den vergangenen Jahrzehnten Ulkusdiäten in vielfältigster Form entwickelt wurden, die häufig den Charakter einer Verwöhnung oder der Askese hatten.

Therapie: Die Behandlung des akuten peptischen Geschwürs besteht in Bettruhe, Nikotinabstinenz, Alkoholentzug und in Medikamenten (Histamin-H_2-Rezeptorenblocker). Längerfristige berufliche Schonung, Bettruhe usw. sind aber gerade beim Ulkuskranken wesentlich auch psychologische Mittel, nämlich Befriedigung der Regressionsneigung und der Wünsche nach Verwöhnung und Ruhe. Für jeden Arzt besteht beim Ulkuskranken die Aufgabe, seine Belastungen und Konflikte mit ihm im Gespräch herauszuarbeiten und eine Beratung zur Lebensführung und zum Gesundheitsverhalten in einem weiten Sinne durchzuführen. Eine aufdeckende analytische Behandlung ist nur in der Verbindung mit weiteren neurotischen Symptomen indiziert und wenn es immer wieder zu Rezidiven kommt, bei denen psychosomatische Zusammenhänge deutlich sind.

Erkrankungen des Kolons

Allgemeines zur Bedeutung der Darmentleerung

An der Organisation der Darmentleerung sind muskuläre, humorale, endokrine und nervöse Faktoren beteiligt. Im unteren Sakralmark liegende intakte spinale Zentren sind für den Ablauf des Analreflexes und die Darmentleerung ebenso wichtig wie die aktive Beteiligung der Beckenbodenmuskulatur. Außerdem haben aber seelische Haltungen, Gestimmtheiten und Gewohnheitsbildungen an der Darmfunktion Anteil, denn auch diese läuft nicht rein reflektorisch ab, sondern als ein Zusammenspiel von willkürlichen und unwillkürlichen Faktoren.

In der Umgangssprache wird die Darmentleerung mit einem aggressiven Affekt, der gegen eine Person gerichtet ist, verbunden (z. B. „der Anschiß"). Die Analzone steht überhaupt in Verbindung mit der unterdrückten Auflehnung gegen die Autorität. Andererseits drückt sich in vielen Redewendungen auch die überwältigende Angst und Unterwerfung vor der Gefahr und vor der Autorität aus. Manche Beziehungen weisen auf differenzierte Wahrnehmungen charakterlicher Fehlhaltungen hin: Ein „Korinthenkacker" ist jemand, der sparsam ist, schwer und nur stückchenweise etwas hergibt. – Die Verbindung von Kot und Besitz, speziell Geld, ist in zahlreichen Redewendungen aufgezeigt.

Bei vielen Tieren ist die Defäkation an eine Situation der Ruhe und Gefahrlosigkeit gebunden. Feindstimmung läßt sie nicht zur Kotabgabe kommen. Auch der Mensch pflegt die Defäkation in eine entspannte Tageszeit zu legen, die nicht unmittelbar schwierigen Aufgaben und Leistungen benachbart ist. – Bei Tieren wird die Kotabgabe ebenso wie der Harn als Duftmarke und zur Abgrenzung des eigenen Territoriums benutzt. Kot hat hier eine Beziehung zum eigenen, zum vertrauten Bereich, zum Besitz.

In frühen psychoanalytischen Auffassungen waren Enddarm und Analregion erogene Zonen. Für das Kleinkind ist, bevor die Ekelschranke sich manifestiert, das Spiel mit dem Kot lustvoll. Vereinzelt gibt es Fixierungen an diese früheren Erlebnisse. Auch später kann das Zurückhalten des Kotes lustvoll erlebt werden, der Verzicht auf diesen Besitz durch erzwungene Kotabgabe mit Verlust und Angsterlebnissen verbunden sein. Die retentive Komponente, das Zurückhalten des Kotes, die Angst, sich selbst oder etwas Materielles herzugeben, aufzugeben, kann schon bei Kindern sehr ausgeprägt sein. Die Unfähigkeit etwas zu behalten andererseits, die übertriebene, selbstlose Hingabe, bis zum Erlebnis des Ausgeliefertseins, verbinden sich mit der leichten, ja zu schnellen und häufigen Kotabgabe.

Wie beim Essen ist auch bei der Kotabgabe keine isoliert und automatisiert ablaufende Organfunktion gegeben, sondern das Triebschicksal ist in eine *zwischenmenschliche Situation* eingebettet: Das Kind lernt durch die Eltern, seinen Stuhlgang zu beherrschen und die von ihnen gewünschte zeitlich geregelte Kotabgabe. Neben der Einstellung zum Stillen und Gefüttertwerden durch die Mutter ist die Sauberkeitsgewöhnung die früheste soziale Lernerfahrung. Sie verbindet sich u. U. mit belastenden Ersterfahrungen, wenn das emotionale Einvernehmen fehlt. Die Kotabgabe hat den Charakter eines Geschenkes in der Beziehung zu einer geliebten Person. Erzwungen stellt sie die Unterwerfung gegenüber einer ängstlich gefürchteten Autoritätsperson dar. In der Macht des Kindes liegt es, die Mutter warten zu lassen. Zurückhalten bedeutet Macht über sie, kann eine Aktion des Trotzes, des eigenen Willens, auch des Eigensinns sein. Umgekehrt verbindet sich mit dem Gefühl der Überwältigung, der Ohnmacht, des Ausgeliefertseins nicht nur Angst, sondern auch eine Steigerung der Darmtätigkeit, wie Soldaten vor Feindeinsatz, Schauspieler und Examenskandidaten wissen.

Obstipation

(habituelle Obstipation, Stuhlverstopfung, Darmträgheit)

Definition: Es besteht eine erschwerte oder seltene Stuhlausscheidung als chronische funktionelle Störung, die nicht auf Stenosen, Entzündungen oder Medikamente zurückzuführen ist. 80–90% der Obstipationen sind funktioneller Natur. Die psychogene, emotional bedingte Form der Verstopfung findet sich als Nebensymptom bei mehreren psychosomatischen Krankheiten (Pubertätsmagersucht!), aber auch isoliert als chronische habituelle Obstipation. Sie kann Ausdruck einer bestimmten Persönlichkeitshaltung sein, aber auch einen soziokulturellen Hintergrund haben.

Symptomatik – Erscheinungsformen: Vor allem, wenn Stuhlverstopfung mit einer Fixierung der Aufmerksamkeit an diese Funktion verknüpft wird, ist die Obstipation Anlaß zur ärztlichen Beratung. Obstipation kann subjektiv mit Störungen des *Allgemeinbefindens, Kopfschmerzen, Mattigkeit* und *hypochondrischer Ängstlichkeit* einhergehen, gewöhnlich resultierend aus der falschen Vorstellung einer drohenden Vergiftung durch die Ausscheidungsprodukte. Als seelische Haltung der analen Charakterfixierung, vergesellschaftet nicht selten mit Obstipation, nannte Freud: Eigensinn, Ordnungsliebe und Sparsamkeit, mit ihrer Steigerung, Intoleranz, Pedanterie und Geiz.

Epidemiologie: Die Häufung der Obstipation in der westlichen Welt ist eng mit den veränderten Ernährungsweisen und Lebensformen verbunden. Um die Jahrhundertwende war der Anteil an Ballaststoffen in der Nahrung 3- bis 4mal höher, als er heute ist. Bei afrikanischen Dorfbewohnern, die sich ballastreich ernähren, sind die Stuhlgewichte hoch, und die Passagezeit ist kurz. Im Vergleich dazu sind die Stuhlgewichte bei Engländern (Burkitt 1971) niedrig und Passagezeiten lang. Das dürfte auch den Verhältnissen in Deutschland entsprechen. Für die Entstehung der Obstipation ist außerdem Bewegungsarmut und hastige und unregelmäßige Nahrungsaufnahme bedeutsam.

Die Ausscheidung der Exkremente ist kulturellen Mustern unterworfen, die eng mit dem Reinlichkeitskult verknüpft sind. Dabei wirken sich kulturelle und schichtenspezifische Unterschiede aus. Obstipation gibt es bei zivilisierten wie bei Naturvölkern. Im allgemeinen sind die oberen Schichten, die dem Reinlichkeitskult näher stehen als die tieferen, häufiger von der Obstipation betroffen. Bei den Männern in Ghana, den Frauen in Griechenland und den Patienten einer großen Poliklinik in Deutschland (Gießen) waren jeweils die oberen Schichten häufiger mit Obstipation belastet als die niederen. In Indien sind die im Reinlichkeitskult befangenen Brahmanen, die Priesterkaste, häufiger obstipiert als die kastenlosen Harijan, die mit der Schmutzbeseitigung zu tun haben (Pflanz 1962). Im allgemeinen ist das Verhältnis Frauen zu Männern wie 3 : 1 oder 2 : 1. Unter gesunden Betriebsangehörigen findet sich eine Durchschnittshäufigkeit von etwa 15%, wobei aber Frauen mindestens doppelt so häufig betroffen sind als Männer.

Psychophysiologie: Entgegen der allgemeinen Vorstellung ist die Darmmotilität bei der Obstipation nicht träge und herabgesetzt, sondern gesteigert: Segmentale Kontraktionen halten den Inhalt bei der spastischen Obstipation in den Haustren zurück und formen ihn zu dem sogenannten Schafskotstuhl um. Hypo- und atonische Formen der Obstipation sind dagegen selten, sie finden sich beim sogenannten Laxanzienkolon und bei alten Patienten. Gerade bei dem hypersegmentierten spastischen Kolon, der häufigsten Form der psychosomatischen Obstipation, läßt sich im gezielten Interview der Zusammenhang von Psyche und Darmmotorik demonstrieren. Während einer Diskussion über Dinge, die eine feindselige, aggressive und selbstgerechte Haltung wachriefen, wurde eine deutliche Zunahme der segmentalen Kontraktion beschrieben.

Erkrankungssituation: Akzidentelle äußere Faktoren sind Schwangerschaft und Geburten, wobei bei Frauen Verstopfung mit einem Nachlassen der sexuellen Libido vergesellschaftet ist, eine Kombination, die auch bei Männern häufig registriert wird. Von verschiedenen Seiten werden Beobachtungen berichtet, daß Frauen nach unbefriedigendem sexuellem Verkehr mehrere Tage obstipiert waren, hatten sie einen Orgasmus gehabt, jedoch nicht. Verschiedene Formen der Versagung können Anlaß einer Obstipation sein: allgemeine schwere Enttäuschungen, Gefühle des Zurückgewiesenseins, Verlust von nahestehenden Personen, Wechsel des Arbeitsplatzes, Arbeitslosigkeit, Umzug, der zu Kontakten mit Menschen zwingt (u. U. auch auf einer gemeinsamen Toilette), die unbewußt als fremd oder feindlich erlebt werden.

Nach Grace u. Graham (1952) soll Verstopfung dann eintreten, wenn ein Individuum entschieden entschlossen war, *durchzuhalten,* obwohl er mit einem Problem konfrontiert wurde, das er *nicht lösen kann.* Typische Äußerungen dazu: „Es ist ein übler Beruf, aber es ist das Beste, was ich tun kann“; „Diese Ehe kann niemals besser werden, aber ich kann sie nicht aufgeben“; „Ich muß das weiter durchhalten, aber ich weiß, ich werde es niemals gerne tun“.

Situative Anlässe finden sich am deutlichsten bei Kindern. Sie reichen von banalen Gründen wie Angst vor dunklen und kalten Toiletten bis zu eindeutigen schweren Beziehungsstörungen zu den Erziehern. Zurückhalten des Kotes bedeutet Macht über die Mutter, zugleich aber das Festhalten eines wertvollen Besitzes, eine Haltung, die sich mit der frühen Trotz- und Oppositionseinstellung des Kindes verbindet.

Psychodynamik: An obstipierten Kindern hat Richter (1958/59) drei allgemeine Merkmale beschrieben:

1. Alle Kinder zeigten ausgeprägte Angsterscheinungen, vornehmlich vom Typ der Verlustangst. Trennung von der Mutter, allein schlafen zu müssen, bedeutete für sie eine Katastrophe.
2. Sie demonstrierten abnorme Machtansprüche: ängstliches, unsicheres Verhalten schlug schnell in herrisches Gebaren über die ängstlichen Mütter um.
3. Sie boten orale Symptome mit häufigen Eßstörungen, Erbrechen, Appetitlosigkeit, versteckte Naschsucht und Maßlosigkeit. Aber auch hier stand Angst vor Objektverlust, Angst vor der Aufgabe von Besitz im Hintergrund.

Persönlichkeitsstruktur: Obstipierte werden oft mit der analen Trias von Freud: Eigensinn – Ordnungsliebe – Sparsamkeit in Verbindung gebracht. Offenbar finden sich diese Merkmale vor allem bei zwanghaften Persönlichkeitsstrukturen und in einer mittleren Bürger- und Besitzschicht gehäuft mit Stuhlverhaltung gekoppelt. Vermutlich haben hier Ausgangspersönlichkeit und die Sauberkeitserziehung früh zu einem starren Über-Ich, zur Introjektion der elterlichen Maßstäbe als eigene Wertwelt geführt.

Ätiologie: Als familiäre Ursprungssituation werden die in der Kindheit strengen, kontrollierenden Mütter, die die Kinder in bezug auf Hergeben und Verschenken gewöhnlich überfordern, beschrieben. Alles, was sie selbst geschenkt bekommen, müssen sie wieder, der Forderung der Eltern entsprechend, mit anderen teilen. Diese Kinder sollen in bezug auf Hergeben und Verschenken überfordert worden sein. Mit der Vorstellung der Selbsthingabe verband sich die Phantasie der Selbstaufgabe, was zu retentiven Abwehrhaltungen führte. Da diese Menschen oft oral gehemmt sind, sich also nichts „herausnehmen" können, müssen Verlustängste um so bedrohlicher werden. – Die Mütter vermitteln offenbar nicht das Erlebnis der Fülle, so daß orale Frustrationen und anale Verlustängste zusammenkommen und sich die Hingabe mit dem negativen Affekt verbindet (Dührssen 1960). Ob diese äußeren Bedingungen ausreichen, die immer wieder beschrieben werden, ist die Frage.

Differentialdiagnose: Abzugrenzen sind etwa durch schmerzhafte Analfissuren oder Hämorrhoiden begünstigte Stuhlverhaltungen. Der Internist sieht aber auch Patienten, die in ständiger Angst vor ungenügender Entleerung des Darmes leben, zu Mißbrauch von Abführmitteln neigen, gewöhnlich aus der Phantasie einer ungenügenden Darmreinigung (s. „Magersucht", S. 274). Eine im höheren Lebensalter erstmals auftretende Obstipation läßt an Kolonkarzinom denken!

Therapie: Jeder Therapeut, der einmal bei einer Kinderpsychotherapie erlebt hat, wie ein obstipiertes Kind unter einer Spieltherapie, die seine analen Schmutz- und Aggressionsphantasien ansprach und zu einer Lösung brachte, spontan Stuhlreiz bekam und einen großen „Haufen" produzierte, wird von der Psychogenese dieser Störungen und von ihrer Psychotherapierbarkeit besonders bei Kindern und Jugendlichen überzeugt sein. Gewöhnlich handelt es sich um Störungen ohne viel seelischen Leidensdruck. In manchen Fällen können aufdeckende konflikt- und haltungszentrierte Gespräche auch bei Erwachsenen eine überraschende Wirkung haben, wenn sie zu einer Veränderung der Lebensweise hinführen. Jegliche Form der Konditionierung, der gewohnheitsmäßigen Bindung der Stuhlentleerung an bestimmte Zeiten, an bestimmte, vor allem ballastreiche Nahrungsmittel, können bei der Überwindung der Stuhlverstopfung hilfreich sein. Gute Erfolge werden hier teilweise auch von dem autogenen Training berichtet.

Emotionale Diarrhö

Definition: Als emotionale Diarrhö bezeichnet man habituell auftretende, motorisch-funktionelle Störungen des Dickdarms mit ziehenden Bauchschmerzen und unregelmäßigen wäßrigen oder auch schleimigen Durchfällen. Dem Krankheitsgeschehen liegt eine Hyperperistaltik und damit eine beschleunigte Dünndarm- und Dickdarmpassage zugrunde, Wasser wird nicht mehr ausreichend zur Koteindickung resorbiert, durch Schleimabsonderung kommt es zur weiteren Verdünnung.

Die Durchfälle können sich mit Verstopfung abwechseln. An Allgemeinbeschwerden werden Kopfschmerzen, Erschöpfung, Konzentrationsschwäche geklagt. Häufig kommt es dann krankheitsdependent zu einer ängstlichen Beschäftigung mit Fragen des Stuhlgangs, Neigung zur Fixierung der Aufmerksamkeit auf Diätfragen, Medikamente und damit zur zunehmenden hypochondrischen Einengung.

Auslösende Situationen: Es handelt sich um mehr oder weniger bewußt erlebte Situationen der *Angst* und der *Überforderung*. Die eigene Ohnmacht gegenüber einer Aufgabe oder gegenüber einer Person, die *Unterwerfung* und *Hingabe* stehen an der Stelle selbstbewußten eigenen Auftretens und Leistenkönnens. Der Prüfling, der Redner, die Schauspieler vor dem Auftritt, erleben punktuell das, was der Durchfallkranke habituell in seiner Phantasie vorwegnimmt: Er sieht sich gescheitert, ohnmächtig, überwältigt. Nur durch Hingabe, Schenken kann er hoffen, Anerkennung zu gewinnen.

Person und Psychodynamik bei psychogenen Durchfallkranken: In der Persönlichkeit dominiert der Wunsch nach eigener Geltung und Leistung mit dem latenten Bewußtsein der Überforderung und eigenen Schwäche. Es besteht eine ohnmächtige Abhängigkeit von mächtigen Objekten mit rezeptiven und oral aggressiven Wünschen.

Alexander (1951, S. 57) schreibt von der chronischen Diarrhö: „Der dem Symptom zugehörige, verdrängte psychologische Faktor ist das mächtige Bedürfnis, zu schenken und wieder gutzumachen. Der Kranke kann in ein Abhängigkeitsverhältnis zu anderen kommen, hat jedoch dabei das Gefühl, er sollte etwas tun, um all das, was er empfängt, zu kompensieren. Anstelle von realer Leistung beruhigt er jedoch sein Gewissen mit dieser infantilen Form des Geschenkes – dem Darminhalt."

Ein 40jähriger Fabrikant hat seit 3 Jahren unter zunehmend häufigen wäßrigen und schleimigen Durchfällen zu leiden, die mehrfach am Tag auftreten. Er ist dadurch in seiner Berufsausübung eingeengt, muß seinen 70jährigen Vater, von dem er vor drei Jahren den Betrieb übernommen hat, bitten, ihn zu vertreten, wenn er zur Kur fährt.

Es ist dem Patienten nicht bewußt, im Rahmen eines Interviews aber bald zu erfahren, daß er genau vor 3 Jahren die Leitung des Betriebes von dem

Vater als einziger Sohn übernahm. Er ist in Abhängigkeit und Bewunderung zu dem Vater, einem Selfmademan, aufgewachsen, auch jetzt noch von ihm abhängig. Er hat von der Kindheit an seine eigenen Wünsche, die auf ein Studium auf einen akademischen Beruf gingen, unterdrückt, um den Familienbetrieb einmal übernehmen zu können. Dabei hat der Vater ihm großzügig in all den Jahren geholfen, einen Hausbau, die Eheschließung des Patienten ermöglicht, ihn gegenüber zwei älteren Schwestern immer gefördert. Es ist aber deutlich, daß der Sohn nicht die Vitalität des Vaters hat, daß ihm Entscheidungen schwerfallen, daß er im Umgang mit Betriebsangehörigen unsicher im Auftreten, vor vielen Menschen in Konferenzen oder Versammlungen wenig überzeugend ist. Bei solchen Gelegenheiten traten schon früher die ersten Durchfälle auf.

In einigen Gesprächen wird deutlich, daß er nie einen Widerstand gegen den Vater aufbrachte, er bewundert ihn als „grand old man", hat Tagträume, in denen er den Vater durch umwälzende Neuerungen im Betrieb und durch politische Erfolge und auch Aufstieg überflügelt und seinen Beifall erringt. Durch sein ganzes Leben geht ein Verpflichtungsgefühl anderen Menschen gegenüber, er kann sich nichts schenken lassen, ohne gleich ein Gegengeschenk, ein mindestens ebenso großes zu machen. Auch seine ältere Schwester versorgt er finanziell mit mehr, als ihr regulär zusteht, behält als Geschäftsführer vom Gewinn selbst nichts für sich. Dabei hat sie ihn in der Kindheit unterdrückt und als schwachen kleinen Bruder oft lächerlich gemacht, was er ihr im Grunde nie vergessen hat.

In der Behandlung ergab sich nach einiger Zeit in bezug auf sein Symptom eine deutliche Besserung. Nach analytischer Therapie hatte der Patient in zwei Jahren innerlich eine größere Selbständigkeit gegenüber dem Vater gewonnen, war weniger von dessen Urteil und dessen Zustimmung abhängig. Zugleich hatte er die Geschäftsleitung aufteilen können, zwei älteren Angestellten Aufgaben der Verantwortung und der Repräsentation übergeben, die ihm selbst nicht lagen. Er konnte mit einem Teil der Aufgaben und der Arbeit in der Geschäftsleitung zufrieden sein.

Die selbstlose Haltung des Durchfallkranken, seine Neigung, immer alles hergeben zu müssen, ist Ausdruck der Angst, aber auch als Demutsgebärde vor dem Stärkeren, gewöhnlich vor der Autorität des Vaters, zu interpretieren. Ziel der Therapie muß es sein, den Patienten ihren Konflikt und dessen Bedeutung für das psychosomatische Symptom bewußt zu machen. Es gibt Menschen, die unter einer analytischen Psychotherapie sich von ihrer Abhängigkeit, ihren retentiven Hemmungen, ihrem Verpflichtungsgefühl und ihrer Geberhaltung freimachen können. Sie gewinnen mit der Überwindung des Symptoms neue Lebensmöglichkeiten. Bei anderen sind diese Entwicklungsmöglichkeiten nicht gegeben. Hier kommt es darauf an, die belastenden Situationen in gemeinsamer Arbeit zu erkennen und zu meiden. Durch Einsicht in die Lebenssituation sind sie dann in der Lage, ihren inneren Konflikt von Riesenerwartungen, Riesenansprüchen und übertriebenen Ängsten vor Autoritäten zu durchbrechen.

Differentialdiagnose: Abzugrenzen sind chronische Durchfallneigungen nach *Enteritis* und *Ruhr.* Eine Abgrenzung von der *Colitis* *ulcerosa* gelingt durch Stuhluntersuchungen auf Blut, Röntgenuntersuchung und Rektoskopie. Bei intensiver Antibiotikatherapie treten gehäuft durch Dysbakterie verursachte chronische Durchfälle auf, ebenso kann Laxanzienabusus bei Obstipation zu einer „falschen Diarrhö“ führen. Der Psychiater und Psychotherapeut sieht Patienten, die in chronischer phobischer Angst leben, von ihrem Stuhldrang, von Durchfällen oder Blähungen unverhofft auf der Straße überrascht zu werden, ohne daß dies über Jahre jemals eingetreten ist. Hypochondrisch stuhlfixierte Patienten sprechen gewöhnlich auf ein strenges ärztliches Regime an, wenn man ihre Angst und eigene Polypragmasie durch streng geregelte Nahrungsaufnahme, bestimmte beruhigende Medikamente entlastet.

Therapie: Die Möglichkeiten aufdeckender Therapie reichen vom ärztlichen Gespräch bis zur psychoanalytischen Behandlung. Immer ist wie bei dem oben erwähnten Fallbeispiel zu bedenken, daß eine solche Behandlung auch seelische und soziale Entwicklungsmöglichkeiten eines Patienten mit sich bringen kann und Konflikte in der Umwelt zu klären und zu überwinden hilft. – Bei manchen Fällen läßt sich am besten durch eine Fokaltherapie eine Besserung erreichen. In einzelnen Fällen wird durch autogenes Training eine Hilfe zu erwarten sein, unter Umständen in Kombination mit Psychopharmaka (z. B. Diazepine).

Reizkolon

(Colica mucosa, irritables Kolonsyndrom)

Definition: Als Reizkolon oder Colon irritabile wird ein Krankheitsbild bezeichnet, das durch einen Beschwerdekomplex gekennzeichnet ist und bei der gastroenterologischen Diagnostik ohne pathologischen Organbefund bleibt. Zu den Beschwerden zählen Meteorismus, abdominelle, oft krampfartige Beschwerden, ein Wechsel von Obstipation und Diarrhö manchmal mit peranalem Schleimabgang. Es werden drei klinische Varianten unterschieden: Zur ersten Gruppe wird das spastische Kolon gezählt. Die Patienten beklagen sich über chronische abdominelle Beschwerden und Obstipation. Die Patienten der zweiten Gruppe leiden unter chronisch rezidivierenden Diarrhöen. In der dritten Gruppe findet sich ein Wechsel von Diarrhö und Obstipation.

Pathophysiologisch handelt es sich beim Colon irritabile um eine gestörte Darmmotilität. Elektrophysiologische Untersuchungen zeigen eine erhöhte Darmmotilität in Ruhe bei Patienten der Gruppe 1, eine erniedrigte Ruhemotilität in der Gruppe 2. Beide Untergruppen weisen ein verstärktes Ansprechen auf Cholinergika oder Cholezystokinin auf, wohl ein physiologisches Stimulans der Darmmotilität.

Patienten mit einem Colon irritabile zeigen auch einen gestörten basalen elektrophysiologischen Rhythmus (erhöhte drei-Zyklus-pro-Minute-langsame-Wellen-Aktivität), dessen Bedeutung für die Pathophysiologie und neuromuskuläre Funktion noch unklar ist.

Differentialdiagnostisch müssen beim Colon irritabile u. a. eine Laktoseintoleranz, eine Sprue, eine Thyreotoxikose, ein Ulkus, eine entzündliche Erkrankung ausgeschlossen werden.

Zur Epidemiologie: Amerikanische Autoren (Almy 1957) und deutsche Gastroenterologen (Mangold 1961; Fahrlander 1984) schätzen, daß unter allen abdominellen Erkrankungen die funktionellen Kolonbeschwerden am häufigsten zum Arzt führen. Nach Almy werden 30–50% der Konsultationen beim amerikanischen Gastroenterologen und Internisten durch das „Colon irritabile" veranlaßt.

Frauen sind 2- bis 3mal häufiger betroffen als Männer; meistens handelt es sich um Personen aus den mittleren und höheren Altersklassen (Fahrländer 1984).

Klinisches Erscheinungsbild: Neben Stuhlunregelmäßigkeiten sind die Patienten mit Reizkolon vor allem von *Schmerzen* und *Meteorismus* befallen, Klagen über Blähungen, Völlegefühl sowie Unverträglichkeit von Nahrungsmitteln werden laut. Auffällig sind zahlreiche Begleiterscheinungen, die mit dem Verdauungsapparat wenig oder nichts zu tun haben, so eine Fülle vegetativer Begleitsymptome. Alle röntgenologischen, bakteriologischen und biochemischen Befunde sind negativ. Im Stuhl finden sich Schleimfetzen, jedoch keine eitrigen oder blutigen Beimengungen. Die Krankheit verläuft meist schubweise und neigt zur Chronifizierung. Typisch ist die Klinikeinweisung mit negativem gastroenterologischem Befund, wobei bei der Mehrzahl der Patienten jahrelange Beschwerden vorausgingen. (Bemerkenswert ist allein eine rektoskopisch nachweisbare Schleimhautveränderung bei Laxanzienabusus, welcher häufig und hartnäckig betrieben wird infolge der irrigen Vorstellung von Darmträgheit und angeblich ungenügenden Entleerungen.)

Psychodynamik: In den Auslösesituationen und als Konfliktthema findet sich häufig eine Verbindung mit Ängsten: Vor Prüfungen, bei Auseinandersetzungen mit Lehrern, Vorgesetzten oder Eltern usw. Charakteristisch ist, daß in den meisten Fällen das Angsterlebnis aus dem Bewußtsein verdrängt ist und sich isoliert in der Körpersprache äußert. Im Persönlichkeitsbild findet man häufig Reaktionsbildungen, d. h., die Patienten sind gegenüber allen Affekten und Gefühlsausbrüchen kontrollierend, erscheinen brav, betont ordentlich, überspielen ihre Ängste auch nicht selten durch betont forsches und forciert männliches Auftreten. Sie sind bestimmt durch eine latente Angst, ihr Gesicht zu verlieren aus der Rolle zu fallen, etwa indem sie aggressiv oder schwach werden. – Verfolgt man die Persönlichkeitsentwicklung in der Kindheit, so zeigt sich, daß sie in ihrer motorischen und affektiven Entfaltung gegenüber den Eltern und anderen Menschen abhängig geblieben sind, keine Selbständigkeit gewinnen konnten. Sie bleiben innerlich auf Nähe, Anerkennung und harmonische Verbindung mit den Eltern und mit Autoritätspersonen angewiesen.

Therapie: Zu empfehlen ist eine aufdeckende Therapie, die in einem oder in mehreren Gesprächen die unterdrückten Phantasien und Affekte zur Sprache bringt und sie in der Vorstellung und gefühlsmäßig aktualisiert. Ist die Konfliktsituation aufgedeckt und durchgearbeitet, können funktionelle Entspannung und/oder medikamentöse Hilfen wie Diazepine, die angstmildernd wirken, nützlich sein. Eine zudeckende medikamentöse Therapie ohne diese Voraussetzung fördert nur die Chronifizierung. Nicht wenige Ärzte verschleiern ihren Patienten unter weichen organischen Diagnosen wie „Pankreopathie", „Dysbakterie", „Gährungsdyspepsie" usw. den psychosomatischen Zusammenhang. Das führt zu langwierigen Verordnungen von Medikamenten und unsinnigen Diätvorschriften.

Chronisch entzündliche Darmerkrankungen

Bestimmte chronisch entzündliche Darmerkrankungen ist der Oberbegriff für Erkrankungen des Gastrointestinaltraktes mit unbekannter Ätiologie. Da es bisher keine pathognomischen Befunde oder spezifische diagnostische Tests gibt, sind sie im strengen Sinne Ausschlußdiagnosen und sind gegen die entzündlichen Darmerkrankungen bekannter Ätiologie abzugrenzen (s. unten).

Die chronisch entzündlichen Darmerkrankungen teilen sich in zwei Formen auf, die Colitis ulcerosa und den Morbus Crohn (Enteritis regionalis), die sich vor allem durch die Ausdehnung im Gastrointestinaltrakt, die Pathologie, die Klinik, Folgeerkrankungen und einige psychosomatische Aspekte (s. unten) unterscheiden.

Die ätiologischen und pathogenetischen Gesichtspunkte sind in vieler Hinsicht gleich. Es gibt viele Hinweise, die für ein Zusammenwirken von genetischen, entzündlichen, immunologischen und psychischen Ursachen bei der Entstehung der chronisch entzündlichen Darmerkrankungen sprechen.

So spricht das gehäufte Auftreten der Erkrankungen bei Juden und in bestimmten Familien mit eineiigen Zwillingen für eine genetische Ursache, ohne daß bisher ein spezifischer Marker identifiziert werden konnte.

Der chronische entzündliche Verlauf hat immer auf die Suche nach einem bakteriellen, viralen oder parasitären Agens geführt. Untersuchungen, die eine Variante von Pseudomonas in der Zellwand von betroffenen Patienten isoliert haben, konnten bisher nicht bestätigt werden. Auch andere infektiöse Hypothesen wurden bisher nicht bestätigt.

Für eine immunologische Genese sprechen die extraintestinalen Manifestationen (s. unten). Sie könnten als Autoimmunphänomene interpretiert werden, was ihr Ansprechen auf Kortikosteroide und Azathioprin als immunsuppressiven Mechanismus erklären würde. Auch fanden sich humorale Antikörper gegen Kolonzellen, die jedoch nicht mit der entzündlichen Aktivität korrelierten. Darüber hinaus gibt es auch chronisch entzündliche Darmerkrankungen bei Agammaglobulinämie und IgA-Mangel, was weitere Zweifel an der pathogenetischen Rolle der humoralen Antikörper aufkommen läßt. Auch ein gehäuftes Auftreten von Immunkomplexen konnte nicht nachgewiesen werden. Veränderungen des zellulären Immunsystems wie eine verminderte Anzahl von T-Lymphozyten erwiesen sich als sekundär.

Morbus Crohn

(Enteritis regionalis, Enteritis granulomatosa)

Definition: Der Morbus Crohn, eine subakute und chronische Entzündung des Verdauungstraktes, findet sich vornehmlich im terminalen Ileum und im Kolon sowie im anorektalen Bereich. In ¾ der Fälle ist das Kolon mitbeteiligt.

Makroanatomisch und histologisch sind die Läsionen im Kolon denen im Dünndarm weitgehend ähnlich.

Der Morbus Crohn des Kolons ist eine überwiegend segmentale, diskontinuierliche Entzündung, die sogenannte Skip lesions (isolierte Entzündungsherde, fernab vom Hauptentzündungsareal) mit einschließt. Makroskopisch stehen Verdickung und Verhärtung der Darmwand und aphthoid beginnende Ulzerationen im Vordergrund. Die Entzündung beim Morbus Crohn ist diskontinuierlich, disproportioniert und transmural. Es findet sich fast immer ein buntes Bild mit einem Nebeneinander von stark entzündlich veränderten Arealen neben Partikeln mit nur minimalen Entzündungszeichen. Die als typisch beschriebenen Epitheloidzellgranulome sind nur etwa in 20% des Biopsiematerials nachweisbar.

Die nach dem amerikanischen Arzt und Erstbeschreiber B. B. Crohn (1932) benannte Erkrankung ist eine regionale, unspezifisch entzündliche Darmerkrankung, die in Schüben auftritt und die Tendenz zur Chronifizierung hat. Bei der schweren, oft lebenslangen Krankheit sind im Vergleich mit Colitis ulcerosa häufig höhere Darmabschnitte, vor allem das Ileum und der Zäkalbereich, aber auch die Regionen des Kolons und des Rektums, typischerweise segmental betroffen. Es kommt nicht selten zu Abszessen und Fistelbildungen. Charakteristisch sind auch systemische Mitbeteiligungen, vor allem der Gelenke, der Haut, der Gallenwege usw.

Epidemiologie: Die Erkrankung wird in den letzten Jahrzehnten in den westlichen Industrieländern immer häufiger angetroffen, was sie von der Colitis ulcerosa unterscheidet, die ein weitgehend stabiles Niveau erreicht hat. Die Prävalenz des Morbus Crohn beträgt 30–55 pro 100 000 Einwohner. Der Altersgipfel der Erstmanifestation liegt zwischen dem 20. und 30. Lebensjahr und betrifft Frauen und Männer gleich häufig. Wenn das Wiederholungsrisiko für Familienmitglieder und Verwandte zahlenmäßig auch niedrig liegt, ist eine familiäre Häufung nicht zu übersehen.

Symptomatik: Krampfartige abdominelle Beschwerden, Diarrhöen, seltener als bei der Colitis ulcerosa peranaler Blutabgang bestimmen das Krankheitsbild des Morbus Crohn. Schon sehr früh kommt es zu den untengenannten Komplikationen, die nicht selten ein chirurgisches Vorgehen notwendig machen. Einen Einfluß auf den Krankheitsverlauf oder die Rezidivhäufigkeit haben Resektionen, Abszeßspaltungen oder Fisteloperationen nicht. Typische *Komplikationen* sind entzündliche Konglomerattumoren, Verwachsungen zwischen Darmschlingen, enteroenterale Fistelbildungen und Abszesse.

Schon bei der Erstbeschreibung sind Crohn und anderen Ärzten „psychiatrische Nebenerscheinungen" bei den Patienten aufgefallen, wobei sich die Frage stellt, ob eine besondere Persönlichkeitsvulnerabilität gegeben war, die unter situativen Belastungen zur Krankheit führte und inwieweit diese psychischen Veränderungen sekundär als Folge der schweren und chronischen körperlichen Erkrankung aufgetreten sind.

Ein 23jähriger Germanistikstudent kommt im Winter 1962/63 nach einem Suizidversuch in die Psychiatrische Klinik, wo er 5 Monate unter der Diagnose einer endogenen Psychose medikamentös behandelt und schließlich gebessert entlassen wird. Im nächsten Winter kommt es bei einem manisch-psychotischen Zustandsbild erneut zu einer dreimonatigen stationären Behandlung. Im Winter 1964/65 wird er wegen einer akuten Darmerkrankung, die zunächst als Colitis ulcerosa angesprochen wird, sich später als Morbus Crohn histologisch sichern läßt, mehrere Monate rein internistisch stationär behandelt. Er ist jetzt psychiatrisch unauffällig. – Im Winter 1965/66 wird er erneut unter der Diagnose einer endogenen Depression psychiatrisch behandelt. Bei Therapie mit Psychopharmaka und schließlich mit Elektroschock bessert sich der psychische Zustand schnell. Stattdessen treten aber dann langsam ansteigende Temperaturen, Bauchschmerzen und wäßrige Durchfälle nach 6 Wochen auf und die Darmerkrankung tritt erneut jetzt ganz in den Vordergrund.

Der Patient ist ein ernster, etwas gehemmter und sehr gewissenhafter, intelligenter Mann, der in der Schule und im Gymnasium beste Leistungen brachte. In der Freiheit der Universität, bei mündlichen Examen und vor allem später, wenn er bei Praktika vor der Schulklasse stehen mußte, war er ängstlich, unsicher und brachte minutenlang kein Wort heraus. Die Manifestationen der Psychosephasen und der Darmerkrankung stand zeitlich jeweils in engem Zusammenhang mit solchen mündlichen Prüfungen oder Schulpraktika. – Nachdem er mehrfach in diesen Situationen gescheitert war, auch bei solchen Belastungen wieder einen Suizidversuch unternommen hatte, entschloß er sich, nicht weiter den Lehrerberuf anzustreben. Er fand schließlich eine Stellung als wissenschaftlicher Angestellter in einem Archiv, wo er sowohl seine Sprachkenntnisse nutzen und sich in einem geordneten, überschaubaren und gesicherten Bereich betätigen konnte. Eine psychotherapeutische Behandlung half ihm bei dieser Entscheidung und führte zu einer Stabilisierung. Er lebt jetzt über zwei Jahrzehnte ohne Rückfall der psychiatrischen Erkrankung, hatte allerdings mit dem Entzündungsprozeß im Rahmen des Morbus Crohn, der 1983 eine Fisteloperation und Darmresektion notwendig machte, zu kämpfen. Die letzten 10 Jahre ist er vor allem durch einen Morbus Bechterew, der ihm bis in die Gegenwart zu schaffen macht, belastet. Ein akuter Entzündungsprozeß ist bei Diät und medikamentöser Behandlung nicht mehr aufgetreten (weitere psychologische Daten s. Bräutigam 1991).

Solche Biographien und die sich aus psychiatrischer und psychosomatischer Sicht ergebenden Zusammenhänge von Persönlichkeit und Erkrankungsmanifestation verdienen sicher Aufmerksamkeit. Es empfiehlt sich jedoch im Hinblick auf generalisierende Aussagen zu einer spezifischen psychischen Ätiologie vorsichtig zu sein. Die Spezifitätskonzepte der Psychosomatik, aus der Perspektive verstehender Interpretation bei einer sicher vorausgelesenen Gruppe aufgetaucht, sind nicht zu generalisieren. Internisten betonen nicht nur das Fehlen schwerer psychiatrischer Erkrankungen bei Colitis ulcerosa und Morbus Crohn unter ihren Fällen, sie finden auch bei der Mehrzahl ihrer Krankheitsfälle keine charakteristischen prämorbiden und psychopathologischen Strukturmerkmale (Feiereis 1990). Es taucht die Frage auf, ob es sich bei Morbus Crohn wie bei vielen anderen, sog. psychosomatischen Krankheiten um einheitliche Krankheitsbilder handelt und ob nicht etwa „psychosomatische" und „nichtpsychosomatische" Krankheitsgruppen bestehen.

Aufmerksamkeit verdienen vor allem Beobachtungen, die z. B. mit Testuntersuchungen bei Patienten mit chronischen Darmerkrankungen in den Krankheitsphasen depressive und andere auffällige Persönlichkeitszüge fanden, in den Remissionsphasen jedoch keine Abweichungen gegenüber der Norm (Leibig u. Mitarb. 1985).

Das weist darauf hin, wie notwendig es ist, den körperlichen Erkrankungen selbst und deren seelischer Bewältigung im großen, nicht vorausgelesenen, internistischen Krankengut mehr Aufmerksamkeit zu schenken, als es bisher von Psychosomatikern geschehen ist.

Krankheitsbewältigung – Coping – bei Morbus Crohn: In die Verarbeitung der körperlichen Erkrankung gehen zunächst die mit der Erkrankung selbst gegebenen Anforderungen und Einschränkungen ein: Schmerzen, Schwächezustände, Lebensgefährdung, Hospitalisation, medikamentöse und operative Behandlungsmaßnahmen, einmaliges, schubweises oder chronifiziertes Auftreten usw. Bei so schweren Erkrankungen wie Morbus Crohn stehen in der akuten oder auch in der chronischen Phase die diagnostischen und therapeutischen körperlichen Maßnahmen ganz im Vordergrund. Eine enge Zusammenarbeit von Internisten und Psychosomatikern liegt gerade bei chronischen Erkrankungen wie Morbus Crohn im Interesse der Patienten und einer Hilfestellung zu einer auch psychisch optimalen Krankheitsbewältigung.

So ließ sich zeigen, daß bestimmte Coping-Formen mit einem kürzeren Krankheitsschub, d. h. einer kürzeren Entzündungsdauer in Verbindung zu bringen sind. Patienten, die eine ausgesprochene Compliance bieten, d. h. eine mit den Ärzten kooperierende und eine aktive problemorientierte Einstellung, haben tendenziell kürzere Schübe, als die mit einer ausgesprochen depressiven Tendenz, Neigung zu Selbstmitleid und zu Krankheitsverleugnung. Im Vergleich mit körperlichen Faktoren wie Schweregrad der Entzündung und Lokalisation, denen auch ein gewisses prädiktives Gewicht zukommt, ist diese positive psychische Einstellung sogar ein etwas gewichtigerer Prädiktor (Normann u. Kordy 1991).

Gerade am Morbus Crohn ließ sich auch zeigen, daß neu Erkrankte sich hinsichtlich ihrer Coping-Form weniger voneinander unterscheiden als chronische Verläufe. Bei erstmaliger Erkrankung überwiegen Einstellungen wie „Entschlossenheit gegen die Krankheit anzukämpfen“, „sich selbst Mut machen“, „genau den ärztlichen Rat befolgen“ usw. Bei chronischen Verläufen zeigt sich nicht nur ein Abfall der Compliance, sondern es tritt eine breitere Streuung mit unterschiedlichen Verarbeitungsformen auf. Es treten also persönlichkeitseigentümliche Züge, aber auch depressive Verarbeitungen mit Selbstmitleid auf und ein Rückzug von anderen Menschen und passive Tendenzen sind zu beobachten (Normann u. Kordy 1991).

Erkrankungssituationen und Persönlichkeitsbilder: Aus ihrer Sicht, u. U. mitbedingt durch die Vorauslese der bei ihnen untersuchten Patienten, finden Psychosomatiker häufig seelische Belastungen in der Ersterkrankungssituation. In 35 von 39 Fällen wurden die folgenden seelischen Belastungen beschrieben: 8 Kranke mit Verlust nahestehender Personen (5mal Elternteil, einmal Ehemann, Ehefrau und Kind), außerdem berufliche Anforderungen oder sonstige uncharakteristische Konflikte (Whybrow). Ebenso sollen Belastungen und Konflikte bei Rückfällen und Verschlimmerungen eine Rolle spielen. Es sind aber dann eher Situationen der Verunsicherung und Schwellensituationen des Lebens, die individualspezifisch immer wieder auftreten, keine ungewöhnlichen oder gar Extrembelastungen.

Eine 24jährige geschiedene Frau leidet seit 6 Jahren unter massiven Durchfällen (röntgenologisch verengtes Lumen, starre Wände, mehrfache Fistelbildung im unteren Ileumbereich). Es ist ihr selbst aufgefallen, daß die Durchfälle immer dann kommen, wenn sie sich aufregt, Sie kämen immer dann, wenn sie selbständig etwas tun solle. Sie zieht sich dann mit ihrer Krankheit zurück, was auch von den Eltern, in deren Haus sie noch lebt, geduldet wird. Sie wohnt im

Hause der Eltern, ist meist mit ihrem Kinde seit der Scheidung bei den Eltern in der Wohnung. Wenn ihr die Bevormundung zu stark werde, ziehe sie sich in das obere Stockwerk in ihre eigene Wohnung zurück, bekomme dann aber meist heftige Durchfälle.

Zur Kindheit wird angegeben, daß sie als Einzelkind aufwuchs. Der Vater hatte ein Friseurgeschäft, war kriegsbeschädigt, infolge vieler Schmerzen oft krank, durch Kuraufenthalte abwesend. Die Mutter arbeitete leitend im Friseurgeschäft mit, Patientin selbst wurde von einer Tante erzogen, da die Eltern den ganzen Tag mit Arbeit überlastet waren. Sie hat nie eine volle Zuwendung und Geborgenheit bei den Eltern erlebt. Mit 14 Jahren Friseurlehre im elterlichen Geschäft begonnen, obwohl ihre eigenen Wünsche, die sie nicht anzumelden wagte, in ganz andere Richtungen gingen.

Mit 17 Jahren wurde sie schwanger von einem 3 Jahre älteren Mann. („Ich glaube, ich habe ein Kind haben wollen, um von zu Hause wegzukommen.“) Drei Monate nach der Geburt ihres Kindes mußte ihr Mann zur Bundeswehr, in dieser Zeit traten die Durchfälle auf. Sie meint, die Durchfälle kämen vor allem dann, wenn sie selbständig etwas tun soll, auch z. B. sich sexuell ihrem Mann nähern, den sie als zu passiv und zurückhaltend erlebt. Vor allem war ihr die Trennung vom Ehemann schwer, zumal sie befürchtete, daß er sich anderen Frauen zuwenden würde, was dann auch in den folgenden Ehejahren geschah und ein dauernder Grund für sie war, sich zurückzuziehen. Sie willigte in die Scheidung schließlich ein, als eine andere Frau von ihrem Mann ein Kind erwartete. – Bemerkenswert ist, daß die Patientin unfähig ist, allein zu sein, vor allem auch unfähig, mit anderen in Distanz oder Streit zu leben. „Ich kann mich nicht wehren“, „Ich gerate ganz durcheinander, wenn ich mit jemandem im Streit lebe“. Als sie im zweiten Jahr der Therapie einmal von einem anderen Patienten heftig angegriffen wird, gelingt es ihr zwar, sich jetzt in der Stunde besser zu wehren, in den Tagen danach gerät sie aber in große Unsicherheit und Angst, daß sie wieder in der nächsten Stunde angegriffen wird, will aus der Therapie wegbleiben, sie aufgeben, sich in Einzeltherapie oder an einen anderen Ort in Gruppentherapie begeben. – Es dauert lange Zeit, bis sie in der Lage ist, in der Gruppe Auseinandersetzungen zu ertragen, wie sie überhaupt, nachdem sie die symbiotische Gemeinschaft der ersten Phase der Therapie sehr positiv erlebt hat, die Differenzierung und Abgrenzungsarbeit in der zweiten Phase sehr schmerzhaft mit wiederholten kleinen Rückfällen erlebte.

Eindrucksvoll bei dieser Patientin, wie stark sie an die Eltern und an Schutz gebende Personen gebunden geblieben ist. Sie ist wehrlos, kann sich nicht durchsetzen und begrenzen, ist unfähig, ihre eigenen Interessen gegenüber anderen Menschen zu vertreten und sie durchzusetzen.

Eine für alle Patienten spezifische Persönlichkeits- oder Konfliktstruktur ist nicht zu finden, doch fällt allgemein auf, wie wenige dieser Patienten in der Lage sind, sich dynamisch durchzusetzen und zu entfalten. Das entspricht den Merkmalen einer depressiven Persönlichkeitsstruktur. Das Thema Bindung an die Ursprungsfamilie, an Mutter und Vater und die Verletzbarkeit durch Trennungen ist nun ein grundlegender Zug menschlicher Entwicklung und findet sich in der Erkrankungssituation und Persönlichkeitsstruktur bei vielen neurotischen und psychosomatischen Störungen wie bei durchschnittlich normalen Entwicklungen.

Bei der letztlich doch großen Varianz von Persönlichkeiten ist eher auf die für den einzelnen Kranken typische Verbindung von Persönlichkeitsvulnerabilität und situagener Auslösung zu achten, wie sie heute in der Psychiatrie bei endogenen Psychosen diskutiert wird. Bei Morbus Crohn und Colitis ulcerosa ist der als „syndrome shift" bezeichnete Wechsel zwischen endogener Psychose und diesen Darmerkrankungen vereinzelt zu beobachten.

Arzt-Patient-Beziehung

Im Vergleich zu Kolitiskranken werden Crohn-Patienten oft als verschlossener beschrieben, weniger anklammernd als diese. Bei Belastungen ziehen sie sich enttäuscht und innerlich vorwurfsvoll zurück, zeigen dann Züge der „Pseudoautonomie", die nicht über die tatsächliche innere Lage hinwegtäuschen darf. Die Enttäuschung und der stille Vorwurf kann sich dann sowohl ganz gegen den Somatiker oder auch ebenso entschieden gegen den Psychosomatiker richten. Diesen nicht nur hier, sondern auch bei anderen Krankheiten gegebenen Aufspaltungstendenzen kann nur durch gutwillige Kooperation beider Vertreter entgegengewirkt werden. Beide müssen bereit sein, ihren Teil beizutragen und zugleich ihre Grenzen vor sich selbst wie auch vor dem Patienten anzuerkennen, auch Idealisierungen entgegenzuwirken, die den anderen Therapeuten entwertet.

Letzlich landen die oft über Jahrzehnte behandlungsbedürftigen Kranken für die fortlaufende Betreuung beim niedergelassenen Internisten, Allgemeinmediziner oder dem Praktiker des Wohnbereiches des Patienten. Ihm kommt bei langen und alltäglichen Berührungen, Hausbesuchen und bei Kenntnis der äußeren und inneren Lebenssituation die Aufgabe zu, die körperliche und die psychische Behandlung miteinander zu integrieren. Er wird zur Schlüsselfigur, die den Zugang zu beiden Bereichen vertreten soll. Es wechseln dabei Phasen, in denen die somatische Seite, mit anderen, wo die psychische Seite ganz im Vordergrund stehen, die der helfenden und stützenden Funktion des Arztes bedürfen.

Therapie: Es ist heute davon auszugehen, daß die Patienten nicht nur in den akuten, sondern auch in den stillen Phasen der chronischen Erkrankung medikamentöser Behandlung bedürfen. Das setzt eine Compliance voraus, auch gerade bei Rückfällen, aber auch eine stützende und zugleich ermutigende therapeutische Haltung des Arztes.

Immer ist mit Rückfällen zu rechnen, die aber auch für eine aufdeckende und stützende Therapie neue Ansatzpunkte bieten. Sie sind zugleich eine Bewährungsprobe für die Zusammenarbeit von Internisten bzw. praktischem Arzt und Psychotherapeuten.

Die oben erwähnte 24jährige geschiedene Frau war während einer 3monatigen stationären Behandlung mit intensiver analytischer Gruppentherapie bald symptomfrei geworden. Sie hatte die Zeit auf der Station sowie den Zusammenhalt der Gruppe mit den intensiven Aussprachen als eine Zeit der Geborgenheit erlebt. Bei der Entlassung hatte sie viele Pläne, sich beruflich zu verselbständigen, neue Wege zu gehen, eine neue Ausbildung als Arzthelferin zu machen. Alle diese Pläne scheiterten, ohne daß es zunächst zu einem Rückfall kam. 3 Monate nach der Entlassung lernte sie einen Mann kennen, der große Hoffnungen in ihr erweckte. Ganz schnell beschließt sie, die Gruppentherapie abzubrechen, alle Beziehungen dort hinter sich zu lassen, in der Hoffnung, daß diese Beziehung zu dem neuen Freund ihr die Geborgenheit bringt. „Er hat mir versprochen, daß er mich ganz gesund machen werde.“ Als diese Beziehung nach 4 Wochen in eine Krise kommt und scheitert, hat sie einen schweren Rückfall, der eine erneute kurze stationäre Behandlung notwendig macht. Sie kehrte wieder in die Gruppe zurück und war seither zunächst ohne Rückfall.

Die eingesetzten speziellen psychotherapeutischen Maßnahmen sind von denen bei Colitis ulcerosa nicht zu trennen. Psychosomatische Zusammenhänge fordern nicht nur eine Individualdiagnostik (v. Weizsäcker), sondern sie zwingen zu einer differentiellen Indikationsstellung für die einzusetzenden psychotherapeutischen und soziotherapeutischen Maßnahmen. Diese reichen von suggestiven, hypnotischen Behandlungen, gestaltungs- und maltherapeutischen Techniken, Entspannungsbehandlungen mit autogenem Training, funktioneller Entspannung oder konzentrativer Bewegungstherapie bis zu psychoanalytischen Gruppenbehandlungen (geschlossene Gruppen, weniger gut offene, die eine zu geringe Gruppenkohäsion haben) und zu analytischen Einzeltherapien. Vergleichende Untersuchungen, die eine grundsätzliche Überlegenheit einer Methode gegenüber einer anderen zeigen, liegen nicht vor, sind auch bei der individuellen Indikationsstellung und damit gegebenen Vorauslese kaum zu erwarten. Um so wichtiger ist Selbstkritik und eine lange katamnestische Nachbeobachtung zu fordern, bevor mit diesem oder jenem Verfahren Erfolgsmeldungen abgegeben werden. Allzu häufig wird von psychotherapeutischer Seite auch dem körperlichen Ausgangsbefund, einer differenzierten Diagnostik wie auch der späteren körperlichen Lage zu wenig Aufmerksamkeit geschenkt.

Colitis ulcerosa

Definition: Die Colitis ulcerosa ist eine in Schüben verlaufende, chronisch entzündliche Darmerkrankung, die in ausgeprägten Stadien mit Ulzerationen einhergehen kann. Vollständige Remissionen sind v. a. unter medikamentöser Therapie möglich. Die Entzündung beginnt fast ausnahmelos im Rektum und breitet sich *kontinuierlich* unterschiedlich weit nach proximal im Kolon aus.

Makroskopisch ist die Schleimhaut ödematös geschwollen, hyperämisch und zeigt vielfach Blutungen. Dazu treten konfluierende Nekrosen und Geschwüre. Zwischen chronischen Ulzera zeigen sich Pseudopolypen aus entzündlich veränderten Schleimhautarealen.

Histologisch ist die Colitis ulcerosa eine mukosomale Entzündung. Die Intensität der Entzündung nimmt in Richtung auf Muscularis propria, Subserosa und Serosa hin ab, die nur beim toxischen Megakolon mitbefallen sind. Im floriden Stadium findet man Ulzerationen, lymphozytäre Infiltrationen und Kryptenabszesse.

Symptomatik: Blutige Diarrhöen und krampfartige abdominelle Beschwerden sind die Hauptsymptome der Colitis ulcerosa. Bei schweren entzündlichen Schüben kommen Fieber, die genannten systemischen Veränderungen und Gewichtsverlust dazu.

Komplikationen sind das toxische Megakolon und ein erhöhtes Risiko zur malignen Entartung bei der das gesamte Kolon betreffenden sogenannten Pankolitis und einem jahrelangen schweren, entzündlichen Befall.

Epidemiologie: Die Prävalenz der Colitis ulcerosa liegt bei 80 bis 117 Krankheitsfällen auf 100 000 Einwohner und hat nach deutlicher Zunahme in den westlichen Industrieländern in den vergangenen 50 Jahren jetzt offenbar ein stabiles Niveau erreicht. Sie betrifft das weibliche und männliche Geschlecht gleich häufig und manifestiert sich überwiegend im dritten Lebensjahrzehnt, kann aber auch schon bei Kindern und auch noch bei älteren Menschen auftreten.

Ursachen: Die Ursache der Colitis ulcerosa ist nicht bekannt. Bei wohl multifaktorieller Genese stehen pathogenetisch immunologische Vorgänge im Sinne einer Autoimmunerkrankung im Mittelpunkt der Diskussion, wobei seelische Faktoren einwirken können. Im Hinblick auf die Zunahme in diesem Jahrhundert wird auch an Ernährungsfaktoren oder Umwelteinflüsse gedacht. Auf Anlageeinflüsse weisen Zwillingsbefunde hin, die eine Konkordanzrate von 0,46 bei eineiigen Zwillingen finden, sowie eine auf das Zwanzigfache erhöhte Erkrankungwahrscheinlichkeit für Verwandte. Sie ist allerdings absolut mit 1 bis 2% noch relativ gering. Bemerkenswert ist, daß sich in der Verwandtschaft von Kolitikern auch gehäuft Morbus Crohn-Erkrankungen finden und umgekehrt. All diese Befunde sprechen für eine Vererbung.

Erkrankungssituationen und Persönlichkeitsbilder: Die Colitis ulcerosa gehört zu den Krankheiten, bei denen schon früh eine charakteristische Auslösesituation aus psychosomatischer Sicht beschrieben wurde. Lindemann (1953) fand bei 24 von 36 seiner Patienten schmerzliche Verlusterlebnisse wie Tod, Zurückweisung durch einen Liebespartner oder räumliche Trennung von einer nahestehenden Person im unmittelbaren zeitlichen Zusammenhang mit dem Erkrankungsbeginn. Auch Verlust des gewohnten Lebensraums, Umzüge und Operationen werden als auslösende Belastungen genannt. Eine Verbindung dieser Verlusterlebnisse mit krankhaften Trauerreaktionen, d. h. vor allem mit fehlender Trauerarbeit und auch eine besonders starke Bindungstendenz wurde schon von Lindemann betont. Zur echten Trauerarbeit gehört eine intensive emotionale Reaktion und eine Bearbeitung des Verlustes, die die vergangenen wie die gegenwärtigen Erlebnisse mit dem anderen Menschen umfaßt. Bemerkenswert ist, daß auch bei normalen Trauerreaktionen psychosomatische Beteiligungen und dabei Magen-Darm-Symptome zu beobachten sind. Lindemann hat die Colitis ulcerosa als somatisches Äquivalent und Teilstück einer derartig verfehlten Trennungs- und Trauerarbeit interpretiert.

In einzelnen Fällen ist unmittelbar sichtbar zu machen, wie Trennung und Verlusterlebnisse wegen ihrer psychischen Valenz verleugnet werden.

Ein 20jähriger kaufmännischer Angestellter hatte seinen leiblichen Vater vor seiner Geburt an einer Blutvergiftung verloren und war vaterlos aufgewachsen. Er hatte sich an einen 4 Jahre älteren Bruder besonders stark angeschlossen. Eines Nachts wird er von der Mutter geweckt mit der Nachricht, daß der ältere Bruder gerade bei einem Motorradunfall tödlich verunglückt sei. Er legt sich wieder ins Bett und schläft weiter. Als er am nächsten Morgen aufwacht und zum Frühstück kommt, fragt er erstaunt, warum seine Mutter und die anderen Geschwister so bedrückt um den Tisch sitzen, warum sie die Köpfe hängen ließen. Er hat die Mitteilung vom tödlichen Unfall des Bruders, der Vaterstelle an ihm vertrat, völlig verdrängt. – Auch im Laufe der nächsten Tage und Wochen kommt es nicht zu einer emotionalen Reaktion. Er hat keine Tränen bei der Beerdigung, geht scheinbar unbeteiligt weiter seiner Arbeit nach. 5 Tage nach dem tödlichen Unfall des Bruders beginnt eine schwere Colitis ulcerosa, die nach einigen Monaten zu einer stationären Aufnahme zwingt.

Die gleichen Faktoren findet man auch bei Rückfällen. So beschrieb Engel in 24 von 30 Fällen belastende Trennungserlebnisse bei Wiederauftreten der Symptomatik, auf Situationen unterdrückter Aggression und Wut. Außerdem werden solche Situationen beschrieben, die mit erhöhter Leistungsanforderung oder mit der Notwendigkeit einer Verselbständigung verbunden sind. Auch diese Situationen können im Sinne eines Geborgenheitsverlustes verstanden werden und als Hinaustreten aus der bisherigen Schutz gebenden Abhängigkeit. Ähnlich wie bei anderen psychosomatischen Erkrankungen hat man hier aktiv überkompensierende und pseudounabhängige Kolitispatienten neben den offen abhängigen beschrieben.

Es muß davon ausgegangen werden, daß bei diesen Beschreibungen aus psychoanalytischer Perspektive eine Vorauslese der Patienten und bei der Interpretation die professionelle Perspektive und Interpretation der Befunde die Aussagen beeinflussen. Internisten, die der Stimmung und der Person ihrer Kranken Aufmerksamkeit schenken, beschreiben auch bei der Kolitis vereinzelt infantile Persönlichkeitszüge, narzißtische Strukturen. Andere betonen aber, keine Häufung von Belastungen in der Erkrankungssituation feststellen zu können und sie finden auch keine gestörten oder grob auffälligen Persönlichkeiten unter ihren Patienten.

Es besteht bei schweren und chronischen Krankheitsbildern die grundlegende Frage, ob die Erkrankung selbst und deren Verarbeitung nicht die psychische Lage und die Gesamtsituation entscheidend verändert. Zumindest kann sie schon vorher gegebene Persönlichkeitszüge hervortreten lassen, etwa solche der Abhängigkeit, der Ohnmacht und des regressiven Rückzugs, die dann in der akuten und in der chronischen Phase von Ärzten und Psychotherapeuten beobachtet werden.

Eine 35jährige Frau leidet seit 5 Jahren an einer Colitis ulcerosa, bei der schubweise akute Phasen mit schweren blutig-schleimigen Durchfällen auftraten. Der Befund ist röntgenologisch und rektoskopisch wiederholt gesichert worden, medikamentöse Therapien, Einläufe mit Kortikosteroiden brachten nur kurzzeitig eine Besserung. Sie erschien 1970 bei der ersten psychosomatischen Untersuchung, von ihrer Ursprungsfamilie emotional noch sehr abhängig, als Älteste von 6 Geschwistern und in nahezu masochistischer Form an ihren Vater gebunden, der alle Frauen entwertete. Sie war bis zum 16. Lebensjahr Bettnässerin, durfte keinen Beruf lernen und erlebte auch in ihrer mit 23 Jahren geschlossenen Ehe keine Verselbständigung. Ihr Mann war schweigsam, emotional karg, hatte keine Anerkennung für ihre Leistungen in der Familie und kein Verständnis für ihre Interessen. Die Krankheit brach aus, als sie durch Haushalt und zwei Kinder belastet war und zunehmend unzufrieden wurde, wobei Phantasien aufkamen, die Familie ganz zu verlassen und sich durch eigene Arbeit zu verselbständigen. – In der stationär begonnenen und ambulant lange weitergeführten Gruppentherapie war sie eine lebhafte und intelligente, den therapeutischen Prozeß tragende Teilnehmerin. Sie wurde bald symptomfrei, hatte aber einen schweren Rückfall bei Ende der Gruppentherapie. In ambulanter Nachbehandlung und tiefenpsychologischer Einzelbehandlung stabilisierte sie sich wieder, es kam aber immer dann zu Rückfällen, wenn das Behandlungsende realistisch anvisiert wurde. Das zwang wiederholt zu intensiveren ambulanten und auch stationären Nachbehandlungen. Schließlich konnte sie nach 8jähriger Behandlungszeit die Beziehung zum Therapeuten und zur Klinik lockern. Sie schreibt einmal im Jahr ihrem Therapeuten einen Bericht, wie es ihr geht, war bisher ohne Durchfälle und auch bei rektoskopischen Konrollen ohne krankhaften Befund. In jetzt 20jähriger Nachbeobachtung war bisher kein Rückfall aufgetreten. Sie hat auch weitgehend die Ängste vor einem solchen verloren. – Die Behandlung wurde all die Jahre medikamentös begleitet. In akuten Zuständen benötigte sie Einläufe mit Cortison, später über viele Jahre Behandlung mit Azulfidinen, die sie gut vertrug und die offensichtlich zur Stabilisierung beitrugen. Schließlich berichtete sie, daß sie seit 3 Jahren keine Medikamente mehr nimmt und dabei beschwerdefrei geblieben ist.

Auf briefliche Nachfrage berichtet die jetzt 55jährige frühere Patientin zur seelischen Lage: geändert habe sich vor allem ihre innere Einstellung und ihre Lage in der Umwelt. Nachdem die Kinder aus dem Hause waren, hat sie freiwillig eine Arbeit in der Gemeinde aufgenommen, für junge Frauen Computerkurse organisiert und durchgeführt, dann einen Rhetorikkurs vorbereitet. Da der Gemeindevorstand ihr die Arbeit schwermachte, hat sie sich aber dort freigemacht und jetzt eine Frauengruppe ins Leben gerufen, die sich um Asylanten kümmert, lernt Englisch und noch die Sprachen von Asylanten. – Mit ihrem Mann hat sie viele gleiche Interessen entdeckt, sie verreisen, waren zwei Jahre in einer Tanzschule, aber das Wichtigste: „Was wir halt jetzt können, das ist miteinander reden. Mein Mann zwar nicht so gut, bei ihm artet das oft in Vorwürfe aus, aber es ist doch besser als in der ersten Zeit unserer Ehe, als jeder nur seinen Schmollwinkel hatte." – Sieht man die Initiative und die Kräfte, die sie jetzt entfaltet hat, ist vorstellbar, wieviel Kräfte bei ihr vorher unterdrückt und vielleicht auch im Krankheitsprozeß gebunden waren.

Psychiater haben bei der Colitis ulcerosa wie beim Morbus Crohn vereinzelt Psychosen depressiven oder schizophrenen Gepräges unter ihren Fällen beschrieben (Daniels 1962; Spiegelberg 1965). Im internistischen Krankengut werden sie sehr viel seltener erwähnt.

Arzt-Patient-Beziehung und Coping s. bei Morbus Crohn.

Psychotherapeutische Behandlungsformen: Im akuten Stadium ist neben der medikamentösen und meist klinischen Behandlung eine stützende ärztliche Haltung schon im Hinblick auf den reduzierten Allgemeinzustand und die regressive Einstellung der Patienten erforderlich. Neben der üblichen internistischen Behandlung mit Azulfidinen, Kortikoidpräparaten oral oder als Klysma sind die Bedürfnisse der Anlehnung, die depressive Stimmungslage und die Angst der Patienten durch eine annehmende, verstehende und ermutigende Einstellung des Arztes aufzufangen.

Eine 33jährige kaufmännische Angestellte sagt in einer der ersten Stunden der analytischen Gruppentherapie von sich selbst« „Ich muß immer jemanden um mich herum haben, der mich richtig versteht. Gut ist es mir nur gegangen, wie ich damals krank war und wie mein Mann sich so sehr um mich gekümmert hat, jeden Abend ins Krankenhaus kam, wochenlang mir alles gekauft hat, was er nur konnte. Ich kann ohne meinen Mann nicht sein. Er wollte dann aber, daß ich wieder nach Hause komme. Ich wollte aber im Krankenhaus bleiben, ich habe gedacht, zu Hause bin ich doch noch mehr allein. Wenn mein Mann sich scheiden läßt, dann will ich heim zur Mutti gehen. Mein Mann kann sich dann ja eine gesunde Frau nehmen. Ich muß immer einen Arzt um mich haben, ich muß immer wieder den Arzt fragen, werde ich wieder gesund? Geholfen hat mir nur der Dr. X, der hat mir ganz fest und 100%ig versichert, daß ich wieder gesund werde, er werde mir helfen."

Man hat bei Kolitispatienten sehr früh eine anaklitische Form der Therapie, also eine Geborgenheit und Schutz gebende Variante der Psychotherapie diskutiert. Eine aufdeckende Therapie stößt häufig genug bei der Schwere des Krankheitsbildes an Grenzen. Auch Motivation, Einsichtsfähigkeit und Chronifizierung der äußeren und inneren Lebenssituation erschweren den Zugang. Ärzte und Psychologen, die eine psychotherapeutische Beziehung zu Patienten herstellen, müssen sich darüber klar sein, daß bei Art und Schwere der Erkrankung und den auftauchenden regressiven Bindungstendenzen meist mit einer längeren Behandlungsdauer zu rechnen ist.

Ein 21jähriger Büroangestellter aus einer Arbeiterfamilie, der eine Abiturientin aus einer Akademikerfamilie ein Jahr zur Freundin hatte, war ihr bildungsmäßig und nach der sozialen Schicht weit unterlegen. Dabei war er äußerst empfindlich auf ihre Versuche, ihm Hilfen und Korrekturen zu geben, ihre Bitte, sein übermäßiges Rauchen einzustellen, erlebte er als Versuch, „ihn unter den Pantoffel zu bringen". Einige Tage, nachdem das Mädchen einen anderen jungen Mann ihm vorzog – wie er meint, wegen seiner einfachen Herkunft und seines Berufes –, erkrankte er an einer schweren Kolitis. Nachdem der erste Kolitisschub durch mehrwöchigen Krankenhausaufenthalt zur Ruhe gekommen war, entwickelte er in den folgenden Monaten eine Vorliebe zu großspurigem Auftreten, Alkohol, schaffte sich auf Kreditbasis in rascher Folge immer neue Autos an und hatte zahllose flüchtige Mädchenbekanntschaften. Jetzt machte er es umgekehrt, er band die Mädchen erst an sich, um sie dann abrupt zu verlassen. 8 Monate später verliebte er sich aber wieder ernsthaft in ein 2 Jahre älteres Mädchen – und bekam erneut einen schweren Rückfall, als auch diese Bindung in die Brüche ging. – In seiner Persönlichkeit und im Auftreten ist er laut, redet viel, versucht die anderen zu dominieren. Im Beruf ist er sehr ehrgeizig, möchte dauernd durch freiwillige Überstunden Anerkennung erreichen. Ein hoher Verdienst ist für ihn Macht und Selbstbestätigung. – Während der stationären Gruppentherapie verleugnet er zunächst jegliche Konflikte und seelische Schwierigkeiten. Psychologische Krankheitszusammenhänge lehnt er zunächst gänzlich ab. Erst im Laufe einer 1½jährigen Gruppentherapie, die er selbst mehrfach abzubrechen drohte (wie deutlich wird, um eigenen Ängsten, zu abhängig zu werden, zu begegnen), kann er mehr und mehr seine weiche und abhängige, sensible Wesensart mitteilen und akzeptieren. Noch immer kann er aber der Gruppe nicht seine eigenen Bindungs- und Abhängigkeitswünsche mitteilen. Am Ende der Gruppentherapie kommt es zu einem leichten Rückfall, so daß noch eine Zeit psychotherapeutischer Einzelgespräche angeschlossen werden mußte.

Für die Mehrzahl der Patienten ist wohl eine eher supportive psychotherapeutische Begleitung, oftmals am besten durch den behandelnden Internisten, erforderlich. Von dem Arzt getragen zu werden, gerade auch bei Rückfällen Halt zu finden und wieder Hoffnung zu schöpfen, ist für die Krankheitsbewältigung entscheidend. Ebenso wichtig ist die Rolle der Familienstrukturen und der hier gegebene „social support". Die sozialen Auswirkungen auf den Beruf gering zu halten und hier Hilfen zu geben, erweist sich als ebenso bedeutsam.

Krankheitsspezifische Selbsthilfegruppen haben in den letzten Jahrzehnten ein immer größeres Gewicht bekommen und sind positiv zu werten: Die Selbsthilfegruppen „Deutsche Morbus Crohn/Colitis ulcerosa Vereinigung – DCCV“ bieten zumindest in städtischen Gebieten ein Angebot, auf das die Patienten hinzuweisen sind. Für Patienten mit Anus praeter kann die Deutsche Ilco e.V. praktische und psychosoziale Hilfen geben.

Ebenso haben sich in den letzten Jahren nonverbale und körperzentrierte Verfahren auch bei dieser Krankheitsgruppe bewährt. Autogenes Training, funktionelle Entspannung scheinen heute immer mehr an die Stelle der früher hier empfohlenen Hypnosetherapien zu treten. Es ist für den behandelnden Arzt bei diesen vielseitigen Möglichkeiten notwendig, herauszufinden, welches Verfahren für seinen Patienten geeignet ist, d. h. für welches bei seiner innerpsychischen und seiner sozialen Lage eine innere Motivation für längere Behandlung zu wecken ist.

Psychosomatik in der Chirurgie

Es könnte überraschen, daß hier ein Thema aus einem operativen Fach behandelt wird. Aber Diagnostik, Operationsentscheidung, Vorbereitung, postoperative Pflege und Nachsorge des Kranken legen dem Chirurgen eine umfassende Auffassung von Krankheit und dabei die Beachtung von psychosomatischen wie somatopsychischen Zusammenhängen nahe. Grundlegend ist dabei sicher eine gute, tragfähige Arzt-Patient-Beziehung. An einem speziellen aber für den Chirurgen alltäglichen Thema, der Operationsentscheidung zur Appendektomie, soll auf diese Notwendigkeit einer differenzierenden Sicht auf Kranksein und Krankheit hingewiesen werden.

Unterbauchbeschwerden und fehlindizierte Appendektomien

– Eine psychosexuelle Krise junger Frauen –

Die Diagnose eines akut entzündeten Wurmfortsatzes und dessen baldige Operation gehört zu den alltäglichen und scheinbar selbstverständlichen ärztlichen und speziell chirurgischen Aufgaben. Daß auch hier eine psychosomatische Perspektive, die auf die Lebenssituation und die psychische Lage der Operierten gerichtet ist, von Interesse sein kann, scheint weit hergeholt. Der Chirurg Hontschik (1987; 1988) hat in den letzten Jahren überraschend und überzeugend aufgedeckt, daß jedenfalls in Deutschland bei der Operationsindikation, gewöhnlich unter der Diagnose „chronisch rezidivierende Appendizitis“, häufig Fehldiagnosen laufen. Diese Fehldiagnosen betreffen aber nicht in normaler Streuung die gesamte männliche und weibliche Population, sondern eine bestimmte Altersgruppe von Frauen.

Unter der Diagnose „chronisch rezidivierende Appendizitis" fanden in einer süddeutschen Klinik im ganzen mehr fehlindizierte Appendektomien statt als Operationen wegen akuter Appendizitis. Und betroffen waren vor allem Frauen, und hier vor allem solche der Altersjahrgänge zwischen 15 und 25. Diese Fehldiagnosen waren auf den histologischen Befund nach der Operation zu stützen. Auffällig ist auch, daß diese fehlindizierten Appendektomien bei jungen Frauen zwischen 13 und 25 Jahren einen Gipfel am Montag haben und doppelt so häufig vorkommen als in der Woche, was bei sonst fehlindizierten Appendektomien und auch bei akuter Appendizitis nicht der Fall war. – Der soziale Status (Krankenkassenzugehörigkeit, AOK oder Privatkassen; Ausbildung, Berufsgruppenzugehörigkeit usw.) hatte keinen Einfluß auf die Relation akute Entzündung/keine akute Entzündung. Nur bei Frauen fand sich die Fehlindikation „chronische Appendizitis" häufiger als bei Männern, besonders aber bei ausländischen, also türkischen, jugoslawischen, spanischen, italienischen usw. Frauen aus den Mittelmeerländern. Es gab auch keine jahreszeitlichen oder wesentlichen Monatsschwankungen. Es deuten sich aber die Sommermonate und die Weihnachtstage als Krisenzeiten mit einer Häufung von Appendektomien bei Frauen mit Fehlindikationen an (Hontschik 1987).

Einzelfalluntersuchungen zeigen nun, daß es sich um junge Frauen handelt, die in der sexuellen Reifung stehen und offenbar mit den ersten sexuellen Berührungen und Erfahrungen ambivalent in Konfliktsituationen mit sich geraten und Probleme mit der eigenen Familie bekommen. Das Wochenende, der Sonntag, scheint der „Hauptkampftag" (Hontschik) für diese Konfliktsituationen zu sein. Bei jener Ambivalenz der jungen Frauen sind Sorgen, Eifersucht und Neid der Mütter oder der Väter gegenüber der Tochter meist deutlich im Spiel. Eine Somatisierung der sexuellen Konfliktsituation in Richtung auf den Bauch der jungen Frauen liegt nahe, und das Krankheitsangebot und die Diagnose einer Bilddarmentzündung bietet für alle Beteiligten einen Ausweg. Die Verlegenheitsdiagnose chronisch rezidivierende Appendizitis ist auch von seiten der beteiligten praktischen Ärzte und Chirurgen eine Entlastung. Wie Hontschik zeigen konnte, wird sie in der Ambulanz vor allem von jungen Ärzten gestellt, die prozentual einen größeren Anteil an der Behandlung in dieser Phase haben, wenn sie auch bei der Operationsentscheidung nicht allein bestimmend sind.

Hontschik weist noch darauf hin, daß im Laufe dieses Jahrhunderts nicht nur die Menarche immer früher auftritt. Studien über die Jugendsexualität zeigen, daß die durchschnittlichen Daten der ersten heterosexuellen Kontakte immer weiter vordatiert werden. Untersuchungen aus dem Jahre 1973 zeigten bereits, daß im Durchschnitt Mädchen mit 13 Jahren und 9 Monaten ihre ersten Verabredungen haben, mit 15 Jahren den ersten festen Freund, mit 17 Jahren und 9 Monaten den ersten Koitus (Sigusch 1973). Diese Daten haben sich seither sicher noch weiter in Richtung Kindheit vorgeschoben und üben auf junge Frauen einen mehr oder weniger großen kollektiven Anpassungs- und Leistungsdruck auf sexuelle Erfahrungen aus. Sie führen damit nicht nur bei den jungen Frauen selbst zu inneren Konflikten, sondern auch notwendig zu solchen mit den Werten und Normen der älteren Generation und zu Spannungen und Auseinandersetzungen. Man kann die Frage aufwerfen, ob diese Appendektomien, der Krankenhausaufenthalt, die Entfernung von der Familie und der Einschnitt des Krankenlagers nicht doch so etwas wie eine Initiation darstellen. Sicher werden ja die verschiedensten psychosozialen Krisen in einem körperlichen Krankheitsangebot (Michael Balint) in den ärztlichen Raum eingebracht und in irgendeiner Weise auch aufgenommen, unter Umständen gelöst. Kinder, die eine schwere körperliche Erkrankung, eine Infektionskrankheit etwa, durchgemacht haben, fühlen sich nach einem längeren Krankenlager häufig nicht nur geschwächt, sondern auch gegenüber der Umwelt gereift und älter geworden. Ist nicht vielleicht doch die Appendektomie eine schnellere und billigere Behandlung dieser Krise als eine psychotherapeutische Intervention?

Es muß jedoch bezweifelt werden, daß diese Form des Austrags des Konfliktes, ohne daß den Betroffenen die Problematik im geringsten deutlich und bewußt wird, eine Lösung bringt. Vielmehr ist anzunehmen, daß die Konfliktsituation und Belastung nach der Operation weiter besteht und in anderer Form, unter Umständen in weiteren und andersartigen Behandlungen fortgeschleppt wird. Und es ist sicher schon eine Intervention, die die Betroffenen an die eigentliche Konfliktsituation heranführen und sie damit konfrontieren kann, wenn der Chrirug dem Drängen der Familie nicht nachgibt, sondern „Nein“ sagt. Damit ist Raum geschaffen, in dem – im günstigen Fall – ein konflikterhellendes Gespräch einsetzen kann, das der Arzt auf behutsame Weise suchen und anregen sollte.

Im übrigen ist eine Appendektomie keine Kleinigkeit. Auch die indizierte Operation führt bei Frauen nicht selten zu Verwachsungen und zu Relaparotomien (Ileus 1 : 100), auch bei Fehlindikation besteht eine Sterblichkeit von 1 : 400.

In der Klinik, aus der diese Beobachtungen und Erkenntnisse stammen, ist im Laufe von 10 Jahren die Zahl der durchgeführten Appendektomien auf 40% abgesunken, die Zahl der Fehlindikationen von 50% auf 20%. Dabei stieg die Zahl der Perforationen gegenüber früher nicht an, sondern ist gleich geblieben.

Endokrine Störungen

Zur Psychosomatik bei endokrinen Störungen

Im letzten Jahrzehnt hat die Forschung neue endokrine Krankheitsformen in ihrer genetischen, immunologischen und zentralnervösen Steuerung aufgedeckt, hat neue, erfolgreiche medikamentöse Therapieformen entwickelt. Die ärztlich-psychologische Aufgabe hat sich noch mehr darauf zentriert, die Compliance und das Coping des Patienten zu beobachten und zu unterstützen.

Daneben sind die somatopsychischen Auswirkungen endokriner Störungen noch differenzierter hervorgetreten. Das endokrine Psychosyndrom, früher eher unspezifisch und statisch beschrieben, hat sich differenziert. Während früher allgemeine Veränderungen der Antriebe und des allgemeinen Erregungsniveaus sowie der Grundstimmung als gesteigert oder gemindert beschrieben wurden, werden unterschiedliche Entwicklungen in den verschiedenen Lebensaltern und periodische Schwankungen erwähnt. Charakteristisch gefärbte Funktionsstörungen, etwa der Schwäche und Adynamie bei hypophysären Störungen, der Verlangsamung beim Hypothyreoidismus etc. treten hervor. Allerdings kann von einer spezifischen Zuordnung psychischer Symptome nicht die Rede sein. Eine endokrinologische Psychologie, wie sie M. Bleuler (1979) als Zukunftsaufgabe entwirft, versucht aber eine differenzierte somatopsychosomatische Wechselwirkung zwischen Hormonwirkungen in den einzelnen Lebensphasen und menschlichem Erleben und Verhalten herauszuarbeiten.

Wir beschränken uns hier darauf, am Beispiel des Diabetes mellitus auf die Bedeutung von Compliance in den verschiedenen Lebensaltern hinzuweisen und auf somatopsychische Zusammenhänge bei der Hyperthyreose.

Diabetes mellitus

Diabetes mellitus ist eine Stoffwechselerkrankung, die entweder auf einer Störung der Insulinsekretion der Beta-Zellen der Langerhans-Inseln des Pankreas und/oder auf einer relativen Insulinresistenz an den peripheren Organen beruht. Heute wird zwischen Typ I Diabetes oder IDDM (insulin dependent diabetes mellitus) und Typ II oder NIDDM (non-insulin dependent diabetes mellitus) unterschieden.

Die Relevanz seelischer Faktoren bzw. psychophysiologischer Wechselwirkungen wird für drei Ebenen diskutiert:

- als ätiologisch relevanter Faktor,
- als Ursache für akute Stoffwechselentgleisungen,
- als Reaktion auf die Erkrankung und die Selbstbehandlungserfordernisse.

Die Ätiologie des Typ I Diabetes beinhaltet genetische, immunologische und infektiöse Faktoren (genetische Disposition – Virusinfektion – destruktive Autoimmunreaktion), die letztlich zur Zerstörung der Beta-Zellen führen. Hinreichende Belege für eine psychologische Verursachung liegen nicht vor (Surwit et al. 82, Hauser & Pollets 1979, Cox et al. 1986).

Genetische Faktoren spielen auch beim Typ II eine Rolle, zusätzlich sind insbesondere hier seelische Faktoren von Bedeutung, insofern sie über das Eßverhalten (Übergewicht) und Bewegungsmangel vermittelt werden.

Die frühe Hypothese einer ätiologisch relevanten „Diabetespersönlichkeit" konnte wissenschaftlich nicht aufrechterhalten werden (Dunn & Turtle 1981).

Seelische Faktoren können direkt und indirekt die Blutzuckerlage des Diabetikers beeinflussen.

Es spricht heute vieles dafür, daß seelische Belastungen, vermittelt über das autonome Nervensystem, den Blutzuckerspiegel direkt beeinflussen (Pennings-van der Eerden et al. 1990, Cox et al. 1986, Goetsch 1989, Williams et al. 1988). Baker et al. (1969, zit. nach Waadt & Strian 1989) konnten demonstrieren, wie im Verlaufe eines Interviews über vorher ermittelte individuelle familiäre Konflikte der Blutzuckerwert stoffwechsellabiler Brittle-Diabetiker extrem anstieg. Während eines Kontrollinterviews zeigten sich keine nennenswerten Veränderungen.

Der indirekte Einfluß seelischer Faktoren auf die Blutzuckerlage des Diabetikers drückt sich durch die „Compliance" aus. Die Patienten sind heute in hohem Maße an ihrer eigenen Behandlung beteiligt. Tägliche Blutzuckerkontrollen, Insulininjektionen und die Einhaltung komplizierter Diätvorschriften erfordern nicht nur ein hohes Maß an Fachkompetenz, die in standardisierten Schulungsprogrammen vermittelt werden kann (Berger 1884, Kronsbein et al. 1989), sondern zugleich eine Anpassung des gesamten Lebensstils an diese Selbstbehandlungserfordernisse. Seelische Faktoren und emotionale Konflikte können die individuelle Fähigkeit zu dieser Anpassungsleistung erheblich beeinflussen. Erfolgversprechende Wege zum Verständnis von Non-Compliance dürfen sich nicht allein auf die Betrachtung des Wissensumfangs oder globaler Persönlichkeitskonstrukte beschränken, sondern müssen die subjektive Bedeutung der Krankheit für das Individuum explorieren (Locus of Control, Health Believe Model) (Becker & Janz 1985, Herschbach 1991, Cox et al. 1986, Pennings-van der Eerden et al. 1990).

Diabetiker sind chronisch Kranke, die auf ihre Erkrankung und Behandlung mit starken seelischen Belastungen reagieren können. Diese Belastungsreaktionen können mit dem Chronisch-krank-Sein selbst, mit akuten und Langzeitkomplikationen (Symptomen des Diabetes) und dem Druck der Selbstbehandlungserfordernisse zusammenhängen.

Die Konfrontation mit der Erstdiagnose stellt für viele Patienten, insbesondere Kinder und Jugendliche, sowie deren Familien einen Schock dar. Depressionen, Störungen des Selbstwertgefühls und Verzögerungen der Identitätsentwicklungen können die Folge sein. Vorliegende Befunde über die Psychopathologie von erwachsenen Diabetikern sind widersprüchlich (Hauser und Pollets 1979, Weyerer et al. 1989).

Der Diabetes mellitus ist mit einer Reihe von akuten und Langzeitkomplikationen verbunden. Hypo- und Hyperglykämien sind akute Stoffwechselentgleisungen, die nicht nur primär physisch sondern auch sekundär psychisch eine große Belastungsquelle darstellen können (z. B. Hypoglykämieangst). Langfristig ungünstige Stoffwechseleinstellungen können zu schwerwiegenden Schädigungen der Nerven und der kleinen und großen Blutgefäße führen (Makroangiopathie, Mikroangiopathie, Neuropathie). Die Patienten müssen dann mit schwersten Behinderungen, wie Blindheit, Nierenschädigungen, Dialyse, Fußamputation rechnen. Die Angst vor solchen Spätkomplikationen ist eine der stärksten und häufigsten psychischen Belastungen der Patienten.

Neben der Krankheit selbst und ihren Verlaufskomplikationen kann der Druck, sein Leben an die Selbstbehandlungserfordernisse anpassen zu müssen als weitere Quelle von emotionalen Belastungen erlebt werden (Herschbach 1991).

So wie psychische Faktoren die Diabetesbehandlung (Compliance) beeinflussen und diese wiederum auf die psychische Befindlichkeit zurückwirkt, so wird man der Bedeutung vieler psychischer Faktoren für den Diabetes mellitus insgesamt am besten im Sinne psychophysischer Wechselwirkungen gerecht.

Wenn beispielsweise bereits eine autonome Neuropathie vorliegt, ist für den Patienten die Wahrnehmungsfähigkeit für körperliche

Unterzuckerungszustände (ängstliche Erregung) beeinträchtigt, so daß er nicht rechtzeitig Maßnahmen zur Blutzuckerregulation ergreifen kann (Strian 1988, Waadt und Strian 1989).

Ein zweites Beispiel bezieht sich auf die Diät. Es gibt Hinweise darauf, daß der Anteil von Bulimiepatientinnen im „Risikoalter“ (15–22 Jahre) unter den Diabetikern höher ist als in der Allgemeinbevölkerung. Es ist denkbar, daß die Diätvorschriften in der Diabetesbehandlung im Sinne eines „restraint eating“ als ein Risikofaktor für die Entwicklung der Bulimie anzusehen sind. Diabetikerinnen mit einer Bulimie wiederum, so zeigen klinische Erfahrungen, können ihr Behandlungsregime, insbesondere durch Insulinfehldosierungen, dazu benutzen, ihr Gewicht zu kontrollieren (Schweiger 1988, Waadt et al. 1990).

Die Arzt-Patient-Beziehung

Die Dauerbehandlung von Diabetikern, insbesondere solchen, die den Behandlungsempfehlungen nicht nachkommen, gehört zu den größten Herausforderungen für den niedergelassenen Arzt. Eine belehrende Grundhaltung bzw. eine, die die Ursache von Non-Compliance ausschließlich auf die Charakterstruktur des Patienten zurückführt, kann auf beiden Seiten nur zu Frustrationen führen. Es kommt für den Arzt darauf an, in emphatischer Weise herauszufinden, welche emotionale Bedeutung die Erkrankung für den Kranken hat und welche äußeren Faktoren die Einhaltung der Behandlungsvorschriften erschweren.

Psychotherapeutische Behandlungsmaßnahmen sind auf allen Ebenen psychophysischer Wechselwirkungen indiziert, wenn die Informationsvermittlung und die medizinische Behandlung alleine, den Patienten nicht in die Lage versetzen kann, sich an seine chronische Erkrankung anzupassen.

Hyperthyreose

Definition: Die hypermetabolische Hyperthyreose (Morbus Basedow) ist eine mit vermehrter Schilddrüsenhormonproduktion einhergehende Erkrankung, die neuerdings zum Formenkreis der Autoimmunkrankheiten gerechnet wird.

Symptomatik: Neben den bekannten und klassischen Symptomen der Hyperthyreose (Struma, Exophthalmus, Tachykardie, Hyperhidrosis, Diarrhö bei Erhöhung von Grundumsatz, proteingebundenem Jod und Schilddrüsenhormonspiegeln im Serum usw.) und Allgemeinbeschwerden wie Schweißneigung, Gewichtsabnahme bei gesteigertem Appetit und Neigung zu Durchfällen gehören seelische Symptome häufig zum Krankheitsbild: *allgemeine Nervosität, motorische*

Unruhe, Schwächegefühl, Ermüdbarkeit und vor allem *Schlaflosigkeit.* Der Anblick der Kranken mit den weit geöffneten Augen und der Hypermotilität läßt sie nach einem alten Ausdruck wie im „Schreck-in-Permanenz" erscheinen. Die Kranken empfinden sich selbst jedoch durchaus nicht in einem Schreck- oder Angstzustand. Zum Teil sind sie gegenüber ihrer eigenen Symptomatik eher distanziert, registrieren Herzklopfen, Schwitzen, Zittern, ohne diesen Symptomen besonderes Gewicht zu verleihen. Viele Hyperthyreotiker gehen spät zum Arzt, und es ist für ihr Krankheitsverhalten charakteristisch, daß sie die Neigung haben, am Arbeitsplatz auszuharren, sich nicht als krank zu empfinden. Dem Beobachter fällt die gesteigerte Spontanmotilität auf, die Kranken sind unruhig, ruhelos, ständig in Bewegung, können im Sitzen die Hände nicht ruhig halten, ihre Bewegungen sind überschüssig. Nicht selten finden sich klaustrophobe Züge, vor allem eine Unfähigkeit, sich in geschlossenen warmen Räumen aufzuhalten, ohne sich frei bewegen zu können. Auffällig ist bei manchen eine Neigung zu Tränenausbrüchen, die unmotiviert erscheinen, für die die Patienten selbst keinen Grund angeben können. Bei einem Teil der Patienten findet sich das von Bleuler beschriebene endokrine Psychosyndrom mit innerer Spannung, Ungeordnetheit, Neigung zu Verstimmungen depressiver und ängstlicher Art und zu Konzentrationsunfähigkeit. Man kennt heute verschiedene Formen: Die Hyperthyreose kann mit oder ohne Struma auftreten, mit oder ohne endokrine Ophthalmopathie; eine Sonderform ist das autonome hyperthyreote Adenom.

Epidemiologie: Nach dem Diabetes mellitus ist die Hyperthyreose die häufigste endokrine Erkrankung, sie betrifft 1–2% der Bevölkerung. *Frauen* erkranken 4- bis 7mal häufiger als Männer an Hyperthyreose. In der Kindheit ist die Hyperthyreose selten, in der Pubertät und in den folgenden Dezennien tritt sie häufiger auf.

Psychophysiologie: Insbesondere aus Tierexperimenten ist bekannt, daß in Lebenslagen, die vom Organismus besondere Leistungen verlangen, die Hormonsekretion der Schilddrüse zunimmt. Mit Hilfe der Schilddrüsensekretion steigert oder senkt der Organismus seine Gesamtvitalität, und zwar über längere Zeit, im *Unterschied zu* schnelleren und flüchtigeren Leistungssteigerungen durch die Hormone der Nebenniere. Schilddrüsenhormon beschleunigt Herzschlag, Blutumlauf, Atmung, Darmresorption, Gaswechsel und Energieumsatz. Es erhöht die Körpertemperatur, steigert die Nervenleitungsgeschwindigkeit, die neuromuskuläre Erregbarkeit, verkürzt die Reflexzeit und steigert die Gesamtmotilität. Der Gedankenablauf nimmt zu, die Aufmerksamkeit wird gesteigert. Die Hyperthyreose zeigt deutlich, daß dabei nicht bloß einzelne Organfunktionen verändert sind, sondern daß zahlreiche Funktionen zu einer veränderten *Gesamtvitali-*

tät integriert werden, die im pathologischen Fall über die sinnvolle Anpassung an innere oder äußere Erfordernisse herausgehen.

Bei pathophysiologischen Überlegungen wird angenommen, daß die Schilddrüse sich den regulierenden Mechanismen der thyreo-hypophysären Regelung entzogen hat und von extrahypophysären humoralen Faktoren mit thyreotroper Wirkung stimuliert wird. Es sind dies Autoimmunglobuline (TSI früher LATS, d. h. ein „long acting thyreoid stimulator"). Diese Antikörper (Antiimmunglobuline) binden sich an Hormonrezeptoren der Schilddrüsenzellen und rufen eine vermehrte Schilddrüsenproduktion und Sekretion (von Thyroxin und Trijodthyronin) hervor. Die normale Regelung durch TSH, also das schilddrüsenstimulierende Hormon ist dadurch weitgehend außer Kraft gesetzt. – Damit werden Vorstellungen hinfällig, daß sich über kortiko-hypothalamisch-hypophysäre Wege psychophysiologische Einflüsse ursächlich direkt auswirken.

Psychodynamische Konstellation: Vor einigen Jahrzehnten wurde die Hyperthyreose noch zu den typischen psychosomatischen Erkrankungen gerechnet (Alexander 1951). Weitere klinische Beobachtungen und pathophysiologische Forschungen zwingen jedoch, im Hinblick auf die Gewichtung eines ursächlich wirkenden psychosomatischen Faktors, vorsichtiger zu sein. Soweit Umwelteinflüsse und deren seelische Verarbeitung mitwirken, ist ein zweizeitiger Ansatz denkbar (Weiner 1977), wonach Anlagefaktoren zusammen mit frühkindlichen familiären Sozialisationseinflüssen beim Erwerb der Disposition wirksam sein könnten (s. S. 72). Zur von Alexander noch beschriebenen klassischen psychodynamischen Konfiguration gehört zunächst ein *starkes Verantwortungsbewußtsein* und eine *Leistungsbereitschaft,* die aber untergründig von dem Bedürfnis, Angst nicht hochkommen zu lassen, *kontraphobisch* eingesetzt wird. Fortlaufend muß eine *antizipierte Bedrohung der Sicherheit* durch *eigene Kraftanstrengung* überwunden werden. Von vielen Beobachtern wird übereinstimmend die *Bereitschaft, Sorge für andere* – etwa durch Pflege – zu *übernehmen,* beschrieben. Häufig findet man eine Übernahme mütterlicher, beschützender Einstellung gegenüber jüngeren Geschwistern, die zu einer Überkompensation der aggressiven Regungen und Geschwisterrivalität eingesetzt wird. Bedrohung der Sicherheit im Erwachsenenalter und in der Kindheit sind ein häufiger Befund. Charakteristisch bzw. häufig bei thyreotoxisch Kranken soll sein, daß eigene *Ängste und Abhängigkeitsbedürfnisse* nicht direkt geäußert werden können, sondern durch Übernahme von Verantwortlichkeit, Anstrengung und kontraphobische Verleugnung *abgewehrt* werden.

Eine 24jährige unverheiratete Frau, sehr begabt, machte in ihrer Schulzeit schnelle Fortschritte. Sie war äußerst gewissenhaft, schwänzte nie. Ihre Mutter war Lehrerin, „eine sehr intelligente und schöne Frau". Beide Eltern waren sehr ehrgeizig mit ihrer Tochter. Die Patientin hatte offensichtlich rivalisierende Gefühle gegenüber ihrer Mutter, konnte sie aber nie offen zum Ausdruck bringen. – Als sie 20 Jahre alt war, mußte sie ihr Studium unterbrechen und zu ihrer sterbenden Mutter zurückkehren, sie pflegen, außerdem zwei jüngere Geschwister versorgen. Sie unterstützte die Familie finanziell und versuchte, nebenher noch ihr Studium fortzusetzen, was auch trotz des Todes der Mutter, der Sorge für die jüngeren Geschwister und finanzieller Schwierigkeiten sowie trotz eigener Erkrankung gelang. Sie war äußerst selbstgenügsam, ehrgeizig, verdrängte ihre weiblichen Bedürfnisse, um ihre intellektuellen Ziele zu erreichen und ihre mütterliche Rolle gegenüber den jüngeren Geschwistern durchhalten zu können (Beispiel von Ham u. Mitarb. 1951).

Bei mehr als einem Drittel der Kranken findet sich eine ausgesprochen kontraphobische Einstellung.

Kontraphobische Züge werden in mehr als ⅔ der Fälle, Verleugnung und Verdrängung der Angst in mehr als ⅓ festgestellt. ⅘ der Patienten zeigen ein sich über ihr ganzes Leben erstreckendes Streben, unbedingt weiterzukommen mit einer bis zur Erschöpfung gehenden Verpflichtung zu Leistung und Arbeit. Bei Frauen zeigt sich das u. U. im gesteigerten Bedürfnis, Kinder zur Welt zu bringen und, wenn möglich, darüber hinaus Kinder zu adoptieren.

Eine 53jährige Frau, die älteste von 8 Kindern. Sie hat vier Kinder gehabt, obwohl sie „niemals irgendeine sexuelle Befriedigung erlebt hat“. Sie „mußte immer einige Kostgänger in ihrem Haus haben“ und hatte ungeachtet ihrer plötzlichen Krankheit (Thyreotoxikose) bis zuletzt zwei Pflegekinder bei sich. In den vergangenen 15 Jahren hat sie 15 Pflegekinder zu Hause gehabt. Im Durchschnitt blieben die Kinder 9 Jahre bei ihr. Ihr Mann war immer gegen diese Kinder gewesen und behauptet, daß sie die Ursache der Krankheit der Patientin seien. Ihre eigene Lebensgeschichte ist bemerkenswert. Die Patientin erinnert aus ihrer Kindheit einen fortdauernden Kampf um den Lebensunterhalt, daß jedes Jahr ein neues Kind kam und daß sie an Waschtagen nicht zur Schule gehen durfte.

Wie bei allen psychosomatischen Krankheiten bleibt die Frage, warum diese Patienten auf solche Anforderungen nicht regressiv, passiv ausweichend, sondern mit einer solchen forcierten Anstrengung reagieren? Das ist die Frage nach der psychophysischen Disposition, wie sie durch Anlage und frühkindliche Umweltbedingungen erworben wird.

Ursachen: Die Häufung von Schilddrüsenerkrankungen, zusammen mit Zwillingsuntersuchungen, weisen auf einen Anlagefaktor hin. Ob die Disposition zur Manifestation dieser Erkrankung im erwachsenen Alter bei allen Kranken in einem umweltstabilen autonomen Prozeß liegt, muß als offene Frage angesehen werden. Im ganzen sind aber frühere Vorstellungen über eine psychotraumatische Verursachung mit akuten emotionalen Erschütterungen, Life-Events, Schreckerlebnissen usw. fraglich geworden. Zumindest muß davon ausgegangen werden, daß spezifische seelische Belastungen, die man vor Ausbruch der Hyperthyreose findet, eine schon disponierte Persönlichkeit und eine somatische Erkrankungsdisposition zu dieser Zeit voraussetzen.

Ein wichtiger Aspekt ist jedoch der somatopsychische, d. h. wie sich die häufig beschriebene Leistungsbereitschaft, die untergründige angstabwehrende kontraphobische Einstellung unter der Behandlung heute verändert. Die in der akuten Krankheitsphase vorhandene Unruhe, Erregung und Ängstlichkeit wird nach therapeutischer Ausschaltung des thyreogenen Hypermetabolismus und der gelungenen Rekompensation ausgeglichen, ebenso die Affektlabilität, die Wärmeempfindlichkeit und der erhöhte Antrieb. Diese für die Umgebung zumindest deutlich gegebene Veränderung wird aber subjektiv nicht selten als ein Verlust erlebt. Die Patienten klagen über Initiativeverlust, Abnahme der Leistungsfähigkeit und Dysphorie bis zur depressiven Verstimmung. Die Euthyreose wird als eine Einschränkung der Ich-Leistungen und Funktionen erfahren (Bahner 1968).

Diagnose und Differentialdiagnose: Früher wurden alle möglichen Fälle akuter Angstzustände und angsthysterischer Entwicklungen unter der Diagnose Hyperthyreose geführt. Seitdem an die Stelle der unsicheren Grundumsatzbestimmungen zuverlässigere Methoden wie Bestimmung der Schilddrüsenhormone im Blut (T3, T4) und der thyreotropen Hormone (TSH, Anstieg von TSH und TRH) getreten sind, ist die Diagnose Hyperthyreose besser fundiert. Die Diagnose wird heute auch offenbar seltener gestellt als vor 20 Jahren, da es jetzt möglich ist, neurotische Störungen ohne weiteres abzugrenzen.

Therapie: Auch bei guter thyreostatischer Einstellung von Hyperthyreosen und ausreichender Substitution kann weiter eine seelische Symptomatik vorhanden sein: Depressionen, Unruhe, Unausgeglichenheit, Schlafstörungen. Sie resultieren meistens aus der Schwierigkeit, daß die Patienten sich bei leicht erhöhtem Hormonspiegel aktiviert und belebt empfinden und nun bei einer Einstellung auf Normalwerte sich selbst als passiv-apathisch initiativelos erleben und zu depressiven Reaktionen neigen. Umgekehrt wird bei Hypothyreosen manches konflikthaft erlebt, was vorher unproblematisch war. *Das ärztliche Gespräch* und eine gute psychotherapeutische Führung können hier neben einer Konfliktbearbeitung der auslösenden Situation, vor allem der gegenwärtigen psychischen Symptomatik gewidmet sein. Sie steht meist im Zusammenhang mit Interaktionen in Familie und Beruf, mit Fragen der Eingliederung auf einem neuen Niveau der Aktivität. Aus der Krise und der Krankheit lernen bedeutet, dem Patienten zu einer Lebensführung und zu einem Gesundheitsverhalten zu verhelfen, die kein erneutes Risiko in bezug auf die Erkrankung darstellen. Diese Aufgabe ärztlicher psychotherapeutischer Führung stellt sich hier wie bei vielen psychosomatischen und somatopsychosomatischen Krankheiten. – Die große Psychotherapie, über deren Erfolg früher einzelne Psychoanalytiker und Psychiater berichtet haben (Alexander 1951, Bleuler 1954), dürfte heute keine praktische Bedeutung mehr haben.

Psychosomatische Gesichtspunkte bei Schwerkranken

(Intensiv- bzw. Wachstation, Dialyseeinrichtungen, Organtransplantationen)

Die Situation der akut und chronisch Schwerkranken und die Möglichkeiten medizinisch-technischer Hilfe zur Lebensrettung in Extremsituationen werfen für Patienten, Ärzte und Pflegepersonal psychologische Probleme auf, die in den letzten Jahren zunehmend Aufmerksamkeit gefunden haben. In ihrem psychologischen und in ihrem Rollenaspekt stellt Intensivpflege eine Zuspitzung der klassischen Krankenrolle und des Interaktionsverhältnisses von Arzt und Patient dar: *Der Patient wird zum Objekt ärztlicher Tätigkeit.* Der Ernst der Situation bestimmt die Rollenverteilung, die schnelles und umsichtiges Handeln notwendig macht. Um handeln zu können müssen die Gefühle bei Ärzten und Schwestern zurücktreten. Es ist unsinnig diese notwendige Einstellung zu pathologisieren (und mit Begriffen wie Abwehr und Verdrängung zu beschreiben). Das Bewußtsein der ärztlichen Kompetenz und das reibungslose Funktionieren der Apparate in dieser Lage sollen und können dem Patienten Sicherheit geben. Erfahrungsgemäß kommt es aber bei allen Beteiligten im Laufe dieser in vieler Hinsicht extremen Situation zu charakteristischen Problemen.

Das Wissen um die Bedrohung des eigenen Lebens durch eine für den Kranken spürbare akute und schwere Krankheit und die heute meist gegebene Anwesenheit und Abhängigkeit von bestimmten Apparaten wie Beatmungsgeräte, Infusionseinrichtungen, Monitoren, Dialysegeräten usw. haben große Hilfen aber auch neue Belastungen gebracht. Auch unter diesen Bedingungen ist von der Person des Kranken, seiner subjektiven Verarbeitung und inneren Lage nicht abzusehen, die für die Frage des Verlaufes entscheidend werden kann: handelt es sich um eine ausgeglichene und aktive, kooperative Persönlichkeit, die gelernt hat auch mit schweren Belastungen umzugehen oder um jemanden, der in passiver Weise von anderen Menschen abhängt, seinen Gefühlen nicht Ausdruck geben kann? Kann er seine neue Krankenrolle akzeptieren, Schmerzen, Isolierung für eine Zeit ertragen? Ebenso wichtig wie die Reserven, die in seiner Persönlichkeit liegen ist die Frage des social support, d. h. ob ihm von seiner Familie, seinen Berufskollegen usw. Hilfe und Beistand zuteil wird oder ob er mit der Krankheit in eine Situation der völligen Isolierung gerät.

Der Verlust der Integrität des eigenen Körpers und die völlige Abhängigkeit von einer neuen und fremden Umgebung, in der der Kranke in eine passive und ohnmächtige Rolle gezwungen wird, führt zu charakteristischen abnormen seelischen Reaktionen, die man als ICU-Syndrom (Intensive-Care-Unit-Syndrome) bezeichnet hat. Es ist aber kein einheitliches, fest umrissenes psychisches Bild. Neben vielen verstehbaren ängstlichen und depressiven Reaktionen werden vor allem hirnorganische Ausfälle mit vorübergehenden und reversiblen Bewußtseinstrübungen und Verwirrtheitszustände beschrieben. Häufig, d. h. in bis zu 50% der Fälle, wurden diese Ausfälle in der ersten Zeit nach großen Herzoperationen beobachtet.

Bestimmt wird die Interaktion von Arzt und Patienten also u. a. dadurch, daß die Behandlung in Extremsituationen heute ganz unter die Zeichen der technischen Medizin und der Apparate getreten ist, d. h. durch die Anwesenheit und die Macht eines Dritten.

Deutlich wird das daran, daß das letzte und sichere Kriterium zur Feststellung des Todes, ob ein Patient lebt oder tot ist, nur im Rahmen einer komplizierten apparativen Untersuchung zu klären ist: Von den 12 Kriterien des Todes, die im Zusammenhang mit Reanimation und Organtransplantationen diskutiert wurden, erwies sich als das letzte und entscheidende Kriterium das Aufhören der Eigenaktivität des Gehirns, wie sie nur im elektroenzephalographischen Befund sichtbar zu machen ist. Bei einem beatmeten Patienten ist heute das mit dem EEG wiederholt und über einen bestimmten Zeitraum festgestellte Aufhören der Eigenaktivität des Gehirns ausschlaggebend. Auch bei Eingriffen zur Organtransplantation ist diese Feststellung gefordert.

Damit wird die Situation durch Macht und u. U. Pannen des Apparates bestimmt. Unsicherheit entsteht bei Patient und Team, wenn die Routine nicht klappt, wenn an irgendeinem Apparat ein Fehler vorhanden ist. Auch Schwerkranke auf einer Intensiv- oder Wachstation bekommen viel mehr mit, als Ärzte und Schwestern oft meinen. Der Patient verfolgt dies u. U. mit, gewinnt seine Sicherheit erst wieder zurück, wenn eine apparative Störung beseitigt ist. Patienten auf Intensiv- und Wachstationen werden häufig verunsichert, wenn bei Schichtwechsel ein neues unerfahrenes Mitglied des Behandlungsteams erst in die Apparatur eingewiesen werden muß.

Hilfe und Macht dieses Dritten, des Apparates über die körperlichen Funktionen kann nicht das Eingeständnis der Ohnmacht vor dem ganz anderen, der Macht des Todes ersparen, die letztlich alle, auch Ärzte und Schwestern mit dem Patienten, verbindet.

Und bei aller sachlichen Aktivität des Behandlungsteams ist diese Nähe des Todes präsent. Die Todesrate auf Stationen der Intensivpflege reicht bis zu 50%!

Auch in dieser Situation sind Fragen des Umgangs mit dem Patienten von großem Gewicht. Das besondere Klima einer Intensiv- und Wachstation, das Engagement des Personals wie auch die Bereitschaft des Teams, mit dem Patienten verbal zu kommunizieren, ihn durch Informationen am Verlauf der Dinge zu beteiligen, haben Gewicht. Sie wirken sich auf die Stimmung, das Befinden und damit auf die psychophysische Widerstandskraft und den Verlauf der Krankheit aus. In manchen Fällen kann ihnen entscheidende Bedeutung zukommen: Patienten, die z. B. unmittelbar von Anästhesisten detaillierte Informationen erhalten, benötigen weniger Narkose und postoperativ nur die Hälfte von Schmerzmitteln als die, bei denen das nicht der Fall ist. Informationen erlauben ihnen auch im Vergleich mit einer Kontrollgruppe eine bessere „Kummerarbeit" („work of worrying") zu leisten, d. h. eine angemessene innere Beschäftigung mit der zunächst immer zu Einschränkungen führenden Krankheit.

Typische Reaktionen von Kranken in Extremsituationen

Bei der Auseinandersetzung mit der Krankheit kann von seiten des Patienten mehr die kognitive oder mehr die affektive Beteiligung überwiegen. Die Reaktion kann eine der Krankheitssituation angemessene Abwehr darstellen, sie kann aber auch fehlerhaft sein, indem sie zu einem Verhalten führt, das den Erfolg der Behandlung gefährdet. Die zu beobachtenden wichtigsten Reaktionsweisen sind die folgenden:

1. Rückzug in kindliche Abhängigkeit

Ein gewisser Rückzug auf sich selbst, Erhaltung der Energie, die Ausschaltung äußerer, die Krankheit nicht betreffender Fragen, kann eine Form der positiven Mitarbeit und der Auseinandersetzung mit dem eigenen Zustand sein. V. v. Weizsäcker hat dies einmal als die Krankheitsarbeit der Patienten bezeichnet. Es kann aber auch eine ausgesprochene Regression auf eine kindlich abhängige und fordernde Stufe erfolgen mit hypochondrischer und wehleidiger Überbesorgtheit. Diese regressive Tendenz zur Isolierung, ja zur Selbstaufgabe wirkt sich auf den körperlichen Zustand negativ aus.

Der regressive, zudem noch schwierige und fordernde Patient ist nicht nur auf Intensivpflegestationen, sondern auch in anderen Abteilungen häufig ein Problem. Er fordert Zeit und Kräfte des Personals, provoziert negative Reaktionen heraus

Ein 18jähriger Arbeiter mit einer Colitis ulcerosa reagiert auf die Entlassung seines Zimmernachbarn, an den er sich sehr geklammert hat, mit einem Rückzug ins Bett, das er kaum noch verläßt, flüchtet sich in Tagträumereien.

Er verschafft sich Speisen und Getränke, von denen er wissen muß, daß sie ihm nicht bekommen. Damit provoziert er die verstärkte Sorge der Schwestern und Ärzte, deren Bemühungen jedoch an seinem egozentrischen und abweisenden Verhalten zunächst abprallen. Er klagt nach einigen Tagen über Schmerzen im ganzen Körper, besonders im Darmbereich. Es kommt zu einem Fieberanstieg und akuten Krankheitszustand mit toxischem Kolon, der beinahe zur Operation zwingt. Erst in gemeinsamen Bemühungen von Schwestern, Ärzten und anderen Patienten der Station gelingt es, nachdem er sich an einen neuen Patienten in seinem Zimmer gewöhnt hat, ihn aus seinem Rückzugsverhalten zu lösen. Dabei kommt es auch schnell zu einer Besserung des körperlichen Zustandes.

2. Verleugnung

Besonders bei chronisch Nierenkranken kann die Todesdrohung durch Zwischenfälle, Verschlechterungen oder den Tod von Mitpatienten neu aktualisiert werden. Es ist verständlich, daß sich der kranke Mensch in einer Extremsituation nicht dauernd mit der unmittelbaren Lebensgefahr selbst konfrontieren kann und daß er sich auf seinen gegenwärtigen Zustand, die gegenwärtigen Schmerzen und Beschwerden, die Aussichten auf die allernächste Zeit konzentriert. Bei manchen Patienten findet sich aber eine völlige Verleugnung der Tatsache, schwer krank zu sein; sie bieten euphorisch unangepaßte Verhaltensweisen. Die Gefahren der Krankheit können dabei in einem gewaltsamen Willensakt unterdrückt werden: „Ich möchte nicht daran denken, wenn diese Gedanken in meinem Kopf auftauchen, schicke ich sie schnell weg." Die Verleugnung kann die Krankheit selbst, wie auch die Probleme und Sorgen betreffen, die mit ihr verbunden sind: „Versteht mich nicht falsch. Worüber wir gesprochen haben, beschäftigt mich überhaupt nicht." Verwoerdt (1972) weist darauf hin, daß im Sprachverhalten solche Negationen gehäuft zu beobachten sind. Diese Verleugnungen können u. U. auch einen aggressiven und rebellierenden Protestcharakter annehmen und sehr selbstdestruktiv sein. Wenn sie keine nur vorübergehende, sondern eine dauernde Einstellung werden, müssen sie an seelische Störungen von psychotischem Ausmaß denken lassen.

3. Rationalisierung und Verschiebung

Eine besonders häufige Form der Verleugnung, mit der der Arzt noch konfrontiert werden kann, ist die Rationalisierung der Beschwerden. Die Situation ist häufig paradox: Während der Arzt häufig Schwierigkeiten hat, Patienten mit neurotischen und psychosomatischen Krankheiten von der Mitwirkung seelischer Faktoren zu überzeugen, findet er hier zuviel Entgegenkommen. Den erfahrenen Psychosomatiker macht das mißtrauisch und vorsichtig.

Eine 40jährige Frau hat Radiogoldeinlagen nach einer Unterleibsoperation bekommen, wobei es zu Darmnekrosen kam. Sie ist in einem schlechten Allgemeinzustand, kann kaum Nahrung zu sich nehmen. Auf ihren Wunsch wird ein Psychotherapeut gerufen, dem sie dann ausschließlich ihre schwierige Ehesituation als Grund ihrer Beschwerden anbietet. Weder von der ursprünglichen Krankheit noch von den unglücklichen Operationsfolgen, die die Ärzte ihr durchaus mitgeteilt hatten, sagte sie ein Wort.

Solche rationalisierenden Verschiebungen können aber auch andere, banale Einflüsse betreffen. So können Beschwerden, die etwa durch Metastasen oder durch eine Ausbreitung des Krankheitsprozesses bedingt sind, mit Erkältung, Diätfehlern, Darmverstimmungen o. ä. begründet werden.

4. Angstreaktionen – depressive Reaktionen

Unter den affektiven Reaktionen stehen im akuten Zustand Angstanfälle im Vordergrund. Eine plötzliche Verschlechterung, eine innere Blutung die zu einem Schockzustand führt, Zwischenfälle, die bei hellwachem Bewußtsein erlebt werden, können zu panikartigen Reaktionen führen. Hierbei kommt es gelegentlich dazu, daß der Patient aufgibt und etwa durch eine Suizidhandlung selbst ein Ende setzt.

Solche Erfahrungen werden besonders häufig auf Dialysestationen gemacht. Die Suizidhandlung bei Dialysepatienten ist 400mal häufiger als in der Durchschnittsbevölkerung. Bei der großen Abhängigkeit von der Umwelt, von der Familie und von einer zeitlich unabsehbaren und teuren apparativen Behandlung sind auch Schuldgefühle und eine Neigung zu Selbstvorwürfen zu beobachten. Die Belastung von der Abhängigkeit des Apparates, die sehr monotone Diät mit Einschränkung der Flüssigkeit wird von manchen Dialysepatienten nicht durchgehalten. Sie zeigen suchtähnliche Durchbrüche in Form von Nahrungs- und Flüssigkeitsexzessen mit gelegentlich tödlichem Ausgang. Bei manchen depressiven Reaktionen stehen hypochondrisch-körperliche Beschwerdefixierungen als Äquivalent des Affektiven im Vordergrund. Handelt es sich etwa um Verlust eines Gliedes durch Amputation, so kommt es häufig zu Verstimmungen, die mehr den Charakter einer Trauerreaktion haben. Nach dem anfänglichen emotionalen Schock setzt die Trauerarbeit des Verlustes ein und, wenn sie erfolgreich verläuft, wendet sich die Aufmerksamkeit wieder neuen Zielen, Aufgaben und Aktivitäten zu.

Für Ärzte und Pflegepersonal liegt eine gewisse Gefahr darin, daß sie typische seelische Reaktionen auf akute und chronische Krankheitszustände zu schnell mit Begriffen der Psychopathologie belegen und von Hysterie, Depression, Regression, Neurose oder einfach von schwierigen Patienten sprechen. Diese Begriffe sollten die Ärzte jedenfalls nicht dazu verführen, das Verhalten ohne weiteres als

Krankheit und unverständlich abzuwehren. Die normalpsychologischen und verstehbaren Reaktionen auf solche Extrembelastungen und die Psychologie des normalen Kranken ist bei Ärzten viel zu wenig bekannt.

Von den verstehbaren Reaktionen sind jedoch die hirnorganisch begründeten Veränderungen diagnostisch abzugrenzen. Sie reichen von passageren und vollständig reversiblen Bewußtseinstrübungen und intellektuellen Abbauerscheinungen über affektive Veränderungen maniformer oder depressiver Art bis zu paranoid-halluzinatorischen Syndromen und ausgeprägten organischen Psychosen. Zu beobachten sind aber auch reversible amnestische Syndrome, also Verluste des Gedächtnisses und der Orientierung, die sich wieder völlig aufhellen können. Man spricht im Zusammenhang mit reversiblen Erscheinungen vom hirnorganischen Durchgangssyndrom. Solche Erscheinungen sind vor allem bei Herzoperationen in den ersten Jahren der neuen Operationstechnik in beinahe 50% der Fälle beobachtet worden. Sie werden aber auch bei intensiven medikamentösen Behandlungen von Leukämien und anderen malignen Erkrankungen, außerdem bei schweren Traumen, Vergiftungen und Operationen usw. auf Intensivpflegestationen nicht selten beobachtet.

Reaktionen der Ärzte und des Pflegepersonals

Schwerkranke bedeuten für Ärzte und Pflegepersonal häufig eine Überforderung, nicht nur in zeitlicher Hinsicht, sondern auch durch die dauernde Konfrontation mit vital bedrohten Menschen, die völlig von ihnen, von ihrem Geschick und ihrem Einsatz abhängen. Das gibt ihnen eine Verantwortung über Leben und Tod. Im Positiven führt dies häufig zu einem besonderen Engagement der Ärzte und des Pflegepersonals. Sie stehen zu Sondereinsätzen zur Verfügung, bleiben in Krisensituationen bis an die Grenzen ihrer Kräfte im Dienst. Das kann auch zu einem Elitebewußtsein des Pflegepersonals führen. Im Vergleich mit ihren Aufgaben und ihrer Verantwortung ist das, was andere tun, weniger gewichtig. Fragen der Kranken, Kritik von Außenstehenden werden oft von vornherein als inkompetent zurückgewiesen, sie stören in der Konzentration auf die eigenen Aufgaben.

Es lassen sich bei Ärzten und Pflegepersonal eine Reihe typischer Reaktionen beobachten:

1. Die Patienten werden als anspruchsvoll, als Last erlebt, indem sie nicht nur ein Übermaß an Einsatz verlangen, sondern zudem noch undankbar sind, indem sie Kritik äußern. Vor allem klagsame, anklammernde oder auch aggressive Haltungen der Patienten können zu Reaktionen der Ungeduld führen. Der Arzt wird dabei selbst vorwurfsvoll und reagiert mit einem negativen Affekt.

2. Eine Reaktion auf die Überforderung wie auf das Verhalten des Patienten kann in einem Rückzug des Pflegepersonals in eine Haltung emotionaler Neutralität liegen. Ärzte dagegen können immer mit guten Gründen ihre zeitliche Überforderung herausstellen, sie können wichtigere Aufgaben dem Besuch bei dem schwierigen Kranken vorziehen. Dabei kann es zu einer Verarmung der informellen persönlichen Kontakte kommen, die gerade für den Patienten und sein Durchhalten wichtig sind.
3. Ärzte und Schwestern, die dazu neigen sich aufzuopfern, kein privates Leben mehr außerhalb dieser beruflichen Aufgabe haben, neigen zu Ansteckungsreaktionen, wobei sie sich selbst ganz mit der Aufgabe identifizieren, was nicht lange auszuhalten ist. Es kommt zur Resignation, bei wiederholten nur hinausgezögerten letalen Ausgängen treten Erschöpfungsreaktionen auf. Die Folge sind häufige Krankmeldungen und ein ständiger Wechsel des Pflegepersonals und der Ärzte auf Stationen, die mit solchen Aufgaben konfrontiert sind. Neben einer Vermehrung der Ärzte und des Pflegepersonals auf den Intensivstationen mit einer höheren Patienten-Schwestern- bzw. -Ärzte-Relation erweist sich ein Rotationssystem im Rahmen der Facharztausbildung an einer größeren Klinik hier günstig. Notwendig ist auch, daß durch Gruppenbesprechungen von Ärzten und Pflegepersonal auf solchen Stationen auftretende Spannungen bearbeitet und die Beziehungen des Teams untereinander harmonisch und kooperativ gestaltet werden.

Aufgaben des psychologischen Umgangs mit Schwerkranken

Können die hier vorliegenden, allgemeinen ärztlichen Aufgaben des Gespräches und der Führung schon mit dem Begriff Psychotherapie verbunden werden? Wird damit diese allgemeinärztliche Aufgabe u. U. an Spezialisten delegiert? Für das Gespräch mit dem Schwerkranken, den Patienten der Intensivstation oder für die Betreuung der verzweifelten Krebskranken sind nicht der Psychiater oder der Psychotherapeut als professionelle Tröster zuständig. Diese praktisch auch gar nicht mögliche Delegation würde zur Verarmung des ärztlichen Berufsbildes führen. Es ist sicher grundsätzlich wünschenswert, daß die allgemeine ärztliche Aufgabe des Gespräches und der Führung des Patienten nicht gänzlich an andere Berufsgruppen, Psychologen, Psychotherapeuten, Pfarrer usw. delegiert wird. Der körperlich behandelnde Arzt ist die wichtige Bezugsperson für den Patienten, gegenüber dem er eine besonders starke Abhängigkeit entwickeln kann. Für die Praxis ist es aber andererseits unverkennbar, daß die gewöhnlich unter Zeitdruck behandelnden Ärzte, Pfleger und Schwestern, die kurzfristig Entscheidungen treffen und körperliche Eingriffe ausführen müssen, auch sachlicher Distanz von der Person und der psychisch emotionalen Seite des Patienten bedürfen, um hier tätig werden zu können. – Umgekehrt erfordert die Einstellung gegenüber der persönlichen und psychologischen Dimension wieder eine Umstellung gegenüber der Perspektive des Handelns. Um diese Umstellungen leisten zu können, sind sogenannte Balint-Gruppen empfohlen worden. Es sind unter Leitung eines Psychotherapeuten stehende Gesprächskreise von Ärzten, Schwestern und Pflegern, in denen es möglich ist, mit Hilfe des eine psychologische Perspektive vertretenden Fachmannes Distanz und Einsicht in die eigenen emotionalen Reaktionen zu gewinnen. – Zeitnot, aber oft auch die professionelle Haltung der mit dem Arbeitsfeld nicht ausreichend vertrauten psychologischen Berater, erschweren das erheblich.

Am Anfang steht die Notwendigkeit, einen guten persönlichen Kontakt mit dem Patienten herzustellen und diese Kommunikation zu bewahren. Dazu ist es notwendig, ihn angemessen über die Krankheit zu informieren, über seine Lage, über die möglichen Hilfen, aber auch über die Gefahren und die Schwierigkeiten, die ihn erwarten. Wenn das nicht geschieht, so hat es nicht selten seinen Grund in der Tendenz vieler Ärzte, ihre Machtposition zu bewahren. Informierte Patienten werden zu Beurteilern der Richtigkeit der Diagnose und der Therapie, „the quality of the product" der ärztlichen Leistung kann von ihnen bewertet werden. – Was bedeutet Information für den Patienten? In erster Hinsicht Beseitigung oder zumindest Reduzierung von Unsicherheit. In der Praxis führt sie dazu, daß die Mitarbeit des Patienten gesteigert wird, die drohende Gefahr des Rückzugs, der Isolierung, der Hoffnungslosigkeit kann überwunden werden, indem er auf die gemeinsamen Aufgaben und aktuellen Nöte eingestellt wird.

Die sogenannte „Aufklärung" des Patienten, d.h. eine angemessene Information über die Ursachen seines Zustandes, seine spontane Prognose, die bestehenden Behandlungsmöglichkeiten und deren Aussichten ist aber heute psychologisch und juristisch zu einer komplexen Frage und Aufgabe geworden.. Während es vor 50 Jahren noch zur ärztlichen Regel und zur offiziellen Lehre gehörte, zum Beispiel einem Krebskranken nie die Diagnose mitzuteilen, wird heute mancherorts stolz verkündet: „Wir klären alle vollständig auf." Diese Veränderung, die mehr einem Wandel des Zeitgeistes als den besseren Heilungsaussichten zuzuschreiben ist, kann für manche Patienten zu einer seelischen Grausamkeit führen. Man muß den Kranken zumindest etwas, besser gut kennen, um zu wissen, was er ertragen kann und was er zu welcher Zeit hören will und hören muß und was nicht. Aber auch das ist leicht gesagt,wenn man die Lage bei akut aufgetretener Krankheit und die gegebene Dringlichkeit eines Eingriffs sieht. Wie weit klärt man einen 70jährigen Mann auf, der nach einem Herzinfarkt unter Schock, Schmerz und Angst steht und bei dem eine thrombolytische Behandlung vorgenommen werden soll? Was sagt man ihm über die Häufigkeit intrazerebraler und sonstiger Blutungen in seinem Alter? Ist es nicht unmenschlich und u. U. untherapeutisch, ihm das in den Einzelheiten zu schildern? In den USA, wo Prozeßlawinen mit Schadensersatzansprüchen auf die Ärzte zukommen, droht die „vollständige" Aufklärung zum Schutz für die Ärzte und zur Bürde für die Kranken zu werden.

Die Mitarbeit des Patienten und seine Bereitschaft, den Anordnungen der Ärzte zu folgen, „compliance", ist von der Information abhängig, die er vom Arzt über seine Krankheit erhalten hat. Untersuchungen in den Vereinigten Staaten und empirische Untersuchungen von Davis (1968) zeigten, daß die befriedigende Einhaltung therapeutischer Empfehlungen, etwa die Einnahme von Medikamenten, mit dem Informationsstand des Patienten korreliert, der wiederum von den Erklärungen der Ärzte abhängt. Das gleiche läßt sich bei Müttern beobachten, ob sie die ärztlichen Empfehlungen für ihre Kinder befolgen oder nicht. Untersuchungen vor dreißig Jahren zeigten noch, daß ein großer Teil der Ärzte gerade bei schweren lebensbedrohlichen Krankheiten dazu neigte, Informationen zurückzuhalten. Damals waren nur 14% der Patienten über das Ziel einer klinischen Untersuchung voll informiert, die Hälfte unvollkommen und der Rest überhaupt nicht (Praar 1957). Diese Relation trifft heute allgemein sicher nicht mehr zu. Die z. B. den Medikamentenpackungen beigegebenen Merkblätter informieren andererseits so erschöpfend und juristisch vorsorgend, daß das häufig zu einer neuen Belastung und Verweigerung führt. Ein auf den einzelnen Kranken ausgerichtetes Gespräch, das seinen Sorgen und Ängsten Raum gibt, ist um so dringlicher.

Die persönliche Bindung an eine bestimmte Schwester, an einen Arzt der zu einer bestimmten Zeit kommt,sind gerade auf einer Intensivpflegestation wichtig, wo ein schneller Wechsel des Personals üblich ist und eine festere und dauernde Bindung und Kontinuität der Beziehung in Frage gestellt wird. Nicht selten ist die Stationshilfe die einzige Person, die regelmäßig jeden Tag zur gleichen Zeit kommt und Zeit zu einem kleinen Gespräch hat. Sie besitzt dann manche Informationen über den Patienten, die die Spitzen der Hierarchie nicht haben, aber brauchen könnten.

Ärzte und Schwestern, die Schwerkranke auf solchen Stationen versorgen, bedürfen ihrerseits einer Stütze und gemeinsamen Orientierung. An die Stelle hierarchischer Strukturen hat die funktionale Differenzierung der Aufgabe zu treten, in der jeder für seinen Bereich verantwortlich ist. Gewöhnlich entsteht auf Intensivpflegeeinheiten im Team eine starke Bindung aneinander.Die gemeinsame schwere Aufgabe schafft Vertrautheit und Gruppenkohärenz. Allerdings besteht auch eine starke Fluktuation, die Arbeit dort ist keine Dauerstellung. Teamkonferenzen unter dem Pflegepersonal, in denen Erfahrungen ausgetauscht werden, kommen sowohl dem Pflegepersonal selbst wie den Patienten zugute. Sie verbesssern nicht nur den Informationsfluß, sie erleichtern auch die Bearbeitung von Konflikten und Widersprüchen. Widerspruchsvolle Information von verschiedenen Ärzten oder unterschiedliche Information durch Ärzte und Schwestern haben erfahrungsgemäß sehr ungünstige Auswirkungen auf den Patienten.

Psychosomatik des Krebses und ärztliche Aufgaben beim unheilbar Kranken

Als Krebs (Karzinom, Malignom, Neoplasma) bezeichnet man bösartige Formen von Zellwucherungen bzw. Zellvermehrungen, die sich gegenüber dem Körper autonom ausbreiten und ein destruktiv invasives oder metastasierend-verdrängendes Wachstum zeigen.

Epidemiologie: Jeder dritte Mensch erkrankt, jeder fünfte Mensch stirbt heute an Krebs. Eine deutliche absolute Zunahme ist zu verzeichnen: Im Jahre 2000 wird voraussichtlich jeder vierte Mensch an Krebs sterben, falls nicht neue Wege der Prävention und Therapie gefunden werden. Nach neueren Beobachtungen steigt die Inzidenzziffer jedoch über alle Krebserkrankungen hinweg nicht in einem dem Bevölkerungszuwachs entsprechenden Ausmaß, was doch für die Entwicklung einer spezifischen Widerstandskraft gegen Krebserkrankungen sprechen könnte. Dabei ist nicht nur die höhere Lebenserwartung, sondern auch die Mitwirkung einer Reihe teilweise bekannter, teilweise noch unbekannter Faktoren im Spiele. Der Organbefall und die Zellformen, unter denen Krebs auftritt, unterliegen in den einzelnen Kulturen und in den Zellaltern Schwankungen, deren Bedingungen nur zum Teil erkannt sind. So erkranken z. B. Franzosen der Normandie gehäuft an Speiseröhrenkrebs, was auf die Eß- und Trinkgewohnheiten (z. B. Calvados) zurückgeführt wird. Seit Jahren unverändert ist bei Erwachsenen der Krebs der Verdauungsorgane am häufigsten, bei Männern dann der Lungenkrebs, bei Frauen der Krebs der Geschlechtsorgane und der Brustdrüse, es folgen Haut- und Blut-Lymph-Organe. Allerdings soll der Lungenkrebs sowohl in bezug auf die Inzidenz als auch die Mortalität in allen Altersstufen, auch bei Frauen, im Ansteigen begriffen sein. Selbst bei Kindern ist Krebs nach Unfällen die zweithäufigste Todesursache, wobei Leukosen und Hirntumoren an der Spitze stehen.

Die Lebenserwartung des Menschen in der westlichen Welt lag 1850 bei 30 Jahren, 100 Jahre später bei 60, gegenwärtig liegt sie bei 70 Jahren. Die Möglichkeit, an Krebs zu erkranken, gewinnt mit zunehmender Lebenserwartung immer mehr an Bedeutung.

Ursachen: Es gibt eine Reihe von bekannten Krebsauslösern: physikalische Noxen (Röntgenstrahlen, ionisierende Strahlen), chemische Noxen (wie z. B. Teerstoffe des Zigarettenrauches, die Bronchial-

und Blasenkrebs bewirken, oder Stoffwechselprodukte von Schimmelpilzen „Aflatoxinen“, die Leberkarzinome erzeugen), genetische Faktoren, die bei einigen Krebsformen mitwirken, sowie Krebsviren, die als Parasiten in der Zelle genetisch integriert werden können. Aber auch für eine Reihe von natürlichen oder synthetisierten Hormonen (Stilbenen) ist eine krebswachstumsfördernde Wirkung nachgewiesen. Ein ganz neuer Aspekt ist in die Diskussion um den Krebs durch die Einsicht gekommen, daß das *Immunsystem des Menschen* Einfluß auf das mehr oder weniger starke *Krebswachstum* hat. Ob Krebszellen, die im Körper entstanden sind, und Krebsherde latent bleiben oder eine kritische Wachstumsrate überschreiten, wird von der Widerstandskraft des körpereigenen Abwehrsystems bestimmt. Von Männern, die 45 Jahre alt sind, haben 36% Krebszellen in der Prostata, die sich in den folgenden Jahren noch an Zahl und Größe vermehren. Ob es zu einer manifesten Krebserkrankung kommt, hängt von einer Reihe bekannter, aber auch unbekannter Faktoren ab. Immunsuppressive Behandlungen bei Transplantationen, die die Widerstandskraft des Immunsystems herabsetzen, aber auch die oben erwähnten kanzerogenen Einflüsse, die die Abwehrkraft mindern, können damit auf Krebsentstehung und Krebswachstum Einfluß gewinnen. Hier, in der Vorstellung einer spezifischen oder unspezifischen Minderung der Abwehrkräfte des Körpers durch seelische Belastungen, „Streß“, liegt einer der Ansatzpunkte für psychophysiologische Hypothesen und für eine multifaktoriell ätiologische Betrachtungsweise.

Psychophysiologische Experimente wurden mit dem onkogenen Bittner-Virus, das beim Brustkrebs mitwirken soll, bei Ratten unternommen. Damit infizierte Ratten, die unter Laborstreß lebten, hatten nach 400 Tagen in 92%, abgeschirmte Ratten in der Ruhe nur in 7% eine Krebsgeschwulst. D. von Holst (1991) berichtet über *Experimente an Tupaias,* eichhörnchengroßen Säugetieren aus Südostasien, die in der Abstammung neben den Affen eingeordnet werden. Sie leben paarweise in Territorien, die sie heftig gegen fremde Artgenossen verteidigen. Wird im Labor ein männliches Tier in das Gehege eines Paares gesetzt, beginnen die beiden Männchen zu kämpfen und innerhalb weniger Minuten steht der Sieger fest. Nicht alle Tupaia-Hörnchen reagieren jedoch gleich auf die Verlierersituation. Von Holst unterscheidet zwei Gruppen: subdominante und submissive Verlierer. Ein submissives Tier macht auf den Menschen einen apathischen, depressiven Eindruck. Es verkriecht sich in eine Ecke des Käfigs und putzt sich nicht mehr, sein Fell wird struppig. Auch die seltenen Attacken des Siegers erträgt es ohne Gegenwehr. Diese Tiere schütten mehr Nebennierenrindenhormone aus. Bereits nach 10 Tagen ist die Konzentration dieser Hormone im Blut vierfach höher als vor der Konfrontation. Die Folge: Muskulatur wird abgebaut, Wunden heilen schlechter und die Widerstandsfähigkeit der Tiere gegen Krankheitserreger, ihr Immunsystem versagt völlig. Langfristig habe der „passive Streß“ Schädigungen zur Folge, die aufgrund einer verminderten Widerstandskraft auftreten, unter anderem auch vermehrt Krebserkrankungen. Submissive Verlierer sterben stets innerhalb 2–3 Wochen. Besser dran sind subdominante Tiere, die mit erhöhter Aktivität reagieren. Ein subdominantes Tier beobachtet die Bewegungen des Siegers und flieht vor einer möglichen Auseinandersetzung oder verteidigt sich. Hier schüttet das Nebennierenmark mehr Hormone aus. Der Herzschlag ist kräftiger und der Blutdruck erhöht. Das hohe Niveau bleibt überraschenderweise auch in der Nacht, wenn die Tiere in ihrem Versteck schlafen, bestehen. Langfristig sind Schäden des Herz-Kreislauf-Systems die Folge, auch die Cholesterinwerte im Blut der Tiere steigen auf das Doppelte an. Dieser „aktive Streß“ schädigt langfristig das Herz-Kreislauf-System. Aber die Tiere überleben in der Regel wochenlang. Von Holst ist sicher, daß in absehbarer Zeit diese Ergebnisse sich auch am Menschen wiederholen lassen werden, da soziale und psychische Faktoren entscheidend an der Entstehung aller Zivilisationserkrankungen beteiligt seien. Deutlich zeigt sich hier eine Wiederaufnahme der aus der Herz-Kreislauf-Forschung beschriebenen und in jüngerer Zeit auch für die Verarbeitung einer Krebserkrankung replizierten Typenauffassungen A und B (s. auch Temoshok u. Fox 1984).

Psychische und psychosoziale Faktoren: Die moderne Auffassung einer multifaktoriell bedingten Krebsentstehung läßt mehr Fragen offen, als beantwortet sind. Die psychosomatischen Forschungen sind weit davon entfernt, sich als Lösung der vielschichtigen Problematik anzubieten. In der Flut der Forschungsprojekte stehen psychosomatische Untersuchungen schon von ihrem Umfang und Aufwand eher am Rande. Dagegen übt das Thema Psyche und Krebs gegenwärtig in der Öffentlichkeit eine große Anziehungskraft aus, nachdem Krebserkrankungen lange Zeit als Inbegriff eines von Persönlichkeit und Lebensgeschichte unabhängigen, schicksalhaft verlaufenden Geschehens angesehen wurde, das allein vom pathologischen Wachstumsprozeß der Zelle her verstanden werden kann.

Methodisch kaum angreifbar sind *prospektive Studien,* wie sie Shekelle (1981) vorgelegt hat. Es wurden 2020 Personen zwischen 1957 und 1959 eingehend körperlich untersucht und dabei wurden auch psychologische Tests (MMPI) durchgeführt. Bei einer Nachuntersuchung 17 Jahre später wurden 95% der Erstuntersuchungen erfaßt. Es ergab sich eine Krebsmortalität von 4,1%. Bei diesen an Krebs erkrankten Personen zeigte sich, daß damals bei der Erstuntersuchung in der Depressionsskala ein durchschnittlich deutlich erhöhter Wert zu finden war. Das Ergebnis entsprach einer Zufallswahrscheinlichkeit von $p < 0{,}001$. Andere Risikofaktoren wie Alter, Rauchen und Alkohol unterschieden die Gruppen nicht signifikant. Die depressive

Verfassung kann auch nicht als somatopsychische Auswirkung eines schon bei der Erstuntersuchung vorhandenen und nicht erkannten Tumors angesehen werden: Die Mortalität war im ersten Jahrfünft nicht höher als im dritten.

Haben psychische Faktoren auch Einfluß auf den Verlauf der Krebserkrankung? Amerikanische Krebsforscher (Rogentine 1979) untersuchten 64 Patienten, die im Stadium II einer bösartigen Melanomerkrankung waren, d. h. bereits Lymphknotenbefunde hatten. Sie wurden vor dem Beginn mit verschiedenen somatischen Behandlungen psychologisch im Hinblick auf ihre „Anpassungsreaktionen" untersucht. Dabei wurde mit Hilfe von Fragebogen erfaßt, ob sie die Erkrankung als größere oder geringere Belastung empfanden, sie mehr verleugneten und emotional abwerteten, oder mit einer starken emotionalen Reaktion antworteten. Die stark Reagierenden zeigten nach einem Jahr im Durchschnitt eine deutlich niedrigere Rückfallquote als die mit Abwehr und Verleugnung reagierenden Melanomkranken, die sich scheinbar ohne Schwierigkeiten an die Erkrankung anpaßten ($p < 0{,}001$). Es zeigte sich aber auch, daß die Zahl der im Stadium II vorhandenen Lymphknoten für die Prognose von Bedeutung war: bei mehr als 7 befallenen Lymphknoten war eine Korrelation mit der Anpassungsreaktion nicht mehr deutlich zu machen. Die Autoren betonen, daß sie eine biologische oder psychosomatische Erklärung für diesen Zusammenhang mit der Anpassungsreaktion, etwa im Sinne einer Ursachen-Wirkung-Kette vorläufig nicht erkennen können.

Temoshok u. Fox (1984) haben im Anschluß an Untersuchungen von Friedman u. Rosenman (z. B. 1959) Typen A-C der Verarbeitung eine Melanomerkrankung beschrieben, die sich von A zu C durch abnehmende Qualität in der Krankheitsbewältigung auszeichnen. Umfangreiche Studien (z. B. Temoshok u. Mitarb. 1983) konnten u. a. zeigen, daß Typ C sich nicht nur durch einen Zeitverlust vor dem ersten Arztbesuch von den beiden signifikant unterschied, sondern auch durch die Unterdrückung negativer Emotionen („dysphoric emotion"). Beides korrelierte mit der Überlebenszeit und/oder der Rückfallquote.

In neuerer Zeit hat sich das Augenmerk in der Forschung insbesondere auch durch die verbesserten Behandlungsmöglichkeiten und damit die Zunahme der Überlebensdauer auf die *Lebensqualität* nach einer Krebserkrankung bezogen. Die hierher gehörigen Ergebnisse befinden sich noch im Stadium der Hypothesengenerierung und bedürfen künftiger Überprüfung in prospektiven Studien. Sie weisen derzeit vielfältige, zum Teil unvermeidliche methodische Mängel auf (z. B. Problematik der hinzugezogenen oder fehlenden Kontrollgruppen, oder durch retrospektive Befragung bedingte Datenausfälle und Erinnerungseinflüsse). Die derzeitigen Ergebnisse weisen jedoch deutlich darauf hin, daß den sozialen Faktoren gegenüber den psychischen, wie sie etwa im Sinne der Krebspersönlichkeit beschrieben wurden, eine weitaus größere Bedeutung für die Überlebensqualität zuzumessen sind als dies bisher auch in den praktischen Konsequenzen berücksichtigt wurde (etwa berufliche Stabilität, Beziehungskonstanz) (Sellschopp 1990).

Als *Auslösesituationen* wurden bei Frauen mit Zervixkarzinomen in prädiktiven Studien (d. h. Erhebungen der psychischen Befunde vor dem Wissen der Diagnose z. B. durch Gewebeentnahme) belastende lebensgeschichtliche Veränderungen wie Todesfälle oder sonstige Verlusterlebnisse im zeitlichen Vorfeld der Erkrankungen beschrieben und Reaktionen der Hoffnungslosigkeit und des Sichaufgebens (Schmale u. Iker 1966). Ähnliches wurde bei Frauen mit Brustkrebs und Männern mit Bronchialkarzinom beschrieben. Diese Verlustdepressionshypothesen waren jedoch von anderen Untersuchern nicht zu bestätigen. Sie fanden bei Krebskranken im Vergleich mit verschiedenen Kontrollgruppen keine Differenz traumatischer Lebensereignisse im Krankheitsvorfeld. Methodisch ist hierzu bemerkenswert, daß ein Vorwissen um die richtige Krebsdiagnose und damit eine seelische Reaktion darauf relativ häufig ist. Zwei Drittel der befragten Frauen konnten vor der Probeexzision der Brust in einer Frauenklinik ihren Untersuchungsbefund richtig vorhersagen (Schwarz 1985). In der klinischen Untersuchung und Betreuung von Frauen nach Operation wegen Brustkrebs werden – bei jüngeren Gruppen von Frauen – häufiger Belastungen mit Objektverlusten bereits in der Kindheit und daran geknüpfte abgewehrte Ängste beschrieben. Bei verschiedenen Untersuchungen zeigt sich überhaupt, daß jüngere Altersgruppen die angenommenen psychischen und psychosozialen Einflüsse deutlicher zeigen (Becker 1979). Alle diese Untersuchungen über auslösende lebensgeschichtliche Belastungen haben mit der Frage zu ringen, daß der Entstehungszeitpunkt und die Entwicklungsstrecke z. B. des Brustkrebses vorläufig noch kaum zu bestimmen ist (Fournier u. Mitarb. zit. n. Becker). Es wurde oft darauf hingewiesen, daß viele Lebensereignisse, die mit der gebräuchlichen Einschätzungsskala von Holmes und Rahe gemessen wurden, sowohl als Folge wie als Vorläufer einer Erkrankung anzusehen sind. Daß eine Verbindung von bestimmten Belastungen und betroffener Persönlichkeit hinzukommen muß, geht aus Beobachtungen hervor, daß Menschen in Extremsituationen – Konzentrationslagern, Gefängnissen – bisher keinen Hinweis auf erhöhte Karzinomhäufigkeit bieten.

In der *Risikopersönlichkeit* von Frauen, die zu Brustkrebs neigen, wird die Unfähigkeit, Gefühle zu äußern und sich von Ärger entlasten zu können, beschrieben. Diese Frauen sollen sich stärker anpassen und zur Harmonisierung neigen. Bei diesen prädiktiven Studien werden andererseits aber auch wieder eine Gruppe von jüngeren Frauen beschrieben, die besonders zu extremen Gefühlsausbrüchen neigen sollen (Greer u. Morris). Ähnliche Befunde liegen vor bei Bronchialkarzinomen, bei Dickdarmerkrankungen, Leukämien und Zervixkarzinomen. So wurde bei Frauen, die mit einem Papanicolaou-Abstrich 2 oder 3 zur Ausschabung in die Klinik kamen, vor Bekanntwerden der Diagnose ein Rorschach-Formdeuttest erhoben. Bei den Frauen, die sich als krebskrank erwiesen, fanden sich Hinweise für eine eingeschränkte Phantasietätigkeit durch Reduzierung von Form-Farb-Antworten, verminderte Anzahl von Menschendeutung und im Fragebogen Merkmale, die auf Resignation, Leere und das Gefühl, von anderen Menschen durch eine Glaswand getrennt zu sein, hinwiesen. – Kritisch wird man sich bei all diesen Untersuchungen fragen müssen, ob es sich nicht um somatopsychische Auswirkungen der bösartigen körperlichen Erkrankung handelt, wie sie sich in einer unterschwelligen depressiven Verfassung manifestiert. Ätiologisch wird eine Risikopersönlichkeit von manchen Beobachtern mit belastenden Erlebnissen in der Kindheit – gehäufter Verlust eines Elternteils bei Brustkrebs von Frauen (Becker 1979), harte gefühlskalte Kindheitserfahrung bei Lungenkrebs (Kissen) – in Verbindung gebracht. Auch hier muß man sich fragen, ob nicht *rückläufig* eine *negative Interpretation* des eigenen Lebens aus der belastenden Erfahrung und den somatopsychischen Auswirkungen der Krebserkrankung gegeben wurde.

Spekulative Behauptungen einer alternativen somatischen oder psychischen Regressionswahl in Richtung Krebs oder Psychose wurden mit einer erniedrigten Krebsinzidenz von schizophrenen und depressiven Anstaltspatienten begründet. Demgegenüber wurde auf den erniedrigten Tabakverbrauch und den Wegfall dieses Risikofaktors für Bronchialkarzinome in Anstaltspopulationen hingewiesen. Nachuntersuchungen an depressiven monopolaren und bipolaren Psychosen an Patienten also mit oft jahrelanger bestehender, extremer Hoffnungslosigkeit und Selbstaufgabe konnten keine erhöhte Krebsinzidenz nach durchschnittlich 30 bis 40 Jahren finden (Niemi u. Mitarb.).

Auch wenn man den psychologischen Faktor nur als eine Mitbedingung einer multifaktoriellen Ätiologie ansetzt (s. oben), sind die methodischen Schwierigkeiten gegenwärtig noch so groß und die Ergebnisse so uneinheitlich, daß sich gegenüber Patienten und auch der Öffentlichkeit *Zurückhaltung* empfiehlt.

Was den Einfluß psychischer Faktoren auf den positiven oder negativen Verlauf der Erkrankung betrifft, so gibt es Autoren, die diskrete Hinweise für längere Überlebenszeiten bei den Frauen mit Brustkrebs fanden, die ihre aggressiven Gefühle allgemein und auch gegenüber den sie behandelnden Ärzten offen äußern konnten. Einzelne Autoren meinen auch, durch Stärkung der inneren Widerstandskraft und einer aktiv-kämpferischen Einstellung einzelnen Krebskranken psychotherapeutisch eine Hilfe gegeben zu haben (Nakagawa u. Ikemi 1977). Bisher existieren noch wenig Hinweise für die lebensverlängernde Wirkung psychotherapeutischer Verfahren bei größeren Gruppen von Krebskranken. Spiegel (1989) hat bei Gruppentherapien zwei Gruppen von Patientinnen mit metastasierendem Brustkrebs prospektiv untersucht. Eine Gruppe bekam ein Jahr lang wöchentliche supportive Gruppentherapie mit Selbsthypnosetraining gegen auftretende Schmerzen. Die andere Gruppe hatte die übliche onkologische Versorgung. Nach 10 Jahren waren aus dem Gesamtkollektiv der Patientinnen nur noch 3 am Leben. Die Epikrisen der übrigen 83 Patienten wiesen eine deutlich *längere Überlebenszeit* (18 Monate) für die Untersuchungsgruppe gegenüber der Kontrollgruppe auf. In der Diskussion weisen die Autoren besonders auf die Bedeutung der Unterstützung in Gruppen Gleichbetroffener hin, die zu einer besonderen Form gegenseitiger Annahme und Akzeptierung des Leidens in der Lage sei (s. oben S. 115/116).

Ein weiterer Ansatz liegt darin, falsches Gesundheitsverhalten als Krankheitsfaktor in seinen psychologischen Dimensionen zu verfolgen. Die gesundheitsschädliche und speziell krebsfördernde Wirkung des Zigarettenrauchens kann als erwiesen angesehen werden, und damit rückt die Persönlichkeit des Rauchers in den Vordergrund. Zusammenhänge zwischen Obstipation und Rektum-Kolon-Karzinom sind vor allem bei Frauen deutlich geworden, und es taucht damit die Frage der situagenen sowie bewußten und unbewußten Motivation der Stuhlverhaltung auf.

Ärztliche Aufgaben bei Krebskranken

Was hier über Krebskranke gesagt wird, gilt für Schwerkranke mit unheilbaren Leiden, z. B. fortgeschrittene Krebskranke, Patienten mit Leukosen, Lymphogranulomatose (Morbus Hodgkin), unheilbar chronischen Nierenerkrankungen, amyotrophische Lateralsklerose usw.

Man kann den Tod unter verschiedenen Perspektiven sehen: als eine biologische Erscheinung, einen medizinischen Mißerfolg, als eine Grundgegebenheit der menschlichen Existenz oder auch als eine personale Aufgabe der Gestaltung und Sinnerhaltung eines menschlichen Daseins. Die ärztliche Aufgabe umgreift alle diese Perspektiven, sie kann sich auf keinen dieser Gesichtspunkte beschränken – aber auch keinen ausschließen. Das ist unproblematisch im Hinblick auf das Studium biologischer Phänomene und die medizinische Aufgabe der Lebensverlängerung. Nicht wenige Ärzte sehen ihre Aufgabe allein in der Erhaltung und Verlängerung des Lebens, bei Todkranken vielleicht noch in der Verabreichung von Schmerzmitteln. Weitere Aufgaben verweisen sie an die Angehörigen des Kranken, den Seelsorger, vielleicht noch an das Pflegepersonal und nicht wenige Patienten bekommen diese Abwendung der ärztlichen Aufmerksamkeit, da sie ein „hoffnungsloser Fall" sind, zu spüren. Die Visite ist kürzer, die Informationen, die sie erhalten, versiegen, das Interesse für sie geht zurück. Wenn aber die Diagnose einer unheilbaren Krankheit gestellt wird, so geschieht das bereits im Rahmen einer bestehenden Beziehung zwischen dem Patienten und dem Arzt, die nicht einfach abzubrechen ist. Der Arzt kann angesichts des Todes nicht eine personale Beziehung und Mitverantwortung negieren, die er vorher bejaht und aufgebaut hat. Zugleich sollte er sich nicht davor verschließen, daß die Beziehung mit seinem Patienten in eine andere Dimension getreten ist.

Die Frage nach der *sinnvollen Gestaltung des Sterbens* ist dem Arzt heute wie früher gestellt, schon durch die ihm gegebene Macht, biologisches Leben zu verlängern oder zu verkürzen, es z. B. bei Reanimationstechniken durch die Abschaltung des Apparates zu beenden. Wenn sich Menschsein bis zum Tod sinnvoll erfüllt, so ist der Arzt mitverantwortlich in der Gestaltung des Sterbens als ethische Aufgabe. Das ist nicht beschränkt auf religiöse Menschen: die Aufgabe der Sinngebung des Lebens und des Sterbens wurde zu allen Zeiten, von Sokrates bis in die Gegenwart, aufgeworfen. Diese Aufgabe ist aus verschiedenen Gründen, schon wegen der bis zum Ende weiterbestehenden ärztlichen Aufgaben und Macht, nicht einfach zu delegieren.

Diese Fragen sind heute besonders dringlich, in einer Zeit, in der viele alte Menschen in äußerster Vereinsamung stehen, bis ins Sterben hinein, und das Krankenhaus ja zum häufigsten Ort des Sterbens geworden ist. Gerade in der modernen Klinik wird der Schwerkranke leicht zum Objekt einer hochentwickelten technischen Medizin. Der ärztliche Umgang ist durch die apparative und sachliche Ausrichtung der diagnostischen und therapeutischen Maßnahmen aufs äußerste objektiviert und kommunikativ reduziert. Daß der Kranke selbst sprechen kann, seine Gefühle, Meinungen oder gar seinen Willen über Einsatz oder Zurückstellung weiterer therapeutischer Maßnahmen selbst einbringen kann, wird zur Ausnahme. Gerade in diesen Extremsituationen, bei denen das ärztliche Team unter äußerstem Einsatz aktiv auf Lebensrettung und Lebensverlängerung ausgerichtet ist, kann er nicht mehr die Richtung des Geschehens mitbestimmen. Die Erfassung der Organfunktionen und der Stoffwechsellage erscheint wichtiger als die der Gefühlslage und der Wünsche des Patienten selbst.

Wenn die Behandlung des Krebses heute ganz in der Hand des Chirurgen, des Strahlentherapeuten und des Hämatologen liegt, so ist die Frage der ärztlichen Betreuung von Tumorpatienten immer eine

Aufgabe, die die psychologische Dimension einbezieht. Die Problematik des *therapeutischen Gesprächs* mit Krebskranken hat sich erst in den letzten Jahren als vielschichtige und komplexe Aufgabe, die nicht einfach mit gesundem Menschenverstand zu lösen ist, in ihrem ganzen Umfang entfaltet (Bräutigam u. Meerwein 1985).

Die am häufigsten anzutreffende Haltung der Ärzte ist in dieser Lage, soweit sie mit den Patienten sprechen, ihnen bei gefährlichen und hoffnungslosen Situationen auf jeden Fall Mut zu machen. Das bedeutet aber häufig, daß ihnen der Ernst der Erkrankung, vor allem die diagnostischen und therapeutischen Ziele und schließlich die Diagnose Krebs nicht oder jedenfalls nicht vollständig mitgeteilt werden. Umfragen in den Vereinigten Staaten ergaben, daß die *Mehrzahl der Krebspatienten* ebenso wie ihre Angehörigen über die Krankheit *aufgeklärt* werden möchten. Die überwiegende Mehrzahl der Ärzte aber, 80–90%. wie verschiedene Umfragen ergaben, halten es nicht für richtig, die Patienten über diese schicksalhafte Erkrankung zu informieren. Das führt dazu, daß 74% der sterbenden Patienten, die nicht über ihre Krebskrankheit aufgeklärt waren, doch überzeugt waren oder den starken Verdacht hatten, zumindest ein Vorwissen in bezug auf bösartige Erkrankungen. Vielseitige Bemühungen im Bereich der psychosozialen Betreuung von Krebskranken haben jedoch zunehmend das Klima in Richtung einer offenen Kommunikation verändert. Die psychoonkologische Arbeit ist zum Paradigma einer menschlicheren, im Sinne aufgeklärterer Patientenführung geworden. Intensive Forschungsbemühungen auch mit staatlichen Mitteln (z. B. Förderschwerpunkt des Bundesforschungsministeriums) sind darauf gerichtet, systematischere Ergebnisse dieser Patientenführung in die medizinische Ausbildung und die praktische Arbeit des Klinikarztes und des niedergelassenen Praktikers zu integrieren.

In zunehmendem Maße setzt sich die Erkenntnis durch, daß das Ausmaß in dem schon zum Zeitpunkt der Erstaufklärung *Angehörige* mit einbezogen werden, die Krankheitsverarbeitung nicht nur für den betroffenen Kranken, sondern für die gesamte Familie einen günstigen Verlauf nimmt (z. B. Beutel u. Sellschopp 1989).

Verbesserungsvorschläge, die aus dieser besseren Erkenntis vor allem auch für die praktische Versorgung abgeleitet werden, gehen in allererster Linie dahin, die Krankenhausverweildauer zu verkürzen und eine möglichst frühe Einbeziehung auch der erwachsenen Angehörigen in die Information über die Behandlung und in Richtung der Anleitung zur praktischen Versorgung anzustreben (z. B. Münchner Modell Tagesklinik). Gerade angesichts der zunehmenden Überlebenszeiten im Falle einer Krebserkrankung gehen Behandlung und Rehabilitation ineinander über und erfordern längerfristige Beobachtung und Betreuung der „Patient-Familie“, deren Anforderungen im Einzelfall weit über das Auffangen der initialen Aufklärungssituation und Begleitung während der Behandlung hinausgeht, wie sie in den Anfängen der psychosozialen Betreuung als zureichend erschienen.

Psychodynamik der Interaktion mit unheilbar Kranken

Für die Ausgangssituation ist es gut zu wissen, daß in der Auffassung der Patienten selbst heute die Vorstellung, daß seelische Ursachen bei ihrer Krebserkrankung beteiligt sind, eine beträchtliche Rolle spielt: Mehr als ⅓ der an Brustkrebs erkrankten Frauen gaben neben anderen, äußeren Faktoren wie Verletzungen, Krankheit und Umweltschäden seelische Konflikte und Belastungen als Ursache ihrer Krankheit an, wobei 30% sie direkt als Schuld und Strafe für begangene Verfehlungen betrachteten (Becker 1985). Das hängt sicher damit zusammen, daß Krebs nicht nur eine Krankheit wie andere ist, sondern als Metapher für eine bösartige, unbezwingbare Erkrankung und auch für ein geheimnisvolles, Schuld und Strafe beinhaltendes Schicksal steht. „Krebsgeschwüre" sind nicht nur in der Vorstellung der Kranken, sondern ebenso im politischen Diskurs heute unheilvolle Entwicklungen und zu verantwortende Verfehlungen. Der Krebspatient wird für schuldig erklärt (Susan Sontag 1978), wobei er aber häufig nicht nur das passive Opfer ist: Die frühe und schnelle Psychologisierung einer Erkrankung kann ein Ausweg vor dem Unfaßbaren und Schicksalhaften der Erkrankung sein.

Die Kenntnis der *subjektiven Krankheitstheorien*, in denen äußere Traumen wie Vorstellungen von Schuld und Strafe und meist sehr magische Krankheitsvorstellungen auftauchen, sind für das ärztliche Gespräch mit den Kranken von großer Bedeutung. Sie fördert eine gute Arzt-Patient-Beziehung und ist damit Voraussetzung für die Compliance des Patienten im Laufe der weiteren Therapien.

Sieht man genauer hin, so sind es mehr die Ängste und Interessen beim Arzt, die dazu führen, daß einem Kranken die Wahrheit vorenthalten wird, als die Rücksicht auf ihn. Die traditionelle ärztliche Einstellung ist die, daß in Anwesenheit des Kranken über dessen Krankheit und Prognose nur in der unverständlichen lateinischen Kunstsprache gesprochen werden soll. Vor allem die Diagnose Krebs und der herannahende Tod werden in sorgfältig umschreibenden Worten, die ihn im unklaren lassen sollen, bezeichnet. Wenn dieses Verhalten für die große Visite und ihr hierarchisches Rollenmuster noch verständlich ist, so ist es unnötig als Interaktionsmodus für das ärztliche Gespräch überhaupt. Wenn häufig die Kommunikation von Arzt und Patient durch nichtssagende Informationen und allgemein gehaltene Ermutigungen bestimmt wird, so verdient dieses Verhalten auf seine Motive durchleuchtet zu werden.

Mehrere Gesichtspunkte sind von seiten des Arztes bestimmend:

1. Die Mitteilung über ein hoffnungsloses Leiden bedeutet für den Arzt das *Eingeständnis* seiner *eigenen Ohnmacht.* An die Stelle der ärztlichen Omnipotenz, die er in den Augen und in den Erwartungen seiner Patienten hat, tritt hier die Begrenztheit seines Tuns. Das bedeutet u. U. auch das Eingeständnis von bisherigen Fehldiagnosen, Fehlbehandlungen und von Versäumnissen. Er gibt sich dem Patienten in die Hand, erlaubt ihm eine Kontrolle über sein Tun, indem er die die Rolle des Patienten kennzeichnende Unsicherheit aufhebt.
   „Die Fähigkeit des Arztes, seine eigene Macht über den Patienten in der Arzt-Patient-Beziehung aufrechtzuerhalten", schreiben die Soziologen der Harvard-Universität Waitzkin u. Stoeckle (1972), „hängt entscheidend an seiner Fähigkeit, die Ungewißheit des Patienten zu kontrollieren." Die Mitteilung bedeutet also vor allem eine Veränderung des Macht-Ohnmacht-Verhältnisses, das die Arzt-Patient-Beziehung charakterisiert.
2. Die tödliche Krankheit konfrontiert den Arzt mit der Tatsache der *Begrenztheit des Lebens*, auch *seines eigenen*. Es ist ein Gedanke, den er gewöhnlich vermeidet, der ohnehin in unserer Kultur kaum Platz hat. Der Arzt lebt wie die meisten Menschen in der Vorstellung seiner eigenen Unsterblichkeit, daß das, was seine Patienten täglich trifft, der Tod, ihn selbst nicht treffen kann. Amerikanische Studien ergaben jedenfalls, daß Ärzte eher eine größere Angst vor dem Tod haben als andere Berufe, aber diese Ängste abwehren. Aber nur wenn der Arzt, zumindest zeitweise seinem eigenen Tod in Gedanken gegenübertreten kann, wird er auch mit Patienten darüber sprechen können. In der Mitteilung und im Gespräch mit den Patienten stellen sich eine Verbindung und eine Nähe her, die man als Solidarität des Todes, in der alle Sterblichen stehen, bezeichnen kann.

In seinem Buch „Krebsstation" hat Alexander Solschenizyn beschrieben, wie die Trennung zwischen Ärzten und Patienten aufgehoben wird: Es stellt sich heraus, daß der leitende Chirurg wie die Hauptfigur des Krebskranken Oleg Kostoglotov selbst Verbannter ist; zwischen Oleg und der Ärztin Dr. Hangart bahnt sich eine Liebesbeziehung an und die seit 30 Jahren leitende Ärztin der Bestrahlungsabteilung erkrankt selbst an einem unheilbaren Krebs.

3. Die Mitteilung des Arztes, er könne seinen Patienten von dieser Krankheit nicht heilen, hat Konsequenzen für die weitere Beziehung beider. Es ist inhuman, einem Menschen dies zu sagen und ihn unmittelbar darauf zu verlassen. Es entsteht durch diese Mitteilung eine besondere *Nähe* und *Verpflichtung*, weiter für den Kranken da zu sein. Diesen Anspruch spüren viele Ärzte und vermeiden ihn, sie schützen sich vor ihm, indem sie dem Patienten und sich selbst immer neue Hoffnungen machen. So kommt es dazu, daß Ärzte das

Bild einer harmlosen Erkrankung entwerfen, die tödliche Krankheit gegenüber dem Patienten verleugnen – obwohl der Patient weiß, daß der Arzt ihn belügt – und auch der Arzt schließlich merkt und sich eingestehen muß, daß der Patient ihn schon lange durchschaut hat. Die Ärzte begründen diese Haltung gewöhnlich damit, daß der Patient es nicht wissen wolle. Kübler-Ross (1973) meint dazu, daß Ärzte, die *selbst eine Verleugnung brauchen,* das auch in ihren Patienten finden. Ärzte aber, die fähig sind, über eine tödliche Krankheit zu sprechen, finden ihre Patienten meist dazu in der Lage. Ihr Wunsch nach Verleugnung ist mit dem des Arztes direkt proportional.

Bei Umfragen in einer Nichtkrankenpopulation sprachen sich 90% für eine *Diagnosemitteilung* im Falle einer Krebskrankheit aus, nur 5% wollten die Diagnose nicht wissen. Die Einstellung sagt nichts aus über ihre Reaktionsweise angesichts der unmittelbaren und persönlichen Konfrontation für den konkreten Fall ihrer unheilbaren Krebskrankheit, etwa in der Schock- und Angstphase. Aber dieses Votum ist auch nicht unwichtig, da erfahrungsgemäß in der längeren Auseinandersetzung mit einer Krankheit sich ähnliche Zahlenverhältnisse in der Einstellung für oder gegen Aufklärung unter den Betroffenen ergeben.

Ärztliches Gespräch mit Krebskranken

Ein Arzt, der mit seinem Patienten über eine bedrohliche Erkrankung sprechen will, muß folgendes beachten:

1. Der aufklärende Arzt muß über die Krankheit selbst aufgeklärt sein: Über ihre ersten Manifestationen, den früheren und jetzigen Befund, die früheren und die jetzigen Behandlungsstrategien und Maßnahmen, die absehbare Prognose vor allem.
2. Was ist dem Patienten bisher offiziell von den untersuchenden und behandelnden Ärzten gesagt worden; inwieweit hat er Aufklärung und inwieweit eine Verschleierung erfahren?
3. Was weiß er wirklich (z. B. durch Mitpatienten, Angehörige usw.), und was sind vor allem seine Phantasien über seine Krankheit und deren Prognose?
4. In welchem Lebensgang ist diese Krankheit aufgetreten: Biographie, bisherige Versagungen und Befriedigungen dieses Lebens, wie ist er bisher mit schweren Belastungen fertig geworden?
5. Wie sind seine gegenwärtigen Beziehungen zur Umwelt, zur Familie, zu Berufskollegen? Hat er nahestehende Menschen, die noch Interesse an ihm haben? Inwieweit sind diese belastbar?
6. Die wichtigste Aufgabe aber ist es herauszufinden, was der Patient im jeweiligen Stadium seiner Erkrankung über die Diagnose selbst wirklich wissen will, was er zu ertragen imstande ist.

Die Mitteilung der Diagnose, deren Konsequenzen und das Aufhören des Versteckspiels voreinander kann für alle Teile, den Patienten wie für Ärzte und Schwestern, zu einer Klärung und Erleichterung führen.

Gewöhnlich führt die Aufklärung des Patienten über die Natur seiner Erkrankung zu einer Veränderung seiner Haltung, die sich ganz auf die Gegenwart und die nächste Zukunft richtet. Das tägliche Befinden, die Gestaltung der nächsten Tage und Wochen, unnötige Schmerzen zu erleichtern und unnötige Untersuchungen zu vermeiden, rückt in den Vordergrund. Für den Arzt besteht im Umgang mit unheilbar Krebskranken die Aufgabe, den einzelnen Patienten und sein Bedürfnis, von der Krankheit zu wissen, seine typischen Reaktionsweisen vor dem Hintergrund seiner Lebensgeschichte zu kennen. Die Frage ist dabei nicht, ob man ihm seine unheilbare Krankheit mitteilt, sondern wann und was man dem Patienten sagt. Es ist ein großer Unterschied, ob man einem 20jährigen, ganz unvorbereiteten jungen Mann die Diagnose eines zufällig bei einer Routineuntersuchung entdeckten metastasierten Knochensarkoms mitteilt, oder ob man das gleiche bei einem seit Jahren bettlägerigen und von Schmerzen geplagten 80jährigen Mann tut. Was im ersten Fall sinnlose Grausamkeit sein kann, kann im zweiten mit Erleichterung und als Klärung aufgenommen werden. Sehr häufig gibt der Patient selbst Signale, aus denen zu erkennen ist, daß er die Diagnose jetzt hören will, daß er bereit ist für sie.

Es ist dabei durchaus nicht sicher, daß die Mitteilung beim ersten Anlauf schon ganz ernst genommen wird, daß der Kranke sie mit „dem Verstand begreifen kann, mit dem Herzen fühlen kann“, wie es bei Solschenizyn heißt. „Ich weiß, daß ich sterben muß“, erklärt eine 60jährige krebskranke Frau, der man die Diagnose mitgeteilt hatte, „aber ich kann es nicht glauben“.

Der Begriff *„middle knowledge“* beschreibt ein unscharfes Halbwissen. Krebskranke zeigen aber eher in besonderer Deutlichkeit diese doppelte Orientierung, wie sie zur menschlichen Existenz überhaupt gehört. Sie leben in einer Ausrichtung auf die nahe Zukunftsstrecke, eine Zeitspanne, die Befriedigungen und Belastungen, Möglichkeiten der Gespräche, der Vor- und der Rückschau einschließt – und in der fernen Gewißheit des einmal eintretenden Todes, der aber jeder Stunde bis dahin noch einen besonderen Wert gibt. Ist die Metapher Krebs einmal ausgesprochen oder unausgesprochen an den Kranken herangetreten, bedarf er, um in dieser doppelten Orientierung weiterleben zu können, des Austauschs mit anderen, des Dialogs und der Hilfe, die vor ihm liegende Lebensstrecke zu gestalten.

Es gibt offenbar verschiedene Tiefen des Wissens, solche, die nur in den Kopf eingedrungen sind, und andere, die den ganzen Menschen umfassen. Oleg Kostoglotov in der „Krebsstation“ erkennt eines Tages: „Er mußte sich mit dem Krebs abfinden – und auch mit dem, wovor er zwei Jahre lang die Augen zusammengekniffen hatte und was er nicht hatte wissen wollen: Daß er elend verrecken würde. Nicht sterben – verrecken. Das konnte man jedoch nur mit den Lippen aussprechen, nicht aber mit dem Verstand begreifen, mit dem Herzen fühlen."

Entscheidend ist auch für den Kranken, ob die Mitteilung von der ärztlichen Seite wie ein Abschluß mit Abschied formuliert wird, die den Sinn hat: „Sie haben Krebs, ich kann nichts mehr für Sie tun", oder ob in der Feststellung zugleich eine weitere gemeinsame Aufgabe zur sinnvollen Gestaltung signalisiert wird: „Sie haben Krebs, Sie haben einen schweren Weg vor sich, auf dem ich Sie begleiten und Ihnen helfen werde."

Studien über das Verhalten von unheilbar Kranken, wie sie Kübler-Ross in amerikanischen Krankenhäusern unternommen hat, zeigen bestimmte *Phasen der Verarbeitung* auf. Nicht unbedingt handelt es sich um zeitlich getrennte Stadien in jedem Fall, vielmehr um sich übereinanderlagernde und wiederholende Ansätze der Auseinandersetzung.

1. Das *Nicht-wahrhaben-Wollen*: Besonders bei unvorbereiteter Information zeigt sich, daß der Kranke sich die Mitteilung nicht vorstellen kann und will. Phantasien über Verwechslung von Röntgenaufnahmen, Fehldiagnosen tauchen auf, die ärztliche Erfahrung könne wohl für andere Kranke, nicht aber für ihn selbst zutreffen. „Ich war doch immer gesund, habe doch nie etwas gehabt." – „Ich habe doch alle Gefahren des letzten Krieges überstanden, ohne daß mir das geringste geschehen ist." Andere Ärzte werden aufgesucht, Heilpraktiker, alle Möglichkeiten des Ausweichens vor der Realität werden ausprobiert. Gewöhnlich gibt es lange Strecken des Krankenlagers, wo der Patient weiß und zugleich nicht weiß, die bedrohliche Wahrheit zu isolieren, aus seinen Gedanken und dem Tageslauf auszuschalten versucht. Der Arzt muß diese Abwehr und Verleugnung einerseits respektieren, sie nicht gewaltsam zu überwinden versuchen, zugleich aber mit dem Teil des Patienten, der sich langsam der Wahrheit nähert, ein Arbeitsbündnis herstellen.
2. *Zorn und Revolte:* Aggressive Empfindungen gegenüber anderen Menschen, Angehörigen, besonders auch gegenüber dem Pflegepersonal tauchen häufig auf, werden mehr oder weniger deutlich gezeigt „Warum ich und nicht der?" ist die Frage, die er sich stellt. „Es gibt doch viele Menschen, die sind über 80 und schwer krank, warum soll es mich treffen und nicht die?" Man kann es diesen Patienten nicht recht machen, sie sind mit jeder Form der Behandlung unzufrieden, korrigieren Ärzte und Pflegepersonal. Diese Undankbarkeit der Patienten kann sehr häufig zur Ungeduld und zu einer Vorwurfshaltung auf der Seite der Schwestern und Ärzte

führen. Das therapeutische Gespräch mit Krebskranken schließt jedenfalls auch seine negativen Reaktionen mit ein, die niemals fehlende Feindseligkeit, Rebellion und Enttäuschung, seine Vorwürfe an die Ärzte und seine irrationalen Verhaltensweisen.

3. *Verhandeln:* In dieser meist flüchtigen Phase wird versucht, das Unvermeidliche durch eine Art von Handel mit dem Schicksal oder mit Gott hinauszuschieben. Es wird Wohlverhalten gezeigt und gehofft, dadurch das Schicksal zu wenden, zumindest eine längere Lebensspanne zu haben. Die Ärzte sollen ihre ganzen und neuesten wissenschaftlichen Erkenntnisse zur Verlängerung des Lebens einsetzen. Meist wird versucht, einen Handel mit Gott zu schließen. Es kommt zu religiösen Konversionen, oder in der Hoffnung auf eine Verlängerung des Lebens wird der Religionsgemeinschaft ein Opfer gebracht.
4. *Depressionen*: Wenn alle diese Manöver nichts helfen, der Fortgang der Erkrankung evident ist und sich immer mehr die Wahrheit der Diagnose erweist, kommt es häufig zu affektiven Reaktionen, die gewöhnlich stark depressive Züge tragen. Die Verzweiflung und Verstimmung bei den einzelnen Menschen kann unterschiedliche Gründe haben, sie kann einmal mehr der Familie, den Kindern gelten, die man zurückläßt, aber auch ebenso den Versäumnissen des eigenen Lebens. Die Depression ist vor allem dann stark ausgeprägt, wenn das Krankenlager selbst zur Isolierung innerhalb der Familie und des Krankenhauses führt, Besuche ausbleiben das restliche Leben nicht mehr sinnvoll auszufüllen ist. Es zeigt sich erfahrunsgemäß, daß sich der Lebensentwurf von Schwerkranken zeitlich stark auf die Tage, höchstens Wochen einengt, die vor ihm liegen. – Hier liegen viele Aufgaben für den Arzt und die Angehörigen. Nicht selten kommt es zu einer Intensivierung der Beziehung, die für den Patienten selbst und die Angehörigen dann rückblickend noch als eine besonders intensive Zeit betrachtet wird, die es vorher nie gegeben hat, die den Sterbenden den Abschied und den Zurückbleibenden die Trauerarbeit erleichtert.
5. *Zustimmung* – und *neue Hoffnung*: Viele Patienten erreichen eine Haltung, in der sie sich wirklich dem herannahenden Tod konfrontieren können, ohne daß es zu einer Depression oder Resignation kommt. Gelassenheit, ja Heiterkeit kann angesichts des nahenden Endes auftauchen. Nicht wenig Kranke bringen es fertig, ihre Angehörigen zu trösten, ihnen Mut zu machen. Besonders ältere Menschen, die ihr Leben als sinnvoll und erfüllt rückblickend betrachten können, erreichen diese Haltung der Bejahung, der Zufriedenheit mit dem Schicksal. Sehr viel schwerer und belastender auch für Ärzte und Pflegepersonal ist es, jugendliche unheilbare Kranke zu sehen, deren Leben noch voll ungenutzter und nicht

realisierter Möglichkeiten vor ihnen liegt. Eine Zustimmung und Bejahung ist vor allem in den Stunden unmittelbar vor dem, von Patienten mitunter deutlich wahrgenommenen, unausweichlichen Nahen des Todes zu registrieren. Schizophrene und Depressive, die lange Zeit in einem Zustand der Verwirrung oder der Verstimmung verfangen waren, können sich unmittelbar vor dem Tod aufhellen im Bewußtsein und Klarheit erlangen, wie häufig beschrieben wurde. Wird das Bewußtsein nicht künstlich durch Medikamente verdunkelt, zeigt sich bei der Mehrzahl der Menschen auch heute noch, daß sie sich ihrem Tod in Wachheit nähern. Wie Untersuchungen ergaben, waren sie in den letzten 14 Stunden vor ihrem Tod noch einmal bei vollem Bewußtsein.

Neben den von Kübler-Ross (1973) beschriebenen Phasen oder Reaktionsweisen macht sich als durchgehendes Phänomen eine irrational immer wieder auftauchende *Hoffnung bei den Todkranken* bemerkbar. Sie taucht wie ein Selbstschutz zur Erhaltung der persönlichen psychischen und geistigen Integrität gegenüber dem Unfaßbaren des Todes auf. Der Mensch kann nicht ohne Hoffnung leben, auch wenn diese Hoffnung eine unbegründete ist, sie ist eine anthropologische Grundgegebenheit (Plügge 1954).

Diese doppelte Orientierung des Patienten ist als Wiederverleugnung („Redenial“) beschrieben worden, die Patienten reden, phantasieren, und verhalten sich so, als ob sie nicht stürben, obwohl sie ihre Diagnose und ihren bevorstehenden Tod wissen. Der Tod erscheint in der subjektiven Erfahrung letztlich als *undenkbar*. Bei Sterbenden wird die Beobachtung berichtet, daß viele dazu tendieren, den Therapeuten zu idealisieren, ihm in einem Unsterblichkeitsglauben die Funktion eines sogenannten Selbstobjektes zu geben. Im Fortschreiten der Behandlung wird eine Regression zu einer Symbiose mit den Objekten, z. B. den Therapeuten beschrieben (Dreifuss u. Meerwein 1985). Es tauchen dabei emotionale Zustände auf, wie sie aus der Entwicklung des kleinen Kindes, aber auch aus anderen therapeutischen Zusammenhängen bekannt sind (von Rad 1983).

Die Abwesenheit des Arztes, auch des Betreuers oder Angehörigen, wirkt wie ein Verlassenwerden. Patienten fühlen sich dann verlassen und werden oft panikartig von Angst und Depression längerfristig auch von der Entwicklung psychosomatischer Symptome (z. B. Schlafstörungen, Nahrungsverweigerung) befallen und gequält, die sich oft schlagartig mit der Wiederverfügbarkeit des Arztes bessern können (sog. „Realpräsenz des Objekts“). Daraus entstehende Belastungen auch für Angehörige in der Betreuung wirken oft noch als Schuldgefühle nach dem Tod weiter, z. B. nicht genügend für den Kranken getan zu haben. Dies ist ein Grund mehr, sich intensiv auch um Entlastungshilfen für Angehörige zu bemühen, wenn sie einen Krebskranken zu Hause betreuen.

Gibt es eine *Psychotherapie* angesichts des Todes? Wenn das menschliche Leben mehr als ein biologischer Ablauf ist, mit dem der Arzt zu tun hat, so hat er die Aufgabe und die Möglichkeit, die personale Identität des Menschen, auch und gerade angesichts der Auseinandersetzung mit dem Tode bis zum Letzten und zum Äußersten zu erhalten. Nicht den Tod bagatellisieren ist die Aufgabe, es geht darum, ihm bis zum Letzten menschlich sinnvolles und lebenswertes Leben abzuringen. Auch gerade bei älteren Menschen erwachsen hier oft Probleme. Die zunehmende Zahl chronisch Kranker sowie eine Gesellschaftsstruktur, die mit ihrem Versorgungssystem aus verschiedenen Gründen an die Grenze der Belastbarkeit gerät, bedingen, daß vorhandene Bedürfnisse durch die verfügbare Kapazität, z. B. der ambulanten Dienste nicht gedeckt werden können. Ältere Krebskranke haben oft zusätzliche Behinderungen, die auch intensivere körperliche und oft auch materielle Notlagen nach sich ziehen. Phasenbedingt stellt sich für sie mit der Krankheitsbewältigung drängender die Frage des herannahenden Lebensendes. Bei ihrer Beantwortung sind sie durch oftmals vorher stattgefundenen Partnerverlust auf sich selbst verwiesen und erleiden intensive Gefühle von Vereinsamung und sozialer Isolierung. Hier entstehen dann zusätzliche Beschwerden (z. B. Intensivierung vorhandener Schmerzsymptomatik), die einen vermehrten Bedarf ärztlicher und seelischer Betreuung nach sich ziehen, die durch den beobachteten vermehrten Psychopharmakaverbrauch älterer Krebskranker nur einseitig gedeckt werden. Ein Teufelskreis somatischer Verschlechterung und menschlicher Vereinsamung scheint oft unausweichlich. Hier hat die weltweite Hospizbewegung, die auch in Deutschland zögernd Fuß faßt (z. B. Sterbestation der Chirurgischen Universitätsklinik Köln), eine besondere Aufgabe der Linderung menschlichen Leidens, überall da, wo familiäre Ressourcen ergänzt werden müssen.

Das Gespräch mit Krebskranken entfaltet eine *eigene Gesetzmäßigkeit,* die mit der der Psychotherapie von Neurosen und psychosomatischen Krankheiten wenig gemeinsam hat. Das Heraustreten aus der psychotherapeutischen Rolle, der Verzicht auf Honorar, das Schenken z. B. von Büchern oder Blumen, das Bekennen der Gemeinsamkeiten, sich „benutzbar" machen für den Kranken, stehen hier im Vordergrund.

Die Auffassung von der Krebskrankheit als dem Erlebnis eines seelischen Traumas, das alle Kennzeichen eines solchen in sich birgt (z. B. Zäsur, Chronifizierung) kann deutlich machen, warum in der Betreuung von Krebspatienten und ihren Angehörigen Wege gegangen werden müssen, auf denen das herkömmliche Verständnis des Verweises von Symptom und Lebensgeschichte zu kurz greift. Diese –

die Auffassung einer lebensgeschichtlichen Determiniertheit der Krebserkrankung – ist im gegenwärtigen Zustand unseres Wissens von der psychosomatischen Korrelation im Falle einer Krebserkrankung eher als *subjektive Theorie* zu verstehen. Hier hat sie ihren Wert als inneres Bindeglied, das angesichts der vielen unbeantwortbaren Fragen im Rahmen einer Krebserkrankung auf der subjektiven Ebene den Wert einer Plombe besitzt. Solche persönlichen Erklärungen für eine Krebserkrankung sind oft sehr schwer vom Kranken zu erfahren. Oft sind sie auch mehrschichtig und es wird dem befragenden Arzt z. B. nur die oberste, unverfänglichste Erklärung mitgeteilt (z. B. Ernährung, Klima, exogene Noxen). Trifft man überhaupt auf die tieferen Erklärungsmodelle, die ein Kranker mit sich herumträgt, sind diese immer daraufhin zu prüfen, wieweit sie in persönlichen Lebenssituationen tragen und ihm unter Umständen angesichts der Erschütterung durch die Erkrankung helfen, ein Gleichgewicht zu halten. Kommt es jedoch zu seelischen, oft auch zwischenmenschlichen Belastungen etwa dadurch, daß durch enthaltene Schuldvorwürfe innerfamiliäre Spannungen ausgelöst werden ist ein behutsames therapeutisches Eingreifen vonnöten.

Patienten mit einer Krebserkrankung suchen in aller Regel primär keine Psychotherapie im herkömmlichen Sinne. Nicht nur aus Angst vor erneuter Traumatisierung, die sie fürchten, wenn sie sich in eine ihnen fremde Begegnungssituation, wie es eine psychotherapeutische darstellt, begeben. Sie warten daher auch bei eigener Belastung oft über ein verantwortbares Maß hinaus, bevor sie sich in dieser Hinsicht z. B. dem behandelnden Arzt anvertrauen. Die Gefahr, daß die Tendenz zur Verharmlosung bestehender Belastungen dann auch vom Arzt geteilt wird, ist sehr groß und führt manchmal zur weiteren Verschleppung, daß psychosomatische Symptome bei vielen überlebenden Krebserkrankungen beobachtet werden, die keiner fachgerechten Behandlung zugeführt wurden. Diese Krankengruppe zeichnet sich durch einen auffallenden Hiatus zwischen Bedarf nach Hilfe und Inanspruchnahme vorhandener Angebote aus. Zunehmend setzt sich dabei von professioneller Seite die Erkenntnis durch, daß in der Betreuung von Krebserkrankten neue Wege zu gehen sind, die sich unter anderem auch an der Arbeit mit anderen traumatisierten Patienten orientieren können, z. B. in der Notwendigkeit einer minutiösen Rekonstruktion der einzelnen Ereignisse der Krankheitsgeschichte und damit einhergehender sinndeutender, vorwärtsgerichteter Verknüpfung mit notwendig werdenden *neuen Lebensentwürfen* (s. z. B. Horowitz 1984). Auch wegen der beschriebenen Zurückhaltung dieser Kranken ist ein aktiveres Zugehen und Konfrontieren notwendig, das aber die Angst vor erneuter Traumatisierung nicht entstehen läßt. Hier können gerade *kreative Angebote* (z. B. spezielle Entspannungsübungen, Kunsttherapie) hilfreich sein, wenn sie mit einer Gruppenerfahrung kombiniert werden, die den Selbsthilfecharakter unterstreicht. Von Therapeuten ermutigtes und begleitetes Schreiben, Malen und freies Gestalten kann das Leben mit Krebs kreativ und sinngebend entfalten (Dreyfuß-Kattan 1986; 1990).

Psychosomatik des Eßverhaltens

Allgemeines

Im Zusammenspiel von Hunger und Nahrungsaufnahme sind Strukturen und Einflüsse verschiedener körperlicher Ebenen beteiligt, energetische, humorale, hormonale, nervöse. Bewegung, Muskelarbeit, Wärmeabgabe des Körpers und damit jegliche Form des Verhaltens gehen in die Energiebilanz und damit in die Nahrungsaufnahme ein. Der Stand und die Aktivierung von Depots wie Glykogenspeicher, Fettgewebe haben ebenso einen Einfluß wie Adrenalin und Acetylcholin und schließlich der Zuckerspiegel im Blut. Diese wiederum sind auf zentralnervösem Niveau durch hypothalamische Zentren in Verbindung mit Repräsentanzen im Riechhirn und in der Hirnrinde geregelt. In diese körperlichen Regulationen wirken nun Einflüsse der Situation und der Persönlichkeit.

Wie die Verhaltensforschung bei Tieren lehrt, gehört zur Nahrungsaufnahme eine besondere Gestimmtheit: Abwesenheit von Gefahr, Behaglichkeit, gute Beziehung zu den Freßkumpanen, eine harmonische Umwelt. In Freßstimmung sind auch domestizierte Tiere sehr auf Sicherung aus. Hunde sind durch einen fremden Ort, durch Danebenstehen eines Menschen oder gar durch Wegnehmen eines Bissens sehr störbar, ihre Freßstimmung kann leicht in Angriff und Beißen umschlagen.

Der Akt des Essens – Saugen, Beißen, Kauen, Schlucken usw. – sind Vorgänge, die eine hohe affektive Valenz haben. Sie sind von Kindheit an mit lustvoller Befriedigung und Sättigung verbunden. Es können sich im Eßverhalten und in Variationen des Eßaktes bis zur Essensverweigerung aber eine Vielzahl anderer Affekte noch ausdrükken: Liebesersatz, Protest, Wut.

Für den Menschen bleibt vom ersten Saugen an der Brust der Mutter Nahrungsaufnahme ein kommunikativer Akt zwischen Kind und Mutter, Kind und Familie, Kind und Umwelt. Auch später gehört zum Essen die Tischgemeinschaft, eine Offenheit für die Situation und für die anderen Menschen. Gemeinsames Essen verbindet. Wenn man im Orient mit jemandem gegessen hat, ist er nicht mehr Feind.

Freundschaft und Liebe werden durch ein gemeinsames Mahl besiegelt.

Eßkumpane fördern den Appetit, eßfaule Einzelkinder werden zu guten Essern, wenn sie in eine Gruppe kommen, wo Anregung und Konkurrenz ihren Appetit fördern. Die Verhaltensforschung bei Tieren liefert auch dazu Parallelen. Ein sattes Huhn kann zum Picken und Fressen gebracht werden, wenn es mit drei hungrigen Hühnern zusammengesperrt wird.

Katz (1948) beobachtete, wie ein hungriges Huhn, das zu einem bereits gesättigten Tier gesperrt wurde, dieses so mitreißen konnte, daß es wieder etwas mitfraß. Bringt man an der Stelle des einen hungrigen Huhnes drei mit dem gesättigten zusammen, so ist die anregende Wirkung deutlich noch stärker. Ein einzelnes hungriges Huhn mit drei satten vermag diese aber nicht zur Wiederaufnahme des Pickens zu animieren. – Die Abhängigkeit der Tiere von Störfaktoren läßt sich auch bei Hühnern zeigen: Werden hungrige Hühner in einen Raum gebracht und dort mit Meerschweinchen konfrontiert, so erschrekken sie. Viele Stunden, ja Tage danach sind sie nicht in der Lage, obwohl das Meerschweinchen schon lange nicht mehr da ist, in diesem Raum Nahrung zu sich zu nehmen. Ein Huhn weigerte sich noch 10 Wochen nach diesem Versuch, Futter in dem Raum aufzunehmen, in dem es einmal das Meerschweinchen gesehen hatte.

Die Nahrungsaufnahme spielt sich aber nicht nur auf dieser elementaren Ebene psychosomatischer Bedürfnisse und Emotionen ab. Der Appetit ist mehr als bloßer Hunger, die menschliche Kultur des Essens ist hoch entwickelt, aber auch störbar. Sie wird durch Tischsitten verfeinert und menschlich gemacht. Gewohnheitsbildungen und personale Wertsetzungen gewinnen bei der Nahrungsaufnahme Bedeutung. Transkulturell gesehen ist die Wahl der bevorzugten Geschmacksrichtungen willkürlich; sie variiert mit den jeweiligen Lernerfahrungen.

Gerade wenn ein Freiraum gegenüber elementaren körperlichen Bedürfnissen gewonnen ist, über die lebensnotwendige Nahrungsaufnahme der bloße Hunger zum Appetit wird, kann es zur kulturellen und religiösen Kundgabe benutzt werden und zur persönlichen Selbstdarstellung in der Moderne. Essen wird als Gottesgabe betrachtet, ja es wird zur Kommunion mit Gott. Aber es kann ebenso Essensverweigerung zur gottgefälligen Askese und Selbstüberwindung werden. Die Nahrungsaufnahme kann als niedrig, animalisch, triebhaft unterdrückt werden, so wie sie durch Tischsitten verfeinert und menschlich gemacht werden kann. Es gibt ein ausgesprochenes Schamverhalten im Essensbereich, das an das Sexuelle heranreicht. Nahrungsaufnahme ist von der Kindheit an mit Bedeutungssetzungen belastet, es kann zur Darstellung zwischenmenschlicher Konflikte und als innere Konfliktdarstellung benutzt werden.

Eßstörungen

Die Eßstörungen, Magersucht, Bulimie und Fettsucht, verdienen entsprechend der Häufigkeit ihres Auftretens und ihrem Gewicht in der Psychosomatik ein besonderes Kapitel. Wenn auch viele Fragen zu diesen Varianten des Eßverhaltens noch offen bleiben, so müssen sie doch nach dem gegenwärtigen Wissen ausdrücklich von körperlich faßbaren, etwa endokrinen Erkrankungen abgehoben werden. Bei dem hier häufig fehlenden Krankheitsbewußtsein und immer noch vergeblichen Suche nach primären körperlichen Befunden könnte mitunter bezweifelt werden, ob es sich überhaupt um Störungen von Krankheitswert handelt. Das Körpergewicht ist eine historisch und noch heute in den einzelnen Kulturkreisen sehr unterschiedlich bewertete individuelle Variante. Die bei den Eßstörungen gegebenen überindividuell typischen psychischen und körperlichen Befunde und die im Verlauf bedrohlichen gesundheitlichen Konsequenzen machen es jedoch unausweichlich, diesen typischen Entwicklungen des Eßverhaltens und den entsprechenden Körperformen Krankheitswert zu geben. Eine Zuständigkeit des Psychosomatikers steht bei den innerseelisch und situativ konflikthaften Gegebenheiten diagnostisch und auch therapeutisch außer Zweifel.

Magersucht

(Pubertätsmagersucht, Anorexia nervosa, „Weight-Phobia“)

Als Magersucht bezeichnet man eine beinahe ausschließlich bei Mädchen in der Pubertätszeit auftretende Entwicklung, die auf den Wunsch an Gewicht abzunehmen, schlank zu werden und dies zu bleiben, zurückgeht. Im oft chronischen Verlauf besteht eine umschriebene, phobisch zu nennende Angstbindung normal zu essen, an Gewicht zuzunehmen und durchschnittliche Körperformen und ein gesundheitlich vertretbares Körpergewicht zu erreichen. Primär somatische, etwa hormonale Störungen sind nicht zu finden. Die Störung steht vor dem Hintergrund adoleszenter Entwicklungskonflikte, ohne daß ein Konfliktbewußtsein und eine realistische Einstellung gegenüber dem eigenen körperlichen Zustand gegeben ist.

Symptomatik. Charakteristisch für die Diagnose sind folgende Merkmale:

1. Es kommt zu einer deutlichen Gewichtsabnahme, die mindestens 25%, vereinzelt über 50% des Sollgewichts im Hinblick auf Alter und Körpergröße ausmacht. Es liegt auf jeden Fall durchschnittlich unter 45 kg, bewegt sich meistens aber zwischen 30 und 40 kg, nähert sich in Extremfällen 25 kg. Die unter der überwertigen Idee,

zu dick zu sein, bewußt intendierte Gewichtsabnahme wird auf drei verschiedenen Wegen erreicht.

a) bei den fastenden Anorexien steht die Reduktion der Nahrungsaufnahme im Hinblick auf Menge und kalorienarme Qualität ganz im Mittelpunkt. Alle nahrhaften Speisen, vor allem Fette und süße Nahrungsmittel, werden verweigert. Bevorzugt werden Gemüse, Zitronen, grüne Äpfel und ähnliche Speisen. Die Gemeinschaft des Tisches mit der Familie wird gewöhnlich verlassen, die Frauen essen ihre geringen Mengen heimlich für sich und außerhalb der regulären Mahlzeiten. Es kommt zu immer sonderlicher werdenden Eßgewohnheiten, wobei von der Umgebung die Konsequenz dieser Nahrungsverweigerung oft übersehen und unterschätzt wird. Selbst wenn Mädchen noch bei Tisch scheinbar mitessen, sind sie Meister darin, unter Vorwänden Speisen verschwinden zu lassen.

Eine 23jährige Frau ist zum 3. Mal wegen ihrer extremen Magersucht in der Medizinischen Klinik. Sie betont, sie komme auf eigenen Wunsch und nur unter der Bedingung, daß sie ihre Nahrungsaufnahme selbst bestimmen kann. Sie hat Bettruhe und, obwohl sie fest versichert, bei allen Mahlzeiten die angebotene Mastkost gegessen zu haben, hat sie nach 10 Tagen weitere 2 kg auf jetzt 33 kg abgenommen. Als sie zu einer ärztlichen Untersuchung das Zimmer verlassen hat, wird ihr Nachttisch untersucht. Es findet sich, in Tüten verpackt, die komplette Mahlzeit des ganzen Tages. Sie läßt offensichtlich die Speisen, wenn sie nachts auf die Toilette geht, dort verschwinden.

b) Ein Teil der Patientinnen erreicht und unterstützt die Gewichtsabnahme noch durch Erbrechen. Das geschieht immer verborgen, meist unmittelbar nach der Mahlzeit. Die Frauen gehen unter einem Vorwand zur Toilette und entleeren gewöhnlich mit erstaunlicher Leichtigkeit und Routine den gesamten Mageninhalt.

c) Ein weiterer Weg zur Gewichtsabnahme ist die Einnahme von Abführmitteln, die gewöhnlich mit unerträglichem Völlegefühl im Leib und der nicht selten tatsächlich bestehenden Obstipation motiviert wird. Viele Frauen kommen schon mit großen Mengen Abführmitteln, die sie verstecken, zur stationären Aufnahme. Da infolge Flüssigkeits- und Salzverlust eine sekundäre Hypokaliämie auftreten kann, droht damit eine weitere gesundheitliche Schädigung. Die Patientinnen sprechen von einem deutlichen Gefühl der Erleichterung, wenn die als körperfremd empfundenen Nahrungsmittel durch Abführmittelgebrauch oder durch Erbrechen „heraus sind“. Sie sprechen dann von einem sauberen, reinen und ihrem Selbst angemessenen Körpergefühl.

2. Bei der überwiegenden Mehrzahl der Fälle von Pubertätsmagersucht besteht eine sekundäre Amenorrhö. Gewöhnlich tritt diese

Störung der Periode 1–3 Jahre nach der zur normalen Zeit aufgetretenen Menarche ein. In manchen Fällen geht sie der für die anderen Menschen deutlichen Abmagerungen hinaus und sie überdauert sie auch nicht selten. Die durchschnittliche Gewichtsgrenze, die bei Auftreten der Amenorrhö unterschritten wird, liegt nach Untersuchungen von Crisp bei 47 kg.

3. Im Verhalten und Erleben charakteristisch ist zunächst eine motorische und intellektuelle Überaktivität. Sie ist ganz untypisch für unterernährte Menschen, die eher träge und passiv, emotional abgeflacht sind. Anorexien machen Spaziergänge, treiben Sport, sind ständig für andere unterwegs, müssen angeblich arbeiten, für die Schule lernen, studieren oder stricken. Bei einem großen Teil der Mädchen findet sich eine leichte oder schwere Obstipation. Dabei besteht häufig eine hypochondrische Fixierung an die Darmentleerung.

Für den Außenstehenden bleibt nicht nachvollziehbar, wie Magersüchtige den Common sense in bezug auf Essen, Gewicht und Aussehen verloren haben. Auch extreme Gewichtsabnahme werden als Ichgerecht erlebt. Viele sagen, daß ihnen das Gefühl, dick zu sein, voll zu sein, den Bauch gefüllt zu haben, unerträglich sei. Sie möchten lieber schlank und dünn sein, was sie, soweit weitere Aussagen dazu gemacht werden, mit einer geistigen und ätherischen, jedenfalls mit einer höheren Lebensform gleichsetzen. Nach ihrem subjektiven Gefühl nehmen sie reichlich Nahrung zu sich, sind immer noch in Gefahr zuviel zu essen.

Eine 20jährige, 1,75 m große, noch 38 kg wiegende Magersüchtige benutzte die Mittagspause, um schnell in das benachbarte öffentliche Schwimmbad zu eilen. In ihrem Badeanzug wirklich nur noch „Haut und Knochen", schwamm sie hier ihre Bahnen, um dann unbekümmert um die anderen Badegäste, bald wieder auf die Station zurückzukehren.

Sehr charakteristisch für das Krankheitsbild ist das fehlende seelische und körperliche Krankheitsbewußtsein, es werden keinerlei Konflikte geklagt. Der körperliche und seelische Zustand ist Ich-synton, Essen, Schlanksein, abzunehmen und dünn zu bleiben, stehen im Mittelpunkt des eigenen Bewußtseins. Die Nahrungsaufnahme zu kontrollieren, abzunehmen und schlanker zu sein als andere, weniger zu wiegen, wird mit Befriedigung, ja als Triumph erlebt.

Kommt es zu Durchbrüchen des im Laufe der Krankheit immer weiter verdrängten Hungergefühls, etwa mit nächtlichem heimlichem Essen aus der Speisekammer oder dem Eisschrank, so wird dies als Niederlage erlebt, nach Möglichkeit geheim gehalten, durch Erbrechen oder Abführmittel wieder ausgeglichen.

Geschichte und Epidemiologie: Zumindest in der europäischen Geschichte hat es Magersüchtige seit langem gegeben, wenn sie auch nicht als Kranke angesehen wurden. Bis ins frühe Mittelalter hinein findet man charakteristische Beschreibungen von hungernden Frauen, die dann in religiöser Deutung als heiligenmäßig lebende Frauen angesprochen wurden (Habermas 1986). Bis in dieses Jahrhundert hinein wurden Magersüchtige unter internistischen Diagnosen als Simmondssche Kachexie oder Schizophrenie (L. Binswanger, Der Fall Ellen West) geführt. Noch heute kommen nur ein Teil und nur die schweren Krankheitsfälle zur Untersuchung und Behandlung von Fachärzten und Fachkliniken. Damit ergibt sich eine Diskrepanz zwischen Inzidenz-, vor allem in leichterer Form, und Prävalenzdaten, die anhand von Behandlungsfällen erhoben werden.

Anorektische *Episoden* berichten Schülerinnen bei Fragebogenuntersuchungen in Privatschulen und Studentinnen zwischen 15 und 25 Jahren in 2% und 4% pro 100000 Frauen, in manchen Erhebungen noch mehr. Zu beachten ist dabei, daß hohe Prävalenzraten, vor allem in den letzten beiden Jahrzehnten erhoben wurden, was als Zeichen einer Zunahme gewertet werden kann. Betroffen sind vor allem mittlere und höhere Bildungs- und Einkommensschichten.

Die Pubertätsmagersucht ist eine vor allem in den westlichen Ländern relativ verbreitete Erscheinung. Für die Jahre 1970 bis 1976 wurde in den USA eine jährliche Behandlungsinzidenz von 0,64 pro 1000000 Einwohnern berechnet (Jones 1980). Für die Schweiz für die Jahre 1973 bis 1975 schon von 1,12 (Willy u. Grossmann 1983). Das erscheint wenig, betrachtet man aber die Risikopopulation der Mädchen von 15–25 Jahren, so finden sich in den USA bei den erwähnten Autoren 3,26 und in der Schweiz 16,76 Neuerkrankungen.

Was die Prävalenz in Feldstudien betrifft, so finden sich bemerkenswerte *Schichtunterschiede*. Untersuchungen in englischen öffentlichen Schulen ergaben 1976 unter den Mädchen eine Prävalenz von 0,18%, in Privatschulen von 0,46%. 1983 wurde bei ähnlichen Schuluntersuchungen schon eine Prävalenz von 0,83% festgestellt. In Japan fanden Untersucher in High Schools auf dem Lande eine Prävalenz von 0,05%, in der Stadt von 0,2%. Im Hinblick auf die Risikopopulation ist die Störung also in den westlichen Industrieländern relativ weit verbreitet, wenn sie in anderen Ländern mit tieferem Lebensstandard auftritt, so vor allem in der am westlichen Lebensstil orientierten Stadtbevölkerung. In den USA soll Magersucht bei Farbigen seltener auftreten als bei der weißen Bevölkerung.

In der Ambulanz der psychosomatischen Klinik Heidelberg machten Patientinnen mit Anorexia nervosa 2,8% der untersuchten Patienten aus. In der Mehrzahl der Fälle führt die Erstuntersuchung der meist chronifizierten Zustandsbilder zur stationären Aufnahme. – Das Geschlechtsverhältnis Frauen zu Männer wird allgemein bei 20 oder 30:1 geschätzt. Es sind Magersuchtfälle bei jungen Männern vereinzelt, aber durchaus charakteristisch festzustellen. Die Diagnose ist aus dem charakteristischen Eßverhalten, dem Ideal des Schlankseins, der motorischen Überaktivität und dem bizarren, aber ichsyntonen Verhalten zu stellen.

Ein 17jähriger Junge wird in ein 4-Betten-Zimmer einer Inneren Klinik aufgenommen, nachdem seit 6 Monaten bei 1,68 m Größe sein Gewicht auf 31 kg abgesunken ist. Er klagt über Druck im Magen, Übelkeit, was ihm die Nahrungsaufnahme erschwere. Nach Ausschluß einer organischen internistischen Erkrankung zeigt er sich scheinbar sehr bereit, eine Kur mit Mastkost, die ihm vorgeschlagen wird, mitzumachen. Nach 3 Wochen hat er weitere 1½ kg dabei abgenommen. Als jetzt sein Nachttisch untersucht wird, findet man in Plastiktüten das Essen der vergangenen Wochen. Er hat unbeobachtet von allen Mitpatienten das Essen dort versteckt. – Wie er jetzt in vertieften Gesprächen angibt, hat er das Ideal, schlank zu sein. Ein Turner mit einem ganz schlanken Hintern sei sein Ideal. Er hat in den letzten Wochen, um schlank zu bleiben, heimlich täglich Waldläufe und Bergbesteigungen gemacht. Mädchen und Kontakt mit Frauen lehnt er ab. Er gibt an, daß sein Vater (der Ulkuspatient und selbst sehr asketisch ist) sein Vorbild sei. – Als ihm jetzt strenge Bettruhe verordnet wird, seine Kleider weggeschlossen werden, bekommt er es fertig, die Station mittags heimlich zu verlassen. Er geht im Pyjama über belebte Straßen, besorgt sich in einem Warenhaus Mantel und Schuhe und fährt dann 30 km zum Wohnort seiner Eltern, lehnt eine Rückkehr ab. – Bei einer Nachuntersuchung 4 Jahre später berichtet er, er sei jetzt bei der Polizei in Ausbildung. Er ist noch immer schlank, wirkt sehr sportlich. Eine Behandlung hat er seit dem Verlassen der Klinik nicht gehabt. Eine Freundin habe er nicht, gehe ganz im Polizeidienst auf. In seiner freien Zeit beteilige er sich an Not- und Rettungseinsätzen. So habe er kürzlich Menschen aus einem in Not befindlichen Boot aus dem Rhein gerettet, indem er ins reißende und kalte Wasser gesprungen sei.

Psychophysiologie und körperliche Befunde: Als Folge des Hungerzustandes sind eine ganze Reihe körperlicher Befunde wie erniedrigter Grundumsatz, Hypokaliämie, Verminderung der 17-Ketosteroide, Erniedrigung des peripheren Schilddrüsenhormons (T3 und T4) usw. aufzufassen. Sie sind alle sekundär, der Körper ist in seinen Funktionen auch im übrigen auf ein niedriges Niveau eingestellt. Änderungen im Funktionssystem von Hypothalamus-Hypophyse-Nebenniere sind beschrieben (Weiner 1987), offenbar aber auch rückbildungsfähig. Es wird hier die Frage eines körperlichen Entgegenkommens diskutiert, also auf eine mögliche Disposition hingewiesen. – Sehr eindrucksvoll sind die luftenzephalographisch und jetzt im Computertomogramm zu findenden Veränderungen des Gehirnvolumens. Sie zwingen dazu, zumindest für die langen und schweren Verlaufsformen zerebralorganische Ausfälle zu bedenken.

Auslösung, Persönlichkeit, Ursachen: Auslösend für die Erkrankung sind offenbar keine massiven Schicksalseinbrüche oder Traumata. Es sind vielmehr die mit der körperlichen Reifung und der psychosozialen Entwicklung aufkommenden neuen Aufgaben. Es sind

Schwellensituationen, die von den jungen Frauen erwarten, daß sie ihre kindlichen Beziehungen an die Eltern und deren Haus lösen, mit anderen Menschen ihres Alters Beziehungen aufnehmen und dabei gefühlsmäßig in ihre Rolle als Frau, d.h. als erwachsenes sexuelles Wesen eintreten. Die von anderen Frauen scheinbar leicht und selbstverständlich geleistete Entwicklung zur Autonomie und Rolle als Geschlechtswesen scheint unerreichbar für sie.

Die *situagene* Krankheitsauslösung der Magersucht scheint so an die körperliche Reifung zur Frau und an die weibliche Rollenaufgabe in der Adoleszenz gebunden, die als fremd und überfordernd erlebt werden und vor allem emotional sich nicht in einer normalen sexuellen Appetenz auf einen Partner oder eine Partnerin hin manifestiert. Als Auslösesituation werden solche beschrieben, in denen sexuelle Annäherungen von außen an die jungen Frauen herangetragen werden oder in denen sie sich selbst, häufig unter dem Druck der Umwelt, diesen stellen. Magersüchtige Frauen sind vor der Erkrankungssituation oft rundlich, haben im Vergleich mit ihren Geschwistern und Gleichaltrigen ein normales Geburtsgewicht, zeigen meist den normalen „Pubertätsspeck“. Die Periode tritt bei ihnen offenbar 14 Monate früher auf als bei den Geschwistern und bei gleichaltrigen Frauen (Crips 1970). Die auch allgemein früher datierte sexuelle Reifung, wie sie an der Menarche ablesbar ist und die im Laufe der letzten Jahrzehnte immer weiter vordatierten durchschnittlichen Daten der ersten sexuellen Beziehungsaufnahme stellt junge Frauen heute allgemein gegenüber den Gleichaltrigen, wie auch sich selbst gegenüber, vor die Erwartung und Leistung früh sexuelle Beziehungen aufzunehmen.

Gerade darauf sind nach ihrer Persönlichkeitsstruktur und ihrer inneren Reifung pubertätsmagersüchtige Frauen nicht vorbereitet. Mehr als andere Mädchen erleben sie die mit der körperlichen Reifung, vor allem mit der Menstruation und der Entwicklung der Brüste gegebene Vorbereitung auf die weibliche Geschlechtsrolle als ihnen fremd und sie überfordernd. Die nicht selten gegebene Ambivalenz gegenüber der geschlechtlichen Reifung kann sich bei Frauen, seltener auch bei Männern, in einer charakteristischen *Pubertätsaskese* zeigen, wobei junge Menschen sich innerlich und auch äußerlich von den geschlechtlichen Rollenaufgaben und von der endogenen sich manifestierenden Triebhaftigkeit zu distanzieren versuchen und intensiv andere Inhalte suchen.

Soweit zu sehen und zu hören sind es weniger eigene sexuelle Phantasien oder konkrete Wünsche, die zur Konfliktsituation führen. Angaben über sexuelle Träume und frühe oder intensiv betriebene masturbatorische Betätigung unter Magersüchtigen sind spärlich. Das konventionelle psychoanalytische Konfliktmodell, das zwischen Es versus Über-Ich oder Trieb versus (frühere oder spätere) Elternverbote Gegensätze beschreibt, ist weniger überzeugend als die Annahme eines Widerspruchs bzw. einer Diskrepanz zwischen eigenen Vorstellungen und Möglichkeiten dieser jungen Frauen und den von außen herangetragenen und fremd erlebten Rollenerwartungen, die nur mit einer somatischen Verweigerung beantwortet werden können. Die anorektische Reaktion und chronische Entwicklung macht dann die Frauen als Geschlechtswesen zu einem unattraktiven Neutrum. Geschlechtliche Fragen treten ganz zurück gegenüber dem monoman verfolgten Thema der Gewichtsreduktion.

Eine pathogene Wertigkeit erhalten diese alltäglichen und banalen Auslösesituationen durch die emotionalen und empathischen Einschränkungen und die damit in der pubertären und adoleszenten Entwicklungsphase sich manifestierende Verwundbarkeit dieser Gruppe von Frauen. Das heißt, daß das entscheidende *Ursachengewicht* in der anlagemäßig mitgegebenen *Ausgangspersönlichkeit* zu suchen ist.

An *Anlagefaktoren* läßt schon das gehäufte Auftreten von Magersucht und von charakterlichen Auffälligkeiten in bestimmten Familien denken. Beobachtungen an Zwillingen mit Pubertätsmagersucht haben das noch deutlicher gemacht. Schepank (1982) hat 13 Paare mit Anorexia-nervosa-Probanden (6 eigene Paare, 7 unvorausgelesene andere) selbst untersucht und ausreichende Daten über sie sammeln können. Von den 13 Paaren waren 8 eineiig und 5 zweieiig. Bei der Untersuchung erwiesen sich 6 EZ konkordant, 2 diskordant, von den ZZ alle 5 diskordant. Daß zwei so relativ seltene Merkmale in dieser unterschiedlichen Gewichtung auftreten, spricht nach Überzeugung dieses kritischen Autors mit statistischer Signifikanz für die Beteiligung einer erblichen Komponente beim Zustandekommen der Anorexia nervosa. Bemerkenswert auch, daß seine Beobachtungen dafür sprechen, das „Krankheitsbild stehe den (schizophrenen) Psychoseformen genetisch nahe“. Das spricht für eine Risikopersönlichkeit, die sich in der pubertären Entwicklungsphase kritisch manifestiert und dann in somato-psychosomatischem Zusammenhang zu einer Magersucht werden kann.

Wie bei vielen psychiatrischen und psychosomatischen Krankheitsformen ist für Anorexia nervosa ein multifaktoriell-genetischer Erblichkeitsmodus mit Schwellenwerten, die die Varianz auch bei EZ bestimmen, anzunehmen. In welcher Form diese Erbfaktoren körperlich vermittelt werden und wie sie sich somatisch manifestieren, ist noch nicht bekannt. Moderne Vulnerabilitätskonzepte aus dem Anorexia nervosa nicht ganz fremden Bereich der Schizophrenie weisen auf eine Vulnerabilität in der psychosozialen Entwicklung, die sich bei den disponierten Persönlichkeiten schon weit ins Vorfeld der Erkrankung zurückverfolgen läßt.

Die Persönlichkeitsdisposition manifestiert sich bei Magersüchtigen in einer besonderen Differenziertheit der intellektuellen und Vulnerabilität der emotionalen Sphäre. Faßbar ist das in dem von allen Untersuchern bestätigten überdurchschnittlichen Intelligenzgrad, der sich im IQ mit einem Durchschnitt bis 128 messen läßt. Auffällig sind die in der Vorgeschichte durchweg gefundenen sensiblen und eher kontaktarmen Züge, die die Mädchen unauffällig und sich anpassend erscheinen läßt. In der Sprache der Neurosentheorie findet man im Vergleich mit Frauen dieser Altersgruppe bei Magersüchtigen gehäuft schizoide Persönlichkeitszüge: 28% der Frauen mit Anorexia nervosa, 9% bei den anderen Patientinnen der Ambulanz der Psychosomatischen Klinik. In vielen Fällen findet man schon vor der Manifestation autistische, sich sozial isolierende Einstellungen. Im Laufe der Krankheitsentwicklung überwiegen dann diese immer schwerer einfühlbaren, wie ein umschriebener Wahn wirkenden, schizoiden und autistischen Züge.

Es muß damit von einem somato-psychosomatischen Zusammenhang in dem Sinne ausgegangen werden, daß Faktoren der Ausgangspersönlichkeit unter der Situation der pubertären körperlichen Reifung und psychosozialen Entwicklung in eine Krise geraten, die zu dem Krankheitsprozeß und in vielen Fällen zur Chronifizierung, ja zum letalen Ausgang führt. Psychogenetische Interpretationen, die die Störung aus einem äußeren, spezifischen Faktor, etwa aus frühkindlichen Traumatisierungen, bestimmten Eltern-Kind-Beziehungen oder Familienskonstellationen ableiten, können nicht überzeugen. Wenn hier wie bei den meisten neurotischen und psychosomatischen Störungen Belastungen der Mutter-Kind- oder auch Vater-Kind-Beziehung, frühe oder früheste, z. B. in der „oralen Phase" liegende Traumatisierungen oder Fixierungen angenommen werden, so handelt es sich um ubiquitäre, in die Kindheit zurückprojizierte Annahmen, die in prospektiven Untersuchungen erst einmal zu verifizieren wären. Das gleiche gilt für die Annahme spezifischer Magersuchtfamilien. Sie wurden je nach dem benutzten theoretischen Konzept etwa als besonders gebunden (Weber u. Stierlin 1989) beschrieben, entsprechend dem aktuellen systemischen Konzept der Autoren. Es ist von dem früher bei neurotischen, psychosomatischen und schizophrenen Familien beschriebenen kaum abzugrenzen. Spezifisch prägende Umwelteinflüsse sind jedenfalls nicht überzeugend als verantwortlich heranzuziehen. Indem Magersüchtige zum Delegierten eines in bestimmter Weise gestörten, systemisch interpretierten Familiensystems gemacht werden, sind letztlich, wie bei den meisten psychoanalytischen, auf frühen Kindheitsstörungen rekurrierenden Konstrukten, psychogenetische Auffassungen vorherrschend, die dem Besonderen der Ausgangspersönlichkeit magersüchtiger Frauen nicht gerecht werden.

Berichte über psychoanalytische Behandlungen von Magersüchtigen (Thomä 1961) geben einen einzigartigen Einblick in die innere Situation der Patienten. Die wenigsten magersüchtigen Mädchen sind jedoch zu einem analytischen Arbeitsbündnis und zu einer Langstrekkentherapie zu motivieren, in denen sich ihre psychodynamische Konfliktsituation darstellen läßt.

So schwer nachvollziehbar, ja uneinfühlbar die ja nicht selten bis zum Tode führenden Verläufe sind, so können sich hier doch eine ganze Reihe normaler seelischer Verarbeitungen dieser Altersgruppe wiederfinden. Wie schon erwähnt, ist eine *Pubertätsaskese* normal, wenn auch gewöhnlich hier dann sehr verstärkt. Man hat die *Abtretung eigener Triebansprüche an andere* als charakteristisch für die Pubertät beschrieben (A. Freud). *Verdrängung* oder Verschiebung sexueller Konfliktbereiche auf den oralen Bereich und die *Regression* auf eine *vorsexuelle frühere Stufe* ist hier durchaus zu finden.

Wenn Familientherapeuten magersüchtige Familiensysteme als besonders stark *gebunden*, mit heftigen ambivalenten Trennungswünschen der Kinder beschreiben und als Ziel eine „bezogene Individuation", d. h. die Bereitschaft, eigene Wünsche und Rechte wahrzunehmen und zu vertreten, zugleich aber in verantwortlicher Weise auf andere Menschen, d. h. hier auf die Familie bezogen zu bleiben, so schildert das ein *normales Thema* dieser pubertären Altersgruppe und bezeichnet die Problematik der Adoleszenz überhaupt. Die Bemerkung Viktor von Weizsäckers, daß die Neurosenpsychologie die der normalen Menschen ist, verweist darauf, daß Verstehen allein noch nicht die ätiologische Erklärung für schwere krankhafte Verläufe liefert, so wie die Deutung allein noch nicht die Heilung ist.

Die 21jährige Studentin Susanne B., schlank, mit kurzen dunklen Haaren, kräftig breitem Gesicht, sportlich lässig gekleidet, wird von ihrer Mutter auf Überweisung des bisher behandelnden Internisten in die Klinik gebracht. Sie hat vor 2 Jahren, damals 55 kg wiegend, im Laufe einiger Wochen auf 38 kg abgenommen, sie ist 1,68 m groß, jetzt wiegt sie 42 kg. Der Stuhlgang sei schwer, verstopft, sie nimmt Abführmittel.

Allein mit dem Untersucher sagt sie offen, daß sie ein Problem mit dem Essen habe. Sie kann schwer etwas essen, hat Angst, dann nicht mehr aufhören zu können. Nach dem Essen erbricht sie, will nicht sagen wie häufig, es sei eine Zeitlang jedenfalls stark gewesen. Was vor 2 Jahren, 1978, war? Die ganze Störung sei aufgetreten, kurz bevor sie volljährig geworden sei. Die Freiheit, daß sie hätte alles machen können, sei etwas, was sie sich vielleicht nicht zugetraut habe. – Im folgenden Winter hat sie beim Skilaufen einen Mann kennengelernt, den sie später auch noch einmal besucht habe. – Auch jetzt habe sie sich wieder einmal verliebt, in einen Typ von 28 Jahren, ein Angestellter in einer Bank – ihr Vater ist Direktor in einer anderen Bank. Er sei ein Typ gewesen, der dann Schwierigkeiten mit ihrem Vater hatte, vielleicht sei auch Trotz gegen den Vater bei ihr gewesen. – Es sei ihr besser gegangen, als sie 1979 bei einer Tante in einer anderen Stadt war und dort im Haushalt geholfen habe, sie habe auf 48 kg zugenommen und die Periode auch wieder gehabt. – Jetzt studiert sie in Norddeutschland, weit weg vom Elternhaus, ist im 3. Semester.

Die Familie wird durch den dominierenden Vater bestimmt, der aus einer Angestelltenfamilie kommt und sich in der Bank hochgearbeitet hat. Der Vater sei sehr streng, arbeitet viel, sei extrem pünktlich und sauber, versteife sich in seinen Ansichten, könne nicht nachgeben. Er erwarte von ihr vor allem Leistungen. Alle in der Familie des Vaters seien sehr steif und gefühlsarm. – Mit der Mutter habe sie eine gute Beziehung, sie kommt aus einer Familie mit vielen Geschwistern aus einer kleinen Stadt, war selbst Deutschlehrerin, sei aber einfach zu schwach. – Sie hat selbst wenig Freunde und Freundinnen, war immer ruhig, hat gerne mit Tieren gespielt, hat die Schule mit Erfolg durchlaufen. Sie wolle etwas Praktisches tun. Ihre Periode kam mit 12 Jahren, sie hatte so 2 Jahre vor Erkrankungsbeginn eine Zeit, wo sie im Schüleraustausch in Frankreich war. Dort sei sie recht dick gewesen, habe schon damals angefangen, etwas weniger zu essen.

Im Gespräch wirkt die Patientin depressiv, dabei mitteilsam und offen, sehr unsicher, ängstlich. Ausgelöst wurde die Erkrankung durch die eigentlich normale Schwellensituation der Ablösung vom Elternhaus, an das sie stark und ambivalent gebunden ist, Ängste um die Individuation und die Selbstfindung als Frau und Geschlechtswesen.

Bei einer eingehenden körperlichen Untersuchung finden sich Zeichen eines leichten Hirsutismus, normale Hormonbefunde, kein Gonadotropinmangel, normaler Cortisonspiegel mit promptem Abfall, normale Testosteronwerte für Frauen, Schilddrüsenparameter, die beim TRH-Test nur geringen Anstieg bieten, entsprechend einer Sparflammensituation des Stoffwechsels. Die Amenorrhö wird als Abmagerungsfolge endokrinologisch interpretiert.

So erscheinen bei manchen Magersüchtigen die Auslösesituationen so banal und alltäglich wie die Entwicklungsschritte später in der Therapie und im weiteren Leben:

Ein 17jähriges, 1,62 m großes Mädchen, Sabine M., hat seit 2 Jahren durch Beschränkung der Nahrungsaufnahme, Gebrauch von Abführmitteln wegen der Obstipation, aber ohne Erbrechen, von 42 kg auf 32,5 kg abgenommen. Ihre Periode war vor 2 Jahren einmal kurz und schwach da, sistiert seither. Sie ist extrem obstipiert, dabei eine gute Schülerin, ein waches, intelligentes Mädchen, Tochter eines 37jährigen Bahnbeamten, der selbst ganz mit Leistungssport beschäftigt ist, auch seine Kinder dazu antreibt. Die Mutter ist selbstlos, opfert sich für die Kinder, ohne eigene Bedürfnisse zu zeigen. Die Patientin ist die zweite von fünf Kindern, ein Jahr nach einer Schwester und ein Jahr vor einem Bruder geboren. Auffällig ist ihr Verhalten in den letzten Jahren den beiden jüngsten Geschwistern gegenüber: Sie findet, daß die zweitjüngste 11jährige Schwester zu kurz komme, während die jüngste 10jährige zu viel esse und zu dick sei. Sie beherrscht und quält die Familie mit diesem Thema, stopft die zweitjüngste Schwester bei Tisch, ißt selbst nicht, klagt über Völlegefühl nach der geringsten Nahrungsaufnahme. Außerhalb der Familie hat sie wenig Kontakte, gibt zunächst keinerlei Konflikte an. Im Laufe einer 3monatigen stationären Behandlung, zunächst mit festen überwachten Mahlzeiten auf einem Tablett, später in der Gemeinschaft, mit Einzeltherapie, Gestaltungstherapie, konzentrativer Bewegungstherapie und einer zweijährigen, zunächst intensiven, dann weitmaschigen einzeltherapeutischen Nachbehandlung ist ein Konflikt herauszuarbeiten: Mit der zweitjüngsten Schwester hat sie sich eigentlich selbst gefunden und verteidigt. Sie ist enttäuscht über den Vater und eifersüchtig auf die jüngste Schwester, die vom Vater bevorzugt wird. Sie hat sich im Leiden auch ganz mit der Mutter identifiziert. (Die familiäre Konfliktproblematik ist in zwei Gesprächen mit den Eltern angesprochen worden, nur die Mutter zeigte sich dabei aufgeschlossen, hat im Laufe der nächsten Jahre eine Beratungsstelle aufgesucht und ihre Position in der Familie etwas aufgewertet.) – Das Gewicht pendelte sich bei der Patientin bald bei 52–54 kg ein, die Periode kam nach einem Jahr und ist seither regelmäßig. Am längsten bestand das Symptom der Obstipation und eine trotzig retentive Einstellung gegenüber Freunden und vor allem auch gegenüber dem Therapeuten. In Träumen und Zeichnungen wurde deutlich, wie sehr eine ödipal gefärbte Zuneigung und eine Enttäuschung am Vater hier nachwirkten. Schließlich war auch diese Enttäuschung und ihr Zorn zu bearbeiten. Sie wurde in der Schule lässiger, rutschte in den Noten etwas ab, war in Geldsachen großzügiger und konnte mehr für sich ausgeben. Die Beziehung zu gleichaltrigen Freunden wurde wichtiger als die Beziehung zum Therapeuten und die Behandlung konnte nach zweijährigem Verlauf abgeschlossen werden. – Ein Jahr später gefragt, was ihr im Rückblick am meisten geholfen habe: „Ein großer Schritt war es für mich, wie damals auf der Station neue Patienten kamen und ich zu den erfahreneren gehörte, die anderen helfen konnte. Das hat mir Selbstbewußtsein gegeben. Natürlich wäre das nicht ohne die Therapie möglich gewesen. Aber die Behandlung auf der Station ist nur so eine Übung gewesen. Hinterher habe ich alles, was ich hier gelernt habe, zu Hause ausprobieren müssen. Ambulant allein hätte ich es aber sicher nicht geschafft."

Verlauf: Die Pubertätsmagersucht ist in ihrer vollen Ausprägung eine ernstzunehmende Erkrankung. Die Mortalität wird je nach der Vorauslese und der Qualität der Katamnese einer erfaßten Stichprobe von Kranken zwischen 8 und 12% beschrieben. Der Tod erfolgt dann infolge Kachexie, Hypokaliämie, Kreislaufinsuffizienz, Pneumonie, interkurrenten Infekten oder auch durch über die Nahrungsverweigerung hinaus praktizierten Selbstmord. Unbehandelt sollen etwa 40% der Krankheitsfälle chronifizieren. Aber auch die Mehrzahl der gebesserten Kranken sind noch mit dem Thema Essen und Gewichtsfragen beschäftigt. Manche behalten bizarre, fanatische und autistische Persönlichkeitszüge, leben in asketischen Lebensgemeinschaften. Sie heiraten weniger häufig als Frauen mit anderen Eßstörungen, z. B. Bulimie und Adipositas, auch deutlich weniger als normale Frauen. Doch gibt es durchaus auch Verläufe, die später zu einer relativ normalen familiären Entwicklung kommen. Was die einzelnen Krankheitsbilder betrifft, so sind *prognostisch* günstiger solche Patienten, die in der ersten Hälfte des zweiten Lebensjahrzehnts erkranken, gegenüber einem höheren Erkrankungsalter, ebenso solche mit bulimischem Verhalten im Vergleich mit den rein asketischen Krankheitsformen. Patientinnen mit hysterischen und depressiven Persönlichkeitszügen haben im ganzen auch eine günstigere Heilungsaussicht als ausgesprochen schizoide Strukturen. Die Fähigkeit im Laufe der Behandlung in eine psychotherapeutische Beziehung einzutreten und eine auf die Vergangenheit und Zukunft bezogene Konfliktperspektive einzubringen, stellen auch günstige prognostische Kriterien dar. Sehr abnorme Persönlichkeitszüge mit Nähe zu depressiven oder schizophren-psychotischen Zügen sind ebenfalls prognostisch eher ungünstig, wie der Fall Ellen West von Ludwig Binswanger, eine als Schizophrenie diagnostizierte klassische Pubertätsmagersucht zeigt.

Aber die allgemein als günstig betrachteten prognostischen Kriterien wie jugendliches Manifestationsalter, bulimische Attacken und Konfliktbewußtsein scheinen noch nicht entscheidend zu sein, wie der Verlauf bei der folgenden Patientin zeigt:

Die 23jährige Medizinstudentin Gabriele A. meldet sich selbst telefonisch zu einem „Gesprächstermin wegen Magersucht". Sie wird vom Untersucher beschrieben als „kleine, dunkelhaarige, eigentlich ganz hübsche Frau in einem weiten Pullover, lebhaft mit dunklen Augen und starkem Haarschopf, die freundlich lächelt. Sie wirkt bemüht offen, freundlich, etwas depressiv und werbend lächelnd. Ich spüre hinter dem äußeren Auftreten sehr ihre Not und Einsamkeit. Erst im Hinausgehen fällt mir auf, daß sie sehr zierlich ist und unter der weiten Kleidung sicher eine recht dürre Gestalt verbirgt."

Begonnen habe es mit 11 Jahren in der 6. Schulklasse im Gymnasium, zu Beginn der Pubertät. Sie habe damals erstmals bis 37 kg abgenommen, einfach nichts mehr essen wollen. „Vielleicht habe ich die anderen auf mich aufmerksam machen wollen, was ich anders nicht holen konnte?" Damals war ihre einzige Freundin mit deren Eltern aus dem kleinen Ort, wo sie wohnt, weggezogen. Es seien schlimme Jahre einer großen Einsamkeit gewesen. – Schon im Kindergarten und in der Grundschule habe sie Magenschmerzen vorgetäuscht, um Aufmerksamkeit zu erreichen. Sie sei immer ein schüchterner und zurückhaltender Mensch gewesen. Als sie mit 12 Jahren so abnahm, hätten sich die Eltern sehr aufgeregt. Sie fand damals in der Schule eine Clique, bei denen sie sich eine Zeitlang wohlgefühlt habe. Als sie dann aber in die Universitätsstadt kam, habe sie unheimliche Probleme gehabt, Leute kennenzulernen. Sie habe langsam abgenommen, bis 37 kg, habe erbrochen, ohne die Finger in den Hals stecken zu müssen. Wenn sie unzufrieden sei, erbreche sie mehrmals am Tage, fresse dann sinnlos alles wieder in sich hinein. – Sie habe jetzt eine Freundin, die habe aber viele Bekannte. Sie habe dann das Gefühl, daß sie nur eine Last für sie sei. Freundschaftsbeziehungen zu Männern seien ein Problem. Sie könne ihre Rolle als Frau nicht akzeptieren und finde das alberne Getue mit Flirten und die Koketterie lächerlich. Aber sie sehne sich danach, einen Freund zu haben.

Zur Familienstituation gibt sie an, daß der Vater Direktor einer Schule sei, sich ganz der Arbeit widme, auch die Mutter sei Lehrerin und habe ein halbes Deputat. Sie seien einigermaßen verwöhnt worden, die Eltern seien sehr besorgt gewesen. Der Vater sei leicht aggressiv und zornig, aber auch liebevoll, es sei ihm jedoch nicht aufgefallen, wie schlecht es ihr gehe. Die Eltern seien nie streng gewesen, sie habe das aber als Vernachlässigung erlebt. Die Mutter sei gefühlvoll, liebevoll zu ihr. Sie habe sie gerne, aber die Mutter habe eigentlich wenig Zeit für sie. Die zwei je 1 Jahr jüngeren Schwestern seien unkomplizierter. Die Jüngste habe schon zwei Freunde gehabt, gehe in Discos, die Mittlere habe jetzt auch einen Freund seit zwei Jahren, habe vielleicht auch eine engere Beziehung zum Vater. Beide waren nicht so gut in der Schule und lernen jetzt einen kaufmännischen Beruf. – Sie selbst war in der Schule immer die Beste in der Klasse, habe wohl viel gearbeitet und sei ehrgeizig, müsse sich aber nicht besonders anstrengen. Sie brachte hervorragende Leistungen in verschiedenen Sportarten, betrieb Leistungssport.

Jetzt sei sie in Gedanken immer mit sich selbst und dem Essen beschäftigt, habe bulimische Attacken, viel Kopfschmerzen, könne nicht einschlafen, liege oft bis morgens um 5 Uhr wach, müsse an alles denken. Sie könne sich im Studium nicht mehr konzentrieren, hat mit den anderen Studenten in der Wohngemeinschaft keinen Kontakt.

Therapeutisch wird zunächst, da die Patientin einer stationären Behandlung nicht zustimmen will, ambulant eine tiefenpsychologische Einzeltherapie eingeleitet. Sie folgt der Empfehlung, ein Buch zu führen, über das was sie erlebt hat, was sie an Eßattacken hatte usw. So hat sie etwa an einem Tag essen müssen und erbrochen, als sie eine Freundin erwartete, die nicht kam. Es wird deutlich, wie völlig isoliert sie sich erlebt. Sie berichtet einen Traum, wo sie mit zwei Flügeln über Heidelberg geschwebt ist, einen Plan vor sich hatte und immer in den Plan aber nicht nach der Stadt schaute. Hinterher habe sie sich beim Aufwachen geärgert. Sie lebe halt nach Plan, schaue gar nicht hin, lasse die Dinge nicht auf sich einwirken. Sie hat auch das Gefühl, daß sie den anderen etwas vormacht. – Sie kann kaum studieren, fährt nur an den Wochenenden oder in den Ferien nach Hause, wenn die Eltern nicht zu Hause sind, spielt dann dort alleine Klavier, ist enttäuscht, wenn die Eltern dann da seien, da sie eigentlich keine Gemeinsamkeit in den Gefühlen mit ihnen haben kann. – Schließlich wird die Patientin, nachdem die ambulante Behandlung nicht recht greift, nach 3 Monaten überzeugt, sich in stationäre Behandlung zu begeben. Sie erhält dort weiter Einzeltherapie, außerdem Gruppentherapie, Gestaltungstherapie und lebt in der therapeutischen Gemeinschaft. Das Körpergewicht ist kein wesentliches Problem. Bei der Aufnahme wiegt sie 43,4 kg, bei der Entlassung, 3 Monate später, bei vegetarischer Kost, die sie sich selbst auswählt, unverändert 43,4 kg. Auch in der anschließenden ambulanten einzeltherapeutischen Fortführung der Behandlung hat sich keine tiefgreifende Beziehung zum Therapeuten entwickelt. Die weitere Behandlung wurde durch eine Therapeutin, die sie von der Gruppentherapie kannte, weitergeführt. – In der Gruppe hatte sie sich freundlich aufgeschlossen gezeigt, konnte sich aber auch hier nicht „einbringen", sich nicht wie die anderen als Teil der sich entwickelnden Gruppengemeinschaft fühlen. – Auch mit der neuen Therapeutin kommt es zu keiner tieferen Bindung, sie bleibt im Gewicht zwischen 43 und 44 kg, die Periode bleibt unregelmäßig. Schließlich verläßt die Patientin nach einem Jahr die Universitätsstadt, kehrt zunächst nach Hause zurück.

Auf eine briefliche Nachfrage 3 Jahre später kommt ein Brief der Mutter, die Tochter sei vor 2 Monaten in einem Universitätskrankenhaus gestorben. Sie hat nach der Abreise aus Heidelberg weitere Behandlungen gesucht, internistische, logotherapeutische, psychoanalytische Einzelbehandlungen, aber jeweils bald abgebrochen. (Sie hatte im Laufe der Jahre schon vor der Behandlung von 1987 in Heidelberg stationäre Behandlungen in verschiedenen Kliniken gehabt, strenge verhaltenstherapeutische orientierte Behandlungen, aber auch anthroposophische.) Sie beschloß dann, auf eine südliche Insel zu fahren, um in der Wärme der Natur gesund zu werden. Sie fand dort eine Beziehung zu einer Frau, Studentin und Anthroposophin, die sie sehr schätzte. Es ging ihr aber körperlich immer schlechter, sie magerte wieder auf 26 kg ab, flog zurück nach Deutschland, lebte dort mit dieser anthroposophischen Freundin, besuchte wieder Vorlesungen. Wegen ihres immer schlechteren Körperzustandes ging sie dann freiwillig in eine Landesklinik, um sich „aufpäppeln zu lassen", wurde dort in ein Programm mit zwangweiser Ernährung genommen, hatte Besuchsbeschränkung. Nach einer Woche zwangsweiser Ernährung mußte sie auf die Intensivstation einer Universitätsklinik verlegt werden, hatte schwere Stoffwechselentgleisungen, Lungenschock, Nierenversagen, mußte künstlich beatmet werden. Sie erholte sich noch einmal für einige Wochen, dann kam eine Lungenentzündung, an der sie verstarb. Die Mutter schreibt: „Bestimmt war es eine Erlösung für sie. Sie war so sensibel, hat durch ihr Leiden viel erkannt und erfahren, wofür andere lange brauchen. Für uns ist es ein schwerer Verlust. Sie hat viele Tagebücher hinterlassen, in denen sie die Grausamkeit dieser verbreiteten Krankheit ausführlich schildert und ihren verzweifelten Kampf, sich da herauszuholen: „Vom Verstand her kenne ich meine Krankheit und könne sie bekämpfen, aber vom Gefühl her fehlt mir etwas!"

Offensichtlich hat die Patientin sowohl in der Klinik, aber auch im Leben, ja selbst bei den Eltern „vom Gefühl her" das nicht erleben können, was sie so intensiv gesucht hat und was sie in die Magersucht trieb. – Sieht man die familiäre Situation, so könnte in der raschen nachfolgenden Geburt der jüngeren Schwestern eine Belastung gefunden werden, auch in der Berufstätigkeit beider Eltern. Aber weder die Mutter noch der Vater erscheinen in den Augen der Behandler und der Patientin selbst gefühlskalt und uninteressiert. Sie bieten keine überzeugende Erklärung, warum die Patientin, im Gegensatz zu ihren zwei jüngeren Schwestern, sich so entwickelte. Sie konnte ja offensichtlich weder bei den Eltern noch bei Freundinnen oder Freunden und auch bei den Therapeuten eine nahe Gefühlsbeziehung und Bindung, die ihr Selbstbewußtsein gaben, herstellen.

Das wirft die Frage auf, ob hier nicht eine basale Empathieunfähigkeit als Grundstörung der Persönlichkeit den Patientinnen mitgegeben ist und sie in die Krankheit führt. Das erinnert an die Ergebnisse einer großen prognostischen Studie von Engel (1989), der 113 Patientinnen bis auf 5 gestorbene, 6 Jahre nach der klinischen Erstuntersuchung in einem freien Gespräch psychologisch erfaßte und die Ergebnisse mit dem körperlichen und psychosozialen Verlauf verglich. Als prognostisch wichtigste Faktoren zur Zeit des Höhepunkts der Krankheit und für die Zeit danach nennt er „die Beziehungsunfähigkeit zu Partnern und zu den Eltern" sowie „ein basal gestörtes Selbstvertrauen gegenüber anderen Menschen". Engel schließt mit der Empfehlung, einerseits bei vitaler Bedrohung konsequent mit Sonde und Sedierung (Phenothiazinen) aufzufüttern. Entlassungskriterium ist für ihn aber nicht das Gewicht, sondern ob einen die Patientin davon überzeugen kann, daß sie mindestens ein oder zwei Menschen habe, die sie auf ihrem weiteren Weg begleiten werden und zu denen sie Kontakt halten werde. Deren Förderung müssen zumindestens das erste Ziel einer nachfolgenden ambulanten Therapie sein. Die Grenzen einer solchen psychotherapeutischen Anstrengung sind bei unserer obigen Patientin schmerzlich sichtbar geworden.

Psychodynamik der Arzt-Patient-Beziehung

Die Patientinnen üben einen massiven Appell aus und verstehen es, Ärzte und Pflegepersonal durch ihr kindliches und hilfloses und dabei differenziertes und vernünftiges Wesen für sich einzunehmen. Alle Versuche dann wirklich Einfluß zu nehmen auf sie und „in sie einzudringen", eine Gemeinsamkeit herzustellen, prallen zunächst ab. Sie sehen eine Behandlung, bei ihrer fehlenden Krankheitseinsicht als völlig unnötig an, speziell eine stationäre Behandlung, die ihre Nahrungsrituale unweigerlich aufdecken muß. Wenn diese Aufnahme auf eine Krankenabteilung nicht zu umgehen ist, wollen sie selbst den Gang der Behandlung bestimmen, handeln bestimmte Privilegien aus, vor allem versuchen sie Fristen bis zur Einführung der Magensonde zu erreichen. Für das Pflegepersonal kommt mit jeder neuen Magersuchtkranken eine neue Hoffnung auf die Krankenabteilung, nun einmal eine weniger problematische und anstrengende Kranke zu haben – eine Hoffnung, die ziemlich regelmäßig enttäuscht wird. Gewöhnlich geschieht das, wenn nach einigen Wochen oder Monaten offensichtlich wird, daß die Gewichtskurve, obwohl die Patientin angeblich Unmengen zu sich genommen hat, gleich bleibt oder abfällt, die Tricks der Nahrungsverweigerung, des heimlichen Erbrechens, des Laxanzienabusus, der Täuschungsmanöver beim Wiegen entdeckt werden, spätestens wenn Diebstähle in der Küche oder Anzeigen aus benachbarten Warenhäusern die Geduld der Ärzte und Schwestern strapazieren. Die Behandlung ist so, wie bei hysterischen Patienten gewöhnlich, ein Problem der Gegenübertragung. Ein Arbeitsbündnis mit den gesunden Teilen der Persönlichkeit herzustellen und gleichzeitig die schweren psychopathologischen Verhaltensstörungen der Patientinnen einzukalkulieren, sich durch sie nicht irritieren lassen, ist eine schwere Aufgabe für Ärzte und Schwestern. Es besteht immer wieder die Gefahr, daß man in die gleichen Machtproben verfällt, an denen die Eltern schon gescheitert sind, eine Gewichtszunahme erzwingen zu wollen, „koste es was es wolle", auch wenn eine Lebensgefahr noch nicht oder nicht mehr droht, die zum Eingreifen zwingt. Eine verärgerte und feindselige Gegenübertragung der Schwestern und Ärzte fördert nur die affektive Isolierung und den autistischen Rückzug der Kranken, der bei schweren Fällen ohnehin überwiegt. Die Behandlung müsse auf jeden Fall bei der Kranken die mit der Nahrungsaufnahme und Gewichtszunahme verbundenen großen unbewußten Ängste registrieren und anerkennen, um nicht in eine solche unglückliche Gegenübertragung zu verfallen.

Ebenso schwierig wie die Interaktion mit den Kranken selbst ist die mit der Familie, die vor der Aufgabe steht, Krankheit bei der Tochter zu akzeptieren. Für Ärzte und Schwestern besteht die Gefahr, einen einzelnen zum absolut Verantwortlichen und zum Sündenbock zu machen: klassischerweise die Mutter oder auch den Vater, in moderner Weise die Großmutter usw. Wenn mehrere Therapeuten bei einem familientherapeutischen Gespräch mitwirken, ist die Chance besser verteilter Identifikationsmöglichkeiten mit den einzelnen Familienmitgliedern größer, es ist leichter zu verstehen, warum jeder aufgrund seiner Gegebenheiten und Entwicklungsbedingungen so sein muß, wie er ist.

Behandlungen: Behandlungsergebnisse, die mit verschiedenen Methoden berichtet werden, sind nicht ohne weiteres zu vergleichen. Eine unterschiedliche Vorauslese von leichten und schweren anorektischen Reaktionen oder chronifizierten Verläufen kann die Ergebnisse beeinflussen. Länge und Qualität bei den oft schwierigen katamnestischen Erhebungen sind entscheidend. Es kommt ja darauf an, sowohl den körperlichen Befund wie auch die seelische Lage und die psychosoziale Lebensentwicklung zu beurteilen. Einmal berichtete Behandlungserfolge mit bestimmten Methoden sind meist nicht redupliziert worden.

Die Hoffnung, mit bestimmten, an ätiologischen Theorien anschließende Therapien – Verhaltenstherapie, systemische oder psychoanalytische Verfahren – einen Schlüssel zum dunklen Bereich der Anorexia auch therapeutisch zu finden, haben sich in den letzten Jahrzehnten nicht erfüllt. Doch haben die Erfahrungen mit verschiedenen Behandlungstechniken zu einem pragmatischen Konsens, zumindest für die schweren, stationär behandlungsbedürftigen Krankheitsfälle geführt. Es wurde zuerst und entschieden von dem Engländer Arthur Crisp (1980) vertreten:

1. Eine symptomorientierte Einstellung, die dem Essen und dem Gewicht Aufmerksamkeit schenkt, ist für die erste Behandlungsphase unumgänglich. Eine nur konfliktzentrierte, aufdeckende, individuell psychoanalytische oder systemisch-familientherapeutische Behandlung erscheint nicht vertretbar. Erstes Ziel ist die Gewichtszunahme, die von dem Behandlungsteam gegenüber dem Patienten und seiner Familie vertreten wird. Beide sind für ein Behandlungsbündnis zu gewinnen, bei dem ein bestimmtes Gewicht als Ziel festgeschrieben wird. Durch ein von dem Team gegenüber allen Patienten mit Anorexia nervosa in gleicher Weise vertretenen Programm wird versucht, die jeweiligen individuell gebotenen Ausweichmanöver und die erlebte Kränkung, sich einer Regelung zu

unterwerfen, so klein wie möglich zu halten. Die Behandlungsprogramme variieren von fest vorgeschriebenen 3 Mahlzeiten im Beisein einer Schwester bis zur Sondenernährung.

2. Es werden Erleichterungen von der anfänglichen Bettruhe, Ausgangs- und Besuchsbeschränkung, der späteren Teilnahme an Gemeinschaftsveranstaltungen bis schließlich die Entlassung von der langsamen körperlichen Besserung, d. h. von dem Erreichen des vorher festgelegten Zielgewichtes (meist 50 kg) abhängig gemacht.
3. Es wird versucht, durch eine besondere Beziehungsperson, die Arzt oder Ärztin, Psychologe oder Psychologin, Krankenschwester oder Gestaltungstherapeutin usw. sein kann, eine persönliche Bindung zu der Patientin herzustellen und ihren Panzer zu durchbrechen, in ihre innere Welt einzutreten und Einfluß auf sie zu gewinnen. Dieser Kontakt ist sowohl konfliktorientiert, aber dabei weniger auf die Vergangenheit als auf die zukünftigen Erwartungen, Ängste und Befürchtungen bezogen.

Die oben erwähnte 21jährige Studentin Susanne R. wurde zunächst probeweise auf der Station aufgenommen, da sie von weit her angereist war und die Frage der Kostenübernahme geklärt werden mußte. Bei der Freiheit, die ihr gegeben wurde und die sie für sich nutzte, nahm sie die nächsten 2 Wochen und weitere 3 kg auf 38,1 kg ab. Darauf willigte sie ein in das Eßprogramm und Therapiekonzept mit dem Zielgewicht 50 kg aufgenommen zu werden. Sie hielt Bettruhe, bekam 2500 Kalorien bei vier Mahlzeiten, hatte Kontakt mit einer sie betreuenden Schwester und einer Sozialarbeiterin sowie pro Woche 1 Stunde Psychotherapie, dann bei steigendem Gewicht bis 3 Stunden Einzeltherapie. Die Stunden wurden zunächst am Bett, später, nachdem sie aufstehen konnte, mit den anderen Patienten essen durfte, im Zimmer des Therapeuten gegeben. Es kam zu Krisen und selbstdestruktiven Protesthandlungen im Laufe der ersten Wochen. Sie brachte sich mit Zigaretten Verbrennungen im Gesicht bei, registrierte die langsame Gewichtszunahme mit Ängsten, es stellte sich schließlich heraus, daß sie vor dem Wiegen jeweils 1½ l Wasser trank. Es wurde dann eine Magensonde gelegt, erneut strenge Bettruhe, Rauchen nur in Anwesenheit einer Krankenschwester eingeführt. Obwohl es auch hier zu Protesthandlungen kam, wurde diese Maßnahme im ganzen auch als Entlastung von eigener Verantwortung erlebt. Es kam dabei zu einer rapiden Gewichtszunahme auf 48 kg im Laufe von 4 Wochen. Danach durfte sie mit den anderen Patienten essen, erhielt auch, zunächst in Begleitung, dann allein Ausgang, wurde nach 4 Monaten Patientin der Nachtklinik und begann ein Schulpraktikum. Die Entlassung erfolgte, als sie das Zielgewicht von 50 kg erreicht hatte.

Themen der psychotherapeutischen Behandlung waren vor allem das hochambivalente Verhältnis zu dem idealisierten, aber auch abgelehnten Vater, ihr labiles Selbstgefühl, ihre Unsicherheit in der Annäherung an andere Menschen und ihre außerordentlich labile und kränkbare Seite in Beziehung zu anderen Menschen. Bei der im ganzen über 2½ Jahre laufenden psychotherapeutischen Nachbehandlung kam es zu einer Stabilisierung. Sie nahm eine Beziehung zu einem 12 Jahre älteren Arzt auf, hatte aber auch hier Krisen, wobei sie zwei nicht sehr ernsthafte Suizidversuche mit Tabletten unternahm, die gegenüber dem neuen Partner aggressiven, gegenüber dem Therapeuten

Appellcharakter hatten. Es kam noch wie in der stationären Zeit zu Selbstschädigungen mit Messerstichen und Kopfaufschlagen auf dem Boden, wobei sie die Wunde immer wieder offenhielt. Diese Handlungen stellten sich als ein verzweifelter Wunsch dar, die Verlassenheit und Leeregefühle, die immer wieder aufkamen, zu durchstoßen. Die Beziehung zum Therapeuten war im ganzen tragfähig, sie hatte teilweise Übertragungscharakter, wobei Verliebtheit und sexuelle Phantasien ein Vehikel für tieferliegende Wünsche waren, überhaupt angenommen und gehalten zu werden. Die vorherrschenden Fixierungen waren auf einer schizoid-intentionalen und depressiven Ebene, wobei immer wieder Gefühle der Kälte, des totalen Isoliertseins, Phantasien, allein nicht existieren zu können, sich nicht aktiv entfalten zu können, aufkamen.

Die überwertige Valenz des Eßthemas in eigenen Vorstellungen trat im Lauf des ersten Jahres nur sehr langsam zurück. Sie registriert selbst, daß sie sich immer wieder hineinstürzt, sich selbst immer wieder alles kaputtmachen muß, was aufgebaut ist. Schließlich wird deutlich, daß auch die Behandlung hier mit der Bindung an den Therapeuten für sie zu einer dauernden regressiven Versuchung wird. Deshalb wird das Ende der Behandlung einige Monate vor dem endgültigen Abschluß terminlich festgelegt und kann tatsächlich abgeschlossen werden.

Zu einem Nachgespräch, 10 Jahre später eingeladen, kommt eine noch recht jugendlich wirkende, schlanke und elegant gekleidete Frau. Auf Nachfrage berichtet sie, daß sie konstant 50 kg wiegt, sich aber nicht mehr mit dem Essen beschäftigt, Wichtigeres zu tun habe. Sie hat bald nach dem Behandlungsende geheiratet, jetzt 3 Kinder, ihr Studium deshalb nicht fortsetzen können, was sie heute bedauert. Schwierigkeiten habe sie noch manchmal im Umgang mit anderen Menschen. So fühle sie sich leicht angegriffen, könne mit Kritik schwer umgehen, besonders schwer mit den Zornausbrüchen ihres Mannes. Auch mit der Nähe zu anderen Menschen habe sie noch etwas Schwierigkeiten. Mit ihrem Vater komme sie jetzt gut aus, möge ihn gern, belaste ihn aber nicht mit eigenen Sorgen. Das bespreche sie mit anderen Frauen, mit denen sie durch Kindergarten und die Schule der Kinder verbunden sei. In der Behandlung sei gut gewesen, was sie selbst über ihre Kindheit, ihre Beziehung zu den Eltern und ihre eigenen Gefühle gelernt habe. Gefehlt hätten so realistische Hilfen, wie man mit den Menschen und sich selbst umgehen soll. Das müsse sie halt jetzt im Leben lernen.

A. Crisp berichtet bei Nachuntersuchung im Durchschnitt 6 Jahre nach Behandlungsbeginn, daß von 100 magersüchtigen Frauen 64 ein normales Gewicht haben, 32 sind deutlich oder etwas untergewichtig, 2 sind übergewichtig und 2 weitere tot. Im Hinblick auf die psychische Lage werden jedoch nur 55% ausreichend gebessert beurteilt. – Bei einer damals noch mehr aufdeckend als symptomzentrierten Strategie zeigten sich uns bei einer Nachuntersuchung im Durchschnitt 5 Jahre nach Behandlung von 38 Patientinnen im Hinblick auf das Gewicht sowie im Partnerverhalten und Selbsterleben 7 völlig normalisiert, 11 waren leicht gebessert, 9 kaum verändert, 5 verstorben, 6 katamnestisch nicht zu erreichen (Becker, 1978).

Familientherapien haben überwältigende Erfolge gemeldet, so Minuchin in 86% seiner Fälle, was alles sonst Erreichte bei Magersüchtigen in den Schatten stellt und bei Kenntnis der Störung Zweifel aufwerfen muß. Einen genaueren Einblick in familientherapeutische Vorgehen in systemtheoretischer Sicht geben Weber und Stierlin, die 42 Fälle ambulant in durchschnittlich 6 Familiensitzungen über 8 Monate ambulant behandelten. Es ist eine Patientengruppe mit relativ frühem Erkrankungsalter (15 Jahre), sie waren bei Behandlungsbeginn 18 Jahre, wogen im Durchschnitt 29,9 kg. Bei den katamnestischen Nacherhebungen 4 Jahre danach gab es statt der ursprünglich 32 Patientinnen mit unter 25% Normalgewicht nur noch 5 mit diesen Werten, die anderen hatten mehr oder weniger deutliche Besserungen. Von 35 Frauen ohne Periode bei Behandlungsbeginn hatten 18 von ihnen sie wieder, von 81% mit gestörtem Eßverhalten bei Beginn gaben nur noch 19% ein solches an. Im Durchschnitt wird dabei eine Gewichtszunahme von 10 kg angegeben, aber nur in 16 Fällen war sie im Bereich des Normalgewichtes. – Bemerkenswert ist die ehrliche Feststellung, daß nur die Hälfte der Patientinnen nach der Familientherapie keine andere Therapie (Einzel-, Gruppen-, Selbsthilfegruppe) durchlaufen hatten. Bedenklicher ist, daß nur die Hälfte dieser katamnestischen Daten durch direkte Gespräche der Therapeuten erhoben wurden, die anderen durch telefonische Angaben der Patientinnen selbst oder deren Familien. Wenn man die Verleugnungstendenz der Magersüchtigen kennt und bedenkt, wie sehr sie ihre Familie unter Druck setzen können, wird man diese Frage für den tatsächlichen körperlichen und seelischen Befund nicht unterschätzen.

Die Botschaft dieser familientherapeutischen Autoren, die sie anderen resignierenden Therapeuten geben wollen, wird dadurch etwas erschüttert. Sicher ist aber die Ablehnung von Kontakten mit Familienangehörigen, wie früher von Psychoanalytikern praktiziert, nicht zu vertreten. Die wichtige Botschaft der Familientherapie ist die, wie wichtig es ist, den Kontakt mit der Familie zu pflegen, ihre schweren Belastungen ernstzunehmen und ihre Hilfe für die Behandlung der magersüchtigen Töchter zu gewinnen.

Wie wichtig gerade bei Anorexiepatientinnen lange und genaue Katamnesen sind, zeigt die oben erwähnte Schülerin Sabine M., die ein Jahr nach Behandlungsabschluß zunächst ein normal anmutendes Bild bot.

Die weitere Lebensgeschichte entwickelte sich noch sehr wechselvoll. Eine Ausbildung als Graphikerin durchlief sie erfolgreich, praktizierte diesen Beruf auch für einige Jahre. In dieser Zeit heiratete sie einen 5 Jahre jüngeren Mann, ohne mit ihm zusammenzuleben. Dann unternahm sie lange Reisen nach Afrika, später nach Asien. In einem buddhistischen Tempel in Japan lebte sie ein Jahr lang, nahm regelmäßig an den langen, frühmorgendlichen Meditationsübungen teil, trotz Rücken- und allgemeiner Körperbeschwerden. Von dort meldete sie sich, jetzt 30 Jahre alt, und bat erneut um Hilfe: Sie könne sich nicht als Frau fühlen, könne nichts mehr spüren, war abgemagert, hatte unregelmäßige Monatsblutungen, Verstopfungen, Haarausfall, war wieder dauernd mit Gedanken um das Essen beschäftigt, aß nur ganz ausgewählte vegetarische Speisen, erbrach sie dann aber auch wieder. Es kommt noch einmal zu einer ambulanten niederfrequenten psychotherapeutischen Behandlung, daneben eingehende Besprechung ihrer Lebensführung, Aufzeichnungen ihres Eßverhaltens, ihrer Gefühlslagen und Lebenssituationen bei den Brechattacken. Nach Abschluß dieser Behandlung findet sie einen neuen Lebenspartner, mit dem sie das rechte Verhältnis von Nähe und Distanz findet, zusammenleben kann und dann ein gesundes Kind zur Welt bringt.

Verhaltenstherapeuten (Basler 1979) sind vom früheren einseitig methodenorientierten Ansatz mit operanter Konditionierung zu einem integrierenden Vorgehen übergegangen,. Bei dem werden in der ersten Phase verhaltens- und lerntheoretische Techniken, dann in einer zweiten mit einer auf die psychosoziale Problematik gerichteten Behandlung verbunden. Bei diesem kombinierten Ansatz wird katamnestisch nach 1–2 Jahren in 55% ein guter, in 28% ein mittelmäßiger Erfolg berichtet. Das läßt im Hinblick auf den Katamnesezeitraum und die Kriterien der Besserung wie bei den meisten Nachuntersuchungen noch Fragen und Wünsche offen.

Bulimie

(Bulimia nervosa, Bulimarexie)

Als Bulimie bezeichnet man ein psychosomatisches Syndrom mit wiederholt auftretenden Zuständen von Heißhunger, in denen große Mengen von Nahrung verschlungen werden. Aus Furcht vor Gewichtszunahme wird meist unmittelbar anschließend willkürlich Erbrechen provoziert und/oder versucht, durch Verringerung der Nahrungsaufnahme, Fasten, Laxanzienabusus und exzessive sportliche Betätigung diese herbeiführen. Betroffen sind ganz überwiegend Mädchen und Frauen zwischen 15 und 30 Jahren.

Zur bulimischen „Freß-Kotz-Szene" gehört die unter großer affektiver Anspannung ablaufende Impulshandlung im völligen Alleinsein. Wenn andere Menschen hinzukommen oder sonstige Störungen eintreten, werden die Handlungen unterbrochen und schamhaft versteckt. Das Verschlingen der Nahrungsmittel wird meist durch umfangreiche Nahrungseinkäufe oder auch Diebstähle vorbereitet. Sie bleiben von der Umwelt meist lange Zeit verborgen, bis schließlich die gesamte Lebenssituation auf die Störung aufmerksam macht: Gedanken um das Essen nehmen einen immer größeren Raum im Leben der Betroffenen ein, lassen familiäre, zwischenmenschliche und berufliche Bereiche zurücktreten oder körperliche Auswirkungen werden unübersehbar. Es sind vor allem die chronifizierten Formen, die schließlich zu therapeutischen Eingriffen führen. Es ist nicht leicht für die Betroffenen, das einmal eingefahrene Verhalten wieder aufzugeben. Bei den chronischen und typischen Verlaufsformen muß von einer krankheitswertigen Störung gesprochen werden, die nicht nur auf ein körperliches Risiko hinweist, sondern auf eine psychische Konfliktsituation und pathologische Entwicklung.

Abzugrenzen ist die Bulimie im Persönlichkeitsbild und im Verhalten von der Anorexia nervoa: Bei der kann auch Erbrechen zur Gewichtsabnahme benutzt werden, vor allem nach erzwungenen Mahlzeiten im Familienkreis oder bei stationärer Behandlung. Die Patienten gehen dann heimlich zur Toilette und geben die Nahrung wieder von sich. Es fehlen hier aber die typischen Heißhungeranfälle. Vereinzelt kommen nächtliche Heißhungeranfälle auch bei Magersüchtigen vor, z. B. bei stationärer Behandlung schleichen diese in der Nacht zur Küche und versorgen sich aus dem Eisschrank. Zur Magersucht gehört aber die mit selbstdestruktiver Konsequenz entschieden verfolgte, überwertige Idee der Abmagerung, die das reale eigene Körpergewicht verleugnet. Vor allem die typischen fastenden Anorexien sind in ihrem Kampf und in ihrem psychopathologischen Bild ohne weiteres abzugrenzen. Bulimikerinnen haben meist ein normales oder leicht erhöhtes Körpergewicht und es besteht bei ihnen nicht die Gefahr des Fastens bis zum tödlichen Ausgang. Bei dem als Schizophrenie beschriebenen Fall von Ludwig Binswanger „Ellen West“ handelte es sich um eine Anorexia nervosa und nicht um eine Bulimie.

Epidemiologie und Medizingeschichte der Bulimie: Die Bulimie ist bei jungen Frauen in der Zeit nach dem Ersten Weltkrieg vereinzelt, in den letzten 30 Jahren in Publikationen und klinischen Erhebungen zunehmend häufig beschrieben worden. Sie hat die Anorexia nervosa sicher bei weitem überholt, allerdings nicht in klinischen Behandlungen. Es muß mit einer erheblichen Dunkelziffer gerechnet werden. Die höchsten Zahlen ergeben sich bei Umfragen, so in den USA, wo beinahe 10% der Frauen zwichen 15 und 35 Jahren bulimische Episoden angaben, was aber über die tatsächliche Verbreitung natürlich nichts aussagt. Bei der Untersuchung einer Stadtbevölkerung waren 1% der Frauen dieser Altersgruppe ernsthaft von bulimischen Störungen betroffen (Fairburn 1984). In der Ambulanz der Psychosomatischen Universitätsklinik Heidelberg hat sich die Zahl der zur Untersuchung kommenden bulimischen Patientinnen zwischen 1975 und 1985 mehr als verdoppelt und die Patientinnen mit Anorexia nervosa weit überholt. Sie machte in dieser Altersgruppe von Frauen schließlich nahezu 5% aus, wobei aber gezielte Überweisungen mitgewirkt haben könnten. Eine weitere Zunahme in den letzten 5 Jahren ist jedoch nicht deutlich geworden, eher ein Abklingen.

Eine Störung, die erst in diesem Jahrhundert und gehäuft in den letzten Jahrzehnten allein bei Frauen in immer größerer Häufigkeit beobachtet wird, ist auch unter psychosomatischen Störungen ganz ungewöhnlich. Das weist auf einen Zusammenhang mit den kulturellen Wertsystemen und den Lebensformen der Gesellschaft hin, macht eine „ethnische Störung“ wahrscheinlich (Habermas 1990).

Die unter großer affektiver Anspannung ablaufende Handlung des gierigen Essens wird durch umfangreiche Nahrungseinkäufe oder auch Diebstähle vorbereitet. Als eine willkürlich herbeigeführte Handlung könnte sie als leicht wieder aufzugebende Verhaltensweise erscheinen. Bei genauer Betrachtung der Betroffenen und der typischen Verlaufsformen muß aber von einer krankheitswertigen Störung bei der Mehrzahl der Fälle gesprochen werden, die auf eine psychische Pathologie und Konfliktsituation hinweist, außerdem auch erhebliche körperliche Auswirkungen haben kann. Es gibt mancherlei Parallelen zur Anorexis nervosa, vereinzelt auch Überschneidungen und vor allem Übergänge, im ganzen ist die Störung im Hinblick auf wesentliche Merkmale, vor allem das meist hier normale Körpergewicht, abgrenzbar.

Symptomatik: Zur bulimischen Szene gehört das übermäßige und meist hastige Verschlingen von großen Mengen hochkalorischer, d. h. sättigender Nahrungsmittel wie Schokolade, Butter, Wurst, Teigwaren, Quark usw. Der durchschnittliche Kalorienverzehr pro Mahlzeit liegt zwischen 3000 und 4000 Kalorien, manchmal über 10 000. Der Eßvorgang ist so gierig, daß vereinzelt Schäden durch abgebogene und abgewetzte Zähne beobachtet wurden. Ebenso vehement und elementar läuft die anschließende Szene des Erbrechens bei der Mehrzahl der betroffenen Frauen ab, meist mit größter Leichtigkeit, vereinzelt aber durch Manipulation mit Instrumenten im Hals gefördert. Dabei sind Verletzungen z. B. mit Stricknadeln beobachtet worden. Die häufige und starke Bauchpresse führt zu typischen Gesichtsschwellungen oder auch Konjunktivalblutungen, die die Umgebung dann auf die Störung aufmerksam machen.

Eine 25jährige unverheiratete Frau kommt auf Drängen ihrer Eltern zu einer psychosomatischen Konsultation. Sie steht seit zwei Jahren wegen Schwellungen im Gesicht, die von der Medizinischen Universitätsklinik nach mehrwöchiger Beobachtung als „idiopathisch zyklische Ödeme“ und „sekundärer Hypoaldosteronismus“ diagnostiziert wurden, in internistischer Behandlung, bekommt Diuretika (Aldactone), ohne daß sich eine Besserung eingestellt hat. Wegen des Verdachts auf Depressionen wurde längere Zeit eine medikamentöse Behandlung mit verschiedenen Antidepressiva durchgeführt, ohne Erfolg im Hinblick auf Befinden oder Schwellungen. – Sie klagt über Lichtempfindlichkeit, Kopfschmerzen, Druck im Kopf, Konzentrationsschwierigkeiten, die sie seit längerer Zeit arbeitsunfähig machen, hält an einer organischen Ursache selbst fest, Konflikte habe sie nicht. – Erst als es gelingt, die starre und abweisende Oberfläche der Patientin etwas aufzulockern, und bei intensivem Nachfragen ergibt sich, daß sie seit jetzt 10 Jahren nicht mehr regelmäßig ißt, ihr Gewicht kontrolliert, Abführmittel nimmt, um abzunehmen und vor allem, daß sie 3- bis 4mal die Woche, manchmal aber 3mal am Tag, Freßanfälle hat und danach heftiges Erbrechen. – Warum sie das nie einem Arzt gesagt habe?

„Es hat mich nie jemand danach gefragt.“ Sie wehrt zunächst auch in dem ersten Gespräch alle Probleme mit sich und mit anderen Menschen ab, ist nüchtern, gefühlsabwehrend. Erst im Laufe mehrerer weiterer Gespräche kann sie bei sich selbst Probleme entdecken, daß sie Schwierigkeiten hat, mit anderen eine Gefühlsbeziehung herzustellen, sich fremd und ausgeschlossen fühlt, froh ist, wenn die anderen Menschen gehen und sie allein lassen. Sie hat dann aber Zustände der Leere, der Öde, wobei sie sich allein fühlt, sich für nichts interessieren kann, nichts hat, was sie ausfüllt. – Als sie nach Aufforderung eine genaue Aufstellung ihres Tageslaufs und ihres Eßverhaltens vorlegt, zeigt sich, daß sie am Tag meist nichts ißt, in Situationen der Leere abends aber, vor allem auch nachts, 2- bis 3mal aufwacht und in einer Art Dämmerzustand von Freßanfällen überwältigt wird.

Charakteristisch ist, daß die bulimische Szene in aller Heimlichkeit abläuft, sowohl der Eßvorgang wie auch das anschließende Erbrechen setzen Alleinsein voraus. Kommt bei den Vorbereitungen oder im Ablauf eine andere Person hinzu, wird die Gestimmtheit und Isolierung, die Voraussetzungen sind, durchbrochen, so können die Handlungen nicht weitergeführt werden. Dies scheint nicht nur damit zusammenzuhängen, daß das Verschlingen der Nahrung und das Erbrechen gegenüber anderen als erniedrigend und beschämend erlebt wird, es setzt auch, vergleichbar der sexuellen Szene der Selbstbefriedigung, die Abkapselung in eine innere Phantasiewelt voraus.

Auslösesituationen und -stimmungen sind Gefühle der inneren Leere und Langeweile, die zu schwer identifizierbaren Spannungsgefühlen führen, die sich in der bulimischen Handlung dann entlädt. In einer trostlosen, selbstverlorenen Lage wird in einer verzweifelten Form im gierigen Essen kindliche Geborgenheit und ein positives Selbstgefühl gesucht. Neben Alleinsein stellt der Eßvorgang selbst, vor allem wenn die Grenze der Sättigung überschritten ist, eine Versuchungssituation dar, einmal vom Sog erfaßt, können sie nicht mehr aufhören. Die bulimische Handlung führt nicht zu einem echten Befriedigungsgefühl, meist aber zu einer Abnahme der ängstlichen und negativen Anspannung.

Im Laufe einer bulimischen Krankheitsphase können die Eßhandlungen und deren Vorbereitung immer mehr Gedanken in Anspruch nehmen und den Tag ausfüllen, gegenüber dem alle anderen Inhalte zurücktreten. Die bulimische Szene kann dann von alltäglichen Enttäuschungen in Gang gebracht werden.

Eine 22jährige junge Studentin, seit vier Jahren durch bulimische Handlungen in ihrem Tageslauf immer mehr ausgefüllt, seit 3 Monaten in ambulanter tiefenpsychologisch fundierter psychotherapeutischer Behandlung, berichtet der Psychotherapeutin: „Wie ich letzte Woche kam und hörte, daß Sie krank sind, zwei Stunden ausfallen müssen, bin ich in die Stadt gerannt, ich wußte nicht, was ich soll. Dann habe ich von allem Geld, was ich hatte, Essen gekauft, bin nach Hause gerannt und habe dann „zugeschlagen“. Danach habe ich alles wieder ausgekotzt. Ich war aber immer noch allein und so gefühllos. Da bin ich in mein Zimmer gegangen und habe mich mit einer Rasierklinge am Arm geschnitten, bis das Blut kam. Da habe ich mich gespürt."

Im Hinblick auf das Körpergewicht findet sich vor dem Beginn der bulimischen Entwicklung durchschnittlich ein leichtes Übergewicht, später ist die Tendenz zu großen Gewichtsschwankungen mit einer Tendenz eher zum Übergewicht charakteristisch.

Die Heimlichkeit der bulimischen Szene führt dazu, daß viele Patientinnen jahrelang im bulimischen Kreislauf verfangen sind, ohne daß die Umgebung etwas merkt. Wir beobachteten eine 30jährige verheiratete Frau mit zwei Kindern, die wegen allgemeiner Körperbeschwerden in unsere Behandlung kam und erst nach mehreren Behandlungsstunden unter großen Skrupeln erzählte, daß sie seit 10 Jahren eine bulimische Symptomatik mit „Freß-Kotz-Anfällen" habe. Weder der Ehemann noch die Kinder wissen davon.

Ursachen: Sieht man die Konflikte, in denen man diese jungen Frauen findet, die zum bulimischen Syndrom führen, so ergibt sich folgendes Bild:

1. Von jungen Mädchen und Frauen wird heute in der Schule und später im Beruf als Arbeiterin, Angestellte und Studentin erwartet, daß sie nicht weniger, sondern mindestens ebensoviel, wenn nicht mehr als die Männer *leisten.* Seit Anfang des Jahrhunderts, aber besonders seit dem letzten Weltkrieg wird von Frauen selbstverständlich erwartet, daß sie einen Beruf erlernen und mit Erfolg ausüben, daß sie in der Lage sind, sich selbst zu ernähren und zu erhalten. Immer weniger Frauen arbeiten im Familienbetrieb, sie müssen sich durch Aus-, Weiter- und Fortbildung qualifizieren. Bulimische Frauen haben die gesellschaftlichen Maßstäbe und *Leistungerwartungen* an Frauen durchaus *internalisiert*, das zweite und dritte Lebensjahrzehnt ist bei ihnen durch berufliche Selbstverwirklichung bestimmt. Anders als in der Generation der Eltern ist Heirat, Schwangerschaft und Kinderaufzucht weit hinausgeschoben. Vordatiert ist aber der Zeitpunkt des ersten sexuellen Kontaktes und der Versuch fester Bindungen in diesen Lebensphasen.
2. Für die *Attraktivität als Geschlechtspartnerin* spielt der Körper der Frau, ihre Erscheinung, die dem gegebenen Schönheitsideal der befreundeten Menschen, der Bezugsgruppe der Gleichaltrigen und letztlich dem allgemeinen gesellschaftlichen Ideal entspricht, eine entscheidende Rolle. Das Ideal der letzten 50 Jahre hat sich immer mehr von dem der runden und vollbusigen Frau in Richtung einer eher kindlichen und schlanken Figur gewandelt. Das *Schönheitsideal*, wie man es anhand der Mannequins, der Idealfiguren des „Playboy" und in den alltäglichen, bunten Abbildungen der Zeitschriften ablesen kann, ist das einer sportlich attraktiven schlanken und mädchenhaften Frau. Die Wandlungen des Ideals lassen sich an

Untersuchungen der Brust- und Hüftweite der abgebildeten Frauengestalten mit einem deutlichen und stetigen Abfall ablesen. – Dieses Ideal ist gerade in der Pubertät und in den folgenden Jahren, wo physiologischerweise eine Gewichtszunahme und im Vergleich mit Männern weniger Muskulatur als Fettgewebe vermehrt auftritt, schwer zu halten.- Es ist auch schwer zu halten angesichts eines *übermäßigen Nahrungsangebotes*, das in der Werbung, im selbstverständlichen gemeinsamen Konsum der Familie und bei gemeinsamen Mahlzeiten unter Freunden und Freundinnen auftritt. Die Zahl der jungen Frauen, die im Schulalter als Arbeiterinnen, als Angestellte oder als Studentinnen durch Einschränkungen des Nahrungsverhaltens, durch Diäten, oder durch sonstige Einschränkungen sich bewußt zurückhalten, übertrifft bei weitem die Zahl der bulimischen Frauen.

3. Nicht alle Frauen und Männer der Altersgruppe zwischen 15 und 30 Jahren sind von dem geschilderten Widerspruch von gesellschaftlichen Erwartungen an berufliche Leistung, Schlankheitsideal und Nahrungsüberangebot in gleicher Weise betroffen und geraten in einen bulimischen Zirkel. Frauen mit *bestimmten Persönlichkeitzügen* sind stärker betroffen. Wenn bei Testuntersuchungen gehäuft depressive Züge beschrieben wurden, so weist das nicht unbedingt auf die Ausgangspersönlichkeit, sondern auf die in der Auslösesituation oder als Folge des bulimischen Verhaltens auftretende Belastung. Die bulimische Attacke wird auf jeden Fall als Niederlage erlebt und wird zu Schuldgefühlen, Selbstvorwürfen und, wenn sie sich wiederholt, zu hoffnungslosen und verzweifelten Gefühlszuständen. Vielleicht neigen Frauen, die die hohen Leistungsmaßstäbe der Gesellschaft und das schlanke Schönheitsideal besonders ernstnehmen und hoch bewerten, noch mehr als andere dazu, sich selbst zu entwerten. Im Vergleich mit klassischen neurotischen Patienten erscheinen sie durchweg eher *extrovertiert, handlungsorientiert* und zu *affektiven Impulshandlungen* geneigt, wie sie in der bulimischen Szene dann voll durchbrechen.
4. Die bulimische Handlung, vor allem die erste, weniger deutlich die folgenden, treten häufig im Zusammenhang mit an sich *normalen Belastungen* und *Schwellensituationen* auf: Trennungen von nahestehenden Menschen, vom Freund, von Freundinnen oder berufliche Anforderungen wie frustrierende, eintönige Lernsituationen, lange und frustrane Studienzeiten und Prüfungsvorbereitungen, für die die Motivation schwindet. Die Mehrzahl der Frauen beschreiben ihre Befindlichkeit, in der die Freßanfälle auftreten, damit, daß sie sich alleingelassen, leer und von anderen enttäuscht und zurückgewiesen, gelangweilt, traurig und deprimiert fühlen. – Was ist naheliegender, als in solchen Situationen sich dadurch zu trösten, etwas zu essen oder zu trinken. Es ist eine Befriedigung, die von

Kindheit bekannt ist, als Überangebot aufgedrängt wird, etwas was tröstet, entspannt und vorübergehend Befriedigung und Wohlbefinden schafft. Es ist aber zugleich das, wenn man nicht auf wesentliche Befriedigungen als Frau verzichten will, was unterdrückt, auf jeden Fall immer länger hinausgeschoben und solange wie möglich zurückgestellt werden muß. Und das führt irgendwann zum Heißhunger, zur Freßattacke und zu dem Zirkel, der die Bulimie eben ausmacht.

Die **Persönlichkeitsstruktur** der Bulimiepatientin ist also ebensowenig einheitlich, wie die der Magersüchtigen. Im Vergleich mit diesen sind sie aber weniger abnorm und es bieten sich kaum Tendenzen in Richtung einer Borderlinestruktur oder gar in Richtung der Psychose. In Zusammenhang mit der Extraversion und Neigung zu Dramatisierung kann man in der Sprache der Neurosenpsychologie von hysterischen Zügen sprechen. Es finden sich auch Suchttendenzen und damit Gefährdungen, vor allem wenn Neigung zu Alkohol oder zu sonstigen Suchtmitteln besteht. Es lassen sich in der Vorgeschichte und auch bei einer frühkindlichen, psychoätiologischen Spurensuche keine gemeinsamen Traumata oder Umweltbedingungen feststellen. Vereinzelt wird auf gehäuftes familiäres Auftreten und auch an Häufungen von eineiigen Zwillingen hingewiesen (Fichter 1985). Das weist aber nur darauf hin, daß bestimmte Persönlichkeiten unter den heranwachsenden Frauen durch die gesellschaftlichen Anforderungen und Widersprüche besonders belastet und überfordert sind, was zu dem bulimischen Verhalten führt. In „psychoätiologischer Spurensuche" (U. Koch) eine „orale Grundstörung" in früher oder frühester Kindheit anzunehmen, ist eine gängige Annahme bei manchen Psychoanalytikern. Sie ist so unbewiesen wie unwahrscheinlich, es sei denn man nimmt einen dramatischen Wandel der Säuglingspflege in den letzten Jahrzehnten an.

Im ganzen ist die Bulimie also am ehesten aus den gesellschaftlichen Widersprüchen abzuleiten, in denen junge Frauen in der westlichen Welt heute aufwachsen. Den historischen Bedingungen der Bulimia nervosa nachgehend hat T. Habermas (1990) sie als *ethnische Störung* charakterisiert und ist in einer differenzierten Untersuchung ihren Wurzeln nachgegangen. Er beschreibt einen typischen und normativen Konflikt der mittleren und späten Adoleszenz, den alle bulimischen Frauen gemeinsam haben. Es wird einmal im Prozeß der Loslösung von der Ursprungsfamilie und in der Aufgabe gefunden, eine eigene Autonomie zu entwickeln. Zweitens wird eine Entwicklungsproblematik um die Abneigung des sexuell reifen Körpers und ein Konflikt um die Geschlechtsidentität von ihm beschrieben. Diese Problematik wird vor dem Hintergrund weiblicher Adoleszenz im 20. Jahrhundert kritisch. Die Adoleszenz erscheint als psychosoziales

Moratorium, das aber zugleich noch die Leistungsanforderungen von Arbeit und Liebe stellt. „Ethnische Störung“ nimmt bei T. Habermas einen Begriff von Devereux und Gedanken von N. Elias auf, vor allem Thesen einer in den letzten Jahrhunderten durchgesetzten zivilisatorischen Triebeinschränkung, die im Hinblick auf die Bulimie hier aber kritisch gewertet und differenziert werden.

Primäre körperliche Ursachen der Bulimie sind nicht zu vermuten und auch nicht bekannt. Um so gewichtiger sind die sekundären Folgen mit körperlichen Beschwerden und ernsthaften Schäden. Wie aus obigen Fallbeispielen hervorgeht, wenden sich Patienten oft wegen Schwäche, Erschöpfung und Apathie an die Ärzte, ohne die oft seit langem bestehenden bulimischen Praktiken zu erwähnen. In der äußeren Erscheinung läßt das oft aufgedunsen wirkende Gesicht mit Schwellungen der Speicheldrüsen, vor allem der Glandula parotis, an Bulimie denken. Bei genauerer Untersuchung findet man nicht selten Schäden und Narben an Handrücken sowie am Gaumen, die bei dem gewaltsam herbeigeführten Erbrechen entstanden sind und vor allem Zahnschäden durch Erosion des Zahnschmelzes als Folge des hohen Säuregehalts des erbrochenen Mageninhaltes. Stoffwechseluntersuchungen haben Verschiebungen im Elektrolythaushalt, Dehydratation und hypotone Kreislaufbefunde ergeben. Diese sekundären körperlichen Veränderungen sind nicht so lebensbedrohlich wie bei der Anorexia nervosa. Sie sind aber ebenso ernstzunehmen wie die sekundären psychischen Schäden. Im Laufe der bulimischen Entwicklung nehmen Gedanken um die Vorbereitung und um die Vermeidung der nächsten Freßattacke die Betroffenen immer mehr in Anspruch. Auf Befragung geben viele junge Frauen an, daß sie weit mehr als die Hälfte ihrer Gedanken des Tages darauf verwenden. Das isoliert die Frauen immer mehr von ihrer Umwelt, von der beruflichen Ausbildung, vom Studium und von der Gruppe der gleichaltrigen weiblichen und männlichen Freunde. Zwar haben bulimische Frauen im Vergleich mit Magersüchtigen relativ häufig einen festen Freund und auch sexuelle Beziehungen. Doch nimmt dieses sexuelle Interesse im Laufe der bulimischen Entwicklung, den damit verbundenen Schuld- und Schamgefühlen, den Ängsten, körperlich nicht anziehend zu sein usw., zunehmend ab.

Differentialdiagnose: Abzugrenzen sind vor allem Anorexia-nervosa-Patientinnen mit bulimischen Anfällen. Ca. 50% der Frauen mit Anorexia nervosa entwickeln bulimische Anfälle. Nicht selten ist zu beobachten, daß zunächst als Anorexia nervosa angesprochene Frauen mit anfänglichem Untergewicht im weiteren Verlauf sich als Bulimie darstellen. Zum typischen Bulimieverlauf gehört jedoch die Normalgewichtigkeit bzw. eine Idealvorstellung von Normalgewicht, die nur leicht nach unten verschoben ist. Bulimiepatienten haben häufige Gewichtsschwankungen, dabei auch vorübergehende Menstruationsstörungen, sie zeigen aber kein langfristiges Ausbleiben der Periodenblutung. Abzugrenzen sind auch chronische Brechneurosen bei Patienten mit meist hysterischer Struktur, Frauen, die mit der Angabe über die Brechsymptomatik, die sie nicht geheimhalten, die Ärzte und die Umwelt unter Druck setzen.

Die Persönlichkeitsstruktur der Bulimiepatientinnen ist ebensowenig einheitlich wie die der Magersüchtigen, im Vergleich mit diesen aber im ganzen mehr durch neurotische Züge charakterisiert. In der Sprache der Neuroseformen finden sich mehr hysterische als schizoide oder zwanghafte Strukturen, die bei der Anorexia nervosa überwiegen. Übergänge zu Psychosen konnten wir nicht beobachten, doch wird neben den neurotischen Verlaufsformen eine Gruppe mit schwer gestörter abnormer Persönlichkeit beschrieben, wobei Alkoholismus, unkontrolliertes sexuelles Verhalten und Suizidversuche meist demonstrativer Art auftauchen (Crisp). Es wird die Notwendigkeit einer anderen Behandlungsform bei diesen auffällig abnormen Persönlichkeiten unterstrichen.

Behandlung: Wie bei psychosomatischen Störungen überhaupt muß hier das Besondere des einzelnen Krankheitsfalles zur Kenntnis genommen werden, d. h. Alter, Motivation, Chronifizierung, Einsichtsfähigkeit, körperlicher und seelischer Zustand, Schwere der Persönlichkeitsstörung, Alkoholmißbrauch, Suizidgefahr usw., um den geeigneten Behandlungsweg einzuschlagen. Es werden heute von den verschiedenen Schulen auch praktisch alle Verfahren als effektiv angegeben, von der klassischen Psychoanalyse bis zur Familientherapie, von der Verhaltenstherapie bis zur indischen Meditation, von feministischen Gruppen bis zu stationären oder ambulanten Langzeittherapien. Es haben sich andererseits doch im Laufe der letzten 10 Jahre Vergleichsmöglichkeiten über Indikation und Erfolgsaussichten bei den verschiedenen Behandlungsverfahren herausgebildet.

1. Eine ambulante Behandlung, die den Patienten in seiner alltäglichen Welt beläßt, ist für die überwiegende Mehrzahl der betroffenen Frauen angemessen und ausreichend. Nur wenn deutlich abnorme Persönlichkeitszüge im Vordergrund des Krankheitsbildes stehen, Suizidtendenzen, Alkoholmißbrauch usw. ist für eine Minderheit von Bulimikerinnen eine stationäre Behandlung, dann auch in strukturierter Form, angezeigt (Lacey 1985).
2. Es kann bei dem selbstschädigenden Eßverhalten nicht verantwortet werden, das Symptom unbeachtet zu lassen und sich auf die Aufdeckung unbewußter, in ferner Kindheit vermuteter Schädigungen zu beschränken. Wie bei anderen Eßstörungen und Suchtformen ist eine nichtdirektive, rein aufdeckende Psychotherapie kontraindiziert. Systemzentrierte, konfrontierende und strukturierende Interventionen und aktive Führung der Behandlung, die auf Über-

windung des Symptoms gerichtet ist, ist in zunächst zeitlich begrenzter Form die Methode der Wahl. Erfolge sind durch nachfolgende stützende, begleitende und unter Umständen weiter aufdeckende Behandlungsformen dann zu stabilisieren. Diese von Lacey (1985) und Fairburn u. Mitarb. (1986) durchgeführten kontrollierten Behandlungsstudien mit katamnestischen Nachuntersuchungen können Erfolge aufzeigen, die mit anderen Behandlungsverfahren nicht erreicht wurden. Fairburn benutzt als Vergleichsgruppe seines kognitiv verhaltenstherapeutischen Programms eine fokalpsychoanalytisch behandelte Kontrollgruppe, die aber auch verhaltenstherapeutische Techniken einbezogen hatte und vergleichbare Erfolge im Laufe der Behandlung und in der Nachbeobachtungsphase erbrachten.

Das von Lacey angebotene Programm faßte jeweils 5 Bulimiepatienten 10 Wochen lang für mehrere Stunden an einem Wochentag zusammen, die Einzelgespräche und Gruppensitzungen hatten, gewogen wurden, Erfahrungen austauschten, Diätverordnungen erhielten und im ganzen ermutigt wurden, Erfahrungen auszutauschen und Strategien der Symptomüberwindung und der neuen Lebensführung miteinander zu bearbeiten. Es handelte sich um themenzentrierte Gruppensitzungen, von zwei Therapeuten aktiv geführt.

An die bei bulimischen Patienten entwickelten Behandlungsmethoden von Lacey in London anschließend und sie weiterentwickelnd, wurde in der Psychosomatischen Universitätsklinik Heidelberg ein spezielles symptomzentriertes, aber auch aufdeckendes Behandlungsprogramm entwickelt:

1. In einem oder in mehreren diagnostischen Erstgesprächen mit der Patientin wird das gegenwärtige Eßverhalten und die gesamte Lebenssituation offengelegt: das meist chaotische vor anderen und vor sich selbst meist verschleiernde Eßverhalten in allen Einzelheiten, die Zahl der Mahlzeiten, die Menge, die Vorbereitungen, die Lebenssituationen, in denen das Verhalten auftritt, vor allem auch die Stimmungen vorher, danach und die Gestimmtheit in der gegenwärtigen Lebenslage mit den Belastungen und Konflikten und äußeren und inneren Gegebenheiten.
2. Es wird eine neue Eßordnung mit fester Regelung der Mahlzeiten, der Uhrzeit, der Menge und der Nahrungsart den Patientinnen in einem schriftlichen Programm vorgeschlagen. Dazu werden auf einer Seite eines Heftes, das von der Patientin für jeden Tag zu führen ist, alle Einzelheiten der Nahrung eingetragen.
3. Auf der anderen Seite dieses Heftes werden die wichtigsten Ereignisse des Tages, die Stimmungen und vor allem die Situationen, in denen bulimische Rückfälle aufgetreten sind, in ihrem szenischen Zusammenhang und ihrer Verbindung mit der Stimmungslage festgehalten.

4. Die Entwicklung der allgemeinen Lebens- und Konfliktsituation sowie die Symptomlage mit den Rückfällen in bulimisches Verhalten wird einmal in der Woche in einem Einzelgespräch mit einer Therapeutin oder einem Therapeuten in einem etwa halbstündigen Gespräch besprochen. Der Eß- und Lebensplan wird im Hinblick auf die kommende Woche in einem an physiologischem Kohlenhydratbedarf orientierten Eßplan festgestellt. Die Patientin wiegt sich in Gegenwart ihres Therapeuten, der damit auch Verantwortung für ihr Körpergewicht und ihren Gesundheitszustand dokumentiert.
5. Anschließend findet eine Gruppensitzung mit jeweils 6 Patientinnen mit Bulimie und 2 Therapeuten statt (meist gemischtgeschlechtlich, wobei Schwestern, Sozialarbeiterinnen neben Ärzten/Ärztinnen und Pschologen/Psychologinnen, die Erfahrung mit der Störung haben, mitwirken). Auch Einzelgespräche können von erfahrenen Schwestern und Sozialarbeiterinnen geführt werden.

Dieser Therapieabschnitt läuft über 10 Wochen, in dem jeweils an einem Nachmittag oder Abend in der Ambulanz die Einzel- und Gruppensitzungen miteinander kombiniert ablaufen. Die Erfahrung zeigt, daß einerseits unbedingt mit Rückfällen nach der ersten Sitzung noch zu rechnen ist. Der Erfolg ist jedoch, wenn eine spezialisierte Behandlungseinheit dieses Programm betreibt, den guten Erfahrungen von Lacey vergleichbar. Voraussetzung scheint dabei zu sein, daß nach Ende des 10wöchigen Intensivprogramms in zunächst engen, dann immer größeren, mehrwöchigen, dann mehrmonatigen Zeitabständen die Patientinnen zu festen Terminen weiter zu Einzelgesprächen einbestellt werden. Es ist für diese Patientinnen eine große Stütze, daß jemand weiter an ihrem Ergehen interessiert und mitverantwortlich zur Verfügung steht, bei dem sie sich auch bei Rückfällen zwischenzeitlich wieder melden können. Daß bulimische Attacken immer wieder in späteren Krisensituationen auftreten können, zeigen zahlreiche Einzelfälle.

Lacey konnte bei 20 Patientinnen im Laufe von 10 Sitzungen mit seiner symptomzentrierten Gruppentherapie ein beinahe völliges Verschwinden der bulimischen Attacken erreichen. Eine Nachbehandlung in mehrmonatigen Abständen wurde zugleich als Kontrolle für die nächsten 2 Jahre benutzt. Es zeigte sich, daß mehr als 70% frei von bulimischen Episoden war, nur 25% hatten noch gelegentlich bulimische Attacken. Ein kleiner Teil der Patientinnen, die nach Lacey durch Schwere der Persönlichkeitsstörungen, Suchttendenzen usw. auffallen, knapp 5%, waren in dieser Form nicht erfolgreich zu behandeln und benötigen offenbar eine stationäre, intensive und längere Therapie.

Wir konnten mit dem oben beschriebenen modifizierten Laceyschen Behandlungsprogramm bei schweren und chronifizierten, vorher wenig erfolgreich behandelten Fällen in relativ kurzer Zeit gute Erfolge erreichen (Habermas u. Mitarb. 1987).

Was ihr schließlich geholfen habe, gesund zu werden, fragten wir eine 29jährige Frau, die von ihrem 19. Lebensjahr über 4 Jahre in eine schwere bulimische Entwicklung geraten war. Sie hatte mehrere Freß- und Brechattacken am Tag, war damals in Gedanken nur noch mit Essen beschäftigt, bot extreme Gewichtsschwankungen, Gesichtsödeme, Amenorrhö, Abführmittelabusus. Von den anderen Menschen und vom Studium hatte sie sich völlig isoliert. An Behandlungen hatte sie eine mehrmonatige stationäre Behandlung, daran anschließend eine ambulante niederfrequente Einzelpsychotherapie. Schließlich hatte sie aber an der Bulimiegruppe der Klinik mit festem Eßprogramm, anfänglich wöchentlichen Sitzungen, später in größeren Abständen, teilgenommen. „Geholfen hat mir, daß mich die Therapeuten in der Gruppe an die Hand genommen haben, mir ein festes Eßprogramm gegeben haben, mich unter anderem veranlaßten, in der Wohngemeinschaft nur noch mit den anderen zu essen, nicht mehr allein." – Ihre letzten bulimischen Attacken liegen jetzt über 5 Jahre zurück, sie lebt mit einem 15 Jahre älteren Mann zusammen, Gedanken an das Essen beschäftigen sie nicht mehr, obwohl sie wegen eines Beinekzems Milch und bestimmte Eiweißspeisen meiden muß. Ihr Studium hat sie bei einer Vielzahl von anderen Interessen noch nicht abgeschlossen. Immerhin hat sie ein Jugendbuch publiziert und ist auf eine Unterstützung durch ihre Eltern nicht mehr angewiesen.

Fettleibigkeit

(Fettsucht, Adipositas)

Als Fettleibigkeit bezeichnet man die Anhäufung von Fettgewebe am Körper bei überdurchschnittlichem Körpergewicht. Sie ist auf ein Mißverhältnis von Nahrungsaufnahme und Energieverbrauch zurückzuführen. Ob bei Fettleibigkeit von Krankheit zu sprechen ist, hängt, wie der Krankheitsbegriff überhaupt, von gesellschaftlichen Bewertungen ab. Auch die Bewertung, ob fette Menschen schön oder häßlich sind, unterliegt gesellschaftlichen, kulturellen und zeitgeschichtlichen Bewertungen. Es steht aber außer Zweifel, daß die Fettleibigkeit ein Risikofaktor in der Pathogenese anderer Krankheiten ist, vor allem Diabetes mellitus, Hypertonie, Atemnot, Gallensteinleiden, Arteriosklerose, Gelenkleiden etc. Sie schränkt nicht nur die Lebenserwartung, sondern subjektiv auch die Lebensqualität ein.

Symptomatik: Der Beginn der Fettleibigkeit wird gewöhnlich bei 15 bis 20% Überschreitung des Sollgewichts angesetzt, es ist bei 30% deutlich gegeben. Die klassische Bezugsgröße (Broca – Referenzgewicht in kg = Körpergröße in cm −100) wird heute als zu hoch angesehen, zum Idealgewicht werden bei Männern 10%, bei Frauen 5% abgezogen. Werte für größere und kleinere Körpergrößen liefern die Geigy-Tabellen. Die Fettablagerung läßt sich an der Hautfaltendicke messen. Es sind allerdings Alterseinflüsse und Geschlechtsunterschiede dabei zu beachten.

Ein Kind oder Jugendlicher, der am Tag 4 bis 8 Stunden beim Fernsehen sitzt und seine Regungen und Anspannungen nebenbei mit Futtern großer Mengen hochkalorischer Nahrungsmittel dämpft, wird in kurzer Zeit übergewichtig und hat erfahrungsgemäß große Schwierigkeiten, diese Lebensführung aufzugeben und wieder abzuspecken.

Psychosomatisch untersucht und als relevant angesehen wurden weniger die Patienten mit chronischem Übergewicht als vor allem Jugendliche, die einen Wechsel von Freß- und Hungerphasen mit plötzlicher Gewichtszunahme zeigen. Bei ihnen erfolgt die Nahrungsaufnahme triebhaft, in Situationen der Spannungen des Konfliktes. Die psychosomatische oder auch neurotische Gruppe unter den Fettleibigen, d. h. die, die auf einfache Diätregulierung nicht ansprechen, sollen ein Drittel der Fettleibigen überhaupt ausmachen (Silverstone u. Salomon 1965). Die Mehrzahl der Fettsüchtigen wird außerdem stets von sich sagen: „Ich esse wirklich nicht viel, weniger als die anderen!" Sie lügen nicht, wenn sie das sagen. Eine Gestimmtheit assoziiert sich bei ihnen offenbar mit dem elementaren Drang, essen zu müssen und führt zur oft nicht voll wahrgenommenen, unwillkürlichen Nahrungsaufnahme. Gemessen an seiner inneren subjektiven Bedürfnislage – nicht an dem körperlichen Kalorienbedürfnis – nimmt er immer noch wenig auf. Es gibt pathogenetische Konzepte, die auf ein fehlendes Sättigungsgefühl der Fettsüchtigen beim Essen hinweisen.

Diese verschiedenen Voraussetzungen verdichten sich zu zwei charakteristischen Syndromen: 1. dem Syndrom des nächtlichen Essens mit morgendlicher Appetitlosigkeit und übermäßigem Essen am Abend sowie nachfolgender Schlaflosigkeit, das Deter bei 10% fettsüchtiger Frauen gefunden hat; 2. das Syndrom der Freßanfälle mit dem Drang bei Konflikten und einfachen Belastungen riesige Nahrungsmengen aufzunehmen mit nachfolgenden Ängsten, Depressionen und Schuldgefühlen. Bei beiden Syndromen finden sich gehäuft neurotische und konflikthafte Züge.

Energetisch gesehen gibt es bei der Fettsucht kein Rätsel. Aber es bleibt die Frage, warum der Fettsüchtige, ohne satt zu werden, immer mehr ißt, als seinem Energiebedarf entspricht, bzw. er sich weniger bewegt, als ihm nach seiner Energieaufnahme möglich ist.

Epidemiologie: Die Fettsucht ist in den meisten Kulturländern noch in Zunahme begriffen. Mehr als die Hälfte der über 40 Jahre alten Bewohner der Bundesrepublik Deutschland sind übergewichtig. Frauen sind häufiger und stärker betroffen, wobei aber für alle westlichen Länder gilt, daß Frauen und Männer mit zunehmendem Alter dicker werden (Silverstone 1970). Eine Beziehung zur Akkulturation nach Einwanderung beschrieb Stunkard (1975): Die erste Generation der in die USA Eingewanderten war hoch mit Fettleibigkeit belastet; die nächste, im Land geborene schon weniger, die dritte noch weniger. Eine genauere Analyse zeigte dann später (Stunkard 1990), daß diese Beziehung nicht unabhängig vom sozialökonomischen Status als Einflußfaktor zu sehen ist. Daneben waren noch andere ethische, religiöse und die Faktoren des sozialen Aufstiegs oder Abstiegs für die Adipositas zu sichern. In England und in den USA findet sich Fettsucht gehäuft bei *Frauen* in den unteren Sozialklassen, vor allem doppelt so viele extreme Ausprägungen von Fettsucht. Bei *Männern* besteht diese Beziehung zwischen Sozialklassen und Fettleibigkeit ebenso. Ganz anders in Indien, wo Fettleibigkeit eine andere Bedeutung hat: reiche Männer und Frauen sind jedenfalls dicker als ihre weniger begüterten Landsleute. Fettleibigkeit ist hier offenbar Symbol des Wohlstandes und widerspricht weniger dem gegenwärtigen allgemeinen Schönheitsideal der westlichen Welt.

Der Zusammenhang von sozioökonomischem Status und Häufigkeit von Fettsüchtigkeit hat manche Forscher zu der Auffassung geführt, daß die soziale Variable die wichtigste Determinante der Fettleibigkeit ist (Stunkard).

Körperliche und seelische Einflußgrößen: Es ist im übrigen davon auszugehen, daß die Faktoren, die bei dem einen zur Fettleibigkeit führen, nicht die gleichen sind, die ebenso beim anderen wirken. Auch im Psychologischen finden sich sehr verschiedene Konstellationen, was sich in unterschiedlichen auslösenden Ursachen zeigt. Am häufigsten werden genannt:

1. Frustration durch Trennung von einem Liebesobjekt. So kann der Tod des Ehepartners, die Trennung von einem Liebespartner oder schon der Austritt aus dem Elternhaus („Pensionatsfettsucht") zur Gewichtszunahme vor allem bei Frauen führen. Daß diese Verluste durch Todesfälle mit Verstimmungen und gleichzeitiger Steigerung der Eßlust einhergehen können („Kummerspeck"), ist eine allgemein zu machende Beobachtung. Kinder sollen auch auf die Geburt von jüngeren Geschwistern häufig mit Eßlust reagieren (s. unten).
2. Allgemeine Verstimmungen, Ärger, Langeweile, Angst vor dem Alleinsein und Leeregefühle können Anlaß zu triebhaftem Essen werden.
3. Situationen, die Gefahr und Leistung beinhalten, zu Vigilanz und gesteigerter Anstrengung herausfordern (z. B. Lernen für Examen; gefährliche Einsätze im Krieg), wecken bei manchen Menschen gesteigerte orale Bedürfnisse, die zu verstärktem Essen oder Rauchen führen.

Für alle diese auslösenden Situationen hat das Essen die Bedeutung einer Ersatzbefriedigung. Essen steht für Bindung, Geborgenheit, es entschädigt für Schmerzen, Verluste, Enttäuschungen – so wie das Kind von Kindheit an gelernt hat, daß ihm bei Schmerzen, bei Krankheit oder Verlusten Süßigkeiten als Trost angeboten werden. Für eine große Zahl von Fettsüchtigen gilt, daß sie von der Kindheit an diese Gleichsetzung gelernt haben, daß sie ihm zu einem unbewußten psychosomatischen Reaktionsmuster wurde.

Für die Mehrzahl der Fettsüchtigen gilt, daß sie schon immer dick waren, schon als Säuglinge und Kleinkinder zum Übergewicht neigten. Dabei ist deutlich zu machen, daß in einer insgesamt frustrierenden und harten Lebenssituation das Füttern und Viel-Essen für Eltern wie für die heranwachsenden Kinder eine Ausgleichsfunktion haben kann. Fettleibigkeit und Essen als Ersatzbefriedigung ist dann nicht das Problem eines einzelnen, sondern der Familie.

Diese situagenen Bedingungen sind stets in Verbindung mit der Persönlichkeit der Betroffenen und deren Verarbeitung zu sehen:

Fallbeispiel: Ein 15,3 Jahre altes Mädchen, Schülerin der 9. Klasse einer Sonderschule, eine unförmige kleine Person mit einem runden Kopf, dicken Backen. Bei 168 cm Größe wiegt sie 135 kg. Sie betont, daß sie nicht viel esse, sie trinke nur ziemlich viel. Sie ist vernachlässigt in der Kleidung, körperlich ungepflegt, hat intertriginöse Ekzeme, die sicher auf mangelhafte Sauberkeit zurückzuführen sind. Im Emotionalen wirkt sie träge und traurig. Fragen beantwortet sie einsilbig, erscheint dumpf, verstockt, mißtrauisch. Zum Eßverhalten gibt die Mutter an, daß sie am Tisch kräftig mitesse, aber zwischenzeitlich außerdem alles zu sich nehme, was ihr vor den Mund komme. Das Übergewicht war bei ihr im 5. Lebensjahr deutlich geworden (als sie 4 Jahre alt war, bekam ihre Mutter Zwillinge, was die kärgliche Zuwendung, die der Patientin zuteil wurde, noch mehr reduzierte, da die Säuglinge die ganze Aufmerksamkeit der Mutter in Anspruch nahmen). Mit 6 Jahren Einschulung, wurde wegen ihrer Passivität und zu schlechten Leistungen von der Lehrerin, wegen ihres zunehmenden Übergewichtes bald auch von der gesamten Klasse, abgelehnt. Zu Hause war sie ohne Unterstützung bei Schulaufgaben, mußte meist auf die kleineren Geschwister aufpassen. In der 4. Klasse blieb sie sitzen und wurde in eine Sonderschule versetzt.

Zur Entwicklung der Patientin: Geburt ehelich, rechtzeitig, Hausgeburt, erschwert durch Gesichtslage. Neugeborenenperiode war unauffällig. Sie wurde mit Muttermilch genährt, körperliche Entwicklung gut. Sitzen, Stehen, Laufen, Sprechen nicht verzögert, mit 2 Jahren bettrein.

Der Vater ist Maurer, 43 Jahre, 100 kg bei 1,72 m Größe, hat drei Operationen wegen Magengeschwüren hinter sich. Er ist uninteressiert, reizbar, leicht ungeduldig. Die Mutter, 37 Jahre, ist etwas kleiner als die Patientin, wiegt 100 kg. Sie wirkt unreflektiert, indolent, ist nicht bereit zur Mitarbeit mit den Ärzten. Sie arbeitet halbtags in einer Konservenfabrik. – Die Familie hat vor 5 Jahren mit sozialer Hilfe ein Eigenheim gebaut, vorher wohnte sie in einer Baracke. Ein 72jähriger Großvater, bettlägerig, lebt im Hause. Diesen und die drei jüngeren Geschwister (Zwillinge – 6, Schwester – 11) hat die Patientin nachmittags bei Abwesenheit der Mutter zu versorgen. Nachdem sie in den

Augen der Mutter nur bequem und passiv oppositionell ist, den ganzen Tag vor dem Fernsehgerät sitzt, möchte die Mutter sie gerne in einem Heim unterbringen. – Der Berufswunsch der Patientin ist Blumenbinderin, Hobbys sind Kochen und Handarbeiten.

An psychodynamischen Interpretationen wird vor allem das *Regressionskonzept* mit Fixierung an orale Befriedigung geboten. Essen ist Ersatz für die fehlende Zuwendung durch die Mutter, Abwehr von Depression sein. Sicher ist das Essen schon für das Kind *mehr* als Nahrung: Bestätigung seiner selbst, Entlastung von Spannungen, mütterliche Zuwendung. Bei vielen Fettleibigen beobachtet man auch, wie sehr sie an der Mutter hängen und Angst vor Trennungen haben. Wenn 80% der Eltern von Fettsüchtigen übergewichtig sind, so kann das sowohl für Anlagefaktoren, als auch für eine besonders intensive Verbindung und Übernahme einer Familientradition (Mitscherlich) stehen, einen Stil des Umgangs, der direkte Liebesbezeigungen vermeidet und an deren Stelle orale Verwöhnung und Verbindung setzt.

Normalgewichtige Eltern haben nur selten, in 7% der Fälle, adipöse Kinder; bei einem adipösen Elternteil sind 40% der Kinder, bei beiden adipösen Elternteilen 80% der Kinder fettleibig. Adoptivkinder neigten weniger stark zur Fettleibigkeit bei Fettsuchteltern als leibliche Kinder (Meyer).

Hilde Bruch hat bestimmte frühkindliche Entwicklungen und das Familienmilieu von fettsüchtigen Kindern beschrieben: Die Mütter fettsüchtiger Kinder sollen sich *überprotektiv* und *überpossessiv* verhalten: „Sie verhätscheln, verzärteln, überwachen und kontrollieren ihr Kind, statt ihm die Welt zu schaffen, in der es sein eigenes Sein entfalten kann." Eltern, die verwöhnen müssen und nicht zu Versagungen, zum Neinsagen fähig sind, kompensieren damit u. U. ein schlechtes Gewissen und das Gefühl, daß sie dem Kind zu wenig geben. Die Väter sollen schwach und unfähig sein. Bei auslesefreien Serien finden sich solche konflikthaften Familienkonstellationen zumindest in einem Viertel der Fälle.

Orale Verwöhnung durch die Eltern wird auch von anderen Autoren häufig beschrieben. Sie ist meist motiviert durch Schuldentlastung für die emotionale Distanz zu ihnen, für die Gleichgültigkeit und innere Ablehnung, die die Eltern empfinden. Das Füttern des Kindes ist das einzig mögliche Ausdrucksmittel für liebevolle Zuwendung, die auf den Wegen des Sprechens, Berührens, Spielens mit ihnen nicht zustande kommt. Aus verschiedenen Grundhaltungen, der überbesorgten wie der gleichgültigen Mutter, resultiert die orale Versagung.

Persönlichkeit: In der Persönlichkeitsstruktur läßt sich kein einheitlicher Typ des Fettsüchtigen beschreiben, auch nicht unter den psychosomatischen Fällen. Man findet unter dicken Menschen aber häufig antriebsarme Menschen. Manche Autoren fanden auch vermehrt Hirngeschädigte unter ihnen. Vereinzelt gibt es aber auch sehr lebendige und aktive Menschen unter Fettsüchtigen, andere wieder sind kontaktfreudig, extravertiert, im Kontakt eher oberflächlich, mit infantiler Anspruchshaltung. Sie scheinen auf Nähe und symbiotische Beziehungen zu anderen angewiesen. Sie verwöhnen andere gern und lassen sich gerne verwöhnen. Distanz, Trennung bedeuten für sie Versagungen, wie man es bei Menschen mit einer exzessiven, wenig differenzierten Oralität finden kann.

Im MMPI finden sich signifikant mehr Züge der Depression, viel Beschäftigung mit dem eigenen Körper, Ängste, Impulsivität, soziale Introversion und Abwehrtendenzen. Im Berufsinteressentest werden Berufe bevorzugt, die mit Ernährung zu tun haben, gegenüber Kontrollgruppen, die mehr intellektuelle Berufe bevorzugen. – Fettleibige Kinder werden gewöhnlich als unreif, rezeptiv, abhängig von der Mutter beschrieben. Sie sind Magersüchtigen insofern ähnlich, daß sie kein Gefühl für die Entstellung ihres Körpers haben.

Unsere 15jährige Patientin zeigt bei der testpsychologischen Untersuchung im Binet-Test einen IQ von 90%. Im Bender-Gestalttest kein Hinweis auf Hirnschädigung. Im Sceno-Test und Zeichentest werden Kontaktwünsche und Expansionsstrebungen, die nicht realisiert werden können, deutlich. Die Umwelt wird ängstigend und aggressiv erlebt, Schutz und Geborgenheit werden gesucht. Geringes Selbstwertgefühl, Patientin erlebt sich in der Familie als letztrangig und unbedeutend. Starke Wunschvorstellungen, gut behandelt und geliebt zu werden. Unterdrückte Aggressionen finden Ausdruck in dem Wunsch, „ein Tiger zu sein, um sich zu rächen und die Leute zu ärgern“, andererseits infantile Identifikation, erlebt sich als Baby. Ist sehr empfindsam, psychisch nicht durchsetzungsfähig. Es wird von dem testpsychologischen, psychoanalytischen Untersucher vermutet, daß die Übergewichtigkeit primär- und sekundär-psychodynamisch mitmotiviert ist, eine orale Kompensation für Frustrationserlebnisse darstellt.

Prognose: Sie ist bei sowohl unbehandelten wie aktiv behandelten Fällen ungewöhnlich schlecht. Alle Aufklärung und das Wissen um den Risikofaktor Adipositas für Bluthochdruck, Herzinfarkt, Diabetes usw. geben kaum die notwendige Kraft, das Eßverhalten zu ändern. Die Langzeiterfolge auch aktiver Behandlungsprogramme werden zwischen 5 und 20% geschätzt (Übersicht bei Gollner u. Deter). Dabei ist zu bedenken, daß ein Forschungsprogramm über Verlaufs- und Erfolgskontrollen den Therapeuten und damit auch den Patienten vorübergehend aktiviert und die Langzeitergebnisse nach Abschluß eines solchen Projektes sicher noch ungünstiger gesehen werden müssen.

Ursachen: Im ganzen ist zu sagen, daß das Körpergewicht umweltlabil, die Körpergröße dagegen eher erbgenetisch bedingt ist. Nun gibt es in Adoptions- und Zwillingsstudien Hinweise, das taxonomisch, d. h. bei bestimmten Formen von Adipositas ein Anlagefaktor mitwirkt. Gerade bei extrem pathologisch anmutenden Fällen muß man an Anlagebereitschaften denken. Es besteht aber die Frage, worin dieser Risikofaktor liegt: in der Stärke eines „Eßtriebes“?; einer Lipophilie des Gewebes?; in einer antriebsschwachen, motorisch inaktiven usw. Persönlichkeit?; einer Tendenz, in Belastungssituationen in orale Befriedigungen auszuweichen?; einer Störung des normalen Sättigungsgefühls? Neben den hier fraglichen genetischen Komponenten sind sicher von der frühen Kindheit an wirkende Einflüsse auf den Körper wie auf die Persönlichkeit von großer Bedeutung. Wenn die Vermehrung des Fettgewebes auf eine Vermehrung der Zahl von Fettzellen zurückgeht, wie eine organische Hypothese lautet, so kann es zu dieser vermehrten Bildung von Fettzellen schon in der frühen Kindheit gekommen sein. Übergewichtige Kinder sollen jedenfalls schon mehr Fettzellen als normalgewichtige haben; auch hier könnte sich die Interaktion mit den Erziehungspersonen, vor allem mit der Mutter schon auswirken. Fettleibigkeit der Kinder, auch der Neugeborenen, korreliert im übrigen deutlicher mit dem Gewicht der Mutter, weniger mit dem des Vaters. Es ist für viele Säuglinge und Kinder eine Urerfahrung, daß ihnen bei Unlust und Spannungszuständen durch orale Befriedigungen Entspannung verschafft wird. Ob diese allgemeine Erfahrung aber zu einer Fixierung führt und zum vorherrschenden Interaktionsmodus in späteren Belastungssituationen wird, setzt die Mitwirkung noch anderer körperlicher und seelischer Faktoren voraus.

Krankheitsdependente Entwicklung: Die soziale Bewertung von Fettsüchtigen in den einzelnen Kulturen und Ländern ist unterschiedlich: Im Orient gilt es als Zeichen der Schönheit und des Reichtums, dick zu sein und dicke Frauen zu haben. Im Westen scheint die Bewertung anders zu sein, die Mehrzahl leidet unter der Fettleibigkeit: von 98 fettleibigen Frauen werden folgende Angaben gemacht (Meyer 1969):

67 leiden viel,
7 etwas,
24 nicht.

Sicher sind Fettleibige in der westlichen Gesellschaft isoliert, frustriert und können leicht aus dieser Isolierung und Versagung erneut in eine orale Ersatzbefriedigung und damit einem Circulus vitiosus verfallen.

Psychodynamik der Arzt-Patient-Beziehung

Fettsüchtige werden in ihren Schwierigkeiten meist nicht ernst genommen, es wird ihnen häufig ein Vorwurf gemacht. Man erwartet, daß die einfache Vorsatzbildung und die Willensentscheidung es ihnen erlaubt, aufzuhören zu essen und zu trinken, sie sollen sich nur zusammennehmen. In der Klinik zählen sie nicht zu den Schwerkranken. Ihre Beteuerungen, daß sie den ganzen Tag kaum etwas essen, werden nicht aus der Diskrepanz zwischen ihren Bedürfnissen und der erreichten Sättigung gesehen, sondern als Lügen und bewußte Täuschung. Alle diese Gegenübertragungen kommen zu dem häufig ohnehin beeinträchtigten Selbstwertgefühl und der sozialen Abwertung in der Behandlungssituation dazu. Sie erschweren ein Arbeitsbündnis, komplizieren die Behandlungssituation, die für die Patienten ohnehin wegen des Nahrungsentzuges frustrierend ist und zu Depressionen führt. Häufig reagieren sie dann selbst mit Resignation und innerem Vorwurf, was zu neuen anfallsweisen Eßanfällen führen kann.

Therapie: Es ist davon auszugehen, daß der Übergewichtige selbst und auf die Dauer zu einer neuen Lebensführung und zu anderen Eßgewohnheiten finden muß, alle Therapie kann ihm dabei nur eine mehr oder weniger große Hilfe sein.

Die heute oft von Nahrungsmittelkonzernen, Privatkliniken und vielen Therapeuten angebotenen Blitzkuren zielen auf eine mehr oder weniger extrem reduzierte eiweißreiche und kohlenhydratarme Nahrungs- und Kalorienaufnahme. Sie sind alle gesundheitlich riskant, besonders bei Patienten mit Angina pectoris, Herzrhythmusstörungen, Entzündungen, schwangeren Frauen usw. Deswegen empfiehlt die Deutsche Gesellschaft für Ernährung e.V., Frankfurt, heute entschieden die langfristige Gewichtsabnahme mit einer vollwertigen, energiereduzierten Ernährung, die mit einer Änderung des gesamten Eßverhaltens verbunden wird.

Eine große Hilfe für viele Betroffene sind Selbsthilfegruppen, wenn es ihnen gelingt, die Startschwierigkeiten zu überwinden und in einer Gruppe bei den anderen, die ebenso betroffen sind, Verständnis, Gemeinsamkeiten und Halt über lange Zeit zu finden. Sie werden durchweg von Frauen geführt, und es sind vor allem Frauen, die dort Erfolg haben. Männer tun sich wie in sonstigen therapeutischen Gruppen auch hier schwer.

Nur in verzweifelten Fällen werden noch chirurgische „Therapien“ empfohlen: Magenresektion, Darm-Bypass-Operationen. Die erreichte Gewichtsminderung ist durch Komplikationen wie Durchfälle, Störungen des Elektrolythaushaltes, weitere Organschäden und schließlich durch eine gewisse Mortalitätsrate belastet.

Im ganzen haben sich bei den Fettsüchtigen im Hinblick auf den Soforterfolg von Gewichtsabnahme psychotherapeutisch aktive, symptomzentrierte Maßnahmen – direktive Therapie, Verhaltenstherapien, Selbsthilfegruppen – den persönlichkeitszentrierten, aufdeckenden psychodynamischen Verfahren als überlegen erwiesen. Wie bei der Alkoholsucht nützen alle gewonnenen Einsichten in Konflikte nicht, wenn diese Einsichten nicht die Kraft geben, das Verhalten zu ändern. Es ist gewöhnlich nicht schwer, durch intensive klinische Behandlung (d.h. Zuwendung) bei strenger Fastenkur schnell eine

Gewichtsreduktion zu erzielen. Sicher stellt eine solche körperliche Veränderung zugleich einen guten Ausgangspunkt für eine Änderung des Selbstwertgefühles und für eine weitere Verhaltensänderung dar. Soll es nicht in kurzer Zeit zu einem Rückfall kommen, was mindestens bei der Hälfte der Patienten der Fall ist, nach anderen Beobachtungen bei beinahe allen, muß die in der klinischen Zeit gewonnene intensive Arzt-Patient-Beziehung für die weitere ambulante Behandlung genutzt werden. Nur eine intensive Übertragung auf den Therapeuten (eine Institution, eine Selbsthilfegruppe usw.) kann dem Patienten die motivierende Kraft geben, sein Essen weiter zu beschränken, wenn er wieder unter den alltäglichen beruflichen und familiären Anforderungen steht. Psychosomatische bzw. neurotische Fettsüchtige sollen im ganzen auf jede Therapie schwerer ansprechen als seelisch unauffällige Fettsüchtige. Wie sehr Fettsucht mit dem Familiengefüge im ganzen verknüpft sein kann, zeigt sich bei dem Versuch, fettsüchtige Kinder und Jugendliche zu behandeln. Der Widerstand liegt nicht nur bei den Kindern selbst, sondern bei den Eltern, die Schuldgefühle entwickeln, irrationale Ängste, das Kind könnte verhungern, wenn Beschränkungen verordnet werden.

Es gibt eine große Zahl ausgeklügelter Diätpläne bei Fettsüchtigen, die alle darauf hinauslaufen, entweder durch Reduzierung der Nahrung bei gleichzeitiger Stillung des Hungergefühls durch kalorienarme (voluminöse und eiweißreiche) Kost oder durch Bewegung die Kalorienbilanz zu ändern. Der erste Schritt muß aber stets sein, den Patienten zur Mitarbeit zu gewinnen. Einseitige Anweisungen zu Diätveränderungen, Gymnastik usw. nützen wenig, sie führen meist zu Depression, da die mit dem Essen verbundenen Befriedigungen, Ideale, Größenphantasien unbearbeitet bleiben. Entscheidend ist, daß man dem Fettsüchtigen, dem man eine Befriedigung *nehmen* will, wie sie das Essen für ihn darstellt, etwas anderes dafür *geben* muß: Was der psychosomatische Fettsüchtige braucht, ist Kontakt, Nähe, Befriedigung im sozialen Bereich, Hilfe bei der Überwindung der Frustration, Ich-Stärkung.

Dies ist einer der Ansatzpunkte der lerntheoretisch orientierten, auf Verhaltensveränderungen zielenden modernen Verfahren. In einem von Stuart (1967) entwickelten Programm wird beobachtet, welche Gestimmtheiten, inneren Situationen und äußeren Einflüsse zum Essen führen, welche Stimmungen und welche sozialen Gegebenheiten als „Verstärker“ wirken. Es wurde versucht, diese auszuschalten bzw. durch positive Stimuli, die in einer persönlichen Ansprache und Anerkennung durch einen anderen oder in sonst einer Befriedigung gebenden Tätigkeit liegen können, zu ersetzen.

Verlauf bei unserer 15jährigen Schülerin: Im Laufe einer mehrmonatigen kombinierten Behandlung (600–700 kcal tgl.) mit intensiver Zuwendung in Einzelgesprächen und in der Gruppe wurde eine Gewichtsabnahme von 15 kg, später bei einer zweiten Behandlung von 30 kg erreicht. Die Patientin band sich nach anfänglichem Zögern an Schwestern, Ärzte, Ärztinnen, auch sehr stark an eine Mitpatientin, die im gleichen Zimmer lag. – Als diese nach einigen Wochen entlassen wird, kommt es innerhalb weniger Tage zu einer erneuten Gewichtszunahme von 8 kg. In ihrem Kontakt mit anderen ist sie undifferenziert, zeigt eine kindliche Anspruchshaltung. – Was bei ihrer äußeren Apathie erst bei näherem Kennen deutlich wird, ist, wie sehr sie unter ihrer körperlichen Entstellung leidet, sie wagt kaum auf die Straße zu gehen, ist gegenüber Anspielungen und Hänseleien ganz wehrlos. Die Sozialarbeiterin hat große Schwierigkeiten, sie an der gemeinsamen Berufsplanung zu interessieren. Schließlich gelingt es, eine Lehrstelle für sie zu finden. Im weiteren Verlauf hat sie wieder Rückfälle zu verzeichnen, bis sie Anschluß an eine Selbsthilfegruppe von Fettsüchtigen findet und hier den Halt und später eine neue berufliche Aufgabe, bei der sie gebraucht wurde und sich aufgewertet erlebte, bekam.

Die bloße Verordnung von Appetitzüglern ist nicht sinnvoll, einmal wegen gesundheitlicher Schäden, zum andern wegen der Suchtgefahr, die gerade bei diesen Patienten häufig vorliegt und letztlich auch wegen ihrer Unwirksamkeit auf die Dauer gesehen. Eine feste und geduldige ärztliche Führung mit klaren Verhaltensweisen bei der Unterstützung der Diätbehandlung ist die beste allgemeinärztliche Maßnahme. Nur wenn außerdem ausgeprägte neurotische Symptome und ein aus Persönlichkeitskonflikten resultierender seelischer Leidensdruck vorliegt, erscheint ein Versuch mit aufdeckender Psychotherapie sinnvoll.

Für die Mehrzahl der Betroffenen scheint die beste Hilfe in einer Teilnahme an Selbsthilfegruppen mit Fettsüchtigen zu liegen. Aus den USA wird von einer Explosion von Selbsthilfegruppen, z. B. der weight watchers, berichtet; offenbar werden in der Gemeinschaft der Schicksalsgenossen Kräfte für ein neues Eßverhalten gefunden. Die Praxis schließt an große Tradition und die Erfolge der Anonymen Alkoholiker bei Trunksüchtigen an.

Beispielhaft für ein patienten- und krankheitsbezogenes Behandlungskonzept ist ein ambulantes gruppentherapeutisches Vorgehen über ca. 6 Monate (Koch u. Mitarb. 1986). Es legt den Betroffenen Selbstkontrolle nahe, wobei in gezielten Übungen Eßsituationen, Eßverhalten und Sozialverhalten überarbeitet werden. In den Gruppen arbeiten Diätassistenten, Psychologen, Ärzte aber auch Medizin- und Psychologiestudenten, mit. Von 265 Patienten vor Behandlungsbeginn nahmen 226 kontinuierlich an dem Programm teil. Sie erreichten am Ende der Therapie eine Gewichtsreduktion ihres Übergewichts im Durchschnitt um 40%, d. h. 11,4 kg, nach 6 Monaten betrug sie noch 10,5 kg nach 12 Monaten 8,0 kg. Diese ambulante Therapie reduzierte deutlich die kardiovaskulären Risikofaktoren, besserte erheblich das psychische Allgemeinbefinden, weniger stark das problematische, zu schnelle und nicht bewußte Eßverhalten.

Psychosomatik der Hautkrankheiten

Allgemeines zur Psychosomatik der Hautkrankheiten

Die Haut hat die physiologische Aufgabe der Wärme- und Flüssigkeitsabgabe; sie ist Sinnesorgan für Berührung, für Wahrnehmung von Wärme, Kälte und Schmerz. Außerdem hat sie eine Schutzfunktion für den gesamten Organismus. Neben diesen physiologischen Funktionen der Haut ist aber auch ihre psychologische Bedeutung zu sehen. Denn die Haut, die man im Gesicht und im Körper dem anderen bietet, ist *Ausdrucks- und Darstellungsorgan.* Man zeigt sich in der Haut und mit der Haut, die innere Verfassung kann auf der Haut für den anderen Menschen sichtbar werden.

Im vegetativen Bereich, im Wechsel von Ruhe und Erregung, laufen in der Haut viele Vorgänge ab: Durchblutungsveränderungen (z. B. Erröten), Schwitzen, Kontraktionen (Gänsehaut). Die Haut ist dabei *Kontaktorgan* zum anderen Menschen, die zärtliche Berührung wie der Schmerz, die sexuelle Erregung wie die Mißhandlung treffen zunächst die Haut des Menschen.

Die Haut des Menschen ist Ausdrucksmittel akuter Gefühlsbewegungen, typischer Verhaltensweisen und chronischer seelischer Belastungen. Physiologische Experimente sichern diese Tatsache. Zudem weist unsere *Umgangssprache* in vielen Ausdrücken darauf hin: Man errötet vor Scham, erblaßt vor Schreck, schwitzt vor Angst. Die Haare sträuben sich vor Entsetzen, beim Gruseln bekommt man Gänsehaut. Der eine Mensch hat eine dünne, der andere eine dicke Haut. Man kann aus der Haut fahren, aber auch mit heiler Haut davonkommen. Und die Dinge, mit denen man nicht fertig wird, gehen einem unter die Haut.

Schon Sydenham, der 1681 das angioneurotische Ödem beschrieb, bezeichnet es als hysterische Erscheinung. Eine Acne rosacea wurde 1726 von Turner mit dem Kummer in Verbindung gebracht, den eine Frau über den Tod ihres Mannes hatte. Im vorigen Jahrhundert waren es vor allem die französischen Dermatologen Brocq und Jaquet, die chronische Ekzeme mit seelischen Verarbeitungen in Verbindung brachten und für diese Ekzeme deshalb den Ausdruck „Neurodermitis“ prägten (1891). Diese neurodermitischen Krankheiten stehen auch bis heute im Mittelpunkt der dermatologischen Psychosomatik.

Seelische Faktoren bei Hauterkrankungen

Seelische Faktoren und die Persönlichkeit des Kranken können bei den verschiedenen Hautkrankheiten in ganz unterschiedlicher Weise mitwirken:

Hauterkrankungen, die zu Entstellungen des Gesichts und anderer Körperteile oder zu Haarausfällen führen, belasten die zwischenmenschlichen Beziehungen. Das Gefühl der Betroffenen, häßlich und abstoßend zu sein, und damit die subjektive Belastung sind gewöhnlich größer als die der Umwelt, z. B. der Ehepartner. Sie können hohe Anforderungen an die seelische Verarbeitungsfähigkeit des erkrankten Menschen stellen. Das ist etwa bei Krankheiten deutlich, die mit *Pigmentverlust* der Haut einhergehen, oder bei *Alopezien,* besonders wenn Frauen davon betroffen sind. Der Juckreiz, der im Rahmen vieler Hauterkrankungen auftritt, oft über Jahre und Jahrzehnte schubweise in Erscheinung tretend, stellt an die Belastbarkeit auch des seelisch gesunden Menschen außerordentliche Anforderungen.

Hautärzte sind aufgrund ihrer fachlichen Erfahrung und Kompetenz angesprochen, diese seelische Reaktionsweise des durchschnittlich Kranken auf primärorganische Krankheiten im Rahmen ihres allgemeinen Heilungsplanes zu berücksichtigen. Der Patient erwartet keine Überweisung an einen psychosomatischen Facharzt oder Psychotherapeuten, sondern Hilfe vom Dermatologen durch Gespräche und medikamentöse Gaben.

Ein Extrem in anderer Richtung stellen Veränderungen der Haut dar für die allein die pathologische Persönlichkeit ursächlich verantwortlich zu machen ist. Das ist etwa bei *Artefakten* der Fall, der Neigung zu Selbstbeschädigung und Verstümmelungen, die den diagnostizierenden Arzt in eine detektivische Einstellung zu bringen droht. Diese sozial gewöhnlich in Extremsituationen lebenden Menschen finden keinen anderen Weg, an ihre Umwelt zu appellieren, als durch diese Selbstschädigung.

Eine 20jährige magersüchtige Patientin mit einem Gewicht von 38 kg fühlt sich am Anfang einer stationären Behandlung isoliert, ohne Kontakt, von den Ärzten nicht genügend angenommen. Sie ist nicht in der Lage, auf die anderen Patienten zuzugehen, vermag es auch nicht, in der Gruppe und in den Einzelgesprächen ihre Enttäuschung zu artikulieren. Sie klagt, daß ihr Körper ihr fremd und fern vorkomme. Wie sie sagt, um sich überhaupt fühlen zu können, beginnt sie heimlich ihren linken Unterarm zu verstümmeln, indem sie brennende Zigaretten auf ihm ausdrückt. – Als dieser Appell aufgenommen und sowohl in der Einzel- wie in der Gruppentherapie und mit den Schwestern auf der Station ins Gespräch gebracht werden kann, tritt diese Tendenz zur Selbstverstümmelung im Verlauf der nächsten Monate nicht mehr auf.

Von den Artefakten abzugrenzen sind zwanghaftes Kratzen, Reiben oder Schlagen der Haut, das bewußt oder auch im Schlaf herbeigeführt wird. Gewöhnlich führt es zu einer Klärung, wenn der Entstehungszusammenhang aufgedeckt, der Appell des Patienten verstanden und mit Hilfe von Gesprächen oder sozialtherapeutischen Hilfen angenommen wird.

Den zentralen Bereich psychosomatischer Zusammenhänge bei Hauterkrankungen machen die Krankheitsbilder aus, bei denen einerseits ein Anlagefaktor, andererseits bei der Manifestation seelische Belastungen und Konflikte beteiligt sind. Die Disposition zu diesen Hauterkrankungen wird teilweise nicht allein durch Anlagefaktoren, sondern ebenso durch Einflüsse in der Kindheit und Jugendentwicklung beeinflußt, wie das für die großen psychosomatischen Krankheitsbilder charakteristisch ist. Als Beispiel eines solchen Zusammenhanges soll im folgenden die *atopische Neurodermitis, die Urtikaria* und die *periorale Dermatitis* herausgestellt werden.

Atopische Neurodermitis

(atopische Dermatitis, Neurodermitis, Neurodermatitis disseminata, Dermatitis atopica, endogenes Ekzem, konstitutionelles Ekzem, Asthma-Ekzem)

Es handelt sich um eine weit verbreitete chronische Hautkrankheit, die subjektiv mit *Juckreiz* einhergeht und bei der es zu sichtbaren *Infiltrationen, Verhärtungen* und *ekzematischen Veränderungen* der Haut kommt. Sie tritt vergesellschaftet mit anderen Krankheiten aus der allergischen Gruppe auf, vor allem der *vasomotorischen Rhinitis,* der *Urtikaria* und dem *Asthma bronchiale.*

Die Erkrankung tritt subjektiv gewöhnlich durch *Juckreiz* in Erscheinung, durch Kratzen und Reiben kommt es zu Exkoriationen sowie zu einer Verdickung der Haut. Gewöhnlich tritt bald eine rautenförmige, mosaikartige Veränderung der verdickten Haut, eine Lichenifizierung ein. Betroffen sind vorwiegend das Gesicht, der Hals, die Ellenbeugen und Kniekehlen, die Hände und die Handgelenke. Im Laufe der Zeit beginnen die Kranken aber auch das Kratzen und Reiben, ohne daß ein ausgeprägter Juckreiz vorhanden sein muß.

Zur **Epidemiologie** ist zu sagen, daß die Krankheit in allen Altersklassen auftritt, schon Säuglinge in der zweiten Hälfte des ersten Lebensjahres sind betroffen. Die Stadtbevölkerung soll bei großen Untersuchungen stärker repräsentiert sein als die Landbevölkerung, was auch für andere Erkrankungen, bei denen allergische Faktoren eine Rolle spielen, zutreffen soll (s. auch S. 176). – Unter den Patienten einer psychosomatischen Ambulanz machen Neurodermitiskranke 1,2% aus. Sie kommen gewöhnlich nur auf Überweisung, selten spontan, und es ist nicht leicht, sie in einen kontinuierlichen psychotherapeutischen Gesprächskontakt zu bringen. Relativ häufig wird dann die Indikation für eine psychotherapeutische Behandlung bei diesen Patienten gestellt.

Erkrankungssituation: Auslösend für Schübe von Neurodermitis sind häufig Probleme in der Partnerbeziehung, Trennungen oder Annäherungen von Menschen, die eine hohe gefühlsmäßige Valenz für den Betroffenen haben. Das Erleben und die Äußerung von heftigen Affekten, Erwartungen angenommen zu werden, Wünschen nach Nähe, nach Sexualität und deren Frustration aus eigener Ambivalenz oder äußerer Versagung sind nicht selten zu finden. Bei diesem Annäherungskonflikt spielt die eigene Leiblichkeit, der Wunsch und die Befriedigung, sich leiblich zeigen und darstellen zu können, in vielen Beschreibungen eine Rolle. Diese Beschreibungen erfolgen gewöhnlich unter dem Begriff des „Exhibitionismus".

Ursachen: An der endogenen atopischen Disposition bestehen keine Zweifel mehr. Die in der älteren psychosomatischen Literatur meist negative Charakterisierung der Mütter von Ekzemkindern erscheint tendenziös und in ungerechtfertigter Weise diese zusätzlich belastend. Untersucht man Ekzemkinder unausgelesen in Dermatologischen Kliniken oder in Kinderkliniken und betrachtet die Mutter-Kind-Beziehung, so ergibt sich ein weniger einseitiges Bild und ist mit Schuldzuweisungen sicher zurückhaltend.

Es ist davon auszugehen, daß Mütter durch neurodermitische Säuglinge und Kinder schwer belastet sind, nicht nur, weil diese ästhetisch wenig anziehend sind, sie müssen z. B. auch die Erfahrung machen, daß eine liebevolle Geste den Kindern Schmerzen bereitet. Diese Beobachtung macht schon deutlich, daß hier nicht einfach ein Zusammenhang von ursächlichem mütterlichen Fehlverhalten und neurodermitischer Erkrankung zu postulieren ist.

Psychodynamik: Wenn eine einheitliche Charakterstruktur bei Neurodermitiskranken wie bei anderen psychosomatischen Erkrankungen auch nicht zu erwarten ist, so sind doch typologisch bestimmte Züge immer wieder zu finden. Im Zusammenhang mit der beschriebenen Neigung zu heftig affektivem Rückzug und Annäherung überrascht es nicht, daß unter den 77 Neurodermitispatienten, die in unserer Ambulanz zwischen 1979 und 1983 untersucht wurden, die Zuordnung *schizoide Neurosenstruktur* im Vergleich mit den anderen Strukturen deutlich häufiger diagnostiziert wurde: sie betrug hier 51%, in der Gesamtstichprobe nur 16%.

Wie häufig zu beobachten, wird die schizoide Kontaktproblematik agierend hinter einer hysterischen Fassade verborgen.

Fallbeispiel: Eine 28jährige Ehefrau kommt wegen eines chronisch neurodermitischen Ekzems in Behandlung. Das Ekzem trat bei ihr seit der Pubertät bei der Annäherung anderer Menschen, vor allem bei Männern, aber auch bei Frauen auf. Dabei sind eigentlich nur das *Gesicht,* der *Hals* und die *Brust bis zum Ansatz des Kleides* und die Unterarme bis zur Mitte des Oberarmes betroffen. Die ersten Äußerungen traten bei ihr 16jährig, als sie zur Tanzstunde ging, auf. Die jetzige Verschlimmerung war kurz nach der Eheschließung, als sie mit ihrem Mann in einem kleinen Zimmer zusammenlebte, eingetreten. Die Patientin meint zu wissen, das Ekzem hänge mit der Sexualität zusammen, schon in der Tanzstunde sei es bei Annäherung von Männern erstmals aufgetreten.

Zur Anamnese gibt sie an, daß der Vater gegen Speisen und manche Kleiderstoffe allergisch war, auch die Mutter hatte Ekzem. Sie selbst hatte als Kleinkind Schorf und Ekzem, ist nach Testuntersuchungen gegen Aspirin, Schlafmittel und Hausstaub allergisch.

Aus der frühen Lebensentwicklung der Patientin ist von Bedeutung, daß sie von der Mutter, einer kühlen, labilen und egozentrischen Frau, die mit ihrem hysterischen Gebaren die Familie tyrannisierte, immer abgelehnt worden war, nie Zärtlichkeiten empfangen hatte. Die Mutter zog ihr einen 3 Jahre älteren Bruder stets vor. Der Vater dagegen hatte sie von Kindheit an wie eine junge Dame in distanzierter, kavaliersmäßiger Verehrung hofiert. Selbst zu weich und zu zartfühlend, um gegen eine Frau aufzutreten, suchte er bei der Tochter Trost für seine Ehe, band sie stark an sich und provozierte früh ein sexuelles Interesse. Die Patientin war beizeiten in die Unstimmigkeiten der Ehe der Eltern eingeweiht, wuchs in dem Bewußtsein, Liebling des Vaters zu sein, in eine kokette ihrem Alter weit vorgreifende Rolle hinein. In der Tanzstunde verhielt sie sich provozierend kokett, aber durch das damals in Erscheinung tretende Ekzem behindert. Als der Vater bei Kriegsende verschleppt wurde und in der Gefangenschaft starb, begann sie ein recht leichtsinniges, zügelloses Leben, wobei sie im Sexuellen zwischen großer Leidenschaftlichkeit und völliger Empfindungslosigkeit wechseln konnte. Vor dem Mann, den sie schließlich heiratete, als sie ein Kind von ihm erwartete, – „ohne das hätte ich mich nie so weit gekriegt" – war ihr schon vorher bekannt, daß er zu Frauen kalt, ablehnend und rücksichtslos war. Sie fühlte sich dann auch nach der Eheschließung, in einem engen Raum mit ihm zusammenlebend, vollständig hilflos und ausgeliefert. Seine Nähe, wenn er im gleichen Raum saß und nur Zeitung las, provozierte bei ihr eine ohnmächtige Wut, es kam zu Auseinandersetzungen, bei denen sie stets den kürzeren zog, sich immer als die Geschlagene erlebte. Eine Tendenz zur Dramatisierung und das ihr eigene Leidensbedürfnis sorgten für immer neue Konfliktstoffe in der Ehe.

Therapie: Der Neurodermitiker mit seiner chronischen, häufig in Schüben verlaufenden Krankheit stellt eine ärztliche Aufgabe dar, die stets auch psychosoziale Gesichtspunkte berücksichtigen muß. Ganz unabhängig von dem Gewicht psychosomatischer Faktoren in ätiologischer Hinsicht ist die seelische Verarbeitung dieser Erkrankung eine Aufgabe, die des Verständnisses und der Hilfestellung durch Arzt und Schwestern bedarf. Der oft affektiv-lebhaft und widerspruchsvoll reagierende Patient, den man unter den Neurodermitikern findet, braucht einen belastungsfähigen und ausdauernden Arzt, der auch Wegbleiben seines Patienten, Nichtverfolgen therapeutischer Verordnungen und die Konsultation von anderen Ärzten und Heilkundigen erträgt, ohne seinerseits vorwurfsvoll und ablehnend zu werden.

Bei nicht wenigen neurodermitisch Kranken stellt sich aber durchaus auch eine Indikation für eine aufdeckende psychotherapeutische Behandlung. Gewöhnlich zeigen sich die Patienten aber auch hier sehr affektbestimmt, können Wartezeiten nicht akzeptieren, zeigen einen raschen Wechsel von Annäherung und Rückzug, bestimmen von sich aus die Nähe und den Rhythmus der Behandlung.

Bei solchen aufdeckenden Behandlungen ist auf jeden Fall mit einer längeren Dauer zu rechnen. Eine gute Möglichkeit auch gerade bei zunächst wenig motivierten Patienten, die Schwierigkeiten haben zu verbalisieren, stellt die analytische Gruppenpsychotherapie dar.

Urtikaria

(Nesselsucht)

Es handelt sich um eine akut mit umschriebenen Quaddeln, vor allem im Gesicht, aber auch im gesamten sonstigen Körperbereich auftretende Erkrankung der Haut. Der starke Juckreiz, die unterschiedlich großen, rot verfärbten Schwellungen sind die Hauptsymptome.

Als Ursache der Urtikaria wird eine allergische Bereitschaft angenommen, die gegenüber bestimmten Nahrungsmitteln, Medikamenten oder sonstigen Noxen besteht. Es gibt chronisch rezidivierende Verlaufsformen, die überwiegend oder rein psychosomatische Zusammenhänge haben. Auch bei den allergisch ausgelösten Formen der Nesselsucht kann eine seelische Belastung für die Manifestation oder als Teilursache von Gewicht sein. Bestimmte Erlebnisbereitschaften und Persönlichkeitsstrukturen zeichen sich für die psychosomatische Form der chronischen Urtikaria als charakteristisch ab.

Eine 43jährige, kleine schmächtige, farblos und unscheinbar gekleidete Frau, die still und bedrückt wirkt, kommt zur Untersuchung. Auf die Frage nach dem Grund ihres Kommens vermag sie nicht zu antworten und weist stumm auf den Überweisungsschein der Hautklinik. (Nach dem Bericht des überweisenden Kollegen ist sie seit mehreren Wochen dort wegen einer akuten Urtikaria in Behandlung. Die Krankheit soll aber schon seit 20 Jahren bei ihr bestehen. Wegen ihres gehemmten und gedrückten Wesens war sie schon in der Ambulanz der Psychiatrischen Klinik zur Behandlung, eine antidepressive Therapie mußte wegen Unverträglichkeit des Medikaments abgesetzt werden.) Nach einigen ermunternden Äußerungen des Untersuchers beginnt sie stockend von ihrer Symptomatik zu sprechen, wobei sie immer wieder in Tränen ausbricht.

Ihre Hautkrankheit, stark juckende Quaddeln, soll erstmals vor mehr als 20 Jahren, kurz nach der Währungsreform beim Genuß von Erdnußbutter aufgetreten sein, betroffen waren vor allem Arme und Beine, bei stärkeren

Rückfällen, zu denen es etwa 3- bis 4mal im Jahr kam, war auch der Rumpf und das Gesicht befallen. In den letzten Jahren hatten sie sich immer häufiger, tage- und wochenlang anhaltend, eingestellt. Dazwischen berichtet sie von gutem Befinden, wegen ihres entstellten Aussehens geht sie aber überhaupt nicht mehr gern unter Leute ziehe sich ganz zurück. – Außerdem berichtet sie von Platzängsten, Angstzuständen mit Atemnot und Herzbeklemmung, seit mehr als 10 Jahren. Sie hat oft das Gefühl, ersticken zu müssen, vor allem auf der Straße, aber auch zu Hause. Sie bezeichnet sich als allgemein nervös, aufgeregt, immer müde, erschöpft. Sie hat ein starkes Schlafbedürfnis, ohne aber schlafen zu können.

Auf die Frage, was vor 20 Jahren denn gewesen sei, berichtet sie, daß sie in dieser Zeit ihren späteren Ehemann kennenlernte. Nach zweijähriger Bekanntschaft heirateten sie. Sie, die bis dahin gut katholisch war, wurde von ihrem Ehemann in eine religiöse Gemeinschaft gebracht, wo er Prediger war. Sie vermochte sich seinem fordernden und tyrannischen Wesen bei gleichzeitigen moralischen Vorhaltungen jedenfalls von Anfang an nicht zu widersetzen. Schon als Verlobte wie auch später als Frau war er auf sie in einer absurden Weise eifersüchtig. Die oberflächlichsten Beziehungen zu Nachbarn, ja selbst zu Tieren wurden zum Gegenstand strengster Vorhaltungen gemacht. Zu Hause war er tyrannisch, mit dem Essen unzufrieden, und wenn es ihm nicht richtig zubereitet schien, konnte er sie brutal schlagen. Im Sexuellen war er immer rücksichtslos, egoistisch, ohne Gefühl für die Bedürfnisse des Partners. Später verfolgte er die eigene Tochter mit der gleichen Eifersucht. Er mißhandelte diese einmal so, daß die Polizei einschreiten mußte. Die Tochter machte mit 17 Jahren aus Verzweiflung über das Leben zu Hause einen Selbstmordversuch. Weder die Tochter noch die Patientin selbst wagten aber damals bei Besprechungen mit den Ärzten der Medizinischen und der Psychiatrischen Klinik Auskünfte über die wahren Verhältnisse zu Hause und den Anlaß des Selbstmordversuches zu geben. Gegenüber Außenstehenden erschien der Ehemann entweder als der moralische und eifernde Prediger, sich selbstgefällig und heuchlerisch aufspielend oder weinend und demütig, immer wieder Besserung versprechend. Die Patientin hatte vor Jahren Rechtsanwälte aufgesucht, diese hatten ihr von einer Scheidung abgeraten, dabei auf die schlechten finanziellen Verhältnisse hingewiesen. In den letzten Jahren hatten sich die Konflikte noch zugespitzt, da die Tochter aus dem Hause war und sie sich allein ihrem Mann ausgeliefert fand.

Grace u. Graham (1952) untersuchten 31 Patienten und stellten fest, daß die Urtikaria bei ihnen auftrat, wenn sie sich selbst als *mißhandelt erlebten.* Die Mißhandlung konnte die Form haben, daß etwas zu ihnen gesagt oder ihnen etwas getan wurde. Dabei waren sie ganz in Anspruch genommen von dem ihnen Zugefügten, sie waren nicht in der Lage, sich zurückzuziehen oder irgend eine Lösung ihrer Probleme sich vorzustellen. Typische Feststellungen waren: „Sie haben mir viel zugefügt und ich konnte nichts dafür". – „Ich erhielt einen Schlag". – „Meine Mutter hämmerte auf mich ein." – „Mein Verlobter machte mich fertig, überging mich vollständig, aber was konnte ich tun?"

Psychodynamik: Charakteristisch sind starke Abhängigkeitsbeziehungen gegenüber anderen als mächtig erlebten Personen mit masochistisch anklagender Einstellung. Gewöhnlich wiederholt sich in der späteren Beziehung zu Lebenspartnern eine masochistische Abhängigkeit aus der Kindheitssituation.

Die erwähnte 43jährige Patientin schildert ihre Kindheit zunächst als normal. Erst im Laufe der Therapie wird deutlich, daß sie sich in ohnmächtiger Weise als Opfer der Eltern erlebte. Die Eltern hatten viel Streit miteinander, vor allem der Vater war tyrannisch, auch die Mutter war hart zu ihr. „Die Mutter brauchte nur den Finger zu heben und ich habe gehorcht." Eine 4 Jahre ältere Schwester, die lebhafter war, auch einigen Protest gegenüber den Eltern zum Ausdruck brachte, machte sich früh von den Eltern frei, während sie selbst bis zu ihrer Eheschließung im Elternhaus blieb, alles Geld was sie verdiente, abgab. Sie lernte auf Wunsch der Eltern bei einer Tante Blumenbinderin, durfte nichts für sich behalten, ihren eigenen Wunsch, Verkäuferin zu werden, gab sie ohne weiteres auf. 23jährig lernte sie ihren späteren Mann kennen und heiratete sofort, als sie ein Kind erwartete. Obwohl sie in der Ehe nicht glücklich war, hat sie eine Scheidung nie ernsthaft erwogen. Als sie einmal davon sprach, drohte der Mann, sie umzubringen.

Es ist deutlich, daß die Patientin ein Stück der Abhängigkeit und der masochistischen Unterwerfung bei ihrem Ehemann wiederholt, die sie in der Kindheit auch gegenüber den Eltern erlebt hat. Es wird bei ihr die Diagnose einer chronischen Urtikaria bei depressiv-neurotischer Struktur gestellt. Es liegt eine abhängige masochistisch anklagende Einstellung gegenüber anderen Personen vor, vor allem gegenüber dem aus einer unreifen kindlichen Fixierung als übermächtig erlebten Ehemann.

Ätiologie: Im allgemeinen werden allergische Faktoren für die Urtikaria verantwortlich gemacht. Dabei spielen sicher Anlagefaktoren eine Rolle, die allergische Reaktionsbereitschaft selbst ist auch teilweise psychosomatisch zu interpretieren. Bei Allergikern finden sich zweifellos gehäuft neurotische Züge. Es wird allgemein vom Allergiker gesagt, daß er in der Kindheit, sei es durch *überprotektive* oder sehr *zurückweisende Mütter,* traumatisiert wurde. Es besteht eine Abhängigkeit von diesem Triebobjekt, die aggressive Änderungen nicht möglich macht, sie werden gegen sich selbst gekehrt. Eine masochistische Beziehung zum Objekt, die gleichzeitig erlaubt, durch Wendung der Aggression gegen die eigene Person die affektiven Bindungen zum Objekt zu erhalten, wird von psychoanalytischer Seite angenommen.

Therapie: Wenn Störungen von Krankheitswert vorliegen und die Patienten von einem Konfliktzusammenhang zu überzeugen sind, ist es gewöhnlich auch möglich, sie für eine aufdeckende Therapie zu motivieren. Je nach Voraussetzungen des Patienten und nach Lage der Therapiemöglichkeiten kann dies in einer Einzel- oder in einer Gruppentherapie sein, wobei letztere vor allem bei zunächst wenig motivierten Patienten eine gute Möglichkeit darstellt.

Bei der 43jährigen Patientin wird eine dreimonatige stationäre und danach eine 18monatige ambulante gruppenpsychotherapeutische Behandlung durchgeführt.

In der Gruppenstunde ist die Patientin zunächst nicht in der Lage, zu sprechen. Wird sie vom Therapeuten vorsichtig aufgefordert, zieht sie ihr Taschentuch und beginnt zu weinen. Sie kann zunächst also nur leidend, als Opfer, masochistisch Beziehungen zu anderen aufnehmen. Dabei wird deutlich, daß sie identifikatorisch die Auseinandersetzungen in der Gruppe mitvollzieht. Vor allem bei aggressiven Auseinandersetzungen, während einer Revolte gegenüber dem Gruppenleiter, kommt es zu einem Rückfall der Urtikaria. Erst in der zweiten Hälfte der ambulanten Behandlung ist sie in der Lage, eigene Spannungen und Rivalitätsgefühle gegenüber anderen Frauen in der Gruppe auszusprechen. Sie berichtet bald selbst, daß sie in ihren Beziehungen mit anderen Menschen auch außerhalb der Gruppe freier, weniger angstbesetzt und selbstbewußter geworden ist. Sie bringt es im Laufe der ambulanten Gruppentherapie fertig, ihre Ehesituation durch Scheidung trotz heftigster Angriffe ihres Ehemannes zu lösen, sie nimmt eine neue Arbeit auf und findet zusammen mit ihrer Tochter eine neue Existenz. In den letzten Monaten der Behandlung trat die vorher außerordentlich hartnäckige Urtikaria gar nicht mehr in Erscheinung. Bei katamnestischer Untersuchung – 30 Monate nach der Entlassung – kein Rückfall der Urtikaria und der neurotischen Ängste.

Periorale Dermatitis

Es handelt sich um eine im Gesicht lokalisierte hochgradige Entzündung der Haut, die vorwiegend den Bereich um den Mund, aber auch andere Teile des Gesichtes betrifft und mit Rötung, Infiltration bzw. Ödem der Haut, Pseudopusteln und subjektiv mit Spannungsgefühl und Juckreiz einhergeht. Das Krankheitsbild ist erst in den letzten zehn Jahren beschrieben worden, wobei unterschiedliche Ursachen und Behandlungswege empfohlen werden.

Es werden bakterielle und Pilzinfektionen, allergische Reaktionen oder Behandlungen mit Kosmetika und Steroiden als ursächliche Faktoren diskutiert und im ganzen eine „Überbehandlung" vermutet. Es ist Dermatologen aufgefallen, daß bestimmte Persönlichkeitstypen unter den Erkrankten gehäuft zu finden sind. Es sollen beruflich sehr leistungsfähige, meist unverheiratete Frauen mittleren Alters sein, deren Problematik im Kontaktbereich mit dem anderen Geschlecht liegen soll.

Eine 40jährige Justizoberinspektorin, eine etwas konventionell gekleidete Frau mit onduliertem blondem Haar, mit einem durch Schwellungen und gerötete Flecken entstellt wirkenden Gesicht, kommt auf Überweisung eines Facharztes, Diagnose: periorale Dermatitis. Sie wirkt zunächst etwas distanziert, spricht auch später von Herzklopfen, der Unsicherheit, mit der sie hierhergekommen sei, entwickelt dann im Gespräch aber eine erstaunliche Offenheit.

Die Hautkrankheit im Gesicht sei vor sieben Monaten aufgetreten. Damals sei sie mit einem vier Jahre älteren Mann bekannt geworden, und die Ärzte hätten gesagt es komme von seinem Bart bei ihr im Gesicht. Es sei jetzt auch eine Allergieuntersuchung mit Barthaaren dieses Mannes bei ihr vorgenommen worden, sie glaube aber nicht, daß es daher komme. Es sei vorübergehend mit Kortisonbehandlung in den letzten Monaten besser gegangen, als sie in den Osterfeiertagen aber frei hatte und in der Sauna war, sei es richtig explodiert. Das Gesicht sei ganz rot gewesen und habe heftig gebrannt.

Zur Bedeutung dieser Bekanntschaft in ihrem Leben berichtet sie, daß sie selbst unverheiratet bei ihren Eltern lebt, „vielleicht noch nicht ganz abgenabelt". Vor sieben Monaten hat sie nun einen 18 Jahre älteren Mann kennengelernt einen Freund ihres Bruders, der wie der Bruder auch Polizeibeamter sei, sehr nett und vertrauensvoll. Sie sei sonst sehr zurückhaltend Männern gegenüber, habe vor vielen Jahren eine Enttäuschung mit einem Mann erlebt. Dieser Polizist, mit dem sie schon längere Zeit entfernt bekannt war, habe dann aber sehr um sie geworben und sie sei vor sieben Monaten ein Verhältnis mit ihm eingegangen. Damals sei sie das Wochenende nicht zu den Eltern nach Hause gekommen, habe bei ihm geschlafen, was ihr auch ein etwas schlechtes Gewissen machte. – Im weiteren Gespräch sagt sie dann, daß sie diesen Mann wie eine Krake erlebt, die ihre Fangarme nach ihr ausstrecke. Zwar betone er, daß er sie nicht heiraten wolle, aber sie sei nicht sicher. Andererseits spricht sie im nächsten Satz von ihrer Einsamkeit.

Die Patientin stammt aus dem Sudetenland, der Vater war Soldat, bis zu ihrem 6. Lebensjahr im Krieg, so daß sie ihn nicht kannte. Er sei ihr wie ein fremder Mann vorgekommen, sie habe ihn immer als Frauen unterdrückend, autoritär und nicht als guten Vater erlebt. „Ich möchte ihn nicht zum Ehemann haben." Zur Mutter habe sie eine bessere Beziehung, aber auch kein sehr liebevolles Verhältnis.

Sie hat durch die Flucht in verschiedenen Städten Westdeutschlands gelebt, nach der Volksschule durch Aufbauschule das Einjährige machen können, dann die mittlere Beamtenlaufbahn eingeschlagen. Später hat sie es durch Weiterbildung fertiggebracht, in den gehobenen Dienst aufzusteigen. Allerdings habe sie jetzt Schwierigkeiten. Es sei bei der Justiz wie beim Film, man müsse als Frau durch das Bett der Präsidenten gehen; da sie das aber abgelehnt habe, schikaniere und benachteilige man sie jetzt.

Ihr erstes intimes Verhältnis sei mit 26 Jahren gewesen, sie sei wohl immer etwas verklemmt gewesen und hätte auch keine sexuelle Befriedigung gehabt. Sie habe sich dem Mann überlegen gefühlt, er habe sie, da er selbst eine starke Mutterbindung hatte, auf deren Wunsch verlassen. „Ich bin dem nicht nachgelaufen", sie sei aber schon enttäuscht gewesen. Die Eltern hätten ihr zugeredet, ihn laufen zu lassen. Sie hat später nur kurze Beziehungen gehabt, habe oft das Gefühl, daß die Männer Frauen ausnutzen. Sie betont sehr, daß sie frei bleiben möchte, Angst habe, sich zu binden in ein lebenslanges Sklaventum andererseits jedoch etwas unter der Bindung an die Eltern leide und gern ein eigenes Zuhause haben möchte. Es fällt ihr ein Lied ein: „Ich möchte frei bleiben und trotzdem einen Freund haben."

Es ist deutlich, daß die Patientin ihre Ängste auch in der Untersuchungssituation mit Vehemenz und durch schonungslose Offenheit bei diesem ersten Kontakt überspringt. Sie fühlt sich nach dem Gespräch zunächst erleichtert, hat aber dann Befürchtungen, daß eine zu lange und intensive Behandlung mit einer resultierenden Abhängigkeit vom Untersucher eingeleitet würde.

Als *Konfliktsituation* sind die ambivalente Annäherung an einen Mann, das Heraustreten aus der Einsamkeit und die Ängste, in einer zu engen Beziehung verschlungen zu werden, deutlich, ebenso, daß diese Ängste vor dem Hintergrund ihrer negativ besetzten Vaterbeziehung stehen. Der als fremder und angsterregender Mann erlebte Vater hat offenbar ihre natürlichen Entwicklungsmöglichkeiten gegenüber Männern eingeschränkt, so wie die farblos bleibende wenig zärtliche und liebevolle Mutter ihr keine frühe Geborgenheit vermitteln konnte. Sicher ist diese schizoide Problematik auch für ihre Hingabestörung im Sexuellen bedeutsam.

Im weiteren Verlauf klang die Dermatitis bei Lokalbehandlung mit weißer Lotio und einigen konfliktzentrierten Gesprächen schnell ab.

Es liegen uns noch zu wenig Verlaufserfahrungen und Beobachtungen über den Einfluß somato- und psychotherapeutischer Verfahren vor um über Prognose und Indikation der psychotherapeutischen Verfahren Aussagen machen zu können. Sicher kommt es zunächst einmal darauf an, aus der lokalen Krankheitsauffassung zu einem Verständnis der Gesamtsituation zu kommen. Wie bei manchen anderen Hauterkrankungen erscheint es bei Konflikten im Bereich des Kontaktes und schizoiden Persönlichkeitsstörung ratsam, den Patienten im therapeutischen Kontakt nicht zu eng zu binden.

Sonstige Hautkrankheiten

Psychosomatische Zusammenhänge werden noch bei anderen Hautkrankheiten diskutiert. Zu nennen ist das *angioneurotische Ödem,* der *Pruritus,* der *Lichen ruber planus, Prurigo,* die *Acné excoriée des jeunes filles* sowie die *Rosacea,* die *Alopecia areata* und die *Psoriasis vulgaris,* bei denen seelische Faktoren zumindest in der Erkrankungssituation mitwirken sollen. *Unsicher* sind psychosomatische Zusammenhänge für die *Acne vulgaris,* für die *Raynaudsche Krankheit* und *Sklerodermie.* Berührungspunkte ergeben sich auch dadurch, daß eine ganze Reihe neurotischer Störungen mit sogenannten vegetativen Hautreaktionen wie abnormem *Erröten, Hyperhydrosis,* vor allem *Schweißneigung der Hände* usw. einhergehen. Auch der Pruritus, der Juckreiz, wie er besonders als Pruritus ani und genitalis auftreten kann, ohne daß morphologische Veränderungen sichtbar sind, kann rein psychisch bedingt oder zumindest psychisch mitbedingt auftreten. Wie stets bei psychosomatischen Fragestellungen ist eine Individualdiagnostik im Hinblick auf die auslösenden Situationen und den Persönlichkeitshintergrund bei diesen verschiedenen Störungen erforderlich.

Psychosomatik in der Frauenheilkunde

Psychosomatische Aspekte in der Frauenheilkunde betreffen zunächst die seelische Seite der normalen weiblichen Entwicklung in der Pubertät, der sexuellen Reifung, von Schwangerschaft, Geburt, Klimakterium usw. Vor allem ist Psychosomatik mit den Störungen dieser normalen Entwicklungsvorgänge befaßt und dabei mit den hier wirksamen seelischen Faktoren.

Die folgende Darstellung kann nur beispielhaft einige Themen herausgreifen. So mußten wir den großen Bereich des Sexuellen mit allen Konflikten und Störungen einer anderen Darstellung zuweisen (Bräutigam u. Clement 1989).

Unter Frauenärzten hat sich in den letzten Jahren ein eigenes Interesse für Fragen der Psychosomatik und Psychotherapie entwikkelt. Es äußert sich u. a. in der Gründung einer eigenen Fachgesellschaft und in eigenen themenspezifischen Fortbildungstagen. Sieht man nur die dort behandelten, für die Praxis offenbar vordringlichen Themen, so sind es andere als die bisher von den Psychosomatikern und Psychotherapeuten behandelt wurden: Wie Patient und behandelnder Arzt mit den schweren körperlichen Erkrankungen und mit deren Behandlung umgehen, hat größeres Interesse als die Frage der Psychogenese dieser oder jener Störung.

Wir haben versucht diesen Interessenschwerpunkten in der neuen Fassung unseres Buches gerecht zu werden.

Brustkrebs

Nicht allein die Tatsache, daß Brustkrebs mit 25% der Krebserkrankungen von Frauen der häufigste Organkrebs der westlichen Welt ist, gibt dieser Erkrankung eine besondere Stellung. Die bedrohliche Metapher Krebs verbindet sich hier mit dem Befall und häufig mit dem Verlust eines Organs, das für das Selbstwerterleben der Frau erhebliche Bedeutung hat. So ist es nicht erstaunlich, daß die größte Zahl empirischer Studien und klinisch-psychosomatischer Veröffentlichungen dieser Erkrankungsform gewidmet ist.

Man rechnet mit 50–70 Neuerkrankungen auf 100 000 Frauen. Das 5. und 6. Lebensjahrzehnt sind am häufigsten betroffen, 60–80% der Frauen stellen selbst den Knoten als erste fest. Der Ernst der Erkrankung wird aus der Überlebensrate von etwa 66% nach 5 Jahren, von 50% nach 10 Jahren deutlich. Schweregrad und Stadium der Erkrankung bei der Erstdiagnose sind prognostisch die wichtigste Variable, auch im Vergleich mit allen psychosozialen Einflüssen, Coping-Verhalten usw. Das weist auf Gewicht von Selbstuntersuchung und von Vorsorgemaßnahmen hin.

Wie bei anderen Krebsarten ergeben sich Hinweise, daß in der Ausgangspersönlichkeit liegende Faktoren auch für die seelische Verarbeitung hier entscheidend sind: Frauen, die schon vorher seelisch weniger belastbar waren, zwischenmenschliche, sexuelle und berufliche Anpassungsschwierigkeiten im Interview oder in Testuntersuchungen zeigten, boten auch stärker ausgeprägte und länger anhaltende affektive Reaktionen mit depressiven und ängstlichen Verarbeitungen. Wenn Frauen mit Karzinom im Vergleich mit denen, die gutartige Befunde hatten, schon vor der Biopsie häufiger Zeichen von Angst und Depression zeigen als die gutartigen Kontrollgruppen (Morris u. Mitarb. 1977; Maguire u. Mitarb. 1978), so ist das allerdings nicht ohne weiteres psychoätiologisch als Hinweis für Faktoren einer Krebspersönlichkeit zu werten. Von den ersten Untersuchungsbefunden, der röntgenologischen Mammographie, der Sonographie, Thermographie usw. von der Reaktion der ärztlichen Erstuntersucher, wie schon aus dem erwähnten Selbstpalpationsbefund, können und müssen Frauen Hinweise auf den Ernst der Erkrankung entnehmen. Frauen bei denen später bioptisch die Karzinomdiagnose gestellt wird, geben häufiger als Frauen mit gutartigen Befunden schon vor der ersten Biopsie eine dann zutreffende Karzinomvermutung als Selbstdiagnose an.

Erhaltung oder Verlust der Brust bei der chirurgischen Behandlung und die Radikalität der erfolgenden Erstbehandlung korrelieren deutlich mit dem Ausmaß und der Dauer psychischer Symptome im Anschluß daran. Die Isolierung, in die krebskranke Menschen geraten können, wird im persönlichen Bereich sehr deutlich: 89% der von Brustkrebs betroffenen Frauen gaben an, mit dem Partner wenig oder gar nicht über diese Brusterkrankung kommunizieren zu können (Beutel 1988).

Ob bestimmte Coping-Muster, etwa die aktive, nichtresignative Einstellung, ob Persönlichkeitsfaktoren wie die Fähigkeit, Gefühle zu äußern, ob familiäre Einbettung (social support) usw. auf die Prognose Einfluß besitzen, ist eine Fragestellung gegenwärtig laufender prospektiver Untersuchungen (Buddeberg 1989). Die Frage ist offen und wird sich nur im Rahmen großer und multizentrischer Studien entscheiden lassen.

Die allgemeine Einsicht, daß die brusterhaltende subkutane Operation nicht nur bei jüngeren, sondern auch bei älteren Frauen seelisch besser verarbeitet wird und sich auf das weitere Befinden positiv auswirkt, bestimmt heute die chirurgische Ausrichtung. Zumindest für die ersten Stadien scheint die vitale Prognose vergleichbar. Die Brustrekonstruktion nach Mastektomie scheint vom kosmetischen Ergebnis abgesehen durch die relativ häufigen Komplikationen weniger befriedigend und nicht angenommen zu werden. Allerdings sind auch nach brusterhaltender Operation Nachoperationen in vielen Fällen notwendig, die weiter belasten.

Aber nicht allein die erste prä- und die postoperative „Schockphase“ verdienen Aufmerksamkeit bei Brustkrebspatientinnen, auch in den folgenden Jahren ist der seelischen Lage der Frauen wie dem körperlichen Befund Aufmerksamkeit zu schenken. So fanden Muthny u. Mitarb. (1986) bei 100 Frauen in einer Nachsorgekur nach Brustkrebs, daß in der ersten Zeit nach der Operation Verleugnung oder eine „Carpe-diem“-Haltung überwogen. Auch nach durchschnittlich 2½ Jahren bestanden bei der Mehrzahl noch Einstellungen wie „Kampfgeist“, „Hoffnung“ oder „Schicksalsergebenheit“. Aber beinahe ⅓ hatte noch Schwierigkeiten, sich unbekleidet im Spiegel zu betrachten und sich dem Partner unbekleidet zu zeigen. Jede 3. fand ihren Partner durch die Erkrankung belastet, aber auch Rücksicht nehmend. Etwa die Hälfte war mit der Beziehung zum Partner und auch mit dem sexuellen Leben zufrieden. Daß Familie und Partner allerdings bei der Bewältigung der körperlichen und seelischen Folgen der Erkrankung überfordert sind, geht aus dem geäußerten Bedarf an psychosozialer Versorgung hervor: Wunsch nach Beratung in sozialen Fragen, nach Gruppen für Patienten, in denen Ärzte medizinische Themen vortragen, wurden von der Mehrzahl der Frauen angegeben. Die Hälfte äußerte einen Bedarf an Gruppen für Patienten, in denen seelische Probleme besprochen werden können und auch nach Einzelgesprächen über seelische Probleme mit einem Psychotherapeuten. Etwa 10% der Frauen, die zu einer neurotisch reagierenden Risikogruppe zu rechnen sind, hatten weiter mit Gefühlen der Depression und Feindseligkeit zu kämpfen und boten eine Indikation für gezielte psychotherapeutische Hilfen.

Gruppenpsychotherapeutische Übungsprogramme bei Frauen mit Brustkrebs und bereits bestehenden Metastasen, die zunächst nur auf Verbesserung der Lebensqualität gerichtet begannen, psychodynamisch supportiv orientiert waren und Entspannungsübungen beinhalteten, brachten nicht nur eine subjektive Erleichterung, sondern auch eine überraschende Spätwirkung. Nach 1½ Jahren sank die Mortalitätsrate der psychotherapeutischen Gruppe gegenüber der Kontrollgruppe deutlich ab und bei 10-Jahres-Katamnesen war die Überlebensrate statistisch signifikant verbessert (Spiegel u. Mitarb. 1989; S. 115).

Bemerkenswert ist noch, daß ähnlich wie bei Hysterektomie, rückblickend von nicht wenigen Frauen gesagt wird, daß der Erstuntersuchende, die Diagnose und dann die Operationsindikation stellende Arzt, sie zu wenig über das Vorgehen, die Auswirkungen und die länger zu erwartenden Konsequenzen informiert habe. Das weist auf die Bedeutung des Gesprächsangebots durch die niedergelassenen und klinisch tätigen Fachärzte hin. Nach einer persönlichen Erklärung ihres Krankheitsschicksals befragt, sahen beinahe 20% eine Schuld oder Mitschuld der Ärzte. Rückblickend wurde die Notwendigkeit der Ablatio von 37% bejaht, immerhin von 15% der Patientinnen völlig abgelehnt und von 31% angezweifelt. Dabei ist die negative Valenz der Operation und des Verlustes der Brust für das weitere sexuelle Erleben nicht zu negativ zu sehen: 60% der Frauen gaben befriedigende sexuelle Beziehungen an und damit ein höherer Prozentsatz, als man ihn bei Dialysepatienten und -patientinnen findet. Bei letzteren scheinen die allgemeinkörperlichen, auf das Nervengewebe toxisch wirkenden Schädigungen direkt die sexuelle Libido und Funktion zu betreffen.

Hysterektomie und Coping

Die operative Entfernung der Gebärmutter wegen gynäkologischer Beschwerden wie zu starker Blutungen, zur Krebsprophylaxe oder als radikale empfängnisverhütende Maßnahme gehört zu den häufigsten gynäkologischen Operationen. In Mannheim wurden 1978 auf 100000 Frauen 407 Hysterektomien durchgeführt, 30% der Frauen waren unter 40 Jahre alt. In den USA war die Zahl der operierten Frauen noch höher, scheint aber auch in den letzten 10 Jahren langsam etwas abzufallen.

Neben der Brust ist das Bewußtsein, einen normalen Uterus und eine regelmäßige Menstruation zu haben, für das weibliche Selbstbewußtsein für viele Frauen von Bedeutung. Phantasien um Kastration, Verlust an Weiblichkeit und Jugend sowie Ängste, als Frau nicht mehr attraktiv zu sein, beim Geschlechtsverkehr nicht mehr normal zu funktionieren, können dabei eine Rolle spielen. Es überrascht nicht, wenn nach Hysterektomien auch bei gutartigen Erkrankungen häufig Depressionen, Erschöpfung und allgemeine Körperbeschwerden geklagt werden.

Allerdings zeigen differenzierte Nachuntersuchungen drei Jahre später, daß die ganz überwiegende Mehrzahl der Frauen nach einigen Monaten zu ihrer früheren Befindlichkeit und Einstellung zurückgekehrt ist. Der Bedarf an allgemeiner ärztlicher oder speziell psychotherapeutischer Hilfe ist äußerst gering, betrifft auch hier am ehesten die Frauen, die vor der Operation schon zu psychischen oder psychosomatischen Beschwerden neigten. Als wichtig für die schnelle Bewältigung erwies sich u. a. die Variable, wieviel Zeit sich Ärzte und die Patienten vor der Operation zu Gesprächen genommen hatten und dabei das Für und Wider dieser Entscheidung erörtern konnten. Für den Verlauf bedeutsam war außerdem die Stabilität der Partnerbeziehung vor und nach der Operation und die Bereitschaft von seiten des Mannes diese Zeit und die Operation mitzutragen (Zintl-Wiegand u. Mitarb. 1988). Soweit nicht Narbenbildungen störend sind, können organische Faktoren bei einer postoperativen Beeinträchtigung der sexuellen Erlebnisfähigkeit nicht verantwortlich gemacht werden.

Psychosomatische Zusammenhänge bei der Menstruation

Primäre Amenorrhö

Die Menstruation hat eine Vielzahl biologischer Parameter, die auf den verschiedensten Ebenen liegen und mit der Erlebniswelt und vielfältigen Umwelteinflüssen in einer Wechselwirkung stehen Das zeigt sich bei uns schon in der in immer früherem Lebensalter eintretenden Menarche der jungen Generation. Diese frühe Geschlechtsreife läuft der psychischen, personalen und sozialen Erwachsenheit immer weiter voraus. Die Berufsausbildung, die soziale Abhängigkeit und damit der Abschluß der Adoleszenz schieben sich dagegen immer weiter ins dritte und vierte Lebensjahrzehnt hinein. Andererseits sind junge Menschen heute sexuell informiert, von außen angeregt und treten immer früher in eine sexuelle Aktivität ein, die häufig dann mehr oder weniger konflikthaft verlaufen kann. Es ist andererseits bekannt, daß unter starken körperlichen Belastungen, wie z. B. unter Kriegsbedingungen, die Menstruation im Durchschnitt später einsetzt.

Das Auftreten einer *primären Amenorrhö* (oder zu spät einsetzender Periode) wurde unter verschiedenen Persönlichkeitsbildern beschrieben („Dornröschen“, „Brunhilde“). Es muß demgegenüber davon ausgegangen werden, daß hormonale und im Ganzen körperliche Einflußfaktoren neben alimentären Bedingungen im Vordergrund stehen.

Sekundäre Amenorrhö

Das vorübergehende Aussetzen der Periode unter seelischen Einflüssen gehört zu den häufigsten psychosomatischen Beobachtungen, die Ärzte machen können.

Bei den meisten Fällen sind situative Einflüsse wirksam, etwa die Auswirkungen von Schreckmomenten, von Angst, von allgemeinem Streß. Schon im Krieg 1870/71 beobachteten Ärzte in den belagerten Städten Straßburg und Paris häufig sekundäre Amenorrhöen. Die gleichen Beobachtungen wurden damals auch nach Eisenbahnunglükken, Explosionen und Erdbebenkatastrophen gemacht. Als Notstandsamenorrhö hat man die bei Lagerinsassen und in Gefängnissen Inhaftierten auftretende Amenorrhö bezeichnet. Als typisch sind auch Pensionatsamenorrhöen und Arbeitsdienstlageramenorrhöen anzusehen. Vor allem war die Amenorrhö in den Konzentrationslagern eine sehr häufige Begleiterscheinung. In diesen Kollektiven wird eine Häufigkeit zwischen 30 und 90% angegeben. Das schlimmste Vernichtungslager unserer Epoche, das Konzentrationslager Auschwitz, hat mit 100% die höchste Ziffer der Amenorrhöen. Natürlich spielen dabei Ernährungsfaktoren (Dystrophien) mit. In zwei Dritteln der Fälle trat jedoch die Amenorrhö schon im ersten Monat nach der Aufnahme im Lager ein, der Rest im zweiten und dritten Monat. Bei gleicher Ernährung soll bei Gruppen, die nicht unmittelbar der Gefahr des Todes ausgesetzt waren, die Häufigkeit der Amenorrhöen nur etwa halb so groß gewesen sein. Wie sehr Angst und Erwartungsspannungen dabei beteiligt sind, zeigt sich darin, daß bei weiblichen Inhaftierten vor einem Prozeß und vor der Verurteilung Amenorrhöen wesentlich häufiger sind als später bei der Haftverbüßung nach der Verurteilung.

Ein weiterer Faktor ist die *Entwurzelung*. Die Trennung von vertrauten Personen, die Distanzierung aus einem gewohnten Milieu führen, wie sich gerade in der Kriegs- und Nachkriegsepoche bei Flüchtlingen zeigte, sehr häufig zu Menstruationsstörungen. Allein die Trennung von nahestehenden Personen soll etwa bei 20% der Frauen Menstruationsunregelmäßigkeiten oder Amenorrhöen verursachen (genannt werden Auflösung einer Verlobung, Verlassenwerden von den Eltern usw.). Die Periodenblutung ist nicht gänzlich autonom hormonal reguliert, sondern auch auf den Kontakt mit dem anderen Geschlecht, ja, den Kontakt überhaupt gerichtet, und somit eine Funktion, auf die sich alle Lebensbezüge auswirken.

Am häufigsten beschäftigen den Arzt solche Formen sekundärer Amenorrhö, die aus einer konflikthaften Persönlichkeitsentwicklung erwachsen, vor allem aus einer Ambivalenz gegenüber der weiblichen Rolle. Die komplexhafte Besetzung der eigenen Weiblichkeit kann für die Frau mehrere Perspektiven und Akzente haben: am umfassendsten ist die Ablehnung der eigenen Weiblichkeit im Rahmen der *Anorexia nervosa* (S. 274). Hier findet man auch eine außerordentlich hartnäckige, die Pubertätsmagersucht überdauernde und ihr häufig vorangehende sekundäre Amenorrhö. – Ein anderer Persönlichkeitsakzent liegt in einer Unsicherheit des eigenen *Körperschemas* mit verzerrten Selbstwahrnehmungen der genitalen Sphäre. Sie sind im Rorschach-Test in unscharfen Deutungen zu objektivieren, beziehen sich auf Konflikte um die weibliche Rolle.

Dysmenorrhö, prämenstruelles Syndrom, funktionelle Unterleibsbeschwerden

Beschwerden, die in der Zeit vor oder während der Periodenblutung auftreten, gehören zu den häufigsten Gründen für Beratungen bei Frauenärzten. Es handelt sich um körperliche Beschwerden mit seelischen Veränderungen, die normalerweise mit der hormonalen Umstellung und den körperlichen Vorgängen verbunden sind. Bei der Mehrzahl der Frauen sind seelische Auswirkungen mindestens leichterer Art zu verzeichnen. Eine Verschlechterung des Befindens, Abspannung, Ermüdbarkeit, eine Anfälligkeit für Kopfschmerzen, Obstipation, Schwindelgefühle finden sich bei vielen Frauen. Häufig spielt dabei auch zweifellos eine Art *negative Lernerfahrung in bezug auf Weiblichkeit,* speziell auch in Hinsicht auf die Menstruation, eine Rolle. Negativ besetzt ist die Menstruation für manche Frauen, die ihre nicht akzeptierte Rolle als Frau hier repräsentiert finden. Andere sehen in der „monatlichen Reinigung" eine notwendige Entlastung und ein Zeichen ihrer normal funktionierenden Weiblichkeit, sie sind über ihr Ausbleiben oder über Unregelmäßigkeiten beunruhigt. Erstaunlich ist es, daß es erwachsene Frauen gibt, die über diese natürlichen Funktionen und ihre körperlichen Voraussetzungen keinerlei präzises Wissen haben, diesen Bereich offenbar ständig verdrängen müssen. Junge Mädchen übernehmen nicht selten das Verhalten ihrer Mütter im Hinblick auf die Menstruation. Nachfragen bei Patientinnen mit Dysmenorrhö ergeben, daß auch deren Mütter und andere weibliche Familienmitglieder die Menstruation nicht nur als lästig, sondern als *schmerzhaft* erlebten, ja daß die erste Periodenblutung häufig als *Krankheit* dramatisiert wurde. – Gerade für junge Mädchen hat heute aber die Generation der Gleichaltrigen und der Austausch mit ihnen für die sexuelle Lernerfahrung und Einstellung mehr Gewicht als das Elternhaus. Auf Persönlichkeitsfaktoren, die bei der psychosexuellen Entwicklung immer im Spiele sind, machen Störungen wie Anorexia nervosa aufmerksam (S. 273).

Die *Vorbereitung auf die erste Periodenblutung,* die Menarche, durch die Mutter und eine harmonische Familiensituation, die der Weiblichkeit Raum gibt, ist für das subjektive Erlebnis der ersten Menstruation von Gewicht. Die Art und Weise, wie diese Menstruation erlebt wird, wie sie später in der Erinnerung auftaucht, ist Indikator für das Verhältnis zwischen Mutter und Tochter, die Aufgeschlossenheit des Familienklimas für sexuelle Themen und die Integrierung der Leiblichkeit in dieser Familie.

Nach schwedischen Untersuchungen haben 20–30% der Frauen eine schmerzhafte Zeit während der Periode, 6% sind mindestens für einige Stunden dabei arbeitsunfähig.

Die physiologischerweise mit dem Prämenstruum und der Menstruation verbundenen Spannungen und Völlegefühle im Unterleib, die unter Umständen auftretenden drückenden und ziehenden Schmerzen in der Leiste und im Genitale, Kreuzschmerzen und Spannungszustände der Brüste usw. können zum Ansatzpunkt *psychogener* und *neurotisch somatisierender* Verarbeitungen werden. Kaum ein anderes Gebiet ist für psychogene und psychosomatische Ausgestaltungen so geeignet wie die Menstruation der Frau. Menstruationsbeschwerden sind dabei auch Sammelbecken aller möglichen anderen situativen und neurotischen Konflikte, wenn ihnen auch als *Projektionsfeld für Konflikte aus dem sexuellen Bereich* eine besondere Bedeutung zukommt. Konflikte um die sexuelle Erfüllung, um das Gelingen einer Partnerbeziehung, allgemein gesehen die Einstellung und die Erfüllung in der eigenen Weiblichkeit, manifestieren sich hier sehr deutlich. Die meisten dysmenorrhoischen Beschwerden sind in der Spätadoleszenz zu verzeichnen, eine häufige krisenhafte Durchgangsphase ist auch die Phase der sexuellen Partnerfindung und Erfüllung.

In diesem Zusammenhang sei daran erinnert, daß die sexuelle Befriedigung der Frau an eine Lernerfahrung geknüpft ist, die gewöhnlich nicht im ersten Erlebnis, sondern erst im Laufe von einigen Jahren regelmäßig und zur vollen Befriedigung erreicht wird.

Psychoanalytisch orientierte Frauenärzte fanden bei dysmenorrhoischen Beschwerden von Frauen neurotische Konflikte, die mit der Problematik des *Anal-Retentiven* verbunden sind. Dem analen Erleben entsprechend können sich an die Menstruation *Verlustängste* knüpfen. Das kann zu einer verkrampften inneren Haltung führen, zu einem regressiven Sich-Verschließen. Dies betrifft dann sowohl die Menstruation, als auch die sexuelle Bereitschaft (in extremer Konsequenz *Vaginismus)* und ist häufig vergesellschaftet mit *Obstipation.* Kurzschlüssig sind Versuche, die die Dysmenorrhö regelmäßig auf traumatische Erlebnisse sexuellen Charakters zurückzuführen versuchen, was nur für Einzelfälle gilt. Gelegentlich findet man aber durchaus nachwirkende seelische Belastungen wegen *sexueller Verführung* durch die Eltern oder durch in der Phantasie spielende *inzestuöse Fixierungen.*

Funktionelle Unterleibsbeschwerden

Funktionelle Unterleibsbeschwerden unabhängig von der Periode und ohne greifbaren organischen Befund gehören zum häufigsten Beschwerdeangebot der Frau in der gynäkologischen Praxis. Sie laufen unter den verschiedensten Bezeichnungen wie „Pelvipathie“ für Unterleibsschmerzen oder Kreuzschmerzen unabhängig vom Geschlechtsverkehr, „Dyspareunie“, wenn mit dem sexuellen Verkehr verbunden, „chronische Adnexitis“, wenn mehr seitlich lokalisiert und sichere Hinweise für entzündliche Prozesse nicht gefunden werden. Die Vielzahl der diagnostischen Bezeichnungen drückt die häufig gegebene diagnostische Unsicherheit aus. Es können alle diese Beschwerden eine organische Ursache haben und es ist wichtig, durch eingehende Untersuchungen zunächst aus allgemeiner ärztlicher Verantwortung gegenüber dem Patienten, aber auch um das Krankheitsangebot des Patienten zu respektieren, eingehende und wiederholte körperliche Untersuchungen durchzuführen. Bei der häufig gegebenen diagnostischen Unsicherheit im körperlichen Bereich ist aber der Ausschluß einer organischen Veränderung auch hier für die Annahme eines psychosomatischen Zusammenhangs nicht ausreichend. Der Zeitpunkt des Auftretens der Beschwerden im Zusammenhang mit Veränderungen der Lebensgeschichte, die Frage der Einstellung der Frauen zu den sexuellen Funktionen und die erwartete und gegebene oder nicht eintretende sexuelle Befriedigung sind von entscheidender Bedeutung. Ausgesprochene konversionsneurotische Schmerzzustände im Unterleib, die bei der gynäkologischen Untersuchung sich nicht selten in einer gesteigerten Abwehrspannung zeigen, sind aus dem Gesamtbild der Persönlichkeit und der Entwicklungsproblematik, aus der Art des Beschwerdeangebotes und der charakteristischen Patient-Arzt-Beziehung zu diagnostizieren. Viel zu häufig wird noch, nachdem ein normaler, unauffälliger Körperbefund wiederholt festgehalten wurde, der Absprung zu einem oder zu mehreren Gesprächen mit psychosomatischen Fragestellungen und möglichen Deutungen der Schmerzzustände versäumt. Kurzschlüssig sind Versuche, Unterleibsbeschwerden regelmäßig auf traumatische Erlebnisse sexuellen Charakters, sei es durch egoistische Partner oder durch sexuelle Verführungen durch Erwachsene in der Kindheit zurückzuführen. So bedeutsam solche tatsächlich vorkommenden traumatischen Erlebnisse sein können, so wichtig ist es, hier auch immer die Ausgangspersönlichkeit der Frauen zu betrachten. Es ist nicht zu vergessen, daß es Frauen mit solchen traumatischen Erfahrungen gibt, die diese Erlebnisse überwunden und eine unbefangene sexuelle Entwicklung durchlaufen haben.

Behandlung: Menstruelle und funktionelle Beschwerden kommen kaum als Symptom zur Kenntnis des Psychotherapeuten. Um so häufiger haben der Frauenarzt und der praktische Arzt mit ihnen zu tun. Nimmt man sie beim Ausschluß organischer Ursachen ernst, sieht in ihnen den Indikator für einen aktuellen Konflikt oder eine neurotische Entwicklungsstörung, so können in einigen Gesprächen oft erstaunliche Veränderungen erzielt werden. Es kommt darauf an, den belastenden aktuellen Konflikt und den neurotischen Persönlichkeitshintergrund aufzudecken. Zusammenstellungen von Prill haben gezeigt, daß die aufdeckende Psychotherapie, sei es durch Analyse, durch konfliktzentrierte Symptomanalyse oder durch Gruppenpsychotherapie, allen anderen Formen der suggestiven, übenden oder rein medikamentösen Behandlung weit überlegen ist. – Wird der Absprung zu einer konfliktaufdeckenden Behandlung versäumt, können endlose symptomatische Behandlungen ergebnislos ablaufen, oft mit nicht ungefährlichen Mitteln und Eingriffen.

Menarche und Klimakterium der Frau

Das Eintreten der Menstruation wie auch ihr Verlust sind einschneidende Veränderungen im Leben der Frau. Beide Ereignisse werden häufig ambivalent erlebt. Der Beginn der Periode konfrontiert mit der Last der Weiblichkeit, der Tatsache einer monatlich eintretenden Behinderung und Beeinträchtigung, ist aber zugleich auch Hinweis auf eine Reifung und volle Funktionsfähigkeit als Frau und Mutter. Das Sistieren der Periode entlastet vom monatlichen „Unwohlsein", ist aber auch das Zeichen für den Verlust der *Fortpflanzungsfähigkeit* und den *Eintritt in ein neues Lebensalter.* Auch für die Menopause gilt, daß sie eine Frage nicht nur an die betroffenen Frauen ist, die nicht selten in ihr eine Erleichterung sehen. Es hängt immer auch von der Interaktion mit den männlichen Partnern ab, welche Bewertung diese Veränderung erfährt.

Hormonale Faktoren der Umstellung haben vor allem im Klimakterium zweifellos eine gewisse Eigenwirkung. Sie sind aber nicht wegzudenken von der subjektiven Bedeutung von Weiblichkeit, von der Frage, ob das bisherige Leben als Sexualpartner, Frau und Mutter erfüllt war, wie groß *das Gewicht des nichtgelebten und nichterfüllten Daseins* ist.

An psychosomatischen *Beschwerden* werden Gewichtsabnahme oder -zunahme, vasomotorische Labilität mit Hitzewallungen, Verstimmbarkeit, Ängstlichkeit, Reizbarkeit, Antriebshemmungen wie auch abnorme Triebhaftigkeit beschrieben. Diese psychischen Symptome lassen sich kaum bei allen allein auf die hormonale Dysregulation und Umstellung zurückführen. Auch die sogenannte sexuelle Torschlußpanik ist sicher nicht einfach Folge einer hormonalen Veränderung, sie hat oft den Stellenwert einer Bilanzierung des bisherigen Lebens für die Frau. Bemerkenswert ist noch, daß in den westlichen Kulturländern heute die bei Frauen höherer Sozialschichten immer später einsetzende Menopause deutlich kontrastiert mit dem viel früheren eintretenden Klimakterium bei Frauen der niedrigen Sozialklassen. Schwer arbeitende Frauen der Naturvölker sind ebenfalls zeitlich früher davon betroffen.

Was über das emotionale Klima der Primärfamilie im Zusammenhang mit der Menarche gesagt wurde, gilt auch für viele Frauen noch für das Erleben der Menopause. Eine in der Kindheit deformierte Einstellung zur Menstruation und zur Weiblichkeit muß zumindest durch gelungene Partnerbeziehungen und befriedigende Erfüllung in der weiblichen Rolle abgelöst worden sein, soll sie sich hier nicht mehr negativ auswirken.

Zweifellos treten in der mit dem Klimakterium für die Frau deutlich beginnenden zweiten Lebenshälfte und den allgemeinen körperlichen involutiven Zuständen gedrückte Befindlichkeiten, Verstimmungszustände und auch deutliche depressive Reaktionen häufiger auf, als in den früheren Lebensphasen. Äußere und innere Anlässe dazu gibt es für die einigermaßen empfindsamen Menschen genug. Psychiater wie M. Bleuler, die Kenner der Zusammenhänge von Endokrinium und seelischer Krankheit sind, lehnen jedoch eine selbständige Krankheitseinheit „klimakterische Depression" entschieden und übereinstimmend ab. Für amerikanische und die meisten europäischen Psychiater gilt das auch für eine Einheit Involutionsdepression, sie ist allein eine zeitliche Beschreibung von endogen gefärbten Verstimmungszuständen in der zweiten Lebenshälfte. Neurotische Persönlichkeitszüge und psychosoziale Zusammenhänge werden durch diese diagnostischen Etikettierungen meist zugedeckt.

Psychosomatische Einflüsse und Schwangerschaft

Funktionelle Sterilität – psychosomatische Sterilität

Paare, die einen Kinderwunsch haben und deren Beziehung infertil bleibt, stellen im Hinblick auf die Frage seelischer Einflüsse bei dieser Sterilität wie auch wegen der damit verbundenen seelischen Auswirkungen, vor allem für die Frau, eine häufige Aufgabe der Diagnostik, Beratung und Behandlung für Frauenärzte dar.

Das Gewicht seelischer Faktoren wird unterschiedlich beurteilt. Bei einer retrospektiven Untersuchung von 2000 betreuten Kinderwunschpaaren fand M. Stauber in 36,4% bei der Frau ein isoliertes somatisches Konzeptionshindernis, in 25% der Fälle beim Mann, bei 10,3% solche Hindernisse bei beiden Partnern. Er ordnete 8,3% unter der Rubrik psychosomatische Sterilität ein. Hier wurde vor allem auf Konflikte in der Beziehung und auf Persönlichkeitsfaktoren mit schweren psychischen Störungen bei mindestens einem, teilweise bei beiden Partnern hingewiesen. Häufig zeigte sich, daß der bewußt oft leidenschaftlich vorgetragene Kinderwunsch nicht überzeugend begründet war, eher ein Symptom, in dem sich Konflikte projektiv entluden.

Solche Persönlichkeitsfaktoren, Partnerkonflikte und belastenden Lebenssituationen sind Befunde, die sich häufig schwer voneinander abgrenzen lassen. An der Stelle von psychogener oder psychosomatischer Infertilität wird von Frauenärzten heute eher von funktioneller Sterilität gesprochen.

Situative und seelische Einflüsse auf eine funktionelle Sterilität sind in verschiedenen äußeren und inneren Belastungen beschrieben worden: an soziopsychischen Einflüssen werden Abhaltung durch Akkordarbeit, langjährige berufliche Überlastung, ungünstige konflikthafte Wohnverhältnisse genannt. Andererseits werden Konflikte um die Weiblichkeit und die Mutterschaftsrolle beschrieben.

Eindrucksvoll sind vereinzelte Beobachtungen bei Frauen, die nach jahrelangen erfolglosen Bemühungen und Behandlungen wegen Kinderlosigkeit schließlich ein Kind adoptieren, ihren Beruf aufgeben und dann überraschend selbst schwanger werden.

Welches therapeutische Gewicht können psychische Einflüsse neben den Faktoren der allgemeinen Lebensführung und des Gesundheitsverhaltens haben? Bei seiner retrospektiven Untersuchung an 2000 Kinderwunsch-Paaren konnte M. Stauber bei 1061 Fällen eine erreichte Schwangerschaft im Laufe der nächsten Jahre feststellen. Dabei ist höchst bemerkenswert, daß allein die Aufnahme in die Sprechstunde und eine Wartezeit ohne Behandlung, bei anderen offenbar schon ein Urlaub, eine Wirkung hatte und bei 47,21% der Fälle Gravidität ohne jegliche Behandlung eintrat. 24,4% der Fälle ergaben eine Schwangerschaft während der Diagnostik, die im Rahmen der Fertilitätssprechstunde lief, 28,65% nach therapeutischen Maßnahmen. Unter diesen therapeutischen Maßnahmen wurden 4,3% als Effekt einer psychosomatischen Betreuung beurteilt. Droge Arzt und Prinzip Hoffnung scheinen eine unspezifische aber auch hier große Wirkung zu entfalten.

Der somatische Ansatzpunkt situativer und psychischer Faktoren wird auf den unterschiedlichsten organischen, funktionellen und humoralen Ebenen zu suchen sein. Traditionell wird anovulatorischen Zyklen, Tubenspasmen, der Hypermotilität des Uterus usw. eine Bedeutung zugesprochen, sicher müssen aber auch der hormonalen, vegetativen und immunologischen Gleichgewichtslage Aufmerksamkeit geschenkt werden.

Psychosomatische Gesichtspunkte bei der heterologen Insemination und der extrakorporalen Fertilisierung

Eine ganz neue Aufgabe für psychosomatische Beratung liegt in den modernen Techniken der homologen und vor allem heterologen Insemination vor sowie in den ersten Erfahrungen mit der extrakorporalen Fertilisierung. Es zeichnet sich ab, daß gerade diese neuen technischen

Möglichkeiten der Fertilisierung, die die Befruchtung gänzlich von dem Sexualakt trennen, große psychische Probleme aufwerfen. Es wird von den betroffenen Paaren hier vor allem der Wunsch nach absoluter Diskretion und Geheimhaltung geäußert, u. a. nach einer persönlichen und kontinuierlichen Beratung durch *einen* bestimmten Arzt sowie die Berücksichtigung psychischer Probleme als die wichtigsten Anliegen. Es ist ein Gebiet, wo sich die Zusammenarbeit von Frauenärzten mit Psychosomatikern im Rahmen eines Konsultationsdienstes (s. Bräutigam 1989) aufdrängt.

Nach den bisherigen Erfahrungen läßt sich sagen, daß Schwierigkeiten bei der heterologen Insemination und entsprechend bei der extrakorporalen Fertilisierung vor allem dann zu erwarten sind, wenn der Wunsch nach dem Kind keine gemeinsame Entscheidung der Partner ist. Ungünstig wirkt sich auch ein fehlendes Gleichgewicht der Partner aus, vor allem dann, wenn der in seiner Position ohnehin meist schwache infertile Vater der biologisch nicht in der Lage ist diese Rolle einzunehmen, sie aber sozial ausfüllen soll, auch psychologisch schwach ist.

Eine Art Test für die häufig überwertige Besetzung des Kindes als Lösung von persönlichen und Paarkonflikten ist die Frage: Können sie sich vorstellen, weiter miteinander zu leben, ohne ein Kind zu haben? Gerade wenn diese Frage absolut verneint wird, ist weitere Aufklärung der Hintergründe notwendig.

Empfängnisfurcht – Empfängnisverhütung

Die Verbindung von sexueller Befriedigung mit der Möglichkeit einer Schwängerung ist schon für den Mann, vor allem aber für die Frau eine außerordentlich häufige Konfliktquelle. Gewöhnlich wird nicht nur die sexuelle Funktion, sondern vor allem die Erlebnisfähigkeit der Frau belastet. Eine Vielzahl von seelischen Störungen und von psychosomatischen Symptomen können hier ihre Ursachen haben (Nijs 1972).

Abendliche Verstimmungszustände, Herzanfälle, Tachykardien, Urtikaria, Durchfälle usw. können für den kundigen Arzt ein Hinweis sein. Diese somatisierenden Symptombildungen stehen häufig anstelle der Konfrontation mit dem sexuellen Verkehr und der Angst vor den Folgen. Andererseits ist es durchaus nicht so, daß alle Frauen die modernen antikonzeptionellen Mittel, vor allem die oralen Konzeptionshemmer, ohne Probleme und Belastungen benutzen können. Bei vielen Frauen wird die Einnahme als Eingriff erlebt, der die Integrität ihres Leibes stört. Dieser Zustand wird auch als Furcht vor Identitätsverlust beschrieben. Unbewußte Schuldgefühle, die mit der Sexualität verbunden sind, werden wirksam, so etwa die Phantasie, daß das sexuelle Lustgefühl immer mit Angst und Opfer erkauft werden muß. Als weiteres Motiv ist die Furcht vor der Eigenverantwortlichkeit und der Macht über die Frage der Konzeption zu finden. Passive Frauen, die zur Abhängigkeit neigen, ertragen es nicht, selbst die Verantwortung zu haben. Obgleich die Mittel, die der Mann nehmen kann, unsicherer sind, schieben sie diesem lieber die Aktivität zu. Bei manchen Frauen ist die sexuelle Erlebnisfähigkeit herabgesetzt, wenn sie eine hundertprozentige kontrazeptive Sicherheit haben, ebenso nach einer Sterilisierung. Für die Mehrzahl der seelisch reifen und gesunden Frauen gilt jedoch, daß sie mehr libidinöse Erlebnisfähigkeit haben und häufiger zur sexuellen Befriedigung kommen, wenn sie orale Kontrazeptiva benutzen können, die ihnen Sicherheit geben (Nijs 1972).

Nebenwirkungen und Symptome wie Zwischenblutungen, Gewichtszunahme, Schwindel, Magen-Darm-Störungen, Kopfschmerzen usw. bei oralen Ovulationshemmern sind einmal durch die Gestagenwirkung und die endokrine Gleichgewichtsverschiebung verursacht. Psychiatrische und tiefenpsychologische Untersuchungen von Frauen mit derartigen Beschwerden zeigen aber einen Persönlichkeitsfaktor: Frauen, die über Nebenwirkungen unter oraler Kontrazeption klagen, neigen auch sonst zu hypochondrischen neurotischen Symptombildungen und sind häufiger mit Ehekonflikten belastet.

Therapeutisch kann hier ein aufdeckendes ärztliches Gespräch, das die Einstellung zur Sexualität und die Bedeutung der Verfügbarkeit der Fortpflanzung thematisiert, hilfreich und entlastend sein.

Zur Psychosomatik von Spontanabort und Fehlgeburt

Obgleich nach neueren Schätzungen 14–20% aller klinisch nachgewiesenen Schwangerschaften mit einem Spontanabort enden, wurde der psychischen Verarbeitung einer Fehlgeburt lange in Klinik und Forschung wenig Bedeutung beigemessen, vor allem wenn sie sich in der Frühschwangerschaft ereignete. Da sich die Mehrzahl der Spontanaborte in der Frühschwangerschaft ereignen und man von der Vorstellung ausging, daß sich eine Bindung an das heranwachsende Kind erst spät, etwa mit Beginn der Kindsbewegungen, einstellen, beschränken sich Hilfestellungen oft auf den Rat, möglichst rasch wieder schwanger zu werden und so darüber hinwegzukommen. Auch das Fehlen ritualisierter Formen der Trauer und Anteilnahme machten den Verlust zu einem Nichtereignis, die psychische Verarbeitung zur „verborgenen Trauer".

Erst neuere kasuistische und Forschungsberichte zeigten ausgeprägte und anhaltende, oft auch verzögerte Trauerreaktionen, vergleichbar denen, die nach dem Verlust einer nahestehenden Person beschrieben wurden. Es zeigten sich Trauersymptome (Traurigkeit, Appetitverlust, Schlafstörungen, Reizbarkeit, Beeinträchtigung alltäglicher Aktivitäten, Präokkupation mit dem verstorbenen Kind und repetitive Träume), aber auch intensive Wut und Feindseligkeit gegenüber dem behandelnden Personal, Neidgefühle auf Mütter und Schwangere, Selbstvorwürfe und Schuldgefühle, Suizidgedanken und Todesängste. Insbesondere kam es auch zu Spannungen in der Partnerschaft und Störungen in den Beziehungen zu bereits vorhandenen Kindern, die von Vernachlässigung bis zur übertriebenen Sorge und Ängstlichkeit reichen.

Selbst bei intensiver Ursachenforschung läßt sich, vor allem bei rezidivierenden Aborten ein substantieller Teil (25–50%) nicht auf organische Ursachen (z. B. chromosomale Abweichungen, Infektionen in der frühen Schwangerschaft, Veränderungen von Zervix oder Uterus in der fortgeschrittenen Schwangerschaft) zurückführen. Zudem zeigte sich, daß bei habituellen Aborten (mehr als 3 Aborte) mit verstärkter ärztlicher Zuwendung und weitgehend unabhängig von dem spezifischen Behandlungsansatz sich eine erhebliche Steigerung der Rate erfolgreich ausgetragener Schwangerschaften erzielen ließ. Seit den 50er Jahren wird daher von psychosomatischer Seite versucht, habituelle Aborte als psychosomatische Problemlösung bei Konflikten mit der Weiblichkeits- und Mutterschaftsrolle (Deutsch 1954) auf präödipaler oder ödipaler Ebene zu verstehen (Peins 1990). Derartige Annahmen sind mit großer Vorsicht zu beurteilen, da sie nicht nur schwer beweisbar sind, sondern auch geeignet, Schuldgefühle und Selbstvorwürfe bei den Betroffenen zu verstärken. Zudem ist nicht nur die intrapsychische Situation der Schwangeren, sondern auch der psychosoziale Kontext, einschließlich der ärztlichen Schwangerenvorsorge zu berücksichtigen. Denkbar ist auch, daß es bei rezidivierenden Aborten einen Circulus vitiosus aus Angst, Depression und psychosomatischen Beschwerden gibt, der möglicherweise über neuroendokrine Veränderungen und verstärkter Uteruskontraktion das Auftreten erneuter Aborte begünstigt (Hertz u. Molinski 1986).

Unabhängig von der Klärung dieser Fragestellung erscheint es wichtig, nach einem Spontanabort von ärztlicher Seite Trauer und psychische Verarbeitung zu beachten, den Patientinnen, die einen besonders hohen Bedarf nach Information und Beratung haben, ein Gesprächs- und Beratungsangebot zu geben und sie auch bezüglich der psychischen Folgen des Aborts zu informieren.

Ein vorangegangener illegaler oder auch legaler *Abort,* der später eine Sterilität zur Folge hat, führt häufig zu schweren inneren Schuldvorwürfen. Seelisch nicht verarbeitete Abtreibungen, vor allem wenn sie von einem Ehepartner nicht mitgetragen und mitverantwortet wurden, sondern von einem jungen Mädchen oder einer Frau allein abgemacht werden mußten, finden sich als bewußter oder auch unbewußter Konflikt und Schuldvorwurf bei vielen funktionellen und psychosomatischen Störungen der Frau. Außer Zweifel steht, daß die nicht beabsichtigte Kinderlosigkeit für die Frau eine außerordentliche seelische Last darstellt und wiederum Motiv für eine Vielzahl von abnormen seelischen und psychosomatischen Reaktionen sein kann. Häufig sieht man hier lang dahingezogene Depressionen, monatlich stark schwankende Stimmungsextreme, überwertige Ideen mit amenorrhoischen Phasen, die bis zur eingebildeten Schwangerschaft führen können. Ärztliche Beratung und Führung kann hier sehr hilfreich sein, vor allem auch der Versuch, zunächst einmal durch Hinweise auf andere Aufgaben und Lebensinhalte von dem einseitig okkupierenden Wunschthema zu entlasten.

Pseudogravidität

Die von Psychiatern als „grossesse nerveuse" beschriebene *eingebildete Schwangerschaft* oder Pseudokyesis gehört zu den eindrucksvollsten Beispielen einer dramatischen psychogenen Somatisierung. Die heute sehr seltene Erscheinung demonstriert, in welchem Ausmaß und zu welchen Grenzen sich unter autosuggestiven Vorstellungen der weibliche Körper verändern kann. Die eingebildete Schwangerschaft wird vor allem bei alleinstehenden, verwitweten oder isoliert lebenden Frauen beobachtet. Am häufigsten ist sie wunschhaft motiviert, vereinzelt aber auch aus schuldhaft erlebtem Geschlechtsverkehr. Es kommt dabei zur Vorstellung der Schwangerschaft, die dann mit wahnhafter Gewißheit, ungeachtet aller entgegenstehender Untersuchungen, über viele Monate, ja Jahre festgehalten werden kann. Wie echte Wahnkranke sind diese Frauen nicht rational zu korrigieren. Dabei sind nicht nur die subjektiven Schwangerschaftsveränderungen wie Unwohlsein, Erbrechen, besondere Eßgelüste, Völlegefühl bei solchen Frauen zu verzeichnen. Viele geben das Empfinden von Kindesbewegungen, ja von Wehen an. Vor allem treten auch die typischen Schwellungen der Brüste, Pigmentierungen der Brustwarzen, vereinzelt sogar Milchsekretion ein, gelegentlich sind auch Veränderungen der Zervix und der äußeren Genitalien wie bei Schwangeren beschrieben. Der Leib schwillt bald an und wird bald in der typischen Haltung einer Hochschwangeren getragen. Die chemischen und biologischen Schwangerschaftsuntersuchungen sind allerdings stets negativ.

Schon Hippokrates hat 12 Fälle von Scheinschwangerschaften beschrieben. Die Erscheinungen sind weniger in der westlichen Welt als bei Naturvölkern zu beobachten. Bezeichnend für den Wunschcharakter ist das vereinzelt beschriebene Auftreten von Scheinschwangerschaften in Fürstenhäusern, wo die Leistung, ein Kind zur Welt zu bringen außerordentlich hoch besetzt ist. Eine Frau, die in diesem

Bereich nichts leistet, wird häufig ausgestoßen und auch offensichtlich mißachtet.

Therapeutisch ist gewöhnlich kaum ein Ansatzpunkt für eine verbale Psychotherapie gegeben, die Frauen halten meist unbeirrbar über lange Zeit an ihrer Vorstellung fest.

Rheumatische Erkrankungen

Unter dem Sammelbegriff rheumatische Erkrankungen werden unterschiedliche Erkrankungsformen verschiedener Ätiologie und von unterschiedlichem Krankheitswert zusammengefaßt. Sie reichen vom akut entzündlichen rheumatischen Fieber über die rheumatoide Arthritis, die ankylosierende Spondylarthritis (Morbus Bechterew), die Psoriasis – und andere reaktive und viele weitere (Spond-)Arthritiden und -Arthopathien bis zu den Fibromyalgien, d.h. dem sog. Weichteilrheumatismus. Diese Skala sehr heterogener Gelenk- und Wirbelsäulenerkrankungen macht deutlich, daß hier unterschiedliche Systeme entzündlicher, immunologischer, degenerativer und Systemerkrankungen unter einem Sammelbegriff gefaßt werden, die im einzelnen wenig gemeinsam haben. Ihre medizinische und gesundheitspolitische Bedeutung ist dagegen sehr groß. Epidemiologische Zusammenstellungen finden 5–33% der Bevölkerung betroffen, eine Streubreite der Einschätzungen, die allerdings die diagnostische Unschärfe und Unsicherheit spiegelt.

Hier sollen nur die Fibromyalgie und die rheumatoide Arthritis behandelt werden, zu denen die meisten psychosomatischen Beobachtungen vorliegen.

Zum rheumatischen Formenkreis rechnet man mit Schmerzen und Bewegungseinschränkungen einhergehende Erkrankungen der Muskulatur und der Gelenke. Man kann im großen unterscheiden rheumatische Erkrankungen mit Gelenkbeteiligung einerseits, wobei entzündliche Formen und degenerative Formen vorliegen können, und nichtartikuläre Rheumatismusformen, vor allem den Weichteilrheumatismus. Psychosomatische Einflüsse werden bei den entzündlichen Formen vor allem bei der *rheumatoiden Arthritis* gefunden (auch unter der Bezeichnung chronische Polyarthritis), weniger häufig bei der Spondylarthritis ankylopoetica (Morbus Bechterew), der Arthrose und der Spondylarthrose und den Bandscheibenschäden. Bei den nichtartikulären Rheumatismusformen wird vor allem der *Weichteilrheumatismus* oder funktionelle Muskelrheumatismus häufig in einen psychosomatischen Zusammenhang gestellt.

Bei den einzelnen Störungen sind seelische und somatische Faktoren unterschiedlich beteiligt. Deshalb ist hier eine individuelle psychologische Diagnostik von besonderem Gewicht, zumal die körperlichen Ursachen wenig übersichtlich und die körperlichen Symptome häufig von fraglichem Gewicht sind. Bei der Spondylosis deformans sind ausgeprägte röntgenologische Veränderungen der Wirbelsäule als Nebenbefund festzustellen, ohne daß subjektive Beschwerden in diesem Bereich bestehen; andererseits können bei fehlendem oder ganz geringgradigem Befund stärkste Beschwerden vorliegen. Diese Diskrepanz von anatomischem Befund und klinischem Bild ist, soweit hier psychosomatische Zusammenhänge zur Diskussion stehen, durch psychologische Durchdringung der inneren Lebenssituation zu klären, um dem körperlichen Befund in der inneren Lebensgeschichte einen Stellenwert geben zu können.

Rheumatoide Arthritis

(chronische Polyarthritis, c. P., chronisch entzündlicher Gelenkrheumatismus)

Definition: Eine chronisch progrediente Systemerkrankung, die sich klinisch an den synovialen Gelenken und dem periartikulären Gewebe manifestiert und bei der sich charakteristische, aber unspezifische Veränderungen an den Gelenken finden. In 80% der Fälle sind serologisch für rheumatische Erkrankungen charakteristische Immunkörper (Rheumafaktoren) nachweisbar.

Symptomatik: Der Krankheitsbeginn ist im allgemeinen schleichend mit morgendlicher Steifheit und Schmerzhaftigkeit bestimmter Gelenke und der Muskulatur. Gewöhnlich sind die Gelenke symmetrisch befallen wobei Schwellungen und Druckschmerzempfindlichkeit vor allem an den Fingergelenken, der Hand, den Knien, den Fußgelenken zu beobachten sind. Die Gelenk- und Muskelbeschwerden treten am stärksten nach Ruheperioden auf und bessern sich, wenn der Patient sein Gelenk bewegt. Später kommt es zu einem Schwund der Muskulatur durch Inaktivität und zu einer spindelförmigen Auftreibung der befallenen Gelenke. Auffallend ist, daß die Patienten gewöhnlich ihre eigenen Beschwerden und Einschränkungen nicht hoch anschlagen, lange Zeit trotz erheblicher Einschränkung ihre Tätigkeit und Aktivität beibehalten (s. unter Persönlichkeit, S. 345).

Epidemiologie: Die Häufigkeit der rheumatoiden Arthritis in der Bevölkerung liegt bei 0,3 bis 3% nach den Ergebnissen verschiedener Erhebungen in verschiedenen Ländern. Die Verbreitung nimmt zu mit dem Alter, bevorzugt sind die mittleren und höheren Lebensjahrzehnte und eindeutig bei allen Untersuchungen stets die Frauen. Es wird eine Geschlechtsrelation gefunden, die von 1,2 : 1 bei den Haida-Indianern bis zu 7,8 : 1 bei der Bevölkerung von Pittsburgh reicht. Die durchschnittliche Geschlechtsrelation liegt etwa bei 3 : 1.

Die rheumatoide Arthritis scheint bei allen Rassen und in allen Ländern vorzukommen, bei Japanern und Eskimos etwas seltener, bei den USA-Negern etwas häufiger als normalerweise. Die Krankheit befällt mehr die städtische Bevölkerung als die ländliche. Menschen, die in einer Veränderung des sozialen Status nach unten oder oben begriffen sind, zeigen einen stärkeren Befall mit rheumatoider Arthritis, im ganzen kommt sie in den niederen Einkommens- und Bildungsklassen etwas häufiger vor.

Psychophysiologie: Psychophysiologische experimentelle Untersuchungen betreffen den Einfluß emotionaler Faktoren auf die Motorik. Die experimentelle Forschung hat Hinweise erbracht, daß bei chronischem Gelenkrheumatismus ein erhöhter Muskeltonus auf Reize und Belastungssituationen eintritt, der bei Kontrollpersonen fehlt. Offenbar führt der Gelenkrheumatiker seine Konflikte von vornherein vorwiegend auf muskulärem Wege ab.

Die Versuchsanordnung sah gewöhnlich so aus, daß bei den Kranken mit rheumatoider Arthritis verschiedene psychische Reize gesetzt wurden, etwa im konfliktzentrierten Interview, in psychoanalytischen Sitzungen oder bei Leistungstests. Gleichzeitig wurde im Elektromyogramm an kranken oder gesunden Muskeln die Aktionspotentiale registriert. Es kann als gesichert gelten, daß die Stärke der Aktionspotentiale im wesentlichen der Muskelspannung proportional ist. Es zeigte sich, daß aggressive Gefühle und Konflikte beim Patienten mit rheumatoider Arthritis zu erhöhter elektromyographischer Aktivität führten. Sie zeigt sich vor allem im betroffenen Symptomgebiet, im Muskelbereich um die erkrankten Gelenke. Die Muskelspannung überdauerte gewöhnlich das Aufhören des Reizes um beträchtliche Zeit.

Solche Arbeiten geben den psychosomatischen Hypothesen eine Stütze. Sie sind aber kritisch zu bewerten, denn die erhöhte Muskelspannung um die erkrankten Gelenke ist auch als Folge der vorhandenen Gelenkerkrankung zu interpretieren. Nicht zu übersehen ist aber ein Circulus vitiosus: Ein Schmerzsyndrom, bedingt durch Rezeptorenreize im Gelenk, in Gelenknähe oder periartikulärer Muskulatur, führt einerseits zum reflektorischen und ischämischen schmerzhaften Hartspann. Andererseits führt ein emotional gesteigerter Muskeltonus im Skelett oder Rumpfbereich zu einer vermehrten sensomotorischen Reizbarkeit (Struppler 1970). Es besteht also eine somato-psychosomatische Reaktionsspezifität in Form eines Circulus vitiosus. Immerhin ist denkbar, daß bei einem Circulus vitiosus von Gelenkaffektion, Mikrotraumen und autoaggressiver bzw. immunologischer Antwort auch situations- und psychologisch bedingte Erhöhungen des Muskeltonus primär und sekundär verstärkend mitwirken können. Die Immunforschung bei chronischer Polyarthritis ist für psychosomatische Aspekte durchaus offen. Für eine Immunopathie sprechen die Infiltrate des synovialen Gewebes mit lokaler Bildung von IgG und Rheumafaktoren sowie deren Vorhandensein in der Synovialflüssigkeit. Für psychosomatische Gedankengänge ist wichtig, daß zentralnervöse Einflüsse bestehen, tierexperimentell hypothalamische Stimulation die Rheumafaktoren verändert und zentral die humoralen und zellulären Immunreaktionen unterdrückt werden können. Es gibt also außer dem psychosomatischen, die Muskelaktivität betreffenden Ansatz den der zentralnervösen, die Immunabwehr beeinflussenden.

Auslösende Situationen: Es ist immer wieder beobachtet worden, daß emotional belastende akute Geschehnisse einen Einfluß auf den chronischen Gelenkrheumatismus hatten. So fand man gehäuft Einschränkungen der motorischen Bedürfnisse durch äußere Einwirkungen (Unfälle, chirurgische Eingriffe, Erschöpfungszustände, interkurrente Infekte). Die *psychischen* Belastungen umfaßten vor allen Dingen Krisen in zwischenmenschlichen Beziehungen, Tod und Verlust wichtiger Beziehungspersonen, Autoritäts- und Eheprobleme usw. Insoweit scheint jeder mögliche psychische Einfluß den Ausbruch einer rheumatoiden Arthritis begünstigen zu können. Fragt man aber, was die Belastung für den einzelnen Patienten in seiner gegenwärtigen Lebenssituation bedeutet, auf welche inneren Konfliktsituationen sie trifft, so werden zwei Bedeutungen als vorherrschend beschrieben:

Ein äußerer Anlaß soll bisher abgewehrte Aggressionen mobilisieren; ein äußerer oder innerer Anlaß soll die bisherigen Formen der überkompensierenden Abwehr durchbrechen.

Psychodynamik: Vor allem die englischen Autoren beschreiben eine relativ einheitliche psychodynamische Konstellation, wobei wieder vor allem Frauen am besten untersucht sind. Im Sinne von Erikson (1961) ist die Phase des Gewinns von Autonomie durch *motorische Betätigung,* die Erreichung von Initiative ohne Schuldgefühl nicht gelungen. Früh werden hier Aggressionen durch Muskeltätigkeit ausgedrückt und abgeführt, wobei die verschiedensten Frustrationen im frühkindlichen Leben in dieser Weise kompensiert werden können, vor allem aber offenbar Konflikte der ödipalen Phase. Die Tendenz des Rheumatikers, verdrängte aggressive Strebungen durch die Skelettmuskulatur zum Ausdruck zu bringen, wurde auch bei Träumen von Patienten mit rheumatoider Arthritis deutlich.

Ähnlich wie Patienten mit essentieller Hypertonie sollen Patienten mit rheumatoider Arthritis also große Schwierigkeiten haben, mit ihren aggressiv-feindlichen Impulsen umzugehen. Der Lösungsversuch des Arthritikers sehe jedoch anders aus: Er stellt eine Kombination von *Selbstkontrolle* und *wohlwollender Tyrannei über andere* dar. Mütter mit *rheumatischer* Arthritis sollen dazu neigen, fast alle motorischen Äußerungen ihrer Kinder zwanghaft zu kontrollieren. Viele von ihnen waren in ihrer Kindheit selbst ähnlichen mütterlichen Einflüssen ausgesetzt, sie hatten selbst restriktive Mütter (s. unten).

Zur Psychosomatik der chronischen Polyarthritis: Wenn in den 50er und 60er Jahren, wie beschrieben, noch eine Spezifität der

Persönlichkeitsstruktur, die „Rheumapersönlichkeit“, beschrieben und eine Spezifität der Konflikte gesucht wurde, so stehen heute weniger psychogenetische als systemtheoretische Zusammenhänge und der geschilderte somato-psychosomatische Circulus vitiosus im Vordergrund. Es kommt zu einer zunehmenden Selbsteinengung in den Lebensbezügen, im Selbstbild, im Körperbild und im Kommunikations- bzw. im Sozialverhalten. Die Betonung der Primärmotorik in der Kindheit bzw. deren Hemmung kann heute nicht mehr als gesichert angesehen werden. Wahrscheinlich ist es eher so, daß der Vorliebe für körperliche Aktivitäten im Rückblick ein größeres Gewicht zugesprochen wird. Das kann auch im Hinblick auf motorisch aggressive Impulse, die seit früher Kindheit als Problembereich beschrieben werden, gelten. Krankheitsdependente Entwicklungen bei der ausgesprochenen Chronizität und langsamen Progredienz, die drohende Invalidität und interaktionalen Defizite, die daraus resultierende Isolierung und Beschränkung auf enge Lebensbereiche sind nicht zu übersehen. Im Hinblick auf die soziale Entwicklung ist die Beobachtung an 307 Patienten mit chronischer Polyarthritis bemerkenswert, von denen nach 9 Jahren 50% noch voll in Arbeit waren (Raspe), andere Untersucher fanden sogar einen Prozentsatz von 75%.

Persönlichkeitsstruktur: Im ganzen hat man von einem fehlenden oder nicht geglückten Ausgleich zwischen den Polen Weichheit und Härte gesprochen. Gemeinsam sei ihnen, daß diese Tendenz zur Weichheit durch verstärkte motorische Anspannung, durch muskulären Einsatz, bei Frauen durch „männlichen Protest“ abgewehrt werde. Durch Einsatz und Aufopferung erwerben sie sich einen Anspruch, es komme zu einer Mischung von Herrschsucht und masochistischer Selbstaufopferung. Eine Bevorzugung von Freiluftbeschäftigung und Kampfsportarten wurde beschrieben, eine Tendenz, den spontanen gefühlshaften Ausdruck zu unterdrücken, die Gefühle zu beherrschen. Diese Charakteristik scheint vor allem auf Frauen zuzutreffen, die am häufigsten Gegenstand psychosomatischer Untersuchungen zur Frage des Rheumatismus waren.

Vor allem drei Charakterzüge sind ziemlich übereinstimmend von allen Untersuchern bei Kranken mit rheumatoider Arthritis immer wieder aufgetaucht:

a) ein *zwanghafter Zug* mit Übergewissenhaftigkeit, Perfektionismus und scheinbarer Fügsamkeit, verbunden mit der Neigung, alle aggressiven und feindseligen Impulse, wie Ärger oder Wut, zu unterdrücken;
b) ein *masochistisch-depressiver Zug* mit einem starken Bedürfnis nach Selbstaufopferung und übertriebenem Helferwillen, verbunden mit übermoralischem Verhalten und Neigung zu depressiven Verstimmungen;

c) ein starkes Bedürfnis nach *körperlichen Aktivitäten* vor Ausbruch der Erkrankung (Leistungssport, intensive Arbeit in Haushalt, Garten usw.).

Diese drei Charaktereigenschaften haben bei rheumatoider Arthritis etwas Starres und Übertriebenes an sich; sie sind nicht flexibel und den Umwelterfordernissen angepaßt. Vom psychodynamischen Standpunkt sind es charakterneurotische Weiterverarbeitungen von Konflikten im aggressiven Bereich und im Geltungsstreben. Die erwähnten Charakterzüge sind ferner überkompensierte Abwehrmaßnahmen gegen den zugrundeliegenden Konflikt. Die Übergewissenhaftigkeit, die Gefühlsabwehr und der Opfermut bilden eine Abwehrschranke gegen den Durchbruch aggressiver Impulse und lassen gleichwohl ein Stück Abfuhr von Feindseligkeit zu. Die zwanghaften und depressiv-masochistischen Züge gelten als Abwehrformationen gegen destruktiv erlebte Willkür. Die oft beschriebene eigentümliche Geduld, das Sich-Fügen in das Schicksal, die Rührigkeit, trotz eingeengter Beweglichkeit und Schmerzen, sind nach psychoanalytischer Auffassung doppeldeutig: Cremerius (1968) spricht von „böser Demut" oder „liebevoller Tyrannei", welche von den Kranken ausgeht. *Testpsychologische Untersuchungen* bestätigen viele psychodynamischen Aussagen und Persönlichkeitsbefunde. Im Cattell-Test (einem Fragebogentest mit 200 Fragen, die 16 Persönlichkeitsfaktoren erfassen) findet sich vor allem eine ausgeprägte Bescheidenheit, Unterwürfigkeit, Nachgiebigkeit als Persönlichkeitsmerkmal. Weiter ergeben sich Hinweise auf ein sehr starkes Über-Ich, d. h., die Patienten sind sehr gewissenhaft, ausdauernd, verantwortungsbewußt. Bei projektiven Tests fiel auf, daß wenig Bewegungsdeutungen gegeben wurden im Vergleich mit anderen Kontrollgruppen. Dieser Befund kann jedoch durchaus als sekundäre Reaktion bzw. krankheitsdependent als Folge der Bewegungseinschränkung verstanden werden.

Krankheitsabhängige Persönlichkeitsentwicklung: Dem unbefangenen Beobachter drängen sich immer wieder bei den Patienten mit rheumatoider Arthritis gewisse gemeinsame Wesenszüge auf, in die u. U. primäre Persönlichkeitsmerkmale und krankheitsabhängige Entwicklungen eingehen. Eindrucksvoll ist die eigentümliche, kaum faßbare, unverändert gleichbleibende Geduld dieser Patienten. Primärchronische Polyarthritiker sind erfahrungsgemäß Patienten, mit denen man am wenigsten Last hat, obwohl man gerade ihnen am ehesten die Ungeduld bei ihren Schwierigkeiten zugestehen möchte. Sie sind bescheiden und genügsam, oft bis zur Indolenz. Fast nie werden sie, obwohl ihr Schicksal ihnen jede Wirkungsmöglichkeit nimmt, sichtbar depressiv, fast nie nörgelnd oder unleidlich, bitter und verzweifelt oder bösartig. Ihre Geduld und ihre ausgeglichene Genügsamkeit stehen in einem krassen Mißverhältnis zu der Katastrophe, die sich in jedem einzelnen Schicksal hier abspielt. Auch wenn man die Verfassung dieser Kranken etwa mit der von anderen Bewegungsgehemmten, soweit so etwas überhaupt erlaubt ist, vergleicht oder mit Amputierten, ist dieses Verhalten der Gelenkkranken bemerkenswert. Wie heftig ist oft bei Amputierten das Ressentiment; wie aggressiv werden oft Gelähmte! Davon ist beim chronisch Gelenkkranken meist nichts zu bemerken. Auf den ersten Blick hin sind sie geduldig, nachsichtig, zugänglich, anspruchslos, genügsam, ja indolent. Die *Unauffälligkeit* ist also gerade hier das Spezifische. Plügge (1953) hat diese Verhaltenszüge über 6 Jahre bei 38 genau beobachteten Patienten verfolgt (primär chronische Polyarthritis) und in 36 Fällen den berichteten Sachverhalt gefunden.

Vor der Erkrankung waren es Menschen, die in einer stillen und unscheinbaren Art in besonderem Maße aktiv, tüchtig und unermüdlich waren, unentwegt tätig und entschlossen zupackend. Keine Arbeit war ihnen zuviel, sie hielten die Familie zusammen, bewältigten in raschem Zugriff alle auftauchenden Schwierigkeiten. Besonders hervorstechend war immer ein sehr altruistisches Verhalten, das, mit Energie und Tatkraft gepaart, sie vor ihrer Erkrankung als unübertreffliche Mütter oder unermüdliche Pflegerinnen erscheinen läßt.

Die Gelassenheit und die Bescheidenheit und Genügsamkeit sind nach Plügge das Resultat davon, daß diese Kranken die Symptome ihrer Krankheit und ihrer schweren Folgen nicht in ihrem ganzen Umfang wahrnehmen. Die Arthritiker empfinden ihre deformierten Hände nicht so sehr als kranke Glieder als vielmehr nur als behinderte. Es ist erstaunlich zu sehen, welche Leistungen sie noch damit vollbringen. Die kranke Hand wird von ihnen nicht – wie zu erwarten wäre – aus dem Körperschema als krank ausgegliedert, wird nicht geschont, isoliert, sondern eher wie ein zwar reduziertes und behindertes, aber brauchbares Organ wahrgenommen und in die Handlungen eingesetzt. Ihre Selbstwahrnehmungswelt hat also anscheinend eine Einschränkung aufzuweisen. Die Einschränkung ist bedingt durch eine Reduktion ihres Bewußtseins von ihrer *Leiblichkeit.* Anspruchslos, genügsam und geduldig ist hier der Patient, weil er sich selbst, seine Krankheit und das Kranksein seiner befallenen Glieder nur in einer sehr reduzierten Weise überhaupt wahrnimmt. Die Genügsamkeit ist also hier nur ein anderer Aspekt der Selbstverborgenheit.

Plügge setzt diesen phänomenologischen Aspekt durchaus in Beziehung zur *prämorbiden Persönlichkeit:* Auch er fand wie die meisten anderen Autoren, daß die Mehrzahl der Patienten mit primär chronischer Polyarthritis vor ihrer Erkrankung in besonderem Maße aktiv und tätig waren. Besonders auffällig war ihre Unermüdlichkeit in der Fürsorge für die Mitmenschen ihres engeren Lebensbereichs. Es waren Menschen, die in der Not einspringen und jahraus, jahrein ohne jede Pose und ohne Entgelt und ohne Anspruch auf Dank unauffällig sich in dienenden Rollen abmühten. Es ist dies die Selbstlosigkeit der Dienenden, Nimmermüden und später die Selbstlosigkeit der Anspruchslosen und Genügsamen. Beides, die pseudoaltruistisch-tätige Dürftigkeit und die geduldig-reglose Selbstverleugnung gehen auf ein gleiches Strukturmerkmal zurück. Das Gemeinsame, sowohl in der prämorbiden wie in der Erkrankungsphase, ist der das ganze Leben der Arthritiker beherrschende Prozeß der Selbstverborgenheit, die Reduktion in der Selbstwahrnehmung. Heute wird die Einschränkung der Fähigkeit, eigene Gefühle wahrzunehmen und als Signale für situationsgerechtes Verhalten zu nutzen in einem umfassenderen Sinn auch als Alexithymie (S. 59) beschrieben. Viele, wenn auch sicher nicht alle Kranken mit chronischer Polyarthritis zeigen dieses Erscheinungsbild.

Überhaupt liegen eine Reihe von Hinweisen vor, daß unter der Sammeldiagnose „chronische Polyarthritis“ sich heterogene, auch psychosomatisch zu unterscheidende Untergruppen verbergen. So konnten Vollhardt u. Mitarb. (1982) mit Hilfe psychometrischer Tests bei 68 ambulanten Arthritispatienten drei Untergruppen differenzieren, die sich vor allem hinsichtlich der Verarbeitung der Aggressionsdynamik unterschieden: Eine hinsichtlich der Rheumafaktoren serumpositive Untergruppe, die psychopathologisch sich als besonders unauffällig ("normal") und homogen erwies; sowie eine serum-negative und eine „gemischte“ Untergruppe (mit nicht rheumatischer Arthritis), die beide deutlichere Auffälligkeiten zeigten (die Gruppen waren in bezug auf Alter, Geschlecht, sozioökonomischen Status, Krankheitsdauer und körperliche Funktionseinbuße parallelisiert). Die Untersuchung zeigt, daß psychometrisch erfaßbare Auffälligkeiten bei chronischen Rheumatikern nicht allein sekundär als Folge chronischen Krankseins zu erklären sind. Dabei muß vorerst noch offen bleiben, inwieweit das hohe Ausmaß an psychometrisch gemessener psychopathologischer „Normalität“ der seropositiven Untergruppe einen echten Befund darstellt, oder ob sich dahinter, wie auch die Autoren diskutieren (s. o.) nicht vielmehr eine Abwehr oder Verleugnung gefühlshafter, etwa aggressiver Strebungen (z. B. im Sinne einer Alexithymie) verbirgt.

Über die Wirksamkeit psychotherapeutischer Maßnahmen bei rheumatischer Arthritis gibt es bislang wenige Mitteilungen. Die ersten Versuche, obwohl noch sehr vorläufig, scheinen ermutigend (Lindberg u. Lindberg 1988).

Fibromyalgie

Die vielfältigen Ausformungen der Fibromyalgie, auch Fibrositis-Syndrom, Weichteilrheumatismus, oder funktioneller Muskelrheumatismus genannt, tauchen in den verschiedensten speziellen Bezeichnungen auf: Myalgie, „low back pain“, „Hexenschuß“, „stiff shoulder“. Im Unterschied zu organischen muskelrheumatischen Erkrankungen liegt gewöhnlich eine wechselnde Lokalisation und eine wechselnde Symptomatik vor, wobei objektive Entzündungszeichen fehlen. Die Lenden- und die Schulter-Nacken-Gegend sind der Ort der häufigsten Symptomatologie. Bioptische Befunde aus schmerzhaften Muskelverhärtungen wurden als reaktive Hypoxie der Muskelzellen gedeutet: „Ihre Ursache liegt in einer nervalen Irritation, die auf verschiedene Weise, vor allem auch psychisch, ausgelöst ist“ (Fassbender 1975). Im psychischen Befund ist die erlebte Angst und Depression deutlich stärker ausgeprägt. Die Patienten mit Muskelrheumatismus scheinen weniger zu überkompensierendem Verhalten zu neigen. Ihre latenten oder manifesten Versorgungswünsche und Abhängigkeitstendenzen scheinen sich stärker durchzusetzen, Hingabe- und Abhängigkeitswünsche sind deutlicher zu fassen.

Der Konflikt wird beschrieben zwischen Hingabe und Standfestigkeit, Opfersinn und Egoismus, Sanftmut und Aggressivität. Die Emotionen, vor allem Angst und Depressionen, sind weniger verdrängt. Man hat diese Patienten mit Boxern vor dem Gong, mit Läufern vor dem Start verglichen, wobei diese Dauerbereitschaft nicht zu einer Lösung geführt wird. Bei den gegebenen Hingabe- und Abhängigkeitswünschen sollen auch relativ häufig Rententendenzen zu finden sein.

Als auslösende Situationen werden meistens solche beschrieben, die eine Mobilisierung des ganzen Körpers und vor allem von aggressiven Impulsen mit sich brachten. Grace u. Graham (1952) beschreiben bei Patienten mit low back pain, daß sie meist in Belastungssituationen *Phantasien* über *Gehen* oder *Weglaufen* hatten. Typische Äußerungen sollen in Erkrankungssituationen sein: „Ich wollte am liebsten aus dem Hause weggehen“; „Ich wäre am liebsten weggerannt“; „Ich wollte davon wegkommen“; „Ich fühlte mich, als würde ich gerade von dieser Insel wegfliegen“.

In der Persönlichkeit dieser Patienten ist die Tendenz zum sekundären Krankheitsgewinn sehr auffällig, das Schonungsbedürfnis, der mehr oder weniger offen geäußerte Wunsch nach Arbeitsunfähigkeit. Die Diskrepanz zwischen objektivem Befund und subjektiven Klagen erscheint nicht selten auffällig. Jedenfalls ist das Mitwirken neurotisch-tendenziöser Motive hier wesentlich ausgeprägter als bei chronischem Gelenkrheumatismus.

Psychodynamisch wird immer wieder auf einen Ambivalenzkonflikt zwischen Fremd- und Selbstbeherrschung hingewiesen und auf eine dienende und aufopfernde Haltung andererseits. Aus dieser Ambivalenz und chronisch gehemmten Aggressivität soll es zu gesteigertem Muskeltonus an typischen Stellen, vor allem im Bereich der Halswirbel und der Lendenwirbelsäule, kommen.

Psychodynamik der Arzt-Patient-Beziehung

Die scheinbar folgsamen, bescheidenen und selbstlosen Patienten entziehen sich durch ihr passives Ausweichen einer direkten Auseinandersetzung, auch gewöhnlich einer Konfrontation mit dem Arzt. Sie sind kaum zu einem therapeutischen Bündnis zu bewegen, verleugnen durch Bagatellisierung die Notwendigkeit jeglicher körperlicher oder seelischer Behandlung. Es ist schwer, diese Patienten, die nicht zu fassen sind, in der Behandlung zu halten; sie geben den Ärzten zu verstehen, daß es sich eigentlich nicht lohnt, wegen ihrer Krankheit viel Aufhebens zu machen. Diese Absagen und Rückzugstendenzen fördern wiederum Enttäuschungen und ein Rückzugsverhalten von seiten der Ärzte – auch hier neigen die bescheiden leidenden Rheumatiker dazu, den anderen ihren Interaktionsstil aufzuerlegen. Bezieht man die anderen Familienmitglieder in die Behandlung ein, so zeigt sich, wie sehr die körperliche und seelische Symptomatik in der Familienproblematik verwurzelt ist.

Therapie: Die Therapie muß im Hinblick auf die mehrdimensionalen ursächlichen Faktoren verschiedene Möglichkeiten wahrnehmen. Sie reicht vom einfachen aufdeckenden Gespräch über die kürzere oder längere Psychotherapie bis zur Analyse. Auch hier entscheidet die Bereitschaft des Arztes und die Motivation des Patienten darüber, ob es überhaupt zu einer Behandlung kommt. – Naheliegend ist, entsprechend der mehrgleisigen Wirkung von Diazepinpräparaten, auch die Heranziehung von entspannenden Therapien, die den Bewegungsapparat im ganzen ansprechen, und Behandlungsformen wie konzentrative Bewegungsübungen, in denen die muskuläre Verkrampfung mit der gesamten Körperhaltung gleichzeitig angesprochen wird.

Für den ärztlichen Umgang allgemein können psychoanalytische und psychotherapeutische Erfahrungen auch wertvolle Hinweise geben. Es kann hier zunächst nicht darum gehen, Konflikte zu deuten, wichtiger ist, eine tragfähige Beziehung zum Patienten herzustellen. Dies geschieht durch eine körperlich annehmende und fürsorgende Einstellung. Erst später kann man die Aktivität, die Selbstlosigkeit, die Ideale in Frage stellen, die moralische Tüchtigkeit und die Helfereinstellung herausarbeiten und im ganzen regressive Tendenzen in der Beziehung zum Arzt annehmen und fördern. Die verdrängte Aggressivität sollte nicht direkt angesprochen werden; wenn sie durch irgendwelche Interventionen berührt wird, können Angst und Abwehr beim Patienten zunehmen, was zu Verschlimmerungen führen kann.

Gerade beim Weichteilrheumatismus sind neben aufdeckenden Methoden entspannende Maßnahmen wie autogenes Training und Techniken wie konzentrative Bewegungstherapie indiziert.

Psychosomatische Einflüsse bei motorischen Störungen

(Torticollis spasticus, Tic, Schreibkrampf)

Die Gemeinsamkeit dieser in den Bereich der Neurologie fallenden Störungen der Willkürmotorik besteht darin, daß bestimmte eingefahrene Bewegungsabläufe betroffen sind, die eine Hemmung erfahren oder entgleisen. Dabei wirken unspezifische affektive Einflüsse, aber auch spezifische, seelische und situative Faktoren bei der Auslösung und im späteren Verlauf mit. Jede Form von Erregung und Anspannung kann solche Störungen fördern. Gewöhnlich sind es aber besondere Situationen, z. B. das Erleben beobachtet zu werden oder vor andere hintreten zu müssen, die zu einer Erregungssteigerung und Manifestation führen.

Die Symptombildungen folgen den Funktionsgesetzen der extrapyramidalen und pyramidalen Organsysteme. Das heißt, sie sind in ihrer Formgebung nicht als hysterische Symptombildungen zu interpretieren, die bewußten und unbewußten Phantasien und Ausdrucksbedürfnissen folgen. Die Störungen haben vielmehr einen funktionellen Hintergrund, meist im extrapyramidalen Nervensystem, wenn sich auch bis heute kein gesetzmäßiger Zusammenhang von morphologischen Veränderungen und Verlaufsdynamik aufzeigen läßt. Die psychosomatische und somatopsychische Interdependenz zeigt sich bei Beginn und im Verlauf darin, daß periphere wie zentralnervöse Schädigung und situative und persönlichkeitsbedingte Einflüsse bunt gemischt zusammenwirken. Jedenfalls werden die unwillkürlichen und willkürlichen Bewegungsabläufe, die gelernt und fest eingefahren sind, wieder sehr stark affektiv besetzt und situationsabhängig, deutlich besonders in den betroffenen Funktionen des Schreibens, der Kopfhaltung und in anderen motorischen Verrichtungen.

Sigmund Freud, selbst erfahrener Neurologe, beschrieb derartige Funktionsstörungen der Organsysteme unter der Theorie der Aktualneurosen. Er nahm an, daß hier Abläufe, die in der frühkindlichen Entwicklung libidinös besetzt waren, im Laufe der Entwicklung beim Erlernen der Körperbeherrschung und motorischen Funktionen delibidinisiert werden, in den Dienst der Ich-Interessen treten. Das gilt nach Freud vor allem für die Motilität, die Wahrnehmung, aber auch die Mehrzahl der Organsysteme. Bei den aktualneurotischen Funktionsstörungen seien diese Funktionen nun wieder affektiv, d. h. mit sexueller Libido besetzt. „Das Ich hat seine Herrschaft über das Organ verloren, welches sich nun ganz den verdrängten sexuellen Trieben zur Verfügung stellt“ (s. Freud, VIII, 99). Es komme also zu einer konflikthaften affektiven Wiederbesetzung dieser bisher unproblematischen, delibidinisierten Organfunktionsabläufe, in der Sprache der Libidotheorie zu einer sexuellen Wiederbesetzung. Dieses entwicklungspsychologische theoretische Konstrukt ist für die hier zu behandelnden Motilitätsneurosen besonders interessant, es ist aber auch für Organneurosen wie Kardiospasmus, Diarrhö, Obstipation usw. heranzuziehen.

Torticollis spasticus

(Spastischer Schiefhals)

Die **Symptomatik** besteht in einer unwillkürlichen Drehung des Kopfes nach einer Seite, die plötzlich und heftig, aber auch langsam, von anderen Personen kaum bemerkt, auftreten kann. Der Kopfdrehung geht häufig ein unangenehmes krampfartiges Ziehen der Hals- und Nackenmuskulatur voraus. Die Seitwärtsdrehung des Kopfes kann in ihrer Intensität alle Abstufungen von einer kaum bemerkbaren Schrägstellung des Kopfes bis zur andauernden völligen Abwendung haben. Normalerweise, vor allem im Anfang und bei leichten Fällen, kommt die Drehbewegung des Kopfes nach einigen Sekunden zur Ruhe, und er kann langsam wieder zur normalen Lage zurückgewendet werden.

Es fiel den ersten Beobachtern dieser Störung schon auf, daß gewisse leichte *Hilfsgriffe,* etwa die Anlehnung der Fingerspitzen ans Kinn oder eine Kragenstütze im Nacken, die Hyperkinesen abschwächen können. Ebenso ist die *Position* des Kranken *im Raume* wichtig: Gestützt an die Wand kann er gewöhnlich ohne weiteres den Kopf geradehalten.

Zur **Psychophysiologie** der Erkrankung des extrapyramidalen Nervensystems gehört es, daß akuter Schreck, heftige Angst usw. in manchen Fällen auslösend wirken, in allen Fällen die Symptomatik steigern und damit den Verlauf beeinflussen. Das betrifft sowohl die sicher organisch fundierten postenzephalitischen Früh- und Spätformen des Parkinsonismus wie auch alle schweren und leichten Formen von Motilitätsneurosen und schließlich auch den spastischen Schiefhals.

Zur *Auslösung* ist den Neurologen schon lange aufgefallen, daß seelische Faktoren hier von Bedeutung sind. Zunächst ist es so, daß unspezifisch jede Form von Erregung die Symptomatik steigert, vor allem aber das Gefühl, beobachtet zu werden. Sind die Menschen in Ruhe, allein, z. B. auf einem Spaziergang im Walde, so sind sie wieder völlig frei. Darüber hinaus ist zumindest bei manchen Fällen sowohl in der Auslösung als auch in der Situation der Chronifizierung das Vorliegen konflikthafter neurotischer Momente krankheitsbestimmend.

Ein 24jähriger Schreiner aus einem kleinen badischen Dorf, ein einfach strukturierter, hünenhafter Mann mit kindlichem Gesicht, in der äußeren Erscheinung eine ländliche, auffallende Eleganz zur Schau tragend, leidet seit 3 Monaten an einem Schiefhals: Er zieht seinen Kopf unwillkürlich nach links, wenn er sich dagegen wehrt, kommt es zu groben Zuckungen. Bei der neurologischen Untersuchung zeigt sich, daß die Stelle des Auftretens der Störung durch eine organische Vorschädigung begünstigt war. Am Auftreten und in den typischen Auslösesituationen des Schiefhalses sind aber seelische Momente offenbar beteiligt, wie sich im Laufe der Untersuchung und Behandlung zeigt.

Der Patient war als einziger Sohn eines einfachen Tagelöhners in einem kleinen badischen Dorf aufgewachsen. Der Vater sei streng und hart gewesen, habe ihn von Kindheit an unterdrückt, „den Willen gebrochen". Die Mutter war gut zu ihm, beide hielten gegen den Vater zusammen, der seit einer Kopfverletzung im Weltkrieg eine Hirnschädigung hat. Patient selbst war von Kindheit an einfach, nahm alles innerlich schwer, konnte sich nicht leicht äußern. Vor allem hatte er nie den richtigen Stand gefunden, gegen den Vater aufzutreten. Er brachte es höchstens zu einem trotzigen Schweigen. Dafür war er in der Schule und in der Schreinerlehre übergenau, sehr ehrgeizig, ertrug es nicht, daß man Fehler bei ihm fand und ihn kritisierte. Bei Streitfällen mit Vorgesetzten, bei denen er sehr empfindlich reagierte, brachte er kaum ein Wort heraus, zitterte aber am ganzen Körper. Er war auf tadelloses Äußeres bedacht, immer bemüht, großzügig und spendabel zu erscheinen, spielte vor den Gleichaltrigen im Dorf das „Urviech" und den „Haudegen", fühlte sich aber innerlich dabei sehr unsicher. Er war ganz von äußeren Wertungen, vom *Ansehen* abhängig.

Oktober *1954* verlobte er sich mit einem sehr lebenslustigen, anspruchsvollen Mädchen aus einer kleinen Stadt. Obwohl er als Schreinergeselle nur mäßig verdiente, macht er Auslandsreisen mit ihr, staffierte sie mit den schönsten Kleidern aus, wollte sich auch unbedingt ein Auto kaufen. Im Frühjahr *1955* geriet die Beziehung in eine Krise, er konnte den Erwartungen des Mädchens nicht mehr entsprechen. Er arbeitete Tag und Nacht, aber es blieb nichts für die Raten übrig, es gab zunehmend Unstimmigkeiten. In diesen Wochen beobachtete er erstmals ein *Spannungsgefühl in der linken Halsseite.* Als seine Freundin einmal mit einem anderen Mann einen Spaziergang machte, nahm er das zum Anlaß, die Verlobung aufzulösen. Das Spannungsgefühl im Hals verschwand nach der Entlobung. Im März *1956* lernte er ein anderes Mädchen kennen, auch diese Beziehung geriet im Spätherbst *1956* in eine Krise. „Ich war wieder auf der Verliererstraße." Er bemühte sich, ihr immer etwas Besonderes zu bieten, hatte aber auch Zweifel, ob sein neues Mädchen genug vorstelle. Er mußte wieder, um Geld zu beschaffen Überstunden machen, hatte zugleich aber gegenüber der Freundin und gegenüber Vorgesetzten einen starken Groll. In der Weihnachtszeit akzentuierte sich die Situation, er konnte schließlich nicht mehr im Dorf in die Wirtschaft gehen und *vor die gleichaltrigen Burschen treten,* ohne am ganzen Körper in ein leichtes Zittern zu geraten. Dort trat auch erstmals der Schiefhals auf. Dabei wollte er gerade sicher auftreten, 100%ig, wie es seinem Ideal entsprach. Der Krampf in seiner linken Halsseite steigerte sich in einigen Wochen so, daß er arbeitsunfähig wurde.

In einer etwa einjährigen *psychotherapeutischen Behandlung* konnte die kompensatorische Leistungslinie bearbeitet werden. Er wiederholte in der Beziehung zum Therapeuten seine hochambivalente und aggressiv-geladene Beziehung zum Vater und zu den Vorgesetzten; der Perfektionismus und die kompensierende Lebensführung wurde in Frage gestellt. Aus der Identifikation mit dem Therapeuten erfuhr er eine Ich-Stärkung. Der Schiefhals ging in dem Maße zurück wie der Patient eine neue Sicherheit fand und neuen Halt erwarb. In den mehr als 10 Jahren seit dieser Behandlung ist ein Rückfall nicht wieder aufgetreten, wie katamnestische Nachuntersuchungen ergaben. Er heiratete einige Jahre später, ist jetzt als Schreiner bei einem staatlichen Unternehmen angestellt. Gegenüber dem Vater, gegenüber Vorgesetzten zeigt er noch eine gewisse Labilität, kann sich aber innerlich distanzieren.

Zur *Ätiologie* und *Psychodynamik* ist deutlich, daß gerade bei dieser Krankheitsgruppe die Charakterisierung von organisch und seelisch als Alternative fragwürdig wird. Enzephalitische Vorschädigungen der Kerngebiete des extrapyramidalen Systems waren vor allem in den Jahrzehnten nach dem ersten Weltkrieg zu finden (Bräutigam 1954), außerdem ist an geburtstraumatische und vaskuläre Schäden zu denken die zumindest für die Symptomwahl bestimmend sind. Das heißt nicht, daß die Erkrankung nicht von Umwelteinflüssen in ihrer Auslösung und ihrem Verlauf bestimmt wird. Formgebende Reaktionsbereitschaften des Körpers werden durch lebensgeschichtliche Eindrücke und neurotische Konflikte in ihrer Dynamik in Bewegung gesetzt und unterhalten. Wenn auch nicht daran gezweifelt werden kann, daß die Formgebung dieser Symptomatik auf zentralnervöse Schädigungen (des Corpus striatum, Putamen, Zentralkerne des Thalamus usw.) zurückgeht, werden für den häufig wellenförmigen Krankheitsverlauf seelische Faktoren entscheidend. – Eine Spezifität des psychodynamischen Konfliktes läßt sich u. E. schwer darstellen. Die *Motilität* ist von Kindheit an mit *expansiven* und *motorisch-aggressiven* Bedürfnissen gekoppelt und besetzt. Es wurde im Zusammenhang mit dem Tortikollis auch auf *voyeuristische* und *exhibitionistische* Tendenzen hingewiesen. Man ist aber eher versucht, an Auswirkungen einer unspezifischen, nicht bewältigten Erregungsmenge zu denken, etwa an ein *Überlaufen des Fasses unter affektiven Belastungen,* wobei bestimmte bereitliegende Funktionssysteme dekompensieren. Der nervöse Erregungspegel kann hier jedenfalls auch aus neurotischen konflikthaften Gründen gehoben und zum Überlaufen gebracht werden – und ist unter psychotherapeutischen Einflüssen zu senken.

In der Persönlichkeit von Tortikolliskranken fanden wir wiederholt Menschen, die in ihrer psychischen Struktur archaisch, in einem Entweder-oder-Denken befangen wirkten, wenig phantasie- und reflektionsfähig waren. Gewöhnlich zeigten sich starke Bindungen an ihre Familie, sie waren im sozialen Bereich wenig durchsetzungsfähig, in ihrem Selbstbewußtsein und in ihrer sozialen Entfaltung durch eine (hirnorganisch bedingte?) psychosoziale Entwicklungsstörung beeinträchtigt.

Es liegt nahe, die Bewegung des Kopfes beim Tortikollis als Wegsehen von einer konflikthaft besetzten Situation oder Person zu interpretieren. Eine solche Deutung auf der symbolischen und Ausdrucksebene, die neurosenpsychologisch der hysterischen Symptombildung entsprechen würde, greift u. E. zu kurz, soweit damit die *Formgebung,* die „Organwahl" für den Schiefhals gemeint ist. Damit soll die situative und kognitive Einbettung, die bei der Auslösung der Symptomatik und im Verlauf im Hinblick auf ihre stärkere oder geringere Manifestation eine große Rolle spielt, nicht bagatellisiert werden, ebensowenig die allgemeine Bedeutung des seelischen und vegetativen Erregungsniveaus sowie die therapeutische Bedeutung von Spannung und Entspannung, von Selbstsicherheit und Selbstunsicherheit im meist wechselhaften Verlauf.

Die Variabilität des Schiefhalses unter den Kunstgriffen und die Beeinflussung durch die Stellung des Kranken im Raum zeigen jedoch ohne Zweifel, daß die Symptomatik in ihrer Entfaltung durch die Stellung des Subjektes in seiner Umwelt mitbestimmt wird.

In der „aufrechten Haltung", in der Situation des aufrechtstehenden Menschen, der sich „allen Dingen einsam gegenüber findet" (Straus 1949), der vor der Anforderung steht „to face", die Dinge gerade, unvermittelt anzublicken, ihrem Andrängen Auge in Auge standzuhalten, ist die *pathische* Existenzweise der Lebewesen ausgedrückt. In dem Standhalten gegenüber dem Andrängen der Dinge wird die Grundgegebenheit der kognitiven Stellung des Subjektes gegenüber den Dingen der Umwelt deutlich. Aus der Krankengeschichte oben ging hervor, daß die ganze Lebensgeschichte, die Wertwelt, die jemand in seine Begegnung mit der Umwelt und den Mitmenschen einbringt, ebenso bedeutsam ist wie seine Organdisposition.

Therapie: Die *aufdeckende* und supportive psychotherapeutische Behandlung erscheint bei geeigneten Patienten als die Methode der Wahl. Von 21 psychoanalytisch behandelten Patienten sollen 11 geheilt sein, 5 wesentlich gebessert, 3 leicht gebessert werden, 3 brachen aus äußeren Gründen die Behandlung ab (Mitscherlich 1971). Hier sind Langzeitkatamnesen wichtig, da auch der spontane Verlauf häufig wellenförmig mit Phasen der Besserung und Verschlechterung verläuft. Bei manchen Patienten wird man allerdings kaum einen Ansatz für eine aufdeckende Therapie finden. Übende Verfahren scheinen wenig erfolgreich, Medikamente (Haldol) helfen auch nur in Einzelfällen. Wie bei anderen Erkrankungen aus dem extrapyramidalen Formenkreis hat man in einzelnen Fällen auch hier stereotaktische Behandlungen – sowie neuerdings vor allem lokale Injektionen mit

Botulismus-Toxin – zur Anwendung gebracht, die zu Besserungen führten, allerdings durch neurologische Nebenwirkungen belastet waren und im Langzeiteffekt weiter beobachtet werden müssen.

Schreibkrampf

Als Schreibkrampf bezeichnet man eine unwillkürliche, tonische Verkrampfung der Hand beim Schreiben. Betroffen ist also eine ganz bestimmte synergistische und sehr differenzierte Bewegungsform, die durch mühsame Übung erst erlernt wurde und in der Störung jetzt eine Entdifferenzierung erfährt. Es können neben der Hand der ganze Arm und auch die Schulter betroffen sein. Die Störung kann sich auch auf andere differenziertere Bewegungsformen (Essen, Trinken, Rasieren) ausbreiten, diese können jedoch auch lange frei bleiben. Bei einzelnen Patienten mit Schreibkrampf soll die Störung beim Stenographieren nicht aufgetreten sein. Der Schreibkrampf wird auch als *Beschäftigungsneurose* bezeichnet, zur gleichen Krankheitsgruppe zählt der *Fingerkrampf* der Pianisten und sind die Fingerkrämpfe der Violinisten zu rechnen.

Es handelt sich um eine Störung, die überwiegend Männer betrifft und die vereinzelt mit anderen motorischen Störungen wie Stottern, Tic und Tortikollis vergesellschaftet auftritt. Das Zentralinstitut für psychogene Erkrankungen der AOK in Berlin fand unter 5418 ihrer Patienten 0,87% Fälle von Schreibkrampf, die Psychosomatische Klinik Heidelberg unter 2408 zwischen 1982–1984 0,2%. Die Störung ist hier also nicht ganz selten, obgleich sicher nicht alle Fälle zur Kenntnis des Psychotherapeuten kommen, da sie nur sehr selten mit einem seelischen Krankheitsbewußtsein verbunden ist.

Ein psychophysiologisches oder neuroanatomisches Korrelat des Schreibkrampfes ist unbekannt. Es ist wie bei den Motilitätsneurosen überhaupt wohl kaum in der Muskulatur und deren peripherer Innervation zu suchen, auch wenn über anstoßende, peripher nervöse Einflüsse (Medianuslähmung) oder auch von striären Vorschädigungen berichtet wird. Die im Schreibakt ablaufende Mischung von gezielter differenzierter Willkürinnervation mit gleichzeitiger muskulärer und affektiver Entspannung weist auf ein Zusammenspiel bzw. eine Störung verschiedener Systeme hin. Beteiligt ist nicht nur die kortikale Ebene der Willkürinnervation, sondern sind die hypothalamischen und limbischen Systeme des Hirnstamms, die die Programme sowohl des somatischen wie des vegetativen Nervensystems beeinflussen können.

Charakteristisch ist für die häufigste, die *spastische* Form, die starke Anspannung der Muskulatur, weniger typisch ein Zittern oder ein Wackeln. Schlaff paralytische Formen müssen unbedingt an hysterische oder tendenziöse Symptombildungen denken lassen. Die typischen Fälle sind jedoch keinesfalls als hysterische Symptombildungen aufzufassen. Es gibt Einzelbeobachtungen, die über anstoßende peripher nervöse Einflüsse (Medianuslähmung) andere, die von striären Vorschädigungen berichten, wobei aber auch situative und persönlichkeitsbedingte Einflüsse meist daneben zu finden sind. In bezug auf die *auslösende Lebenssituation* ist zu beobachten, daß meist Menschen betroffen sind, die in ihrem Beruf *viel, schnell* und *schön* oder deutlich lesbar schreiben müssen (einfache Schreibkräfte, Buchhalter, Studenten, Oberschüler usw.). Man findet Menschen mit einem *hohen Anspruchsniveau,* die einen beruflichen und sozialen Aufstiegskonflikt bieten, der sich nicht selten gerade in dem Anspruch, besonders schön schreiben zu können, dokumentiert. Bedeutsam ist die weite Spanne zwischen einfacher Ausgangspersönlichkeit und hohem Leistungsanspruch, eine übersteigerte Besetzung der oft mühsam erlernten und integrierten Schreibleistung. Es wird von teilweise maßlosem *Ehrgeiz* hinter einer offen zur Schau getragenen *Bescheidenheit* berichtet. In den auslösenden Situationen werden auch Konflikte beschrieben, bei denen die Versuchung bestand, einen *Betrug zu* begehen, wobei zugleich ein Konflikt mit einem strengen Gewissen bestand.

Wir beobachteten einen 50jährigen Polizisten, einen redlichen, einfachen Mann, früher ungelernter Arbeiter, der einen Studenten als Radfahrer bei einem Verkehrsdelikt überraschte. Er war von vielen Personen umringt, sah sich gezwungen, ein Protokoll in sein Notizbuch aufzunehmen, wobei ihm alle über die Schulter sahen. Er hatte schon immer Schwierigkeiten, hart und streng zu sein, war in seinen aggressiven und motorischen Impulsen gehemmt. Als er jetzt schrieb, trat zum erstenmal eine Verkrampfung der Hand auf, die sich dann auch in der Folge in ähnlichen Situationen und bald jedesmal beim Schreiben einstellte. Ja, es kam schon zu einer Verkrampfung, wenn er einen Bleistift in die Hand nahm und zum Schreiben ansetzte. – Er half sich selbst, indem er mit viel Mühe das Schreiben mit der linken Hand erlernte. Es trat aber nach einiger Zeit dort die gleiche Verkrampfung ein. Dem Versuch einer psychotherapeutischen Behandlung konnte er nicht zustimmen, gab den Beruf des Polizisten auf und wurde wie früher wieder Arbeiter.

Handlungstheoretisch ist Schreiben hier ein affektiv bedeutsamer aggressiver Akt, eingebettet in eine öffentliche Straßenszene, ist „Aufschreiben“. Die alltägliche flüssige und unwillkürliche Schreibhandlung erfährt hier eine Desautomatisierung und Desintegration, die Aufmerksamkeit ist nicht mehr auf das Geschriebene, sondern auf den Schreibvorgang selbst gelenkt.

Als Kindheitssituation wird eine karge und strenge Atmosphäre im Elternhaus mit Beschränkung der motorischen und expansiven Bedürfnisse beschrieben, dabei auch eingestreute Züge der Verwöhnung, im ganzen eine aufgelockerte Zwangsstruktur.

In bezug auf die **Behandlung** ist zu sagen, daß aufdeckende Therapien, auch analytische Verfahren, gewöhnlich wenig erfolgreich sind. Die Patienten sind häufig sehr unreflektiert und undifferenziert, manche Beobachter hatten den Eindruck, daß der Schreibkrampf weniger seelischen Leidensdruck mit sich bringt als andere neurotische Symptome. Der einmal eingeschliffene Schreibkrampf hat im ganzen also keine gute Prognose. Auch übende Verfahren und medikamentöse Versuche sowie Verhaltenstherapie scheinen kaum Dauererfolge zu bringen. Am ehesten ist eine Kombination von aufdeckender Psychotherapie und Entspannungsübungen zu empfehlen. In manchen Fällen erlernen die Patienten das Schreiben mit der linken Hand, ohne daß es hier zu einer ähnlichen Behinderung kommt. Bei der nicht kleinen absolut therapieresistenten Gruppe ist eine berufliche Umschulung gewöhnlich nicht zu umgehen.

Tic

Als Tic bezeichnet man unwillkürlich, plötzlich einschießende stereotype und umschriebene Muskelzuckungen, die keinem ersichtlichen Zweck dienen. Zum Teil sind es aus ihrem psychischen Zusammenhang losgerissene Ausdrucksbewegungen, wobei etwa bereitliegende Abwehrbewegungen im Gesichts- und Kopfbereich mitwirken können. So kann sich der Augen-Tic bis zum Blepharospasmus steigern. Es kann praktisch jeder quergestreifte Muskel, einschließlich des Zwerchfells, beteiligt sein. Bevorzugt sind aber Gesichtsmuskulatur und Muskelpartien, die mit Saugen, Kauen, Sprechen zu tun haben. Auch die Stirnmuskulatur, die Hals- und Schultermuskulatur sind häufig von den in unregelmäßigen Abständen einschießenden Bewegungen betroffen, wobei diese nach außen aber auch wie sinnvolle Abläufe oder verstehbare Ausdrucksbewegungen wirken können.

Betroffen sind alle Altersgruppen, bevorzugt aber Kinder zwischen 5 und 10 Jahren, wobei Jungen zwei- bis dreimal so häufig befallen sind wie Mädchen.

Zur **Psychophysiologie** ist bemerkenswert, daß auch hier sowohl periphere wie zentralnervöse Belastungen oder Vorschädigungen in einzelnen Fällen bei der Entstehung mitwirken, wenn sich auch bei der Mehrzahl der Fälle ein organischer Befund nicht sichern läßt. Enzephalitisfolgezustände sind nicht selten zu finden. Daneben sahen wir aber auch einen Gesichts-Tic, ausgelöst durch den peripheren Reiz bei einer Fahrt mit dem Fahrrad im Schneetreiben, der zuerst einen Augen-Tic in Gang setzte, später war fast die ganze Mimik betroffen.

Als *Auslösung* werden unspezifische seelische Einflüsse, wie plötzliche, erschreckende Erlebnisse in Einzelfällen berichtet. Daß die Tics in Situationen erhöhter seelischer Anspannung, während der Schulzeit, beim Hintreten vor den Lehrer, gehäuft auftreten, ist nicht zu bezweifeln. Eine erhöhte Leistungsanspannung, etwa bei Geschwisterrivalität, eine Überforderung des Kindes durch Ehrgeiz der Eltern, eine Einengung der motorischen und aggressiven Entfaltung, werden als Mitursache angeschuldigt. In vielen Fällen wird man nicht mehr als eine allgemeine „Nervosität“ finden, wobei aber auch hier sekundär krankheitsdependent eine zunehmende Neurotisierung eintreten kann. Wichtig ist die *Reaktion der Eltern* auf diese Störung des Kindes.

Differentialdiagnostisch sind die ausgeprägtere Bewegungsunruhe, die den ganze Körper betrifft und nicht auf bestimmte Partien beschränkt bleibt, bei der *Chorea minor* und der im ganzen progrediente Verlauf bei der *Chorea Huntington* abzugrenzen. Die Verbindung von heftigen Tics im Gesichts-, Hals- und Schulterbereich mit dem Bedürfnis, Grunz- und Schimpflaute auszustoßen (Koprolalie), muß an die Tic-Krankheit, deren Ursache auch unbekannt ist, aber eine rasche Progredienz zeigt, denken lassen. Diese allgemeine Tic-Krankheit *(maladie de Gilles de la Tourette)* steht sicher auf einem anderen Blatt, wenn sie auch eindrucksvoll die Verbindung von motorischer Hemmung und anal-aggressiven Regungen zeigt.

Therapie: Jede Behandlung, die das Erregungsniveau herabsetzt, kann hilfreich sein. Bei vorhandenen Konflikten in der Persönlichkeitsentwicklung oder in bestimmten Situationen sind sie im Gespräch oder in einer aufdeckenden Therapie zu bearbeiten. Medikamentös kommen vor allem Neuroleptika in Frage.

Schmerz in psychosomatischer Sicht

Schmerzempfindungen sind ein körperliches Urphänomen und dem Menschen von Kindheit an vertraut. Die Schmerzen anderer werden auch von Kindern empathisch wahrgenommen und miterlebt. Schmerz muß nicht erst als Begriff gelernt und durch sprachliche Mitteilung als Schmerz kommuniziert werden, um ausdrucksmäßig verstanden und mitempfunden zu werden, wie es der Philosoph L. Wittgenstein in seiner positivistisch-linguistischen Philosophie annahm. Schmerzempfindungen in ihrer allgemeinen und unangenehmen Konnotation weisen auf die elementare Abhängigkeit des Menschen von seinem Körper durch äußere Verletzungen oder innere krankhafte Veränderungen hin. Daß Schmerzen nicht unbedingt krankhaft sind, sondern Teil der Lebensentwicklung, zeigen schon die Schmerzen, welche Frauen in der Wehen- und Geburtsphase ihres Kindes durchlaufen.

Medizinstudenten lernen die körperlichen Substrate der Schmerzempfindungen in ihren morphologischen und chemischen, in ihren peripheren und zentralen Substraten kennen. Sie erscheinen hier zunächst als rein somatopsychischer Ablauf.

Wie entschieden Schmerzempfindungen durch situative Gegebenheiten, die affektive Lage und Beziehungen zu anderen Menschen, vor allem zum Arzt, beeinflußt werden können, ist eine allgemeine klinische Beobachtung und Erfahrung. Innere Spannungen und Angst können sie verstärken, Ablenkung mildern, die Nähe eines vertrauten Menschen, das Auftreten des Arztes und symbolische Gaben (Placebos!) können Schmerzen zum Verschwinden bringen oder zumindest lindern. Muskelschmerzen treten vor allem bei andauernden, oft nicht bewußten Spannungszuständen der Muskulatur auf, in denen sich die innere Haltung als Körperhaltung niederschlägt. Die sprachliche Metapher „Schmerz“ kennen wir auch im Gefolge seelisch belastender Erlebnisse, etwa bei Verlusten, Trennungen und Kränkungen. Damit deutet sich an, daß bei vielen Schmerzsyndromen neben den körperlichen auch viele seelische Faktoren wirksam sind.

Aus dem weiten Feld psychosomatischer Schmerzzustände in den verschiedenen Organgebieten sollen hier Rückenschmerzen und Kopfschmerzen als die wichtigsten herausgegriffen werden. Differentialdiagnostisch davon abzugrenzen sind im neurotischen Sinne psychogene Schmerzzustände, meist als Fixierung organisch körperlicher Beschwerden, z. B. nach Schädigungen oder Operationen, die rententendenziös oder im klassischen Sinn konversionsneurotisch und mit einem deutlichen sekundären Krankheitsgewinn verbunden sind.

Psychosomatik chronischer Rückenschmerzen

Unter den Begriff Rückenschmerzen treten heute verschiedene Beschwerdesyndrome im Bereich der Rückenmuskulatur und der Wirbelsäule unter Einfluß chronischer und traumatischer Belastungen des oft einseitigen modernen Arbeitslebens und den Einflüssen persönlichkeitseigener Körperhaltungen in einem schwer durchschaubaren Nebeneinander oder Miteinander auf.

In der Haltung des Rumpfes manifestiert sich die unwillkürlich gelebte, innere Haltung des Menschen. In der „aufrechten Haltung", die der Mensch gegen alle äußeren Widerstände und inneren Anfechtungen zu bewahren sucht (Erwin Straus 1949), repräsentiert sich seine innere Lage. Gegenüber der andrängenden Umwelt, den Dingen und den Menschen muß er Stand bewahren, Haltung zeigen, darf sich nicht beugen, aber auch nicht halsstarrig sein. Es gibt eine Fülle von umgangssprachlichen Wendungen, die Leistungen beschreiben, weder sich ganz zu beugen, den niederziehenden Kräften nachzugeben, noch sich halsstarrig und steif, in dauernder Verspannung und unnachgiebig gegenüber den anderen Menschen oder eigenen weichen Tendenzen zu verharren.

Es überrascht nicht, daß epidemiologisch chronische Rücken- und Kreuzschmerzen (nach den Kopfschmerzen) zu den häufigsten Allgemeinbeschwerden in der Bevölkerung zählen. Sie treten aber nicht nur bei Gesunden, sondern auch bei bestehenden heftigen Muskelverspannungen und in Verbindung mit anderen funktionellen Beschwerden als zweithäufigste Störungen von Krankheitswert auf, was auf die gesundheitspolitische Bedeutung hinweist.

Dabei bieten degenerative und funktionelle Erkrankungen der Wirbelsäule sowohl diagnostisch wie auch therapeutisch erhebliche Schwierigkeiten. Sicher ist, daß sie mit dem Alter zunehmen und die Prävalenz abnutzungsbedingter Erkrankungen der Wirbelsäule ihren Häufigkeitsgipfel in der Altersgruppe ab 65 Jahren erreicht. Bemerkenswert ist es dabei auch, daß keine deutliche Korrelation zwischen Ausprägung der Beschwerden und Funktionseinschränkungen mit röntgenologischen Veränderungen besteht. Röntgenologisch nachweisbare Bandscheibenschäden finden sich nach dem 65. Lebensjahr bei nahezu 100% der Bevölkerung. Jedoch sind bei 79% der Männer und 89% der Frauen, die Rückenschmerzen angeben, pathologische Veränderungen der Wirbelsäule und der Bandscheibe nicht ursächlich zugrunde zu legen (Schors 1987). Durch die diagnostischen Fortschritte der bildgebenden Verfahren (Computertomogramm) ist die Unsicherheit noch größer geworden; es hat sich gezeigt, daß auch schon prolabierte Disci intervertebrales eine spontane Rückbildungstendenz aufweisen können und deshalb nicht notwendigerweise sofort operiert werden müssen. Rückenbeschwerden sind eine der häufigsten Ursachen für die Frühberentung, 16,5% aller Frühberentungen gingen 1987 zu Lasten chronischer Rückenschmerzen (Statistik der Rentenversicherungsträger). Rückenschmerzen finden sich häufig auch als Teil des z. B. mit beruflichen Belastungen verbundenen psychosomatischen Allgemeinsyndroms (S. 378).

Therapeutisch ist es eine oft schwierige Entscheidung, wann und bei wem körperzentrierte Maßnahmen wie Wärme, Gymnastik, Entspannungsübungen, Bäder oder schließlich operative Eingriffe erforderlich sind und bei wem und wann Persönlichkeitsfaktoren zu beachten und psychosomatische Heilmaßnahmen einzuleiten sind. Therapiestudien mit Patienten, die unter chronischen Rückenschmerzen leiden, zeigen, daß eine Therapie auf mehreren Ebenen (Wärme, Medikamente, physikalische Therapie, Psychotherapie) bessere Ergebnisse erzielt als jede dieser Therapieformen allein. Diagnostik und Therapie chronischer Rückenschmerzen erfordern eine integrierte psychosomatische Perspektive und Behandlung. – Die Patienten gehören allerdings meist nicht zur Altersgruppe und zur sozialen Schicht, die für eine rein aufdeckende Therapie geeignet sind. Die Ansprache und Bearbeitung der Lebenssituation in psychotherapeutischen Gesprächen muß auf jeden Fall mit körperzentrierten Maßnahmen, wie funktionelle Entspannung, konzentrative Bewegungstherapie, Beratungen der Lebensführung und des Gesundheitsverhaltens, neben den sonstigen ärztlich-therapeutischen Maßnahmen verbunden werden.

Psychosomatik des Kopfschmerzes
(Spannungskopfschmerz, Migräne)

Kopfschmerzen treten als Nebensymptome bei vielen körperlichen und seelischen Erkrankungen auf. Sie sind aber auch eine umschriebene und häufige Krankheitsform im psychosomatischen Bereich. Die Kopfhaltung steht für die und ist ihrerseits repräsentativer Teil der schon erwähnten, unwillkürlich gelebten inneren Haltung des Menschen. Umgangssprachlich wird beschrieben, wie wichtig es ist, den Kopf hochzuhalten und nicht ihn demütig einzuziehen, ihn zu bewahren und nicht im ganzen zu verlieren, aber auch mit ihm nicht durch die Wand zu gehen usw. Viele sprachliche Bilder und Redewendungen zeigen, daß der Kopf wohl zunächst für den kühlen, begrifflichen Verstand, dann auch für die besonnene und einsichtige Vernunft des

Menschen steht und herangezogen wird, aber auch für die Grundeinstellung der gesamten, unwillkürlichen und persönlichkeitseigentümlichen Affektivität und umfassenden Körperhaltung gegenüber einer Welt von Bedrängnissen. Von einer einseitig organzentrierten Blickrichtung beim Kopfschmerzpatienten auf eine den ganzen Menschen erfassende Betrachtung fortzuschreiten, kann für die Diagnostik und Therapie so sehr erhellend werden.

Darauf machen epidemiologische Untersuchungen aufmerksam, die zeigen, daß etwa 90% aller Kopfschmerzen nicht organisch bedingt sind, wobei vor allem chronische und für den Patienten selbst charakteristische Formen des Kopfschmerzes, die in bestimmten Situationen auftreten, zu beachten sind. Es sind die, die auf die typische symptomatische Behandlung wie Analgetika, Schonung und Ruhe nicht ausreichend ansprechen. Häufig ist eben das Auftreten mit bestehenden Belastungs- und Konfliktsituationen verbunden.

Differentialdiagnostisch abzugrenzen von allgemeinen Kopfschmerzen ist das orofaziale Schmerzsyndrom mit nächtlichem Zähneknirschen, wie es vor allem Zahnärzte beobachten (Demmel 1990). Patienten mit diesem Gesichtsschmerz tauchen häufiger beim Zahnarzt auf als beim Neurologen, Psychiater oder Psychosomatiker. Der Zahnstatus gibt dabei wichtige Hinweise. Davon wiederum abzugrenzen sind spezifische Schmerzsyndrome wie z. B. die Trigeminusneuralgie.

Spannungskopfschmerz

Als Spannungskopfschmerz (amerikanisch „tension-headache") bezeichnet man einen allmählich beginnenden diffusen Kopfschmerz, meist drückender Art, der sich über Stunden, Tage und Wochen hinziehen kann. Er tritt gewöhnlich im Zusammenhang mit bestimmten Belastungssituationen bei der Arbeit, in der Familie oder auch im Vorfeld, in der Erwartung dieser Situationen auf. Er ist häufig verbunden mit allgemeinen muskulären Anspannungen des Nackens und der Schultermuskulatur, in denen sich die innerseelische Haltung ausdrückt. Der Spannungskopfschmerz wird als Muskelkontraktionsschmerz im Muskel- und Nackenbereich verstanden, wobei aber eine ausschließlich regionale Betrachtung der örtlichen Muskulatur nicht angebracht ist. Die Haltung des Halses und des Nackenbereiches bestimmen die Relation von Kopf zu Rumpf und vollziehen sich im Rahmen der gesamten angespannten oder lockeren aufrechten Körperhaltung. Sie stehen in einer Beziehung zum Tonus der Rumpfmuskulatur und zu den Extremitäten. In der Haltung des Kopfes repräsentiert sich damit die gesamte Körperhaltung und Einstellung (Buytendijk 1967), besonders auch gegenüber Belastungs- und Entlastungssituationen (einen eigenen Kopf haben, einen dicken Kopf, den Kopf hängen lassen usw.).

Epidemiologisch ist der Spannungskopfschmerz sicher als Hauptsymptom und als Nebensymptom die häufigste Kopfschmerzform. Schepank fand bei 3,66% der Mannheimer Bevölkerung Angaben über leichtere Kopfschmerzen, bei 1,5% Kopfschmerzen von Krankheitswert. In der Psychosomatischen Klinik Heidelberg kamen Kopfschmerzen als Hauptsymptom in 1,6% der Fälle, als Begleitsymptom in 2,8% der Fälle unter den Ambulanzpatienten vor.

Erkrankungssituation: Der Spannungskopfschmerz ist häufig in Situationen des Leistungsdruckes und bei kritischen beruflichen oder gesellschaftlichen Lagen zu beobachten Diese können einerseits als Überforderung (z. B. bei nicht ausreichend begabten Schülern) festgestellt werden, besonders, wenn viel und ohne Erfolg, etwa bei Hausaufgaben gearbeitet wird und sich die daraus resultierende Spannung nicht löst. Es sind häufig dabei auch innere Konfliktsituationen, in denen sich ein besonderer Leistungswunsch mit einer äußeren Versagung oder inneren neurotischen Ambivalenz verbindet.

Ein 30jähriger Bankkaufmann leidet seit 5 Jahren in zunehmendem Maße unter drückenden Kopfschmerzen, so daß er manchmal von der Arbeit nach Hause gehen muß. Er ist seit gut 5 Jahren Abteilungsleiter einer Sparkasse, kann es sich leisten, die Flauten zu überbrücken. – Er hatte seinen Vater im Krieg verloren, wuchs nur mit der Mutter auf, die streng religiös war, einer Vereinigung für entschiedenes Christentum angehört. Er mußte Veranstaltungen dieses Vereins besuchen, durfte nicht wie andere Kinder spielen, wurde von der Mutter ständig beaufsichtigt. Wenn er ihr nicht folgte, fing sie an zu weinen, was ihm ein schlechtes Gewissen einjagte, so daß er folgsamer geworden sei als Jungen mit strengen Vätern. – Er war in der Schule immer Klassenbester, die Mutter lehnte aber den Vorschlag des Lehrers und den Wunsch des Jungen ab, die höhere Schule zu besuchen. – Der Patient hat als Bankkaufmann einen rapiden Aufstieg zum Abteilungsleiter gemacht, ohne mit sich zufrieden sein zu können. „Eigentlich könnte ich es zum Bankdirektor bringen, doch habe ich gar keinen solchen Ehrgeiz." Er beneidet noch heute alle Menschen, die die höhere Schule besuchen konnten, Akademiker sind, ohne dies zugeben zu können. An seinen beruflichen Erfolgen, an der Beliebtheit in Vereinen, wo er zum Vorsitzenden gewählt wurde, kann er sich nicht freuen. Er gehört zu denen, „die am Erfolg scheitern". Er muß sich jedenfalls für seine eigenen Erfolge meist selbst bestrafen, dem strengen Über-Ich der Mutter gemäß, die Erfolge, Aufstieg, Sich-durchsetzen-Können entwertete. Er darf offenbar keine Freude daran haben und hat zugleich doch heftigsten „intellektuellen Neid" auf die, die höher stehen als er und erfolgreicher sind.

Daneben gibt es Belastungssituationen beruflicher Art, in denen körperliche und seelische Faktoren in einem Spannungs- und Haltungskopfschmerz resultieren: Angestellte in einem Großraumbüro, die an einen Bildschirm fixiert sind, Kassiererinnen in einem Lebensmittelmarkt, Sekretärinnen in spezialisierten Schreibbüros von Industrieunternehmen, Verkäuferinnen schließlich in einem vollklimatisierten Warenhaus usw. Die Fixierung an eine einseitige Stellung über viele Stunden, die ständige einseitige geistige Anspannung und das Fehlen von eigener Bewegungsmöglichkeit, von Abwechslung und klimatische Faktoren wirken sich bei diesem mehr durch den sozialen Ort geprägten Spannungskopfschmerz ursächlich aus. Bei Jugendlichen findet sich relativ oft eine Verbindung mit einer hypotonen Kreislauflage, vor allem bei den dumpfen morgendlichen Kopfschmerzformen nach dem Aufstehen.

Es bietet sich beim Spannungskopfschmerz also eine sinnvolle Verbindung zwischen exponierten und einseitigen Körperhaltungen und lokalen muskulären (auch vaskulären und nervösen) Spannungen an. Sowohl die „innere Haltung“ wie auch die äußeren Gegebenheiten stehen in einer beim einzelnen Patienten jeweils unterschiedlich gewichteten Wechselbeziehung. Hier liegt der Ansatzpunkt für konzentrative Bewegungstherapie (s. unten).

Psychodynamik: Zum Spannungskopfschmerz aus neurotischen Ursachen gehört der äußere und/oder innere *Leistungskonflikt*. Übergroße Ansprüche auf das eigene geistige Vermögen und Riesenerwartungen in bezug auf Erfolge und Anerkennung sind zu finden. Sie müssen notwendig zur Enttäuschung führen, besonders wenn, wie im obigen Fallbeispiel, noch Schuldgefühle aus der Kindheit die Entfaltung behindern.

Ein „Aufstiegsehepaar“, beide mit Volksschulbildung, Eigentümer einer kleinen Fabrik, sehr erfolgreich und angesehen, gehört zur vermögenden Schicht einer Kleinstadt. Sie fühlen sich verpflichtet, Einladungen zu geben und viel zu Einladungen zu gehen, was für die Frau mit großen Erwartungen und Ängsten, häufig aber auch mit Enttäuschungen und durchweg mit Kopfschmerzen verbunden ist. Sie berichtet, daß sie mit ihrem Mann nach einer Einladung gewöhnlich zu Hause vor dem Einschlafen alle verfügbaren Lexika mit ins Bett nimmt, um dort die Fremdwörter, die bei der Einladung gefallen sind und die sie nicht verstanden haben, aufzuklären. „Sie können sich gar nicht vorstellen was es bedeutet, ohne Abitur herumlaufen zu müssen“, sagt die Frau vorwurfsvoll zu der sie untersuchenden Ärztin.

Im Persönlichkeitsbild findet man also häufig eine Haltung des Ehrgeizes bei sich überforderndem Leistungsstreben und einer gewöhnlich sehr einseitigen Lebensführung. Der Perfektionismus und das überhöhte Anspruchsniveau fällt bei Kopfschmerzpatienten auf. Nie kommt es zu einer richtigen Entspannung. Die Dauerspannung der Schulter-Nacken- und Kopfmuskulatur ist Begleiterscheinung und Ausdruck der frustranen, nicht zu einer Bestätigung und Befriedigung und Lösung führenden inneren Anspannung.

Neben diesen wegen ihrer relativen Häufigkeit als typisch beschriebenen Haltungen gibt es sicher noch andere psychodynamische Faktoren. Psychosomatik ist Individualdiagnostik, auch in diesem

Bereich. Unterschiedliche Altersgruppen, Bildungsschichten, Formen der Sozialisation und letztlich die ursprüngliche Persönlichkeitsstruktur wirken sich hier aus.

Therapie: Der Spannungskopfschmerz bietet eine Indikation für eine Verbindung von psychotherapeutischem Gespräch und allen Formen körperzentrierter Maßnahmen. Chronifizierte und fixierte Persönlichkeitshaltungen sind am ehesten im Rahmen von tiefenpsychologisch fundierter oder psychoanalytischer Gruppentherapie zu bearbeiten, unter Umständen in Verbindung mit kurzzeittherapeutischen Gesprächen zur Einleitung. Diese Patienten versuchen in der Gruppe in eine Sonderstellung zu kommen, bieten häufig schnell eine Persönlichkeitsproblematik mit zwanghaften und narzißtischen Zügen dar und erweisen sich als sehr kränkbar. – Wenn parallel dazu körperzentrierte Behandlungsmaßnahmen wie konzentrative Bewegungstherapie, funktionelle Entspannung und ähnliche Verfahren eingesetzt werden, kann das die verbalen gruppentherapeutischen oder auch einzeltherapeutischen Behandlungen fördern und erleichtern. Für Kranke, die sich einem verstehenden Zugang nicht öffnen können oder wollen, werden in den USA auch günstige Ergebnisse mit Bio-Feedback-Verfahren berichtet.

Migräne

Bei der echten Migräne handelt es sich um einen anfallsweise auftretenden, meist halbseitigen Kopfschmerz, der mit Sehstörungen (Lichtempfindlichkeit, Flimmerskotom) sowie unter Umständen Magen-Darm-Beteiligung (Erbrechen und Durchfall) einhergehen kann. Dieser bis zu mehreren Stunden dauernde Schmerzanfall mit den körperlichen Begleiterscheinungen ist meist verbunden mit einer depressiven oder reizbar getönten Stimmung. Zum Höhepunkt des Migräneanfalles gehört der dringende Wunsch, allein zu sein und sich in ein dunkles Zimmer oder ins Bett zurückzuziehen. Migräne tritt in bestimmten Familien gehäuft auf.

Migräneanfälle können von den verschiedensten körperlichen und psychischen Anlässen ausgelöst werden: Änderungen des Schlaf-Wach-Rhythmus mit zu spätem oder zu frühem Aufstehen, Wetterwechsel, Veränderungen oder Fehler in der Nahrungsaufnahme, Lärmeinflüsse, Lichtreize usw. – Relativ einheitlich werden die psychischen Auslösesituationen beschrieben: Migränekopfschmerzen treten vor allem dann auf, wenn *intensive Anstrengungen* unternommen werden, ein bestimmtes geplantes Programm durchzuführen oder ein gestecktes bzw. mehrere hochgesteckte Ziele zu erreichen oder Forderungen zu erfüllen sind. Charakteristische Äußerungen waren: „Ich mußte damit fertig werden"; „Ich mußte dem Termin nachkommen"; oder „Ich hatte tausend Dinge vor Mittag zu tun"; „Ich versuchte, alle diese Dinge zu erledigen" (Grace u. Graham 1972). Andererseits (Alexander 1951, Wolff 1963) wird die Bedeutung *verdrängter und aufgestauter Wut* in den Auslösesituationen betont.

Psychophysiologie: Der Kopfbereich reagiert von allen Organen am häufigsten mit Schmerzen. Seine reiche Versorgung mit Blutgefäßen und mit gefäßbegleitenden sympathischen Nervengeflechten, mitsamt den schmerzleitenden Fasern bietet offenbar einen empfindlichen Ansatzpunkt. Die Schmerzempfindlichkeit der Gefäße wird jedenfalls seit langem als wesentliche Ursache der Kopfschmerzen angesehen, was sich in der Bezeichnung vasomotorischer Kopfschmerz deutlich zeigt. Der Migränekopfschmerz wird mit einer Durchblutungsstörung (Eröffnung arteriovenöser Kurzschlüsse in der Gefäßperipherie; Heyck 1975) in Verbindung gebracht. Eine pathologische Öffnung zahlreicher, normalerweise verschlossener arteriovenöser Anastomosen im Meningealbereich, vergleichbar einem pathologischen Shunt, wird diskutiert. Andererseits wird auf biochemische Mechanismen hingewiesen, die in einer Störung biogener Amine und Hormone (Serotonin, Histamin, Tyramin usw.) gesehen werden, was zu spezifischen Gefäßreaktionen führen und die Schmerzschwelle senken soll (Soyka 1978). Allerdings ist die Wertigkeit dieser Befunde umstritten. Elektroenzephalographische Untersuchungen finden jedenfalls Hinweise für sich langsam über den Kortex ausbreitende Aktionspotentiale mit charakteristischen elektrischen Erregungsmustern.

Ob es eine einheitliche Persönlichkeitsstruktur von Migränepatienten gibt, erscheint fraglich, da bei Untersuchungen meist nicht scharf zwischen Spannungskopfschmerzen und Migränepatienten unterschieden wird. Migräne kommt in manchen Familien zweifellos gehäuft vor, genetische Studien und andere Beobachtungen weisen auf Erbfaktoren hin.

Behandlung: Erfahrene Migräniker nehmen bei Annäherung eines Migräneanfalls, dessen Vorzeichen sie in Form eines dumpfen Schmerzes und in einer meist dumpf-depressiven Verstimmung erkennen Coffein und Ergotaminpräparate, oral oder als Suppositorien. So wie jeder Kopfschmerzpatient seinen Kopfschmerz hat, auch der Migräniker, ist es die Aufgabe ärztlicher Führung, mit dem Patienten herauszufinden, welche Mittel für ihn in rechtzeitiger Anwendung wirksam sind. – Zugleich gehört zur Behandlung des Migränepatienten eine Beratung der Lebensführung. Die auslösenden äußeren Belastungen, Unregelmäßigkeiten des Schlafrhythmus, Noxen durch Nahrungsmittel, Genußgifte usw. sind herauszuarbeiten. Ebenso aber auch wahrgenommene oder verleugnete Konfliktsituationen.

Ist bei dem Patienten eine ausgesprochene Konflikt- oder Persönlichkeitsproblematik diagnostisch herauszuarbeiten, so bieten

Migränepatienten eine Indikation für eine aufdeckende tiefenpsychologische oder psychoanalytische Therapie.

Weitere Formen des Kopfschmerzes

Differentialdiagnose: Zunächst ist differentialdiagnostisch natürlich an verschiedene, akut bedingte organische Formen des Kopfschmerzes zu denken: Erkrankungen der Nebenhöhlen entzündlicher Art, Infektionen und Zahnerkrankungen, die zu Komplikationen führen. Aus psychiatrischer Sicht ist an eine Somatisierung von depressiven Verstimmungen auch endogener Art zu denken. Schließlich kommt beim hebephrenen Persönlichkeitswandel Kopfschmerz vor, der meist in abnormer Form geschildert wird: „Wie eine Eisplatte im Kopf", „als ob eine Hirnwindung herunterhängt". Kopfschmerzen können auch sekundär bei chronischem Medikamentenabusus oder im Rahmen eines Suchtverhaltens auftreten.

Ein psychosomatischer Zusammenhang ist auch hier positiv festzustellen, er muß aus der Erkrankungssituation der Psychosomatik und der Persönlichkeitsstruktur im Rahmen einer biographischen und psychodynamischen Diagnostik bearbeitet werden. Die endlosen Wege des Ausschlusses organischer Ursachen helfen nicht weiter.

Schließlich gibt es den ausgesprochen tendenziös hysterischen Kopfschmerz, wobei bei Frauen gelegentlich die Angabe heftigster Schmerzen mit der strahlenden und oft vorwurfsvollen Erscheinung kontrastieren. Tendenziöse Kopfschmerzformen können als Fixierung organischer Kopferkrankungen auftreten.

Fallbeispiel: Ein 33jähriger Schreiner mit Familie erkrankte nach einer Grippe mit Kopfschmerzen plötzlich an Doppelbildern. Neurologisch wurde eine Abduzensparese diagnostiziert, die durch eine vereiterte Nebenhöhle verursacht wurde. Nach Sanierung der Entzündung ging die Lähmung vollständig zurück, aber die Kopfschmerzen blieben. Sie steigerten sich im Laufe von Monaten so, daß der Patient wiederholt krankgeschrieben werden mußte. Schließlich entwickelte sich über die nächsten Monate ein erheblicher Analgetikaabusus, Schlafstörungen und depressive Verstimmungen. Nachdem der Patient annähernd zwei Jahre krankgeschrieben war, schickte der Vertrauensarzt ihn zur Psychotherapie. Hier zeigte sich, daß der Patient eine Fülle von bewußten und unbewußten Konflikten hatte, die von Geldsorgen, ungeliebten sozialen Verpflichtungen,über unerfüllte Berufswünsche bis hin zu einer schweren Krise in der Ehe reichten. In allen Konfliktfeldern hatte der Schmerz eine tendenziöse Funktion und war mit sekundärem Krankheitsgewinn verbunden. Für die innere Welt des Patienten drückte das Symptom heftige Affekte, Angst und Wut sowie schmerzliche Einsichten und Trauer aus. Nach 30 Sitzungen ambulanter Psychotherapie war der Patient wieder arbeitsfähig und wesentlich zufriedener mit sich und der Welt. In den 2 Jahren nach Therapie war er ganze fünf Tage krankgeschrieben (wieder wegen Grippe). Eine Katamnese nach acht Jahren ergab, daß der Patient weiterhin gesund blieb und kaum je unter Kopfschmerzen zu leiden hatte.

Wie bei anderen psychogen tendenziösen Symptombildungen, sei es mit Rententendenzen, aggressiv anklagendem Charakter in einer belasteten Lebenssituation oder sonstigem Krankheitsgewinn, liegt in der Verbindung von konfrontierend-aufdeckender und supportiver Psychotherapie die angemessene Behandlungsform. Zu beachten ist dabei, den Patienten nicht vorwurfsvoll in einen Anklagezustand zu versetzen, sondern ihm Brücken zu bauen, Hilfen zu geben, mit der Situation besser fertig zu werden als in demonstrativ leidender Form. Es handelt sich nicht um Somatisierungen und Symptombildungen bei unbewußten Konflikten, sondern um sehr bewußtseinsnahe Verhaltensweisen. Schnelle Berentung ist die für alle bequemste aber auch schlechteste Lösung.

Psychosomatische Aspekte der Depression

(larvierte Depression, vegetative Depression, reaktive Depression, Erschöpfungsdepression)

Depressive Verstimmungen sind in ihrer Symptomatik die leibnächsten seelischen Verfassungen. Hemmung und Verstimmung, die das Bewußtsein beherrschen, wirken sich ganz unmittelbar auf das leibliche Befinden und die körperlichen Funktionen aus. Es gibt sogar Tendenzen, die Komplexität und das Gewicht psychosomatischer Zusammenhänge in der Medizin dadurch zu negieren, daß alle psychosomatischen Beschwerden oder die überwiegende Mehrzahl als larvierte Depressionen interpretiert und medikamentös behandelt werden. Das ist ebenso einseitig wie es ungerechtfertigt wäre zu leugnen, daß ein Teil der seelisch bedingten körperlichen Beschwerden als Äquivalent von sich im seelischen Bereich nicht artikulierenden Angstaffekten oder von Depressionszuständen aufzufassen sind. Nachdem Angstäquivalente bei Kreislauf-, Atmungs- und Magen-Darm-Krankheiten hier wiederholt behandelt wurden, erscheint es gerechtfertigt, den depressiven Zuständen ein eigenes Kapitel zu widmen.

Die Kenntnis der Psychosomatik der Depression ist für jeden Arzt unerläßlich. In der Wahrnehmung des Patienten können die körperlichen Erscheinungen so stark in den Vordergrund treten, daß die Störung von der seelischen ganz auf die körperliche Erlebnisebene verschoben wird. An die Stelle der psychosomatischen Einheit und der psychischen und körperlichen Simultaneität kann hier das Prinzip der Komplementarität oder der Stellvertretung (v. Weizsäcker) treten, indem der Affekt und Konfliktinhalte aus dem Bewußtsein verdrängt und „somatisiert“ werden. Ist der Arzt in seiner Wahrnehmung und Interpretationsmöglichkeit einseitig somatisch orientiert, so kann, in gemeinsamer Blindheit und Verdrängungsarbeit, das Affektive, Seelische, Situative und zum großen Teil auch individuell Verstehbare des Krankheitsgeschehens völlig ausgeblendet werden. Daraus resultierten gewöhnlich endlose diagnostische Untersuchungsverfahren, die außerordentlich kostspielig, zeitraubend und letztlich für Patient und Arzt enttäuschend sind.

Die Interaktion von körperlicher und seelischer Verfassung wird selten so deutlich wie bei der Psychosomatik und Somatopsychik von Depressionen. Zugleich zeigt sich auch hier die Verschränkung von Anlage und Umwelt, Persönlichkeit und Situation, psychodynamischen Ursachen und Verselbständigung eines Themas im Seelischen und im Leiblichen.

Definitionen: Körperliche Beschwerden und funktionelle Symptome können als *Begleiterscheinung* bzw. als *Äquivalent* einer depressiven Verstimmung so sehr in den Vordergrund treten, daß sie das Zustandsbild beherrschen. Die entsprechenden Stimmungsveränderungen können dabei im Hintergrund bleiben und ganz übersehen werden. Das kann bei Depressionen verschiedensten Ursprungs der Fall sein: bei phasisch-endogenen als auch neurotischen, bei denen die Persönlichkeit im Vordergrund steht, aber ebenso bei reaktiven *Depressionen,* die unmittelbar aus der Situation verstehbar sind. Es existieren eine Fülle von Krankheitsbezeichnungen, die diese ursächlichen Faktoren und die körperlichen und seelischen Erscheinungen beschreiben.

Symptomatik: Es werden Klagen über *Druck* und allgemeine Mißempfindungen, *Schmerzen* diffuser, aber auch brennender Art, *Schweregefühle* im Körper und ähnliches vorgebracht. Sie können in den verschiedensten Körperregionen auftauchen. Die häufigste körperliche Lokalisation von depressiv-neurotischen Störungen in unserem Krankengut waren:

1. Kopfschmerzen, Kopfdruck;
2. Druck und Schmerzen im Oberbauch;
3. Schmerzen und Spannungszustände in Armen und Beinen;
4. Herzdruck, Herzängste;
5. Enge bei der Atmung;
6. Druck im Hals mit Eßhemmung und Brechreiz und
7. Beschwerden im Sinne des psychosomatischen Allgemeinsyndroms.

Außerdem bringen Schlafstörungen, Potenz- und Menstruationsstörungen, Erschöpfung und Schwäche die Patienten oft zur ärztlichen Konsultation, ohne daß vom Patienten und vom Untersucher die depressive Verstimmung zunächst wahrgenommen werden muß.

Das *„Krankheitsangebot“* kann oft so einseitig körperlich zentriert sein, daß zahllose vergebliche, aufwendige körperliche Untersuchungsverfahren eingesetzt werden. Unter dem nachhaltigen Klagen und Insistieren der Patienten kommt es nicht ganz selten auch zu operativen Eingriffen. Es hängt sehr vom Arzt ab, ob er durch seine Haltung und seine Fragen dem seelischen Zustand, d. h. hier, der Stimmung seiner Patienten überhaupt Aufmerksamkeit schenkt und seine Bereitschaft bekundet, das Befinden des Patienten einzubeziehen und nicht zu diskreditieren.

Eine 25jährige Medizinstudentin klagt seit 3 Monaten über *brennende Schmerzen im Oberbauch* „wie bei Zahnschmerzen“, unabhängig von der Nahrungsaufnahme. Sie klagt weiter über Übelkeit, Brechreiz, sie fühle sich dauernd, wie wenn sie die Nächte durchgezecht hätte. Sie lehnt jede Nahrung ab, hat 5 kg abgenommen. Außerdem Herzängste, Herzjagen, allgemeine innere Unruhe. Seit dieser Zeit ist sie nicht in der Lage, sich auf das Examen vorzubereiten, das bevorsteht. – Das gepflegte, schwarzhaarige Mädchen berichtet sachlich. Es fällt auf, daß sie sehr gedrückt ist, passiv im Stuhl lehnt, leise, etwas tonlos spricht. Auf Nachfragen gibt sie an, daß sie früher lebhaft, lebenslustig war. – Vor 3 Monaten hat sich ein gleichaltriger Freund, auch Medizinstudent, von ihr getrennt und eine andere Freundin ihr vorgezogen. Er kam aber vor einigen Wochen wieder zu ihr zurück, seitdem bestehe wieder ein gutes Verhältnis. Sie hat aber keinerlei sexuelle Bedürfnisse mehr, keine Arbeitskraft, keinen Hunger, keinen Mut. Der Schlaf ist nicht gestört. – Auf Fragen berichtet sie noch, daß ihr Vater schon wegen Depressionen und wegen Magengeschwüren behandelt wurde. – Es wird die Diagnose einer biographisch ausgelösten Depression endogenen Gepräges gestellt. Im Laufe einer medikamentösen Kur mit Imipramin kommt es schnell zu einer Erleichterung, die Apathie tritt zurück, sie beginnt sich auf das Examen vorzubereiten. Auch der Appetit nimmt zu. – Im Laufe der weiteren Behandlung ist deutlich, daß sie noch über 5 Monate kleinere Dosen vom Imipramin benötigt, zu frühe Verringerung der Dosis führt zu einem Wiederauftreten der Beschwerden. – Genau ein Jahr danach kommt es aber im Zusammenhang mit einer beruflichen Veränderung, die eine zu große Verantwortung für sie mit sich bringt, erneut zu einer depressiven Phase, die diesmal 3 Monate dauert. Eine leichte manische Stimmungsschwankung danach war nicht auszuschließen. Sie schreibt jedenfalls nach diesen drei Monaten: „Es ist ein ungeheures Erlebnis für mich, nach diesem Absterben und Verwelken, nach einem traurigen, unglücklichen Vegetieren in der Passivität und der Isolation wieder Leben und Lebenswert zu spüren. Ich bin glücklich, ich bin hier am rechten Ort gelandet."

Prognose: Für die Prognose sind bestimmte Gesichtspunkte richtungweisend. Frühere ähnliche, in Krisensituationen oder in phasischen Abständen aufgetretene *körperliche Beschwerden oder Zustände des Versagens* sind anamnestisch zu eruieren. Es ist im Ausdruck auf die *Stimmung* und auf den *Antrieb* zu achten.

Tagesschwankungen sind oft deutlich, meist mit charakteristischer Besserung gegen Abend verbunden. Es bestehen *Schlafstörungen, Selbstvorwürfe* betreffen vor allem die eigene *Apathie* und *Leistungsunfähigkeit.* Äußerungen über *Müdigkeit* als Leit- und Kernsymptom, über *Leistungsunfähigkeit* stehen auch bei den endogenen Depressionen heute immer mehr als Thema im Vordergrund.

Für Depressive charakteristisch beschrieben wird *„die Reaktion im letzten Augenblick":* wenn der Arzt das Gespräch beenden will, die Trennung von ihm droht, halten die Patienten den Arzt fest, klammern sich mit dem Blick an ihn, sprudeln plötzlich ihre Beschwerden noch einmal heraus, ohne daß es zu neuen, wesentlichen Mitteilungen kommt. Depressionen in der Familie stellen ebenfalls einen zu beachtenden Hinweis dar.

Epidemiologie: Depressive Symptome sind die häufigsten Beschwerden der Ambulanzpatienten der Psychosomatischen Klinik, sie fanden sich unter 2406 Patienten von 1982 bis 1984 in 16% der Fälle als Hauptdiagnose, in 13,1% als Nebendiagnose. Transkulturelle Studien haben gezeigt (Wittkower u. Hügel 1969; Pfeiffer 1969), daß hypochondrische Depressionen mit vegetativen Störungen, körperlichen Mißempfindungen, die Kopf, Herz, Bauch betreffen, z. B. bei indonesischen Patientengruppen nicht seltener, sondern eher etwas häufiger sind als bei uns. In Indonesien sollen neben den genannten Beschwerden noch Mißempfindungen wie Brennen der Körperoberfläche, Zittern und Steifheit gehäuft im Vordergrund stehen.

Psychophysiologie: Wie von mehreren Klinikern unter dem Thema Syndromwechsel ausgeführt wurde, gehört es zu den höchst bemerkenswerten Beobachtungen, daß typische psychosomatische Symptombildungen wie Kolitis, Ulkus, Urtikaria, Asthma usw. mit depressiven Phasen alternieren können (syndrome-shift) (S. 219). Das lenkt die Aufmerksamkeit auf *somatopsychische Zusammenhänge,* die bei psychosomatischen Krankheiten wie bei Neurosen und Psychosen zu diskutieren sind. Körperliche und seelische Ursachen sind auch hier nicht alternativ zu sehen. Sehr häufige körperliche Auswirkungen der Depressionen sind *Obstipation, Appetitlosigkeit,* bei Frauen ist die *Periode* unregelmäßig oder sistiert, die *Libido* ist eingeschränkt, der gesamte *körperliche Tonus* ist herabgesetzt. Den häufig im Vordergrund stehenden *Schlafstörungen* entsprechen im Schlaf-EEG eine Verflachung und Abkürzung der physiologischen Schlafphasen.

Erkrankungssituation: Typische Erkrankungssituationen für Depressionen stellen Veränderungen dar, die einen *Geborgenheitsverlust,* eine *Trennung,* eine *Isolierung,* einen *Zuwachs* an *Verantwortung* beinhalten. Auch endogene Depressionen werden nach den verschiedenen Schätzungen bei 15 bis 30% der Fälle, zumindestens bei der ersten Phase, situativ ausgelöst. – An körperlichen Faktoren sind Einflüsse des Rückbildungsalters der Frau und des Mannes von Bedeutung, die im Körperlichen wie im Seelischen eine Krise und eine Aufforderung zur Neuorientierung der eigenen Lebensrichtung darstellen, die von vielen nicht geleistet werden kann. Daß auch im Rahmen vieler körperlicher Krankheiten und Einschränkungen depressive Verstimmungen auftreten können, die ihrerseits wieder zu vom körperlichen Befund her nicht zu begründenden psychosomatischen Ausweitungen führen können, sollte nicht vergessen werden.

Psychodynamik: In psychoanalytischer Sicht erscheinen Depressive *abhängig von der Realpräsenz gewöhnlich idealisierter Objekte.* Das macht auch ihre Empfindlichkeit für Trennungen aus. Gegenüber den Objekten besteht eine infantile Abhängigkeit, die *orale Züge* trägt. Symbiotische Einverleibung der guten Mutter und Autorität, auch dem guten Arzt und Therapeuten wird gewünscht. Diese Übertragung hat verschlingende Aspekte, der Patient schwankt dabei nicht selten zwischen einer übergefügigen passiven, aber Vorschläge nicht aufnehmenden Haltung und einer eigensinnig aktiven, um Anerkennung bemühten Tendenz. Der Depressive möchte es den anderen Menschen recht machen, er möchte sich durch eigenes Leisten der anderen versichern, sie sich erhalten (s. dazu Benedetti 1985; Bräutigam 1979).

Die *Abwehr der Depressiven* liegt in den charakterlichen *Reaktionsbildungen* einer zwanghaften Ordnungsliebe und Gewissenhaftigkeit, die alles Störende, alle Unordnung, alle Aggressivität, jeden Schmutz, alles, was nicht die öffentliche Anerkennung findet, beseitigen will. Es geht dem Depressiven ständig um „Wiedergutmachung", d. h., er ist bemüht, durch Leistung, durch Nähe zu den anderen und durch tadellose Lebensführung seine untergründigen aggressiven und destruktiven Phantasien zu verleugnen. Die Depression erscheint als ein Zusammenbruch dieser charakterlichen Abwehr, als die Isolierung von dem guten Objekt, das Ausgeliefertsein an die Selbstvorwürfe. Die spezielle Tendenz zur Somatisierung depressiver Verstimmungen ist psychodynamisch etwa dahingehend zu interpretieren, daß die gestörte symbiotische Abhängigkeit von einem äußeren Realobjekt jetzt auf eine Abhängigkeit von einem inneren Objekt, einem Organ des eigenen Körpers verschoben wird. Diese Tendenz zur Internalisierung und zur Somatisierung seelischen Leidens und äußerer psychosozialer Konflikte liegt nicht nur in dem Krankheitsangebot des Patienten, es kommt ihm auch die ärztliche Empfangswelt entgegen. Die moderne technische Medizin und viele Ärzte neigen in gleicher Weise zu einer Internalisierung und Somatisierung unter Ausblendung der psychosozialen Konfliktfelder. Daß seelische Störungen im öffentlichen Bewußtsein eine Diskriminierung darstellen, entspricht ebenfalls dieser Tendenz.

Ätiologie: Die Möglichkeit, mit einer psychischen Symptomatik oder in somatisierter Form depressiv zu reagieren, setzt eine Disposition voraus. Diese wird durch Anlagefaktoren und u. U. frühkindliche Umwelteinflüsse während der Entwicklungszeit erworben. Bei der Auslösung und bei der weiteren Gestaltung spielen situative soziale Einflüsse eine wesentliche Rolle.

Persönlichkeitsstruktur: Das manifeste Persönlichkeitsbild der Depressiven ist durch die schon erwähnten Reaktionsbildungen bestimmt. Auch hier gibt es zwischen neurotischen und psychotischen Formen der Depression fließende Übergänge. Man findet im Persönlichkeitsvorfeld gewöhnlich keine grob auffälligen neurotischen Züge. Häufiger sind *überangepaßte* und *sehr leistungswillige Einstellungen.* In der frühen Kindheit werden gelegentlich unvermittelte *Angstäußerungen* berichtet, aber kaum eine ausgesprochen neurotische Symptomatik. Untersucht man die zwischenmenschlichen Beziehungen genauer, so sind sie durch die erwähnte Tendenz zu *symbiotischen Bezügen* mit starken *Anklammerungstendenzen* charakterisiert. – Der Tendenz zur sozialen Überangepaßtheit entspricht die soziale Brauchbarkeit der Depressiven, die bei epidemiologischen Untersuchungen, jedenfalls für die endogenen Depressionen, *eine Häufung der mittleren Schicht, vor allem* unter den Angestellten und Beamten, ergab.

Differentialdiagnose: Die beschriebenen Beschwerden in Verbindung mit Antriebsmangel, Apathie, Klagen über mangelnde Leistungsfähigkeit usw. müssen den Arzt an ein depressives Geschehen denken lassen, auch wenn eine echte Traurigkeit durchaus nicht vorhanden ist, sondern eher Züge einer Depersonalisation. Psychiater sprechen nicht umsonst von einer „depressio sine depressione“ oder auch von der Unfähigkeit des Depressiven zur echten Traurigkeit. Zu erwarten sind also nicht in erster Linie tiefer Kummer und Traurigkeit, sondern eine *Herabsetzung der gesamten Affektivität und Vitalität.* In der zwischenmenschlichen Interaktion kann der Arzt registrieren, daß er von dem Depressiven angesteckt wird, daß dieser sich an ihn anklammert, sich ihm in unfaßbarer Weise aufdrängt. Das wird gerade bei der oben beschriebenen Verabschiedung der Patienten deutlich, wenn zwischen Tür und Angel die Wünsche nach Nähe und Nichtabreißen des Kontaktes vom Patienten signalisiert werden.

Natürlich muß manchen Klagen, etwa im internistischen Bereich, diagnostisch nachgegangen werden. Der Arzt darf aber nicht durch endlose Untersuchungen, die dem Patienten nur die eigene Unsicherheit bestätigen, die Diagnose und die Behandlung zu lange hinauszögern. Zumindest muß therapeutisch auch ein Versuch der Diagnose ex iuvantibus gewagt werden.

Prognose: Die Prognose ist gut, im allgemeinen auch bei Patienten mit depressiven Störungen im höheren Lebensalter.

Eine 36jährige Ehefrau, Mutter eines 3jährigen Kindes, liegt auf der Privatstation einer Inneren Klinik. Sie hat seit 3 Monaten ständige *Schmerzen im Brustkorb,* es sei, *als ob die Haut zerreiße,* wie eine *Klammer,* es *brenne* auf der Haut. Sie habe gelesen, daß das ein Symptom von Krebs sein könne, habe auch etwas Husten und Auswurf. – Ausgelöst wurde die Störung im November, als sie mit ihrem 3jährigen Kind in einer Bestrahlungsklinik war. Das Kind habe „Schwämmle“ am Brustkorb, man habe es gleich bestrahlen wollen. Da habe sie Angst bekommen, in ihrem Bekanntenkreis sei sehr viel Krebs gewesen. – Sie berichtet, daß sie seit 3 Monaten schlecht schlafe, die Stimmung sei gut, aber sie nehme alles etwas schwerer als früher. Die Verdauung ist nicht in Ordnung, sie hat an Gewicht abgenommen. – Als weiterer *Konflikthintergrund* wird deutlich, daß sie vor 6 Monaten versuchte, sich von einem 7 Jahre älteren Mann zu trennen, mit dem sie seit einigen Jahren ein Verhältnis hat. Sie hat deswegen Schuldgefühle, offenbar spielte das bei ihren Krebsängsten eine Rolle. – Aus der weiteren Biographie geht hervor, daß sie in narzißtischen Anspruchshaltungen und starker Abhängigkeit von den Eltern aufgewachsen ist, beim Mann, wie auch jetzt beim Arzt Verwöhnung, Aufmerksamkeit, Geltung sucht. – Eine 2 Jahre jüngere Schwester hat dreimal wegen Depressionen eine Nervenklinik aufsuchen müssen, auch in der weiteren Familie gibt es eine Tendenz zur Zyklothymie. Es wird hier die Diagnose einer reaktiven Depression auf dem Boden einer neurotischen Persönlichkeitsentwicklung gestellt. Eine kombinierte Behandlung mit psychotherapeutischen Aussprachen und mit antidepressiven und anxiolytischen Mitteln bringt im Laufe von 4 Wochen eine Besserung, so daß sie entlassen werden kann, bei lockerer Nachbehandlung bisher kein Rückfall. Sie hat sich entschließen können, das Kind bestrahlen zu lassen, die Beziehung zu dem 7 Jahre älteren Mann hat sie nicht wieder aufgenommen.

Therapie: Die Behandlung muß sowohl den psychologischen als auch den sich im Verlauf der Erkrankung im Krankheitsgeschehen verselbständigenden Einflüssen gerecht werden. Der Depressive ist immer auf eine feste, tragfähige Beziehung zum Arzt angewiesen. In dieser liegt auch der beste Schutz gegen Suizidtendenzen. Die psychotherapeutische Bearbeitung von Konfliktthemen ist vor allem bei neurotischen und reaktiven Depressionszuständen nicht zu lange hinauszuschieben; sie sollte hier schon bei der akuten Depression ansetzen, denn das ärztliche Gespräch kann bereits in diesem Zustand ausgesprochen entlastend wirken. Längere psychotherapeutische Behandlungen, aufdeckende analytische Einzel- und Gruppentherapie sind in bestimmten Fällen, wo Voraussetzungen von seiten der Persönlichkeit vorliegen, indiziert.

Wenn endogene Faktoren in der Verstimmung im Vordergrund stehen, hat von Anfang an die Behandlung mit Psychopharmaka den Vorrang. Zwar braucht auch der Depressive hier ein festes Gegenüber, einen Arzt, der Entscheidungen für ihn trifft, belastbar ist, seine Lebensführung, u. U. eine Krankenhausaufnahme regelt. Konfliktthemen mit akut und schwer Depressiven zu bearbeiten, empfiehlt sich jedoch nicht. Hier sind die medikamentösen Möglichkeiten zu nützen und auch gegenüber dem Patienten und seinen Angehörigen nachdrücklich zu vertreten.

Dabei ist die jeweilige depressive Zielsymptomatik zu beachten. Stehen Unruhe und Ängste im Vordergrund, sind Medikamente wie Aponal oder Saroten zu versuchen. Bei Verstimmungen und Antriebshemmungen kann Noveril hilfreich sein. Beide Symptomfelder werden medikamentös von Ludiomil erfaßt. Bei schweren psychotischen Hemmungen und vitalisierter Depression ist Tofranil, evtl. in Verbindung mit Saroten zu versuchen oder bei schwersten Angstzuständen für eine zeitlich begrenzte Periode Aponal in Verbindung mit Tavor. – Im ganzen ist aber vor der Einnahme von Diazepinen wegen der drohenden Abhängigkeit zu warnen. Im übrigen kann nur auf die einschlägige Literatur zur Pharmakotherapie in der Psychiatrie hingewiesen werden (z. B. Wolfersdorf u. Mitarb. 1988; Kuhs 1990).

Befindlichkeitsstörungen und psychosomatisches Allgemeinsyndrom

(allgemeines psychosomatisches Syndrom; funktionelle Störungen; vegetatives Erschöpfungssyndrom; psychovegetatives Syndrom; vegetative Dystonie)

Psychosomatisches Allgemeinsyndrom bezeichnet ein meist polysymptomatisches körperlich zentriertes Beschwerdebild, das keine krankhaften organischen Ursachen oder Korrelate hat. Es ist einerseits mit einer gestörten Befindlichkeit und einem Persönlichkeitsfaktor verbunden, andererseits auf äußere, z. B. berufliche Belastungen zurückzuführen. Im Vordergrund steht also eine Tendenz zur Somatisierung von gegenwärtigen realen Belastungen bei den Betroffenen, wobei ihre affektive Befindlichkeit besondere Aufmerksamkeit verdient.

Eine Vorentscheidung liegt schon darin, wie man diese Störungen benennt: ob man mit vegetativer Dystonie, funktionelles Syndrom usw. ein anatomisches Substrat bzw. Organvorgänge oder mit Neurotizismus allein gestörte Persönlichkeitszüge in den Vordergrund rückt. Statt dessen sollte in der Krankheitsbezeichnung die Lebenslage und die seelische Situation des jeweiligen Patienten herausgestellt werden. Organzentrierte Bezeichnungen wie „Vegetative Dystonie“ haben Ärzte lange Zeit verführt, die ihnen weniger vertraute soziale und seelische Seite des Krankseins bei diesen Beschwerden zu vernachlässigen. Erst wenn man Menschen mit psychosomatischen Allgemeinbeschwerden als in ihrem beruflichen Leben handelnde und in ihrer Befindlichkeit betroffene Personen erfaßt, überschreitet man die bloße Wechselwirkung von gestörter Psyche und Soma (Christian 1990).

Symptomatik: Die Symptomatik ist gewöhnlich unscharf, wechselhaft und austauschbar. Es gibt viele Übergänge zu den allgemeinen körperlich zentrierten Beschwerden, wie man sie bei gesunden Menschen findet. Je nach untersuchtem Patientenkollektiv können Kopfschmerzen, Brust- und Oberbauchbeschwerden, Herzschmerzen oder Herzklopfen, Schwindel, Atembeschwerden, Kreuz- und Rückenschmerzen im Vordergrund stehen, miteinander vergesellschaftet oder im Wechsel auftreten. Zur Somatisierung gehört das körperliche Krankheitsangebot, bei dem z. B. an der Stelle von erlebter Angst über Herzklopfen oder Herzschmerzen, an der Stelle von Reizbarkeit und Unlust über Schweißausbrüche oder Schwindel und an der Stelle von trauriger Verstimmung über Druck auf der Brust oder Schwere der Glieder geklagt wird.

Epidemiologie: Über die Häufigkeitsverteilung von körperlichen sog. „funktionellen" Beschwerdesyndromen wurden oben bereits Zahlenangaben gemacht (s. S. 36). Schepank (1987) fand bei 18% der untersuchten nichtkranken Bevölkerung in Mannheim psychosomatische Allgemeinbeschwerden, 8% waren als krankheitswertige Fälle einzustufen. Im Expertenurteil standen bei dieser Population an Häufigkeit im einzelnen (Hönmann u. Mitarb. 1983) neben verschiedenen seelischen Beschwerden, Kopfschmerzen, Oberbauchbeschwerden und Muskelverspannungen im Vordergrund (Tab. 6).

In der Selbstbeurteilung dieser Gruppe wurden Kreuzschmerzen und Kopfschmerzen als häufigste körperliche Beschwerden angegeben (Tab. 7). Ältere Menschen klagten mehr über Nacken- und

Tabelle 6 **Die häufigsten psychogenen Symptome (Expertenurteil)** (nach Hönmann, Schepank u. Riedel 1983)

Symptome	% (N = 344)
1. allgemeine innere Unruhe	52
2. Kopfschmerzen	51
3. depressive Verstimmungen	47
4. Phobien	42
5. Ermüdungs- und Erschöpfungszustände	41
6. funktionelle Oberbauchbeschwerden	41
7. Konzentrations-, Arbeitsstörungen	40
8. Ängste	39
9. Schlafstörurungen	35
10. Muskelverspannungen	35

Tabelle 7 **Die häufigsten Beschwerden (Selbstbeurteilung)** (nach Hönmann, Schepank u. Riedel 1983)

Beschwerden	% (N = 344)
1. Reizbarkeit	74
2. innere Unruhe	71
3. Vergeßlichkeit	70
4. Müdigkeit	69
5. Kreuz- oder Rückenschmerzen	68
6. berufliche oder private Sorgen	65
7. Kopfschmerzen	64
8. Grübelei	64
9. Mattigkeit	62
10. innere Gespanntheit	61
11. Konzentrationsschwäche	60

Schulterschmerzen, mittlere Jahrgänge über Druckgefühle im Bauch, Schwäche und Schlaflosigkeit, die jüngeren über Reizbarkeit und Heißhunger. Entgegen früheren Auffassungen konnte keine Schichtabhängigkeit der Beschwerden bei diesen Nichtkranken gefunden werden. Es war aber im Expertenurteil u.a. eine Geschlechtsabhängigkeit festzustellen, indem Männer mehr zu einem körperlich zentrierten Beschwerdesyndrom mit Magen-Darm-Beschwerden neigten, Frauen mehr eine seelische, z. B. depressive Befindlichkeit angaben.

Diese körperlichen Allgemeinbeschwerden und Störungen der Befindlichkeit bei Gesunden sind offenbar der Hintergrund dafür, daß es unter weiteren Belastungen dann zur Arbeitsunfähigkeit und zu Krankschreibungen kommt. Bei den von Schepank (1989) Untersuchten waren 38% der Gesamtbevölkerung im Jahr bis zu 4 Wochen krankgeschrieben. Unter den Fällen und den Nichtfällen mit seelischen und mit psychosomatischen Allgemeinbeschwerden waren Arbeitsunfähigkeit bzw. Krankschreibung im ganzen mehr als doppelt so häufig und erstreckten sich über längere Zeit als in der Gesamtbevölkerung.

Bei einer Vorsorgeuntersuchung nach „funktionellen Beschwerden" in einem Industrieunternehmen fanden Tölle u. Ladas (1982), daß auf schriftlich gegebene Fragen 48% mindestens *ein* funktionelles Körpersymptom bejahten, im Mittel zwei Beschwerdenangaben. Bei den organisch Gesunden, aber schon in Behandlung Stehenden waren körperliche Beschwerden noch wesentlich häufiger, wobei außerdem die Häufigkeit von verordneten Psychopharmaka auffällt, während die Unbehandelten offenbar eher zu Schmerzmitteln greifen (Tab. 8).

Die Abhängigkeit von den Arbeitsbedingungen war insofern deutlich zu machen, als z. B. bei zeitlicher Überbeanspruchung Einschlafstörungen und Analgetikagebrauch häufiger waren, bei emotionalen Belastungen und Konflikten mit Kollegen offenbar Reizbarkeit und eine höhere Beschwerdequote. Nach persönlichen, etwa familiären Konflikten war nicht gefragt worden, so daß dieser Faktor nicht zu beurteilen war.

Zur Frage der psychosomatischen Kovariation: Bei der Diskussion des psychovegetativen Syndroms wurde häufig die Auffassung vertreten, daß dem Beschwerdesyndrom konstant eine vegetative Regulationsstörung zugeordnet werden kann (Eysenck 1966; Thele 1967; Delius u. Fahrenberg 1969).

Eysenck unterstellt beim „Neurotizismus" eine ursächliche starke Labilität des autonomen Nervensystems, Delius spricht von „Ordnungsmängeln". Wir können bei der oben vertretenen Definition des psychosomatischen Allgemeinsyndroms dem somatischen Aspekt nicht das Gewicht eines ursächlichen Faktors zusprechen, auch nicht den Rang einer konstanten gleichzeitigen und kovarianten Regulationsstörung.

Tabelle 8 **Häufigkeit funktioneller Beschwerden bei unbehandelten und behandelten Mitarbeitern** (nach Tölle u. Ladas 1982)

Merkmale	Funktionelle Beschwerden unbehandelt (N = 698) %	 behandelt (N = 82) %
Kopfschmerzen	17,0	31,7
Schweißausbruch	13,6	26,8
Reizbarkeit	13,5	26,8
Durchschlafstörung	8,6	25,6
viel Müdigkeit	8,0	24,4
funktionelle Herzbeschwerden	7,7	20,7
labile Stimmung	7,3	18,3
Konzentrationsschwäche	6,6	20,7
Einschlafstörung	6,2	23,2
Schwindelgefühl	5,3	15,9
Mangel an Energie	2,7	13,4
Auftreten von Spannung	23,8	45,1
abhängig von akuter Belastung	15,3	39,0
Verwendung von Analgetika	11,6	18,3
Verwendung von Psychopharmaka	7,7	62,2

Beim psychosomatischen Allgemeinsyndrom können mehrere und vielfältige Beschwerden nebeneinander existieren. Wir grenzen sie ab von speziellen funktionellen Beschwerdesyndromen und Regulationsstörungen, wie sie oben z. B. unter den kardiovaskulären Regulationsstörungen beschrieben wurden (S. 130ff). So haben z. B. orthostatische Regulationsstörungen ein dem subjektiven Beschwerdebild entsprechendes vegetatives Funktionsmuster. Bei dem hier beschriebenen psychosomatischen Allgemeinsyndrom besteht eine solche Kovarianz von Beschwerdestruktur und bestimmten vegetativen Symptomen nicht, wie Untersuchungen der letzten Jahre zeigten (Fahrenberg u. Myrtek 1975; Myrtek 1978). Auch läßt sich das Konzept einer konstanten Beziehung von Ausmaß und Vielfalt körperlicher Beschwerden und Ausmaß vegetativer Regulationsstörungen kaum aufrechterhalten (Myrtek 1978). Es bestehen im ganzen also enge Beziehungen zwischen emotionaler Labilität, die sich als neurotischer Persönlichkeitsfaktor auch testpsychologisch operationalisieren läßt und der Häufigkeit körperlicher Beschwerden, jedoch keine Kovarianzen von Beschwerden und nachweisbaren vegetativen Funktionsstörungen.

Als Ursachen sind mehrere Faktoren im Spiel. Sie liegen sowohl beim einzelnen Menschen als auch bei seiner Umgebung, im Beruf wie in der Familie, in seiner Gegenwart, seiner Vergangenheit und seinem Zukunftsentwurf:

1. Es ist zu zeigen, daß die Häufigkeit körperlicher und seelischer Beschwerdeangaben mit einem Persönlichkeitsfaktor korreliert, der traditionellerweise als „Nervosität“ bezeichnet wird. Der Persönlichkeitsfaktor wird gewöhnlich mit Erregbarkeit, emotionaler Labilität und schwankender Stimmung als Neurotizismus (Eysenck 1967) rein negativ charakterisiert und testpsychologisch unterbaut. Persönlichkeitszüge dieser Art beinhalten aber zugleich auch eine erhöhte kognitive und affektive Differenziertheit. Er beschreibt eine Sensibilität in der Wahrnehmungs- und Erlebnissphäre für psychophysisch und emotional unangemessene Belastungen, die sie für Widersprüche des beruflichen Lebens verletzbarer macht. Ihre Beschwerden haben damit Signalcharakter nicht nur für ihre persönliche Lage sondern für die gesamte äußere Situation.

Wenn diese Störungen ohne weiteres ursächlich mit einer verstärkten psychophysischen Reaktionsweise des vegetativen Nervensystems in Verbindung gebracht und als anlagemäßig bedingt aufgefaßt werden, ist demgegenüber zu betonen, daß das vegetative Nervensystem weniger als organische Krankheitsursache, sondern eher als Resonanzboden des jeweils gestörten seelischen Befindens aufzufassen ist.

2. Belastungen in der gegenwärtigen Lebenssituation, vor allem beruflicher oder familiärer Art und damit gegebene Konflikte müssen noch hinzutreten, daß aus Allgemeinbeschwerden Symptombildungen werden. Der Lage am Arbeitsplatz kommt hier oft entscheidendes Gewicht zu. Sicher stellt dabei ein starker „social support“ in der Familie oder bei Lebenspartnern einen Schutzfaktor dar, – ein verstärkendes Element, wenn er ganz fehlt. Erst unter aktuellen psychosozialen Belastungen werden die Beschwerden der Gesunden zu einem Symptom, das zu einem Krankheitsangebot führt und hinausgeschoben wird in den Raum ärztlicher Behandlung.

Eine Studie an 525 körperlich und seelisch untersuchten Arbeitnehmern (Christian 1981) fand Zusammenhänge zwischen Beschwerdeprofilen bzw. Beschwerdesummen (FBL) und der jeweiligen Arbeitssituation in verschiedenen Industrie- und Dienstleistungsbetrieben. Im Vergleich zweier Betriebe der Bekleidungsindustrie fanden sich in der Summe von Allgemeinbeschwerden und z. B. im Grad der Ausprägung eines häufig geklagten Schulter-Arm-Beschwerdesyndroms deutlich unterschiedliche Werte. Das manifestierte sich in erhöhtem Krankenstand, erhöhter Betriebsfluktuation und gesteigerter Unfallhäufigkeit. Die berufliche Arbeitslage war in diesem mit höheren Beschwerdesummen belasteten Betrieb durch größeren Zeitdruck der Arbeit, schematischere Tätigkeit bei höheren Anforderungen an Präzision usw. charakterisiert. Das demonstriert, wie Gesunde mit funktionellen Beschwerden, Belastungen und Konflikten dekompensieren und über Allgemeinbeschwerden in eine Krankheitskarriere eintreten können.

3. In Bezug auf die Somatisierung ist noch zu bedenken, daß der gesamte medizinische Apparat der zivilisierten Welt gegenwärtig mehr auf ein körperliches Krankheitsangebot ausgerichtet ist als auf ein seelisches. Die Ärzte, die Krankenversicherungen und die Gesellschaft bewerten körperliches Kranksein sehr viel höher als seelisches, das diskriminierend ist. Schließlich kann man noch in der grundlegenden Ausdrucksfunktion des Leiblichen eine Hinführung zur Somatisierung sehen. Der leiblichen Gebärde kommt Entlastungs- und Abfuhrcharakter zu. Es ist auch noch daran zu erinnern, daß körperliches Kranksein einen sehr viel stärkeren Appell an Zuwendung durch andere Menschen darstellt. Das Kranksein des Kindes wird von der Mutter gewöhnlich nicht nur mit liebevoller Betreuung und besonderer Aufmerksamkeit, sondern auch mit Entlastung von Verpflichtungen, wie Schulbesuch usw., beantwortet. Auf diese frühe Erfahrung und diesen ursprünglichen Appell greift der Mensch auch in seinem somatisierenden Krankheitsangebot zurück.

Die Verbindung von Beschwerden → Persönlichkeit → Nervensystem erscheint zu einfach. Ihr ist ein komplexerer Zusammenhang entgegenzustellen von Beschwerden ↔ gegenwärtiger Lebenssituation ↔ Persönlichkeit ↔ somatischer Krankheitsrezeption der Ärzte und der Gesellschaft.

Damit tritt an die Stelle einer ursächlichen Entwicklung eine erlebte Wechselwirkung zwischen dem einzelnen Menschen und seiner sozialen Umwelt.

Diagnose und Differentialdiagnose: Die Diagnose des psychosomatischen Allgemeinsyndroms ist positiv zu stellen. Der Ausschluß körperlicher Krankheitsursachen reicht dazu nicht aus. Die gegenwärtige Medizin bietet praktisch unbegrenzte Untersuchungsmöglichkeiten, die sich kaum erschöpfen lassen und endlos wiederholt werden können. Es ist Ausdruck der Ratlosigkeit vieler Ärzte, daß außerordentlich hohe Mittel und viel Zeit in unendlichen Untersuchungsverfahren und medikamentösen Therapien eingesetzt werden, weil sie die Fähigkeit zu einer positiven Diagnose psychosomatischer Krankheitszusammenhänge versäumen. Diagnostisch ist der gegenwärtigen Gestimmtheit und der Gefühlslage ausdrücklich in gezielten Fragen Aufmerksamkeit zu schenken. Stimmungsschwankungen im Laufe des Tages oder in bestimmten Situationen, Schlafrhythmus, ausgleichende Befriedigungen in der Freizeit und durch andere Menschen sind dabei zu beachten.

Aus dem zeitlichen und inneren Zusammenhang des Auftretens der Beschwerden mit einer äußeren Belastung und/oder inneren Konfliktsituation kann ein Verständnis des Stellenwertes der Beschwerden im Lebensgang dieses Menschen gewonnen werden. Wichtig für diese Diagnose ist ein Verständnis der Körpersprache: An welcher Stelle des Lebensganges setzt das Symptom ein? Was hat es für eine finale Bedeutung? Welche Geschichte hat das Organ, das spricht? Besonders bei einfachen Menschen ist darauf zu achten, in welchen Ausdrücken der Umgangssprache die Beschwerden und die Lebenssituation geschildert werden. In ihnen bildet sich subjektiv die Zuständlichkeit wie auch der Zusammenhang oft unmittelbar ab. Differentialdiagnostisch abzugrenzen sind Beschwerden oder Schmerzen, die als Konversionssymptomatik meist sehr demonstrativ angeboten werden. Auf eigengesetzlich prozeßhaft ablaufende depressive Krankheitsformen ist zu achten (S. 371, 393).

Therapie: Die anzuwendenden Therapieformen reichen vom gezielt aufdeckenden Gespräch über psychotherapeutische Beratungen bis zum Einsatz von Gruppenverfahren. Entscheidend ist die Einbeziehung der Persönlichkeit und ihrer Gefühlslage, die Erfassung der Lebenssituation mit der beruflichen und familiären Lage des Betroffenen vor dem Hintergrund seiner Lebensgeschichte. Die Befindlichkeit und die verdrängten, unterdrückten Bedürfnisse, die in die Somatisierung gedrängt wurden, sind erfahrungsgemäß für viele Menschen in Gruppen, bei Menschen die gleiche Beschwerden haben, leichter zu erkennen und anzunehmen. Gesprächsgruppen, Selbsthilfegruppen und auch tiefenpsychologisch fundierte Gruppentherapie können so hilfreich sein. Medikamentöse Therapien ohne Klärung der Lebenssituation können schaden, da sie die Gestimmtheit und die Ursachen u. U. nur zudecken und chronifizieren. Erst nach einer Klärung der äußeren und inneren Lebenslage sind weitere Behandlungsmaßnahmen wie körperliche Umstellungen, Training, Ruhepausen, Schlafmittel, usw. und auch berufliche Veränderungen sinnvoll.

Der Hörsturz

Definition und Diagnose: Der idiopathische Hörsturz („sudden hearing loss") ist eine akut einsetzende, in der Regel einseitige Innenohrschwerhörigkeit (in wenigen Fällen bis zur Ertaubung) ohne erkennbare Ursache. Die Prognose ist aufgrund der hohen Spontanremissionsrate tendenziell günstig, doch sind bleibende Hörminderungen nicht selten und Rezidive möglich. Während noch vor kurzem eine Reihe verschiedener pathogenetischer Faktoren (insbesondere Virusinfekte) diskutiert wurden, scheint heute über die vaskuläre Genese des Krankheitsgeschehens im Bereich der als Endarterie besonders anfälligen A. labyrinthi weitgehende Einigkeit zu herrschen. Waren zunächst rein somatische Ursachen im Blickfeld, so ist inzwischen immer deutlicher geworden, daß psychosomatische Gesichtspunkte („Streß") zumindest bei der Erkrankungssituation eine bedeutsame, teilweise wohl sogar eine bestimmende Rolle spielen. Der Hörsturz wird von erfahrenen Klinikern als typische, neuzeitliche „Streßkrankheit" angesehen: er ist nicht selten – man rechnet mit einer Häufigkeit von 1:5000 pro Kopf der Bevölkerung – bei stetig wachsender Tendenz in den letzten Jahren. Diese Häufigkeitszunahme ist nicht allein mit der vermehrten Aufmerksamkeit und der verbesserten Diagnostik zu erklären.

Symptomatik und Erkrankungssituation: Das blitzartige, oft dramatisch empfundene Einsetzen der Symptomatik mit plötzlicher Hörminderung, fast immer begleitet von einem unangenehmen Ohrensausen, häufigem Schwankschwindel und manchmal auch einem Druckgefühl („wie Watte") im Ohr führt die beunruhigten Patienten meist unverzüglich von selbst zum Arzt und bereitet in der Regel keine diagnostischen Schwierigkeiten.

Eine eindrucksvolle und sehr typische Selbstbeschreibung gibt es von Jean Jacques Rousseau, der als 24jähriger einen Hörsturz erlitt, den er in seinen Lebenserinnerungen folgendermaßen beschrieb:

„Als ich eines Morgens, an dem es mir nicht schlechter ging als sonst, eine kleine Tischplatte auf ihrem Fuß richtete, fühlte ich in meinem ganzen Leibe einen plötzlichen, ganz unvorstellbaren Aufruhr. Ich kann es nur mit einer Art Sturm vergleichen, der sich in meinem Inneren erhob und im selben Augenblick durch alle Glieder tobte. Meine Arterien begannen derartig heftig zu schlagen, daß ich das Klopfen nicht nur fühlte, sondern sogar hörte, vor allem die Kopfschlagadern. Dazu ein starkes Ohrensausen, so daß es wie ein drei- und vierfacher Lärm war, nämlich ein tiefes, dumpfes Sausen, ein helleres Rauschen wie von fließendem Wasser, ein schrilles Pfeifen und das geschilderte Pochen, dessen Schläge ich leicht zählen konnte, ohne mir den Puls zu fühlen oder meinen Körper mit den Händen zu berühren. Dieser innere Lärm war so groß, daß er mir mein bisher gutes Gehör raubte und mich zwar nicht ganz taub, aber so schwerhörig machte, wie ich es seitdem bin."

Erkrankungssituation und Psychodynamik: Seit längerem ist erfahrenen Klinikern aufgefallen, daß viele Hörsturzpatienten über ein hohes Maß an *innerer Belastung oder äußerer Anstrengung* vor dem Krankheitsbeginn klagen. Sie berichten von realer Überbelastung, oder dem Gefühl chronischer subjektiver Überforderung („Stress"), das sich dann z. B. durch ein unerwartetes äußeres traumatisches Ereignis – etwa einem realen oder phantasierten „Objektverlust" – ins Unerträgliche gesteigert hat. In einer eigenen Untersuchung an 90 unausgelesenen Hörsturzpatienten einer Universitäts-HNO-Klinik ließ sich mit Hilfe eines klinischen Interviews in über 70% der untersuchten 90 Fälle ein enger Zusammenhang von Hörsturz und akuten psychischen Belastungen explorieren. Knapp 60% der Patienten stellten diesen Zusammenhang spontan von selbst her (Kropp u. v. Rad 1988). Am häufigsten fand sich folgende typische biographische Konstellation: auf dem Hintergrund einer chronischen, mühsam kompensierten, aber ungelösten und latent andauernden Konfliktsituation kam es zu einer unerwarteten, zusätzlichen und akuten Belastung („life event"), die die Symptomatik auslöste. Dazu ein Fallbeispiel:

Eine 44jährige Patientin berichtete, sie sei sehr pflichtbewußt erzogen worden. Das Verhältnis zu ihrer Mutter schilderte sie als sehr eng, zu Vater und Bruder habe sie dagegen keine wirkliche Beziehung gehabt. Als der Vater an Magenkrebs und kurz darauf auch ihr Bruder starb, seien sie und ihre Mutter „noch enger zusammengerückt", zugleich übernahm die damals 16jährige Patientin viele Aufgaben, die vorher von Vater und Bruder erledigt worden waren. Die Patientin heiratete dann schließlich, die Mutter zog mit der Tochter zu deren Ehemann. Bei ihm fühlte sich die Patientin niemals geborgen, eine Schwangerschaft endete mit einer Totgeburt, die Ehe blieb kinderlos. Pflichtbewußt erfüllte sie jedoch ihre neue Aufgabe als Mitarbeiterin im Geschäft ihres Mannes. Mit zunehmendem Alter wurde die Mutter der Patientin pflegebedürftig. Als die Doppelbelastung mit Geschäft und Pflege zu groß wurde, entschloß sich die Patientin nur zögernd und auf Anraten ihres Ehemannes, die Mutter in einem Heim unterzubringen. Doch schon zu Lebzeiten der Mutter machte sich die Patientin deswegen Vorwürfe und empfand sich selbst als undankbar. Als dann die Mutter starb, wurde die Patientin „von Schuldgefühlen überwältigt". Innerhalb weniger Wochen verlor sie 20 Pfund an Gewicht, entwickelte eine Amenorrhö, und zum ersten Mal traten hypotone Krisen mit Schwarzwerden vor den Augen auf; bei zusätzlichen Belastungen stellten sich pochende Kopfschmerzen ein. Die Patientin bekam massive Schlafstörungen und „verlor die Freude am Leben". Sie fühlte sich ihren geschäftlichen Verpflichtungen zunehmend nicht mehr gewachsen, hatte aber das Gefühl, ihren Mann nicht im Stich lassen zu können und sich daher auch keinen Urlaub gönnen zu dürfen. Als sie an einem Montagmorgen, dem sie „schon mit Grauen entgegengesehen hatte", auch noch erfuhr, daß eine Hilfskraft im Geschäft ausfiel, erlitt sie wenige Minuten später einen vollständigen Hörverlust auf dem rechten Ohr. Sie arbeitete zunächst eine Woche lang weiter, ließ sich dann erst stationär behandeln. Nach viertägigem Klinikaufenthalt, den die Patientin als sehr erholsam erlebte („Ich gestatte mir einen Urlaub mit Krankheit"), besserte sich ihr Hörvermögen, im weiteren Verlauf verspürte sie aber bei psychischen Belastungen immer wieder ein Druckgefühl und Tinnitus beidseits.

Auch Neuser u. Knoop (1986) fanden in einer sorgfältig kontrollierten Untersuchung von 20 Hörsturzpatienten im Vergleich zu 20 passenden gesunden Kontrollpersonen vor allem eine (hochsignifikante) Differenz belastender, noch „unverarbeiteter" Lebensereignisse im Vorfeld der Erkrankung. Unterschiede psychopathologischer Persönlichkeitszüge (gemessen mit einer Kurzform des MMPI) waren weniger auffällig, wenn auch (in einzelnen Bereichen wie z. B. der „Depressions-" oder „Hysterieskala") durchaus vorhanden. Demgegenüber hatte Greuel (1983, 1986) bei seinen Patienten sogar ein typisches Persönlichkeitsprofil beschrieben, das durch ein permanentes Anspannungsgefühl bei nie endgültig „erledigten" und erfolgreich beendeten Aufgaben-Zielsetzungen gekennzeichnet war. Diese Menschen „schaffen" sich sozusagen ihre eigene Überforderung selbst, die dann auch prompt im Rahmen belastender Lebensereignisse irgendwann eintritt.

Eine so deutlich beschreibbare Persönlichkeitsorganisation ließ sich in unserer Untersuchung nicht nachweisen. Auch Neuser u. Knoop (1986) kommen zu der Einschätzung, daß „Persönlichkeitsstörungen offensichtlich keine notwendige Bedingung bei Hörsturzpatienten sind". Sie interpretieren ihre MMPI-Befunde als Folgen der Erkrankung und nur teilweise als persönlichkeitsspezifisch.

Es ist nach allem was wir über psychosomatische Zusammenhänge wissen, unwahrscheinlich, daß *eine* spezifische (z. B. psychische) Konstellation zu *einer* somatischen Symptomatik führt. Alle genauer untersuchten Gesundheitsstörungen sind heterogen in bezug auf ihre disponierenden, auslösenden und krankheitsaufrechterhaltenden Faktoren. Es ist vielmehr zu erwarten, daß sich in Zukunft auch bei den Hörsturz-Kranken verschiedene Untergruppen herauskristallisieren, die unterschiedliche somatische und psychische Voraussetzungen in der Disposition und Krankheitsauslösung deutlicher hervortreten lassen.

Eine Untergruppe dieser Patienten läßt sich vielleicht jetzt schon abgrenzen: es sind dies Kranke, bei denen der akustische Austausch zur Umwelt schon immer besonders empfindsam störbar und verletzlich strukturiert war. Bei ihnen ist das Hören „hochbesetzt": Sie sind eher introvertiert und innenweltlich ausgerichtet, leicht störbar und aus der Bahn geworfen, wenn unerwartete oder unerwünschte akustische Signale sie aus dem eigenen Rhythmus reißen. Eine Reihe von Hörsturz-Patienten berichtet trotz aller Sorgen mit dem Ausdruck tiefer Befriedigung, daß sie seit ihrer Erkrankung bestimmte Störungen durch ihre Umwelt (wie z. B. nächtliches Kindergeschrei) nicht mehr wahrnehmen können, ohne daß man ihnen daraus einen Vorwurf machen könne. In solchen Fällen ist die symbolische Determinierung des Hörens auffällig und ein „Konversionsgeschehen" nicht unwahrscheinlich. In der Mehrzahl der Patienten findet sich aber kein Hinweis auf eine symbolisch determinierte „Organwahl", sondern vielmehr generell eine Bereitschaft, auf wechselnde psychische Belastungen mit unterschiedlichen körperlichen Funktionsstörungen („Somatisierungstendenz") zu reagieren.

Pathogenese: Das Krankheitsbild ist bislang in seiner Symptomentstehung weitgehend ungeklärt. Noch bis vor kurzem wurde die Rolle infektiöser Faktoren hoch eingeschätzt. Neuere Arbeiten konnten jedoch anhand serologischer Untersuchungen zeigen, daß kein Zusammenhang zwischen einer vermuteten infektiösen Genese und dem Hörsturz besteht. Gegenwärtig gilt die Aufmerksamkeit ganz dem vaskulären System, wobei sowohl Hypertonie als auch Hypotonie diskutiert werden. Nach Naujoks (1979) ist „eine vaskuläre Komponente bei hypotoner Kreislauflage" der wichtigste Faktor in der Ätiopathogenese des Hörsturzes – dies entspricht auch unseren Beobachtungen. Es ist auch nachgewiesen, daß eine hypotone Kreislauflage einen starken Stimulus für eine Kontraktion der Innenohrgefäße darstellt. Faktoren wie Hypertonie, Diabetes mellitus oder Hyperlipidämie dürften über pathologische Gefäßwandveränderungen und Angiosklerose eher im Sinn einer chronischen Vorschädigung wirken. Andere Mechanismen einer vaskulären Schädigung des Innenohres, z. B. durch Mikroembolie oder durch „sludging", d. h. reversible Erythrozytenverklumpung, ließen sich zwar tierexperimentell induzieren, sind aber in ihrer Relevanz noch ungeklärt. Dennoch hat das „sludging" ein besonderes pathogenetisches Interesse auf sich gezogen – ist doch bekannt, daß unter Streß die Thrombozytenadhäsivität ansteigt und auf diesem Wege eine Verlangsamung oder völlige Blokkade der vaskulären Zirkulation im Innenohr die Folge sein könnte.

Therapie: Bei der Beurteilung geeigneter Behandlungsmaßnahmen sind vor allem die Spontanheilungsraten zu berücksichtigen, die zwischen 50 und 86% angegeben werden. In der gleichen Größenordnung liegen unter medikamentöser Therapie beobachtete Besserungsraten, wobei alle möglichen Arten durchblutungsfördernder Maßnahmen zur Anwendung kommen. Ergebnisse psychotherapeutischer Behandlungen sind bislang kaum mitgeteilt worden. Lediglich Greuel (1983) berichtet von dramatischen, audiometrisch verifizierten Besserungen im Rahmen einer modifizierten Hypnosetherapie. Wenn es zutrifft, daß der Hörsturz meist nur eine eher unspezifische aber psychodynamisch mitbestimmte somatische Reaktionsweise auf äußere Belastungen im Zusammenspiel mit inneren Konflikten (und einer körperlichen Disposition) darstellt, dann ist neben der notwendigen somatischen Versorgung eine verstehend-psychologische Diagnostik und Beratung angezeigt. Denn der Hörsturz hat über die Tatsache eines singulären Krankheitsereignisses hinaus oft eine Signalfunktion, die es angesichts der Gefährdung des Kranken zu beachten gilt.

Zumindest bei den situagen ausgelösten Krankheitsfällen ist herauszufinden, welchen äußeren und inneren Überforderungen, welchem „Streß" sich der Patient selbst aussetzt. Allgemeine ärztliche und psychotherapeutische Aufgabe ist es dann, den Patienten zu beraten und ihm zu helfen, durch Änderungen in der Lebensführung und ein anderes Gesundheitsverhalten diese Krisenpunkte zu meiden. In einigen ausgewählten Fällen führt der Hörsturz den Betroffenen zur Aufnahme einer intensiven analytischen Psychotherapie, wenn die biographische Krise eine tiefergreifende Persönlichkeitsstörung deutlich werden ließ.

Psychiatrische Erkrankungen

Psychosomatische Gesichtspunkte bei den endogenen Psychosen

Eine psychosomatische Betrachtungsweise scheint bei den großen psychiatrischen Erkrankungen, die mit einer seelischen Symptomatik auftreten, mit dem jeweiligen Lebensgang mehr oder weniger verwoben sind und schließlich einen prozeßhaften Verlauf nehmen können, naheliegend. Sie ist aber durchaus nicht selbstverständlich. In der Psychiatrie besteht eine jahrhundertelange, bis in die Gegenwart reichende Tradition, sich untereinander in den wissenschaftlichen Auffassungen entweder als Somatiker oder als Psychiker zu charakterisieren. Ihren kritischen, immer wieder neu aufbrechenden Ausgangspunkt hat sie in dem großen und faszinierenden Rätsel der endogenen Psychosen, den Schizophrenien und den manisch-depressiven Krankheitsbildern. Gerade hier spiegeln sich in der psychiatrischen Tendenz der Somatiker und Psychiker mehr als ätiologische Einseitigkeiten. Im komplexen Miteinander von körperlichem Geschehen und Erleben erscheint unausweichlich die Schwierigkeit, körperliche und seelische Wirklichkeit in ihrem Eigenen und ihren Gesetzmäßigkeiten in einer einzigen Sichtweise zu erfassen. Bei den endogenen Psychosen ist der Versuch gemacht worden, im „endon“ (Tellenbach) den leibseelischen Geschehenscharakter begrifflich und theoretisch auf die Ebene metaphorischer Anschauung zu erheben.

Bewähren muß sich das bei diesen Psychosen, die in ihrer Manifestation nicht selten häufig situagen verstehbar sind und in ihrem psychischen Bild Abwandlungen von Persönlichkeitszügen bieten, die man im Vorfeld und im familiären Umfeld der Kranken finden kann. Die Verselbständigung und die prozeßhafte Eigengesetzlichkeit des psychotischen Prozesses weist andererseits auf körperliche Gesetzmäßigkeiten hin. Wie bei den meisten psychosomatischen Krankheitsformen sind Hinweise auf erbgenetische Risikofaktoren bei den Psychosen unübersehbar. In den psychotischen Weltbezügen treten aber in abgewandelter Form allgemein menschliche Einstellungen auf, die als Alienation eine anthropologische Interpretation nahelegen. Anziehungskraft und Schrecken, die vom psychotisch Kranken offenbar ausgehen können, haben in dieser Nähe zum menschlichen Dasein ihren Grund.

Alternativ zugespitzt lautet die Frage lange Zeit (Organ-)*Prozeß* oder (Persönlichkeits-)*Entwicklung*. Moderne Konzepte von seiten der psychologischen Forschung zu den Persönlichkeitsstrukturen und ihren Gefährdungen im Vorfeld der Erkrankungen lassen diese endogen psychotischen Verläufe heute als Beispiel von *somato-psychosomatischen Zusammenhängen* erscheinen.

Schizophrenie

Die seit E. Bleuler als Schizophrenie bezeichnete endogene Psychose ist eine schwere seelische Erkrankung, die im jugendlichen bis mittleren Alter auftritt, in einmaligen akuten, meist aber in mehreren Schüben oder schleichend bzw. primär chronifizierend beginnt. In der Mehrzahl der Erkrankungsfälle führt sie zu Persönlichkeitsveränderungen mit Einschränkungen im sozialen und geistigen Leben. Sie ist in allen Kulturen bekannt und umfaßt nach epidemiologischen Untersuchungen etwa 1% der Bevölkerung, wobei Männer und Frauen zu gleichen Teilen betroffen sind. Die Häufung schizophrener Erkrankungen in bestimmten Familien (dort aber nicht unter adoptierten Kindern) weist auf Erbeinflüsse hin. Es finden sich in diesen Familien aber nicht nur gehäuft schizophrene Erkrankungen und abnorme Persönlichkeiten, sondern auch künstlerisch und wissenschaftlich Hochbegabte.

Diagnose: Als häufigste Symptome werden beschrieben: Denkstörungen mit wahnhaften Verarbeitungen; Sinnestäuschungen mit akustischen Halluzinationen; autistischer Rückzug und eine Entfremdung in den Beziehungen zu anderen Menschen; zunehmende Isolierung; affektive und intellektuelle Verarmung, die in chronifizierten Verläufen bis zur Apathie reicht. Diese meist bleibenden Persönlichkeitseinbußen unterscheiden die Schizophrenie von den zyklothymen Psychosen, bei denen die Kranken zu ihrer Ausgangspersönlichkeit zurückkehren. Wenn im Beginn der Erkrankung die Diagnose oft schwer zu stellen ist, kann sie im Krankheitsverlauf in über 90% der Fälle aus der Persönlichkeitsweiterentwicklung erschlossen werden.

Eine spezifische körperliche Symptomatik gibt es nicht. Versucht man, den hinter der psychiatrischen Symptomatologie liegenden und umgreifend veränderten Weltbezug bei dieser Erkrankung im ganzen zu charakterisieren, so ist er als *Wirklichkeitsverlust* zu bezeichnen. Die Beziehung zur Umwelt ist kognitiv und in den tragenden, sinnstiftenden und Sicherheit gebenden Zusammenhängen eingeschränkt. Dieser akute oder sich im Krankheitsverlauf verselbständigende Vorgang der Entordnung und Entfremdung von der Umwelt wird als Strukturverlust oder als Abwandlung der basalen Grundfunktion der Strukturgenese (Mundt 1991) charakterisiert.

Pathogenese: Läßt sich dieser Vorgang in einen somato-psychosomatischen Zusammenhang bringen? In der Geschichte der psychosomatischen Schizophrenieforschung war es ein entscheidender Schritt, als nicht länger nach persönlichkeitsfremden, aus der Umwelt kommenden Traumen und schädigenden Einwirkungen, z. B. der schizophrenogenen Mutter oder einem schizophrenogenem Familiensystem gefahndet wurde. Es legen ja schon erbgenetische Zusammenhänge nahe, nach Besonderheiten in der Ausgangspersönlichkeit und nach den bei ihnen typischen Verarbeitungsformen der Umwelt zu suchen. Eine Risikopersönlichkeit wurde im Laufe der Zeit in verschiedenen Persönlichkeitsmodellen entworfen. Aktuell und überzeugend ist die Vulnerabilitätstheorie: sie besagt, daß die späteren Patienten aufgrund einer angeborenen Verletzlichkeit ihrer Person bereits im Vorfeld der Erkrankung riskiert und schließlich überfordert sind in der Verarbeitung zu vieler und widersprüchlicher kognitiver und affektiver Erfahrungen. Das erschwert ihnen, eine kontinuierlich zusammenhängende und Sicherheit gebende Wirklichkeit zu konstituieren. Diese Verunsicherung und Instabilität in der Wirklichkeitskonstituierung (Mundt) wird kritisch und führt zu manifesten Störungen, wenn Erwartungen der Autonomie und Abgrenzung vom Elternhaus, Aufgaben des Berufes und der Beziehungsfindung zu anderen Menschen an den einzelnen herantreten. Die eigene Welt kontinuierlich aufzubauen und von der der anderen abzugrenzen, eine eigene Struktur mit einer konstanten und festen Wirklichkeit in der Umwelt zu finden, überfordert die integrativen Fähigkeiten und führt zu Dekompensationen. An die Stelle der verstehend erschlossenen, Sicherheit und Selbstvertrauen spendenden Umweltbeziehung tritt der „Verlust der natürlichen Selbstverständlichkeit“ (Blankenburg).

Körperlich ist der Krankheitsprozeß in biochemischen oder in spezifischen Hirnbefunden noch nicht eindeutig zu fassen. Bei einer Vielzahl von Einzelbefunden wird aber im ganzen auf ein „funktionelles Integrationsdefizit des ZNS“ (Mundt) hingewiesen. Noch weniger deutlich ist, welche körperlichen Vorgänge den eigentlichen psychotischen chronischen Krankheitsprozeß tragen und zu den bleibenden Einschränkungen führen. Ein organisches Substrat des psychotischen Defektes ist noch immer nicht gesichert.

Im Körpergeschehen des endogenen Psychotischwerdens der schizophrenen und der manisch depressiven Krankheitsformen geschieht offenbar eine andere Form körperlichen Reagierens, als bei traumatischen, entzündlichen oder toxischen Einwirkungen, die zu den hirnorganischen Psychosyndromen führen. Das Körpergeschehen bei den endogenen Psychosen wurde so als „indirekt vermittelte organische Bedingung“ (Mundt 1991) bezeichnet. Es stellt offenbar etwas wie ein organismisches Geschehen dar, in dem körperlich eingeschriebene, funktional bereitliegende Reaktionsformen auftreten. Das ist etwas, was sie mit den klassischen psychosomatischen Krankheitsformen verbindet.

Therapie: Die nach dem zweiten Weltkrieg aufgekommene individuell-konfliktzentrierte psychoanalytisch-orientierte Psychotherapie, aber auch die familientherapeutisch aufdeckenden Handlungsformen haben sich in der Breite gegenüber der Pharmakotherapie nicht behaupten können. Die psychotherapeutische Einstellung, neben der überpersönlichen Macht des Morbus, die Person des Kranken zu erfassen und ihn in die ihm erreichbare soziale Welt zurückzuführen, gehört jedoch zur zeitlosen psychiatrischen Behandlungsaufgabe. Die moderne Psychopharmakotherapie wirkt offenbar im Erleben des Kranken als Stabilisierung der Gefühlslage. Die Patienten registrieren selbst, daß ihr Denken geordneter und klarer geworden ist. Sie sprechen u.a. von einer „Verringerung der Leichtigkeit des Denkens" (Windgassen). Das bedeutet gegenüber der kognitiven und imaginativen Überfülle des psychischen Feldes vor und in der Psychose eine Entlastung. Auch das sozialtherapeutisch ausgerichtete moderne Milieu empfiehlt für die Kranken übersichtlich geordnete Wohnverhältnisse und klar definierte berufliche Aufgaben. Ebenso wird ein reiz- und konfliktarmes familiäres Milieu empfohlen, das keine heterogenen, unübersichtlichen und widersprüchlichen Eindrücke und Gefühlslagen vermittelt (Ciompi 1982). Letztlich liegt bei dem praktizierenden Facharzt oder auch Allgemeinmediziner, in dessen Region Menschen mit einer schizophrenen Abwandlung ihres Wesens landen, die Aufgabe einer stützenden Begleitung auf ihrem Lebensweg: mit ihnen in Verbindung zu bleiben, sie bei Verschlimmerung zu bewegen, für eine Zeit Medikamente einzunehmen oder auch eine Klinik aufzusuchen. Das bedeutet für die Umwelt zu akzeptieren diese Menschen nur begleiten und letztlich wenig verändern, aber nicht heilen zu können.

Endogene Depression

(unipolare oder bipolare affektive Psychosen)

Häufigste Form der Erkrankungen dieser Gruppe sind Menschen mit endogenen, unipolaren Depressionen. Die weniger häufige Gegenform stellt die reine Manie dar. Schließlich gibt es die im Wechsel als zyklothyme Form auftretende manisch-depressive Krankheit, die bipolare affektive Psychose.

Diagnose: Die diagnostische Zuordnung ist bei der endogenen Depression mit voll ausgeprägter Verstimmung, Antriebsverlust, motorischer Hemmung und mit Vitalisierung, d. h. mit Druckgefühlen im Kopf, auf der Brust oder im Leib, nicht schwer zu stellen. Charakteristisch ist auch die Tendenz zu Selbstvorwürfen und zu Selbstentwertung, die bis zum Schuldwahn und zu Selbstmordhandlungen sich steigern kann. Es bestehen Tagesschwankungen mit Morgentief, während in der manischen Phase oder in der reinen Manie eine Antriebssteigerung zu beobachten ist, die Menschen überaktiv, euphorisch sind und mit einem Minimum an Schlaf auskommen können. Eine Kulturabhängigkeit ist insofern gegeben, indem eine Tendenz zu weniger Schuldgefühlen und zu somatisierenden Verarbeitungen bei Depressionen in einfachen Kulturen und in niedrigen Schichten häufiger gefunden wird (W. Pfeiffer). Charakteristisch für die endogene depressive Psychose ist der phasische Verlauf mit einer Rückkehr zur Ausgangslage von Stimmung und Antrieb, ohne daß bleibende Persönlichkeitsveränderungen zurückbleiben. Das hilft auch bei der diagnostischen Abgrenzung gegenüber der Schizophrenie. Abgrenzungen von neurotischen Depressionen sind aus den Auslösesituationen und dem Symptombild möglich, sie sind bei Depressionen im mittleren und höheren Lebensalter aber oft schwierig. So schwanken auch mit 0,5–1,5% Häufigkeit in der Bevölkerung die Häufigkeitsannahmen für endogene Depressionen.

Pathogenese: Versucht man die Symptome der endogenen Depression als eine Form des abgewandelten Weltbezugs zu fassen, so stellen sie sich als eine dynamisch expansive Einschränkung dar, in der die intentionalen und die propulsiven Kräfte des Menschen betroffen sind. Der Entwurf der eigenen Kräfte in die zukünftige Zeit, die Entfaltung gegenüber den anderen Menschen ist erschwert. Die Depressiven sind der Vergangenheit verhaftet, gebunden an das Gewesene. Im Vorfeld des Krankheitsgeschehens bei Depressiven findet man so dynamische Einengungen, die von psychiatrischer Seite als Inkludenz und Remanenz (Tellenbach 1983) und als dynamische Restriktion (Janzarik 1988) begrifflich gefaßt und differenziert beschrieben wurden. In der Manie ist der Mensch in der Gegenwart ständig im Sprung in die Zukunft und verhält sich unkritisch gegenüber seinen tatsächlichen Möglichkeiten. Man hat die endogene Depression als eine Zerfallsform von Affektbeweglichkeit charakterisiert (Mundt), eine Schrumpfung von Raum- und Zeitentfaltung.

Somato-psychosomatische Verbindung: Auch hier ist an einem in der Erbanlage vermittelten psychophysischen Risiko nach Zwillingsbefunden sowie Familien- und Adoptivstudien nicht zu zweifeln. Es überwiegen offenbar primäre Bindungskräfte an Personen, an den Raum und an Halt gebende äußere Gegebenheiten, die jede Trennung und jedes Allein-gegen-andere-stehen-Müssen als eine Belastung und Krisensituation erscheinen lassen (s. z. B. oben S. 219). Verlustsituationen durch Todesfälle oder Trennungen von nahestehenden Menschen, auch Umzüge sind immer wieder als Auslösesituationen bei endogenen Depressionen beschrieben. – In paradoxer Form können sie aber auch mit manischen Ausbrüchen beantwortet werden. Auf eine biologische Seite weist einmal die Bindung an die zirkadianen alltäglichen und jahreszeitlichen Rhythmen mit Morgentief und Herbst-Winter-Auslösesituationen. Die Therapie durch Schlafentzug, der bei Depressionen zu vorübergehenden Besserungen führen kann, weist ebenso auf solche Zusammenhänge hin.

Therapie: Viele Patienten können durch moderne medikamentöse Behandlungen in ihren extremen Stimmungsabwandlungen zumindest gedämpft, wenn nicht nahezu normalisiert werden. Menschen in den Phasen der Stimmungsschwankungen psychotherapeutisch beeinflussen zu wollen, ist eine für beide Seiten frustrane Bemühung. Man hat früh auf die Möglichkeit einer Intervalltherapie hingewiesen, die bei dem im ganzen aber schwer beweglichen und wenig flexiblen und risikofreudigen Persönlichkeiten an ihre Grenzen stößt. Um so wichtiger ist die Aufgabe, aus den für den einzelnen Kranken oft recht charakteristischen Belastungs- bzw. Auslösesituationen früherer Phasen zu lernen und ihnen eine Hilfe zu geben, diese Krisenstimmungen besser zu bewältigen und neue psychotische Abstürze zu meiden (s. oben S. 219). Immer stellt die begleitend-stützende Beratung im Sinne der „supportiven Therapie“ eine wichtige ärztliche Aufgabe dar.

Literatur

Ader, R., N. Cohen: Behaviorally conditioned immunosuppression. Psychosom. Med. 37 (1975) 333–400

Ader, R., N. Cohen: Behaviorally conditioned immunosuppression and murine systemic lupus erythematosus. Science 214 (1982) 1534–1536

Ader, R., D. L. Felten, N. Cohen: Psychoneuroimmunology. Academic Press, San Diego 1991

Alexander, F.: Clinical versus experimental approaches in psychosomatics. Psychosom. Med. 3 (1941) 330

Alexander, F.: Psychosomatische Medizin. De Gruyter, Berlin 1951

Alexander, F.: Rheumatische Arthritis. In: Psychosomatische Medizin. De Gruyter, Berlin 1951

Alexander, F., T. M. French, G. H. Pollock: Psychosomatic Specificity. Experimental Study and Results. University Chicago Press, Chicago 1968

Almy, T. P.: Irritable colon. In M. H. Fleisinger, I. S. Fordtram: Gastrointestinal Disease Saunders, Philadelphia 1973

Amkraut, A., F. Solomon: From the symbolic stimulus to the pathophysiological response: Immune Mechanism. Int. J. Psychiat. Med. 5 (1974) 541–563

Antoni, M. H., S. August, A. LaPerriere, H. L. Baggett, N. Klimas, G. Ironson, N. Schneiderman, M. A. Fletcher: Psychological and neuroendocrine measures related to functional immune changes in anticipation of HIV-1 serostatus notification. Psychosom. Med. 52 (1990) 496–510

Antonovsky, A.: The salutogenic perspective: toward a new view of health and illness. Advances 4 (1987) 47–55

Appels, A., P. Mulder: Excess fatigue as a precursor of myocardial infarction. Europ. Heart J. 9 (1988) 758

Aresin, L.: Über Korrelationen zwischen Persönlichkeit, Lebensgeschichte und Herzkrankheit. VEB Fischer, Jena 1960

Arnold, H. O.: Therapie der arteriellen Hypertonie. Erfolge, Möglichkeiten, Methoden. Springer, Berlin 1970

v. Baeyer, W., H. Häfner, K. P. Kisker: Psychiatrie der Verfolgten. Springer, Berlin 1964

Bahner, F.: Die Krankheiten der Schilddrüse besonders unter dem Aspekt des Befindens und Verhaltens. Nervenarzt 39 (1968) 398–402

Balint, M.: Der Arzt, sein Patient und die Krankheit. Klett, Stuttgart 1957

Balzer, W.: Schluckangst, Psychother. med. Psychol. 40 (1990) 397–400

Basler, H.-D., H. Otte, T. Schneller, D. Schwoon: Verhaltenstherapie bei psychosomatischen Erkrankungen. Kohlhammer, Stuttgart 1979

Basler, H.-D., C. Franz, B. Kröner-Herwig, H. P. Rehfisch, H. Seemann: Psychologische Schmerztherapie. Springer, Berlin 1990

Bastiaans, J., J. Groen: Psychogenesis and psychotherapy of bronchial asthma. In: Modern Trends in Psychosomatic Medicine. Butterworth, London 1954

Bate, W. J.: Coleridge. Weidenfeld and Nicolson, London 1969

Beck, A. T.: Wahrnehmung, Wirklichkeit und Neurose. Pfeifer, München 1979

Beck, D.: Psychosomatische Aspekte des chronischen Gelenkrheumatismus. Wiss. Dienst. Roche, Basel 1971

Beck, D., L. Lambelet: Resultate der psychoanalytisch orientierten Kurztherapie. Psyche 26 (1972) 265

Becker, H.: Psychodynamic aspects of breast cancer. Psychother. Psychosom. 32 (1979) 287–296
Becker, H., W. Senf: Praxis der stationären Psychotherapie. Thieme, Stuttgart 1988
Becker, M. H., N. K. Janz: The health belief model applied to understanding diabetes regime compliance. Diabet. Educ. 11 (1985) 42–48
Beckmann, D., E. Brähler, P. Braun: Zur Scheinkorrelation zwischen neurotischen Körperbeschwerden und sozialer Schichtzugehörigkeit. Z. psychosom. Med. Psychoanal. 23 (1977) 251–261
Beloff, H.: The structure and origin of the character. Genet. Psychol. Monogr. 55 (1957) 141
Benedetti, G.: Psychotherapie depressiver Psychosen. In: Psychiatrie der Gegenwart. Springer, Berlin 1987 (S. 369–385)
Berger, M.: Evaluation of a teaching and treatment programme for typ I-diabetic patients. Diabet. Educ. 10 (1984) 36–38
v. Bergmann, G.: Funktionelle Pathologie. Springer, Berlin 1936
Beutel, M.: Bewältigungsprozesse bei chronischen Erkrankungen. Edition Medizin VCH, Weinheim 1988
Beutel, M., A. Sellschopp: Familienorientierte Intervention bei Krebskranken. Konzepte und erste Erfahrungen aus einer onkologischen Tagesklinik. In H. Speidel, B. Strauß: Zukunftsaufgaben der psychosomatischen Medizin. Springer, Berlin 1989 (S. 345–354)
Bilz, R.: Psychogene Angina. Hirtzel, Leipzig 1936
Bilz, R.: Umweltbezug der Darmfunktion. Selecta 21 (1965) 898–903
Binswanger, L.: Kasuistik: Der Fall Ellen West. In: Schizophrenie. Neske, Tübingen 1960
Blankenburg, W.: Der Verlust der natürlichen Selbstverständlichkeit. Enke, Stuttgart 1971
Blankenburg, W.: Grundlagenprobleme der Psychopathologie. Nervenarzt 49 (1978) 140–146
Blomfield, L. B.: Rheumatism and emotion. In H. Hoff, H. Tschabitscher, K. Krypsin-Exner: Muskel und Psyche. Karger, Basel 1964
Blumenthal, J. A. et al.: Type A behavior pattern and coronary artherosclerosis. Amer. J. Cardiol. 42 (1978) 583
Bock, K. D.: Hochdruck, 2. Aufl. Thieme, Stuttgart 1975; 3. Aufl. 1981
Bowlby, J.: Separation anxiety. Int. J. Psycho-Anal. 41 (1960) 89
Bräutigam, W.: Grundlagen und Erscheinungsweisen des Torticollis spasticus. Nervenarzt 25 (1954) 451
Bräutigam, W.: Über die psychosomatische Spezifität des Asthma bronchiale. Psyche 8 (1954/55) 481
Bräutigam, W.: Analyse der hypochondrischen Selbstbeobachtung. Nervenarzt 27 (1956) 409
Bräutigam, W.: Beitrag zur Psychosomatik der Lungentuberkulose. Fortschr. Tuberk.-Forsch. 7 (1956) 184
Bräutigam, W.: Typus, Psychodynamik und Psychotherapie herzphobischer Zustände. Z. psycho-som. Med. 10 (1964) 276
Bräutigam, W.: Pathogenetische Theorien und Wege der Behandlung in der Psychosomatik (mit Beschreibung einer Form stationärer und ambulanter Therapie). Nervenarzt 45 (1974) 354–363
Bräutigam, W.: Reaktionen – Neurosen – abnorme Persönlichkeiten, 5. Aufl. Thieme, Stuttgart 1985
Bräutigam, W.: Zur Dokumentation psychosomatischer und neurotischer Krankheiten (Erfahrungen mit dem Heidelberger Symptom-Diagnosenregister PSM-HD). Z. psycho-som. Med. 26 (1980) 301–315
Bräutigam, W.: Ursachenfragen bei neurotischen und psychosomatischen Erkrankungen. Z. psycho-som. Med. 36 (1990) 195–209
Bräutigam, W.: Psychiatrie und Psychosomatik: Endogene Psychosen und Psychosomatosen früher und heute. In L. Ciompi, H. Heimann: Psychiatrie am Scheideweg. Springer, Berlin 1991
Bräutigam, W., U. Clement: Sexualmedizin im Grundriß, 3. Aufl. Thieme, Stuttgart 1989
Bräutigam, W., F. Meerwein: Das therapeutische Gespräch mit Krebskranken. Fortschritte der Psycho-Onkologie. Huber, Bern 1985

Buck, C., G. E. Hobbs: The problem of specifity in psychosomatic illness. J. psychosom. Res. 3 (1959) 227

Buddeberg, C. et al.: Lebensqualität und Krankheitsverarbeitung bei Mammakarzinom-Patientinnen. In H. Speidel, B. Strauß: Zukunftsaufgaben der psychosomatischen Medizin. Springer, Berlin 1989

Burnet, F. M.: Naturgeschichte der Infektionskrankheiten des Menschen. Fischer, Frankfurt 1971

Burton-Bradley, B. G., K. J. Pataki-Schweizer: Culture and psychosomatic illness in Papua/New Guinea. In: Proceedings of the 4th Congress of the International College of Psychosomatic Medicine. Kyoto 1977

Buytendijk, F. J. J.: Prolegomena einer anthropologischen Physiologie. Die drei Niveaus der Regelung der Nahrungsaufnahme, Kap. III, S. 3. Die allgemeine physiologische Fundierung der Eßlust, Kap. III, S. 5. O. Müller, Salzburg 1967

Buytendijk, F. J. J.: Prolegomena einer anthropologischen Physiologie. O. Müller, Salzburg 1967

Bykow, K. M.: Großhirnrinde und innere Organe. Volk u. Gesundheit, Berlin 1953

Cannon, W. B.: Bodily Changes in Pain, Hunger, Fear and Rage. Appleton, New York 1920

Christian, P.: Das allgemeine psychosomatische Syndrom (allgemeines psychovegetatives Syndrom) bei Arbeitnehmern in verschiedenern Industriebetrieben. Nervenarzt 52 (1981) 321–325

Christian, P.: Anthropologische Medizin. Springer, Berlin 1989

Christian, P.: Befindlichkeitsstörungen und funktionelle Syndrome. In G. Schettler, H. Greten: Innere Medizin I. Thieme, Stuttgart 1990

Coleridge, S. T. (1811) zit. nach W. J. Bate: Coleridge. Weidenfeld und Nicolson, London 1969

Cox, D. J., L. Gonder-Frederic, S. Pohl, J. W. Pennebaker: Diabetes. In K. A. Molroyd, T. L. Creer: Self-Management of Chronic Disease. Academic Press, Orlando, San Diego 1986 (pp. 305–346)

Cremerius, J.: Rheumatische Muskel- und Gelenkerkrankungen als funktionelles Geschehen. Z. psycho-som. Med. (1954/55) 173

Cremerius, J.: Die Prognose funktioneller Syndrome. Enke, Stuttgart 1968; Freuds Konzept über die Entstehung psychogener Körpersymptome. Psyche 11, 125

Cremerius, J., S. Elhardt, W. Hose: Psychosomatische Konzepte des Diabetes mellitus. Psyche 5 (1956/57) 785

Crisp, A. H.: Reported birth weights and grouth rates in a group of patients with primory anorexia nervosa (weight phobia). J. psychosom. Res. 14 (1970) 23

Crisp, A. H., R. G. Priest: Nature of complaint in relation to social class. In: Recent Research in Psychosomatics. Karger, Basel 1970

Daniels, G. E., J. F. O'Connor: Three decades in the observation and treatment of ulcerative colitis. Psychosom. Med. 24 (1962) 85

Davis, M. S.: Variations in patients 'compliance with doctors' advice: an empirical analysis of patterns of communication. Amer. J. publ. Hlth 58 (1968) 274–288

De Boor, C.: Die Colitis ulcerosa als psychosomatisches Syndrom. Psyche 18 (1964/65) 107

De Boor, C.: Zur Psychosomatik der Allergie insbesondere des Asthma bronchiale. Huber, Bern; Klett, Stuttgart 1965

Delius, L., J. Fahrenberg: Psychovegetative Syndrome. Thieme, Stuttgart 1966

Dembroski, T. M., J. M. MacDougall, J. L. Shileds: Physiologic reactions to social challenge in persons evidencing the type A coronary-prone behavior pattern. J. hum. Stress 3 (1977) 2–10

Dennig, H.: Lehrbuch der Inneren Medizin, 8. Aufl., Bd. II. Beitrag von H. Fahrländer. Thieme, Stuttgart 1969

Deter, H. C.: Die krankheitsorientierte Gruppentherapie im Rahmen der psychosomatischen Behandlung von Patienten mit Asthma bronchiale. In H. C. Deter, W. Schüffel. Gruppen mit körperlich Kranken. Springer, Berlin 1986 (S. 67–83)

Deter, H. C.: Cost-benefit analysis of psychosomatic therapy in asthma. J. Psychosom. Res. 30 (1986) 173–182

Deter, H. C., G. Allert: Group therapy for asthma patients: A concept for the psychosomatic treatment for patients in an medical clinic. Psychother. Psychosom. 40 (1983) 95–105

Doerr, W.: Pathologisch-anatomische Definition der Arteriosklerose. Dtsch. Ärztebl. 80/20 (1983) 33–43

Dongier, M., E. D. Wittkower, L. Stephens-Newsham, M. M. Hoffmann: Psychophysiological studies in thyroid function. Psychosom. Med. 18 (1956) 310

Dreifuss-Kattan, E.: Praxis der klinischen Kunsttherapie. Huber, Bern 1986

Dreifuss-Kattan, E., F. Meerwein: Die Psychotherapie Sterbender – am Beispiel der Psychoanalyse. In I. Spiegel-Rösing, H. Petzoldt: Psychotherapie mit sterbenden Patienten. Jungfermann, Paderborn 1984

Drob, S., H. S. Bernard: Time-limited group treatment of genital herpes patients. Int. J. Grp. Psychother. 36 (1) (1986) 133–144

Droste, C., M. W. Greenlee, H. Roskamm: A defective angina pectoris pain warning system: experimental findings of ischemic and electrical pain test. Pain 26 (1986) 199

Dührssen, A., A. Jores, W. Schwidder: Zum Streßbegriff der psychosomatischen Medizin (Begriffskritik und Arbeitshypothese; Ergebnis einer Umfrage). Z. psycho-som. Med. 11 (1965) 234

Dunbar, F.: Psychosomatic Diagnosis. Hoeber, New York 1943

Dunbar, F.: Mind and Body. Random House, New York 1948

Dunbar, F.: Synopsis of Psychosomatic Diagnosis and Treatment. Kimpton, London 1948

Dunbar, F.: Emotions and Bodily Changes. Columbia University Press, New York 1954

Duncan, C. H., I. P. Stevenson, H. S. Ripley: Life situations, emotions and paroxysmal auricular arrhythmias. Psychosom. Med. 12 (1950) 23

Dunn, S. M., J. R. Turtle: The myth of the diabetic personality. Diabet. Care 4 (1981) 640–646

Eberhard, G.: Personality and peptid ulcer. Preliminary report of a twin study. Acta psychiat. scand. 203 (1968) 132

Egle, U., R. Schwab, U. Porsch, S. O. Hoffmann: Ist eine frühe Differenzierung psychogener von organischer Schmerzpatienten möglich? Nervenarzt 62 (1991), 148–157

v. Eiff, A. W., G. Kloska, H. Quint: Essentielle Hypertonie. – Klinik, Psychophysiologie und Psychopathologie. Thieme, Stuttgart 1967

Eitinger, L.: Concentration Camp Survivors in Norway and Israel. Universitets Forlaget, Oslo 1964

Elhardt, S., J. Cremerius, W. Hose: Beitrag der psychosomatischen Medizin zur Therapie des Diabetes. Psyche 9 (1955/56) 881

Ellis, A.: Die rational-emotive Therapie. Pfeifer, München 1977

Engel, G. L., F. Reichsman, H. L. Segal: A study of an infant with a gastric fistula; Behavior and grade of total hydrochloric acid secretion. Psychosom. Med. 18 (1956) 374

Engel, G. L.: Biologic and psychologic feature of the ulcerative patient. Gastroenterology 40 (1961) 313

Engel, G. L.: Psychological Development in Health and Disease. Saunders, Philadelphia 1962

Engel, G. L., A. H. Schmale jr.: Psychoanalytic theory of somatic disorder. J. Amer. psychoanal. Ass. 15 (1967) 344–365. Deutsch in: Overbeck, G., A. Overbeck: Seelischer Konflikt – körperliches Leiden. Rowohlt, Hamburg 1978 (S. 246–268)

Engel, K.: Ein Leitkriterium zur Abschätzung des Therapieerfolges von Anorexiebehandlungen. Psychother. Psychosom. med. Psychol. 40 (1990), 474–479

Enke, H., S. Michler: Über einige Kriterien der Mutter-Kind-Beziehung bei männlichen Patienten mit den Symptomen: Asthma bronchiale, Colitis gravis, Herzbeschwerden und Magenbeschwerden. Z. psycho-som. Med. 13 (1967) 108

v. Ernst, C., N. Luckner: Stellt die Frühkindheit die Weichen? Enke, Stuttgart 1985

Ernst, K.: Psychogene Entwicklungen: Verlauf, Heilung, Chronifizierung. In H. Heimann, K. Förster: Psychogene Reaktionen und Entwicklungen. Fischer, Stuttgart 1984

Eysenck, H. J.: The Biological Basis of Behavior. Thomas, Springfield/Ill. 1968

Fahrenberg, J.: Körperlich funktionelle Beschwerden und Persönlichkeitsmerkmale. Nervenarzt 40 (1969) 111

Fassbender, H. G.: Neue Aspekte der Rheumaforschung. Klin. Wschr. 59 (1982) 1121

Feiereis, H.: Colitis ulcerosa. In Th. von Uexküll: Psychosomatische Medizin. Urban & Schwarzenberg, München 1990 (S. 782)

Feiereis, H.: Morbus Crohn. In Th. von Uexküll: Psychosomatische Medizin. Urban & Schwarzenberg, München 1990 (S. 798)

Felten, D. L.: A personal perspective on psychoneuroimmunology. In R. Ader: Psychoneuroimmunology. Academic Press, New York 1991 pp. 1117–1120

Ferenczi, S.: Bausteine zur Psychoanalyse. Huber, Bern 1939

Fishman, J. R., P. S. Mueller, V. Stoeffler: Changes in emotional state and in plasma – free fatty acids induced by hypnotic suggestion. Psychosom. Med. 24 (1962) 522

Foucault, M.: Die Geburt der Klinik. Eine Archäologie des ärztlichen Blicks. Hanser Anthropologie, München 1973

Frank, K. A., S. S. Heller et al.: Type A behavior pattern and coronary angiographic findings. J. Amer. med. Ass. 240 (1978) 761–763

Freedman, L. Z., A. B. Hollingshead: Neurosis and social class. Amer. J. Psychiat. 113 (1956/57) 769

Freud, S.: Gesammelte Werke. Imago London 1941

Freud, S.: In V. von Weizsäcker: Körpergeschehen und Neurose. Klett, Stuttgart 1947

Friedman, M., R. H. Rosenman, V. Carroll: Changes in the serum cholesterol and blood clothing time in men subjected to cyclic variation of occupational stress. Circulation 17 (1958) 822

Friedman, M., R. Rosenman: Association of specific overt behaviour patterns of blood and vascular findings. J. Amer. med. Ass. 169 (1959) 1289–1296

Friedman, M., C. E. Thoresen, J. J. Gill et al.: Feasability of altering type A behavior pattern after myocardial infarction. Recurrent prevention project study: methods, baseline results and preliminary findings. Circulation 66 (1982) 83–92

Friedman, M., C. E. Thoresen, J. J. Gill, D. Ulmer, L. Thompson, L. Powell, V. Prince, S. R. Elek, D. D. Rabin, W. S. Breall, G. Piaget, T. Dixon, E. Bourg, R. A. Levy, D. L. Tasto: Feasibility of altering type A behavior pattern after myocardial infarction. Recurrent Coronary Prevention Project Study: Methods, baseline results and preliminary findings. Circulation 66 (1982) 83–92

Friedman, M., C. E. Thoresen, J. J. Gill, L. H. Powell, D. Ulmer, L. Thompson, V. A. Price, D. D. Rabin, W. S. Breall, T. Dixon, R. Levy, E. Bourg: Alteration of type A behavior and reduction in cardiac recurrences in post myocardial infarction patients. Amer. Heart J. 108 (1984) 237–248

Friedman, M., C. E. Thoresen, J. J. Gill, D. Ulmer, L. H. Powell, V. A. Price, B. Brown, L. Thompson, D. D. Rabin, W. S. Breall, R. Levy, E. Bourg, T. Dixon: Alteration of Type A behavior and its effect on cardiac recurrences in post-myocardial infarction patients: Summary results of the recurrent coronary prevention project. Amer. Heart J. 112 (1986) 653–665

Fuchs, M.: Die funktionelle Entspannung. Hippokrates, Stuttgart 1989

Gertler, M. M., P. D. White: Coronary Heart Disease in Young Adults. Rowohlt, Cambridge/Mass. 1954

Goetsch, V. L.: Stress and blood glucose in diabetes mellitus: A review and methodological commentary. Ann. behav. Med. 11 (1989), 102–107

Goldmeier, D., A. Johnson, D. Jeffries, G. D. Walker, G. Underhill, G. Robinson, H. Ribbans: Psychological aspects of recurrences of genital herpes. J. psychosom. Res. 30 (1986) 601–608

Gorman, J. M., R. Kertzner, T. Cooper, R. Goetz, I. Lagomasino, H. Novacenko, J. Williams, Y. Stern, R. Mayeux, A. A. Ehrhard: Amer. J. Psychiat. 148 (1991) 41–45

Grace, W. J., D. P. Graham: Relationship of specific attitudes and emotions to certains bodily diseases. Psychosom. Med. 14 (1952) 143

Grace, W. J., D. P. Graham: Emotion and bodily changes. Psychosom. Med. 14 (1952) 243

Grace, W. J.: Life-stress and regional ileitis. Gastroenterology 23 (1953) 542

Grace, W., S. T. Wolf, H. G. Wolff: The Human Colon. Hoeber-Harper, New York 1951

Graham, D. T., S. Wolf: Pathogenesis of urticaria. Experimental study of life situations, emotions and cutaneous vascular reactions. J. Amer. med. Ass. 143 (1950) 396

Graham, D. T., R. M. Lundy, L. S. Benjamin, J. D. Kabler, W. C. Lewis, N. O. Kunish, F. K. Graham: Specific attitudes in initial interviews with patients having different „psychosomatic" diseases. Psychosom. Med. 24 (1962) 257

Grawe, K., F. Bernauer, R. Donati: Psychotherapien im Vergleich. Haben wirklich alle einen Preis verdient? Psychother. Psychosom. med. Psychol. 40 (1990) 102–114

Greuel, H.: Suggestivbehandlung beim Hörsturz. HNO 31 (1983) 136

Grinker, R.: Die Physiologie der Affekte. Psyche 15 (1961) 38–58

Groddek, G.: Psychische Bedingtheit und psychoanalytische Behandlung organischer Leiden. Hirzel, Leipzig 1917

Groddek, G.: Das Buch vom Es. Int. Psychoanalyt. Verlag, Leipzig 1923

Groen, J. J., H. E. Pelser: Experiences with, and results of, group psychotherapy in patients with bronchial asthma. J. psychosom. Res. 4 (1960) 191

Gundert, Remy, Weber, E.: Patienten-Compliance. Mschr. ärztl. Fortb. 29 (1979) 551

Haag, A.: Psychosomatisch-internistische Kooperation in der Medizinischen Poliklinik. Erfahrungen mit einer unselektierten Patientenstichprobe. Z. med. Psychol. Psychother. Psychosom. 35 (1985) 236

Haag, E. et al.: Psychosomatische Aspekte bei alten Menschen – Erfahrungen mit einer unselektierten Patientenstichprobe. In H. Speidel, B. Strauß: Zukunftsaufgaben psychosomatischer Medizin. Springer, Berlin 1989

Habermas, T.: Heißhunger: Historische Bedingungen der Bulimia nervosa. Fischer, Frankfurt 1990

Habermas, T., U. Neureither, M. Müller, U. Horch: Ist die Bulimie eine Sucht? Zur Verlaufsdynamik der symptomzentrierten Bulimiebehandlung. Prax. Psychother. Psychosom. 32 (1987) 137–146

Hafter, E.: Praktische Gastroenterologie, 7. Aufl. Thieme, Stuttgart 1988

Hahn, P.: Funktionelle Herzbeschwerden. In H. P. Krayenbühl, W. Kübler: Kardiologie in Klinik und Praxis. Thieme, Stuttgart 1981

Hahn, P.: Psychosomatische Aspekte zur Infarktentstehung. Verh. dtsch. Ges. inn. Med. 88 (1982) 11–15

Hassler, R., G. Dieckmann: Die stereotaktische Behandlung des Torticollis. Nervenarzt 41 (1970) 473–487

Hauge, M., B. Harvald: The danish twin register. Acta genet. med. (Roma) 17 (1968) 315

Hauser, S. T., D. Pollets: Psychological aspects of diabetes mellitus. A critical review. Diabet. Care 2 (1979) 227–232

Hellhammer, D., L. Florin, H. Weiner: Neurobiological Approaches to Human Disease. Huber, Toronto 1988

Henry, J. P., D. L. Ely, P. M. Stevens: The role of Psychosocial stimulation in the pathogenesis of hypertension. Verh. dtsch. Ges. inn. Med. 80 (1974) 107

Herschbach, P., S. Waadt, G. Duran, B. Hildebrand, F. Strian: Psychische Probleme als Ursache für Non-Compliance bei Diabetikern. Diabet. J. Schulungsprofi 3 (1990) 17–21

Hertz, D. H., H. Molinski: Psychosomatik der Frau. Springer, Berlin 1980

Heyck, H.: Der Kopfschmerz, 5. Aufl. Thieme, Stuttgart 1982

Hinkle, L. E. jr.: The effect of exposure to culture change, social change und changes in interpersonal relationships on health. In B. S. Dohrenwend, B. P. Dohrenwend: Stressful Life Events: Their Nature and Effects. Wiley, New York 1974

Hinkle, L. E., S. Wolf: Experimental study of life situations, emotions and the occurence of acidosis in a juvenile diabetic. Amer. J. med. Sci. 217 (1949) 130

Hippius, H., H. Selbach: Das depressive Syndrom. Urban & Schwarzenberg. München 1969

Hollingshead, A. B., F. C. Redlich: (1975) Social Class and Mental Illness. Wiley, New York 1958 (deutsch: Der Sozialcharakter psychischer Störungen. Fischer, Frankfurt)

Holm-Hadulla, M.: Psychologische Aspekte der Krebserkrankung. Verlag für Medizinische Psychologie, Vandenhoeck & Ruprecht, Göttingen 1982

v. Holst, D.: Streß – ein Problem sozialer Gesellschaften. Einblick, 5 (1991) 11–17

Holzkamp, K.: Kritische Psychologie. Fischer, Frankfurt 1972

Hontschik, B.: Theorie und Praxis der Appendektomie. Eine historische psychosziale und klinische Studie. Pahl-Rugenstein, Köln 1987

Hontschig, B.: Fehlindizierte Appendektomien bei jungen Frauen. Z. Sex.-Forsch. 1 (1988) 313–326

Hornbostel, H., W. Kaufmann, W. Siegenthaler: Innere Medizin in Praxis und Klinik, 4. Aufl. Bd. I. Kap. Endokrines System. Thieme, Stuttgart 1991

Horowitz, M. J., Ch. Marmer, J. Krupnide, N. Wilner: Personality Styles and Brief Psychotherapy Basic Book, New York 1984

Huebschmann, H.: Psyche und Tuberkulose. Enke, Stuttgart 1952

Irwin, M., M. Daniels, T. L. Smith, E. Bloom, H. Weiner: Impaired natural killer cell activity during bereavement. Brain Behav. Immun. 1 (1987) 98–104

Iwanow-Smolenski, A. G.: Grundzüge der Pathophysiologie der höheren Nerventätigkeit. Akademie-Verlag, Berlin 1954

Jacobson, E.: Progressive Relaxation. Univ. Chicago Press, Chicago 1938

Jamner, L. D., G. E. Schwartz, H. Leigh: The relationship between repressive and defensive coping styles and monocyte, eosinophile, and serum glucose levels: support for the opiod peptide hypothesis of repression. Psychosom. Med. 50 (1988) 567–575

Janzarik W.: Strukturdynamische Grundlagen der Psychiatrie. Enke, Stuttgart 1988

Jenkins, C. D.: Behavioral risk factors in coronary artery diseases. Amer. Rev. Med. 29 (1978) 543–562

Jores, A.: Praktische Psychosomatik. Huber, Bern 1976

Jores, A., M. v. Kerekjarto: Der Asthmatiker. Ätiologie und Therapie des Asthma bronchiale aus psychologischer Sicht. Huber, Bern 1967

Katschnig, H., H. Strotzka: Epidemiologie der Neurosen und psychosomatischen Störungen. In M. Blohmke, Ch. v. Ferber, K. P. Kisker, H. Schäfer: Handbuch der Sozialmedizin II. Band: Ergebnisse der sozialmedizinischen Epidemiologie. Enke, Stuttgart 1978

Katz, D.: Mensch und Tier. Concett und Huber, Bern 1984

Katz, J. L., H. Weiner: A functional, anterior hypothalamic defect in primary anorexia nervosa? Z. psycho-som. Med. 37 (1975) 103–105

Kaufman, M. R., S. Bernstein: A psychiatric evaluation of the problem-patient: Study of 1000 cases from a consultation service. J. Amer. med. Ass. 163 (1957) 108

Kaye, W. H., W. Berrettini, H. Gwirtsman, D. T. George: Altered cerebrospinal fluid neuropeptide Y and peptide YY immunoreactivity in anorexia and bulimia nervosa. Arch. gen. Psychiat. 47 (1990) 548–556

Kemeny, M. E., F. Cohen, L. S. Zegans, M. A. Conant: Psychological and immunological predictors of genital herpes recurrence. Psychosom. Med. 51 (1989) 195–208

Kemeny, M. E., J. L. Fahey, S. Schneider, S. E. Taylor, H. Weiner, B. Visscher: Psychosocial cofactors in HIV infections: associations among bereavement, depressions and immunity in HIV + and HIV – homosexual men. Psychosom. Med. 51 (1989)244–266

v. Kerekjarto, M.: Zur Persönlichkeitsstruktur des Rheumatikers. In: Rheuma und Nervensystem. Wiss. Dienst. Roche, Basel 1970

Kiecolt-Glaser, J. J., R. Glaser: Stress and immune function in humans. In R. Ader et al.: Psychoneuroimmunology. Academic Press, San Diego 1991 (pp. 847–867)

Kissen, D. M.: The significance of personality in lung cancer in men. Ann. N. Y. Acad. Sci. 125 (1966) 820–826

Klein, M.: New Directions in Psycho-Analysis. Tavistock, London 1955

Koch, U., B. Gromus, J. Bengel: Interdisziplinäre Gruppentherapie als Möglichkeit der Behandlung schwerer Übergewichtigkeit - Behandlungskonzepte und Ergebnisse. Psychother. Psychosom. med. Psychol. 36 (1986) 32–46

Köppelmann, N.: Untersuchungen zur Biographie und Psychodynamik chronischer Rückenschmerzen (Arbeitstitel). Technische Universität München 1991

Kordy, H., M. v. Rad, W. Senf: Time and its relevance for a successful Psychotherapy. Psychother. and Psychosom. 49 (1988) 212–222

Koster, M., H. Musaph, P. Visser: Psychosomatics in essential hypertension. Karger, Basel 1970

Krantz, D. S. et al.: Psychological correlates of progression of atherosclerosis in men. Psychosom. Med. 41 (1979) 6

Kretschmer, E.: Körperbau und Chrakter. Springer, Berlin 1931

Kronsbein, P., V. Jörgens, I. Mühlhäuser, V. Scholz, A. Venhaus, M. Berger: Bewertung eines strukturierten Behandlungs- und Schulungsprogramms für nicht insulinabhängige Diabetiker. Lancet 3 (1989) 227–232

Kropp, A. K., M. v. Rad: Psychosomatische Aspekte des Hörsturzes. Psychother. Psychosom. med. Psychol. 39 (1988) 407–412

Kübler-Ross, E.: Interviews mit Sterbenden. Kreuz-Verlag, Berlin 1973

Kuhs, H.: Angst und Depression. Springer, Berlin 1990

Kulenkampff, C., A. Bauer: Über das Syndrom der Herzphobie. Nervenarzt 31 (1960) 443

Lacey, J. H.: Time-limited individual and group treatment for bulimia. In D. M. Garner, P. E. Garfinkel: Handbook for Psychotherapy for Anorexia nervosa and Bulimia. Guilford Press, New York (1985) (pp. 431–457)

Lacey, J. I., B. Lacey: Verification and extension of the principle of autonomic response-stereotypes. Amer. J. Psychol. 71 (1958) 50–61

Lacey, J. I., J. Kagan, B. L. Lacey, H. A. Moss: The visceral level: Situational determinants and behavioral correlates of autonomic response patterns. In P. H. Knapp: Expression of the Emotions of Man. International Universities Press, New York 1963

Lachauer, R.: Herzinfarktpatienten in einer Rehabilitationsklinik - Erfahrungen aus psychoanalytischer Sicht. Psychother. Med. Psychol. 34 (1984) 33–40

Ladwig, K. H.: Kardiovasculäre Hyperreaktivität und Depression. Differentielle Psychosomatik der koronaren Herzerkrankung. Springer, Berlin 1986

Ladwig, K. H.: Leitsymptom Angina Pectoris. Psychophysiologische Mechanismen in der Schmerzwahrnehmung pektangiöser Beschwerden. Z. Kardiol. 76 (1987) 387–395

Lain, Entralgo, P.: Heilkunde in geschichtlicher Entscheidung. O. Müller,Salzburg 1936

Lang, H.: Wirkfaktoren der Psychotherapie. Springer, Berlin 1988

Langner, T. S., S. T. Michael: Life Stress and Mental Health. The Free Press of Glencoe, Toronto 1963

Laudenslager, M. L., M. Fleshner, P. Hofstadter, P. E. Held, L. Simons, S. F. Maier: Coping and immunsuppression: inescapable but not escapable shock suppresses lymphocyte proliferation. Science 221 (1983) 568–570

Lazarus, R. S.: Psychological Stress and the Coping Process. Mc-Graw-Hill, New York 1976

Lebovits, B. Z., R. B. Shekelle, A. M. Ostfeld, O. Paul: Prospective and retrospective studies of coronary heart disease. Psychosom. Med. 29 (1967) 265

Legewie, H., L. Nusselt: Biofeedback-Therapie. Urban & Schwarzenberg, München 1975

Leighton, D. C. et al.: The Character of Danger: Psychiatric Symptoms in Selected Communities. Vol. 3 of the Stirling

County Study of Psychiatric Disorder and Sociocultural Environment. Basic Books, New York 1963

Levenson, J. L., R. M. Hamer, T. Myers, R. P. Hart, L. G. Kaplowitz: Psychological factors predict symptoms of severe recurrent genital herpes infection. J. psychosom. Res. 31 (1987) 153–159

Levi, L.: Society, Stress and Disease, Vol I. Oxford University Press, London 1971

Lichtenberg, J. D.: Psychoanalyse und Säuglingsforschung. Springer, Berlin 1991

Lindemann, E.: Die Bedeutung emotionaler Zustände für das Verständnis mancher innerer Krankheiten und ihrer Behandlung. Medizinische 53 (1953) 515

Lum, L. C.: The syndrome of habitual chronic hyperventilation. In: Modern Trends in Psychosomatic Medicine. Butterworth, London 1976 (p. 196)

Lundberg, W., T. Theorell, F. Lind: Life changes and myocardial infarction. J. psychosom. Res. 19 (1975) 27–32

Maguire,G. P. et al.: Psychiatric problems in the first year after mastectomy. Brit. med. J. 279 (1978) 963–965

Marty, P., M. deM'Uzan: Das operative Denken („Pensée operatoire"). Psyche 32 (1963) 974–984

Marty, P., M. de M'Uzan, Ch. David: L'investigation psychosomatique. Presses Université de France, Paris 1957

Maseri, A., S. Chierchia, G. Davies, J. Glazier: Mechanisms of ischemic cardiac pain and of silent myocardial ischemia. Amer. J. Med. 79 (1985) 7

Master, A. M., J. Dack, H. C. Jaffe: Premonitory symptoms of acute coronary occlusion: a study of 260 cases. Ann. intern. Med. 14 (1941) 1155–1165

Matthews, K. A., D. S. Krantz: Resemblances of twins and their parents in pattern A behavior. Psychosom. Med. 38 (1976) 140

Mayer, A. E., E. Weitemeyer: Zur Frage der Krankheitsdependenz des Aggressionsverhaltens. Psyche 21 (1967) 266

Mayer, J., zit. nach H. Henning: Klinik und Behandlung der Adipositas. Dtsch. med. J. 19 (1968) 421

McCubbin et al.; Folkow et al: In Bock, K. D.: Ätiologie und Pathogenese des Hochdrucks. Internist 9 (1968) 86

McCubbin, J.W., J. H. Green, I. H. Page: Barorezeptor function in chronic renal hypertension. Circulat. Res. 4 (1956) 205

McDougall, J.: Theater der Seele. Verlag Internationale Psychoanalyse, Weinheim 1988

McLarnon, L. D., D. G. Kaloupek: Psychological investigation of genital herpes recurrence: prospective assessment and cognitive-behavioral intervention for a chronic physical disorder. Hlth Psychol. 7 (1988) 231–249

Mechelke, K., P. Christian: Vegetative Herz- und Kreislaufstörungen. In: Handbuch der Inneren Medizin, Bd. IX/4. Springer, Berlin 1960

Medalie, J. H., V. Goldbourst: Angina pectoris among 10000 men. II. Psychosocial and other risk factors asevidenced by a multivariate analysis of a five-year-incidence study. Amer. J. Med. 60 (1976) 310–320

Meerwein, F.: Einführung in die Psycho-Onkologie, 3. Aufl. Huber, Bern 1985

Meichenbaum, D.: Cognitive Behaviour Modification. Plenum, New York 1977

Mendes de Leon, C. F., L. H. Powell, B. H. Kaplan: Change in coronary-prone behaviors in the recurrent coronary prevantion project. Psychosom. Med. 53 (1991) 407–419

Meyer, A. E.: Die Zukunft der Psychosomatik in der BRD – eine Illusion? Psychother. Psychosom. med. Psychol. 40 (1990) 342–345

Meyer, J. E.: Der Fettsüchtige in der Selbsteinschätzung und im Urteil der Gesellschaft. In: Verhandlungen des 7. Internationalen Kongresses für Psychotherapie, Wiesbaden 1967, Bd. III. Karger, Basel 1969 (S. 249)

Meyer, V., E. S. Chesser: (1975) Verhaltenstherapie in der klinischen Psychiatrie, 2. Aufl. Thieme, Stuttgart 1975

Mirsky, I. A.: Körperliche, seelische und soziale Faktoren bei psychosomatischen Störungen. Psyche 15 (1961/62) 26

Mitscherlich, A.: Zur psychoanalytischen Auffassung psychosomatischer Krankheitsentstehung. Psyche 7 (1953/54) 561

Mitscherlich, A.: Die Chronifizierung psychosomatischen Geschehens. Psyche, 15 (1961/62) 1

Mitscherlich, M.: Zur Psychoanalyse des Torticollis spasticus. Nervenarzt 42 (1971) 420

Mitscherlich, M.: Krankheit als Konflikt. Edition Suhrkamp, Frankfurt 1971

Mörl, H.: Der „stumme" Herzinfarkt. Springer, Berlin 1975

Morris, T. et al.: Psychological and social adjustment to mastectomy. Cancer 40 (1977) 2381–2387

Mundt, Ch.: Endogenität von Psychosen – Anachronismus oder aktueller Wegweiser für die Pathogeneseforschung. Nervenarzt 62 (1991) 3–15

Muthny, F. A., U. Koch, M. Spaete: Psychosoziale Auswirkungen der Mastektomie und Bedarf an psychosozialer Versorgung – Eine empirische Untersuchung mit Mammakarzinom-Patientinnen. Psychother. med. Psychol. 36 (1986) 240–249

Myrtek, M.: Psychovegetative Labilität. Med. Welt 29/30 (1978) 1166–1169

Nakagawa, S., Y. Ikemi: Psychosomatic Studies of Spontaneous Regression of Cancer. Preceeding of the 4th Congress of the International College of Psychosomatic Medicine, Kyoto 1977

Naujoks, J. H.: Der Hörsturz, ein Notfall. Med. Welt 30 (1979) 1802–1807

Nemiah, J. C., P. E. Sifneos: Affect and fantasy in patients with psychosomatic disorders. In O. W. Hill: Modern Trends in Psychosomatic Medicine. Butterworth, London 1970 (pp. 26–34)

Nerem, R. M., M. J. Leresque, J. F. Cornhill: Social environment as a factor in diet-induced atherosclerosis. Science 208 (1980) 1475–1476

Neumann, G.: Epidemiologie und Probleme der Tuberkulose. In I. Hein, H. Kleinschmidt, E. Uehlinger: Handbuch der Tuberkulose, Bd. II. Thieme, Stuttgart 1982

Neuser, J., T. Knoop: Sudden idiopathic hearing loss: Psychopathology and antecedent stressful life-events. Brit. J. med. Psychol. 59 (1986), 245–251

Niemi, T., J. Jääskeläinen: Cancer morbidity in depressive persons. J. psychosom. Res. (1978) 117–120

Nijs, P.: Psychosomatische Aspekte der oralen Antikonzeption. Beitr. Sexualforsch. 50 (1972)

Normann, D., H. Kordy: Coping bei Morbus Crohn-Patienten unter differentieller Perspektive: Ein Beitrag zur Spezifitätsdiskussion. Psychother. Psychosom. med. Psychol. 41 (1991) 11–21

Novalis: Briefe und Werke, Bd. III. Die Fragmente. Schneider, Berlin 1943

Obermayer, M. E., S. Borelli: Psychodermatologie. In H. A. Gottron, W. Schönfeld: Dermatologie und Venerologie. Ergänzungs- und Registerband. Thieme, Stuttgart 1970

O'Connor, J. F., G. Daniels, A. Karush, L. Moses, C. Flood, L. O. Stern: The effects of psychotherapy on the course of ulcerative colitis. Amer. J. Psychiat. 120 (1964) 738

O'Connor, W., L. Franks: Childhood upbringing and the environmental factors. In H. J. Eysenck: Handbook of Abnormal Psychology. Pitman, London 1960

Orgel, S. Z.: Effect of psychoanalysis on the course of peptic ulcer. Psychosom. Med. 20 (1958) 117

Ottenjann, R.: Neuere Aspekte der Pathophysiologie und Therapie des Ulcus pepticum. Med. u. Ernähr. 10 (1970) 25

Overbeck, G., A. Overbeck: Seelischer Konflikt – körperliches Leiden. Rowohlt, Hamburg 1978

Panse, F.: Angst und Schreck in klinisch-psychologischer und sozialmedizinischer Sicht anhand von Erlebnisberichten aus dem Luftkrieg. Thieme, Stuttgart 1952

Pascal, G. R., J. C. Thoroughman, J. R. Jarvis, W. O. Jenkins: Early history variables in predicting surgical success for intractable duodenal-ulcer-patients. Psychosom. Med. 28 (1966) 207

Pawlow, J. P.: Sämtliche Werke. Akademie Verlag, Berlin 1954

Peaples, L. C.: Psychological factors predictive of surgical success in patients with intractable duodenal-ulcer. A study of male veterans. Psychosom. Med. 26 (1964) 618

Pennings-van der Eerden, L. J. M., A. Ph. Visser: Diabetes mellitus. In A. A. Kaptein, H. M. van der Ploeg, B. Garrsen, P. J. G. Schreurs, R. Beundermann: Behavioural Medicine. Wiley, New York 1990 (pp. 247–264)

Pfeiffer, W.: Die Symptomatik des Depressiven in transkultureller Sicht. In H. Hippius, H. Selbach: Das depressive Syndrom. Urban & Schwarzenberg, München 1969 (S. 151)

Pflanz, M.: Zur Epidemiologie der Hypertonie. Z. Kreisl.-Forsch. 50 (1961) 464

Pflanz, M.: Transkulturelle Psychosomatik. Praxis 56 (1967) 1091

Platon: Charmides. In: Sämtliche Werke, Bd. I. Schneider, Berlin o. J. (S. 246)

Plügge, H.: Anthropologische Beobachtungen bei primär-chronischen Arthritiden. Z. Rheumaforsch. 12 (1953) 231

Plügge, H.: Über die Hoffnung. In: Situation I. Beitr. zur phänomenologischen Psychologie und Psychopathologie. Utrecht, Antwerpen 1954 (S. 54)

Plügge, H.: Hypochondrische Patienten in der inneren Medizin. In: Wohlbefinden und Mißbefinden. Niemeyer, Tübingen 1962

Popper, K.R., J. C. Eccles: Das Ich und sein Gehirn. Piper, München 1982

Powell, L. H., C. E. Thoresen: Effects of type A behavioral counseling and severity of prior acute myocardial infarction on survival. Amer. J. Cardiol. 62 (1988) 1159–1163

Powell, M. H., M. Friedman, C. E. Thoresen, J. J. Gill, D. K. Ulmer: Can the type A behavior pattern be altered after myocardial infarction? A second year report from the recurrent coronary prevention project. Psychosom. Med. 46 (1984) 293–313

Pratt, L., A. A. Seligman, G. Reader: Physicians' view on the level of medical information among patients. Amer. J. publ. Hlth 47 (1957) 1227–1283

Quint, H.: Die Hypertoniker in psychodynamischer Sicht. In: A. W. v. Eiff: Essentielle Hypertonie. Klinik, Psychophysiologie und Psychopathologie. Thieme, Stuttgart 1967

v. Rad, M., F. Lolas: Psychosomatische und psychoneurotische Patienten im Vergleich. Unterschiede des Sprechverhaltens. Psyche 32 (1978) 956–973

v. Rad, M.: Karzinomerkrankungen. Grundfragen psychosomatischer Krebsforschung. In: Psychologie des 20. Jahrh. Bd. IX. Kindler, München 1979 (S. 525–532)

v. Rad, M.: Alexithymie. Springer, Heidelberg 1983

Rahe, R. H. et al.: Brief group therapy in myocardial infarction. Rehabilitation: Three-to four-year follow-up of a controlled trial. Psychosom. Med. 41 (1979) 3

Rahe, R. H., M. Meyer et al.: Social stress and illness onset. J. psychosom. Res. 8 (1964) 35–44

Rand, K. H., E. F. Hoon, J. K. Masseyy, J. H. Johnson: Daily stress and recurrence of genital herpes simplex. Arch. intern. Med. 150 (1990) 1889–1893

Rangell, L.: The nature of conversion. J. Amer. psychoanal. Ass. 7 (1959). Deutsch in: G. Overbeck, A. Overbeck: Seelischer Konflikt – körperliches Leiden. Rowohlt, Hamburg 1978 (S. 17–45)

Rechenberger, I.: Tiefenpsychologisch ausgerichtete Diagnostik und Behandlung von Hautkrankheiten. Vandenhoeck & Ruprecht, Göttingen 1979

Rees, L.: Physical and emotional factors in bronchial asthma. J. psychosom. Res. 1 (1956) 98

Rees, L.: The importance of psychological, allergic and infective factors in childhood asthma. J. psychosom. Res. 7 (1964) 253

Reese, W. G., R. H. Sundermann, C. R. Galbrecht, R. A. Dykman: Physiological concomitants of affect during psychiatric interviews. J. psychosom. Res. 13 (1969) 347

Reindell, A., E. Petzold et al.: Psychosomatische Aspekte der essentiellen Hypertonie. Med. Klin. 74 (1979) 182–190

Richter, H. E.: Beobachtungen an 14 Kindern mit chronischer Obstipation. Psyche 7 (1958/59) 291

Richter, H. E.: Zur Psychodynamik der Herzneurose. Z. psycho-som. Med. 10 (1964) 253

Richter, H. E., D. Beckmann: Herzneurose, 3. Aufl. Thieme, Stuttgart 1986

v. Rodenberg, L.: Psychische Faktoren bei einigen motorischen Störungen. Z. psycho-som. Med. 8 (1962) 1 u. 77

Rogers, M. P., D. Dubey, P. Reich: The influence of the psyche and the brain on immunity and disease susceptibility: A critical review. Psychosom. Med. 41 (1979) 147–159

Rohrmeier, F.: Langzeiterfolge psychosomatischer Therapien. Springer, Berlin 1982

Roitt, I. M., J. Brostorff, D. K. Male: Kurzes Lehrbuch der Immunologie, 2. Aufl. Thieme, Stuttgart 1991

Romano, J., G. L. Engel: Studies of syncope. Psychosom. Med. 7 (1945)

Rosen, H., P. Lidz: Emotional factors in the precipitation of recurrent diabetic acidosis. Psychosom. Med. 11 (1949) 211

Rosenman, R. H., M. F. Friedman, R. Straus: A predictive study of coronary heart disease. J. Amer. med. Ass. 189 (1964) 103

Rosenman, R. H., M. Friedman, R. Straus, W. Wurm, C. D. Jenkins, H. B. Messinger: Coronary heart disease in the western collaborative group study. J. Amer. med. Ass. 195 (1966) 130

Rosenthal, M. J.: Psychosomatic study of infantile eczema. Pediatrics 10 (1952) 581

Roth, H. P.: The peptic ulcer personality. Arch. intern. Med. 96 (1955) 32

Rudolf, G.: Psychodynamische und psychopathologische Aspekte des Diabetes mellitus. Z. psycho-som. Med.; Z. Psychoanal. 16 (1970) 246

Ruesch, J.: The infantile personality. Psychosom. Med. 10 (1948) 134–144

Rüger, U. et al.: Coping. Theoretische Konzepte, Forschungsansätze, Meßinstrumente zur Krankheitsbewältigung. Vandenhoeck & Ruprecht, Göttingen 1990

S. C.: The psychosomatic dilemma. Amer. J. Psychiat. 106 (1950) 789

Sainsbury, P.: Psychosomatic disorders and neuroses in out-patients, attending a general hospital. J. psychosom. Res. 4 (1960) 261

Schachter, S., J. E. Singer: Cognitive, social and psychological determinants of emotional state. Psychol. Rev. 69 (1962) 379–399

Schaefer, H., M. Blohmke: Sozialmedizin, 2. Aufl. Thieme, Stuttgart 1978

Schellack, D.: Neurosenpsychologische Faktoren in Ätiologie und Pathogenese funktioneller Störungen der Muskulatur und vertebrale Erkrankungen. Z. psycho-som. Med. 1 (1954/55) 181

Schepank, H.: Psychosomatische Faktoren bei Endokrinopathien. Z. psycho-som. Med. 3 (1957) 77

Schepank, H.: Erb- und Umwelteinflüsse bei 50 neurotischen Zwillingspaaren. Z. Psychother. med. Psychol. 21 (1971) 41

Schepank, H.: Erb- und Umweltfaktoren bei Neurosen. Springer, Berlin 1974

Schepank, H.: Psychogene Erkrankungen der Stadtbevölkerung. Springer, Berlin 1987

Schepank, H.: Verläufe. Seelische Gesundheit und psychogene Erkrankungen heute. Springer, Berlin 1990

Schepank, H.: Beiträge der Zwillingsforschung und der Epidemiologie zur Neurosengenese. In Psychosomatische Medizin und Psychotherapie in Deutschland. Verl. Med. Psychol. Göttingen 1992

Schmale, A. H., M. P. Iker: The affect of hopelessness and the development of cancer. Psychosom. Med. 28 (1969) 714–721

Schnabl, S.: Der Einfluß von Lebensalter, Geschlecht und Beruf auf die Symptomatik funktioneller Erkrankungen. Psychiat. Neurol. med. Psychol. 18 (1966) 158

Schors, R.: Psychoanalytische Therapie bei chronischen Schmerzsyndromen. Nervenheilkunde 6 (1987) 225–259

Schulte, W., R. Tölle: Psychiatrie. Springer, Berlin 1971

Schultz, I. H.: Das autogene Training, 14. Aufl. Thieme, Stuttgart 1973; 19. Aufl. 1991

Schultz-Hencke, H.: Lehrbuch der analytischen Psychotherapie. 5. Aufl. Thieme, Stuttgart 1988

Schulz, K. H.: Psychoneuroimmunologie. Z. Allg. Med. 62 (1986) 871–878

Schur, M.: Comments on the metapsychology of somatization. Psychoanal. Stud. 10 (1955)

Schweiger, U.: Diabetes mellitus und Eßstörungen. In F. Stian, R. Hölzl, M. Haslbeck: Verhaltensmedizin und Diabetes mellitus. Springer, Berlin 1988 (S. 203–212)

Sears, R. R., E. E. Maccoby, H. Lewine: Patterns of Child Rearing. Evonston, III. 1957

Selye, H.: Einführung in die Lehre vom Adaptationssyndrom. Thieme, Stuttgart 1953
Selye, H.: Streß-Bewältigung und Lebensgewinn. Piper, München 1975
Selye, H.: The Stress of the Life. McGraw-Hill, New York 1956
Senf, W.: Behandlungsergebnisse bei stationärer Psychotherapie. Habilitationsschrift, Heidelberg 1987
Senf, W., M. v. Rad.: Psychoanalytische Konzepte psychosomatischer Symptom- und Strukturbildung. In Th. v. Uexküll: Psychosomatische Medizin. Urban & Schwarzenberg 1990 (S. 75–92)
Senf, W., H. Kordy, M. v. Rad, W. Bräutigam: Indication in psychotherapy on the basis of a follow-up Study. Psychother. and Psychosom. 42 (1984) 37–47
Shands, H. C.: How are psychosomatic patients different from psychoneurotic patients. Psychother. and Psychosom. 28 (1975) 28–35
Sheldon, W. H., S. S. Stevens: The Varieties of Temperament. Harper, New York 1942
Shephard, M., B. Cooper, E. C. Brown, G. W. Kalton: Minor mental illness in London: Some aspects of a general practice survey. Brit. med. J. 1964/II, 1359
Siegrist, J.: Gibt es ein psychosoziales Risikoprofil für die koronare Herzkrankheit? Med. Klin. 77 (1982) 672–679
Sifneos, P. W.: The prevalence of »alexithymic« characteristics in psychosomatic patients. Psychother. and Psychosom. 22 (1973) 255–263
Silverstone, J., T. Solomo: Psychiatric and somatic factors in the treatment of obesity. J. psychosom. Res. 9 (1965) 249
Smith, M. L., G. U. Glass, Th. Miller: The Benefits of Psychotherapy. John Hopkins University Press, Baltimore 1980
Solschenizyn, A.: Krebsstation. Luchterhand, Neuwied 1978
Soyka, D.: Entstehungsbedingungen der Migräne. Dtsch. med. Wschr. 103 (1978) 1342–1345
Speidel, H. et al.: Psychosomatische Probleme in der Herzchirurgie. Therapiewoche 28 (1978) 8191–8210
Spiegel, D., J. R. Bloom, H. C. Kraemer, E. Gottheil: Effects of psychosocial treatment on survival of patients with metastatic breast cancer. Lancet Oct. (1989) 888–891
Spiegelberg, U.: Colitis ulcerosa in psychiatrisch-neurologischer Sicht. Enke, Stuttgart 1965
Spiegel-Rösing, I., H. Petzold: Die Begleitung Sterbender – Theorien und Praxis der Thanatotheraie. Junfermann, Paderborn 1984
Spitz, R.: Die Entstehung der ersten Objektbeziehungen. Klett, Stuttgart 1957
Spitz, R. A.: „Streß". Psychische Beanspruchung und ihre Folgen. In: Freud in der Gegenwart. Europäische Verlagsanstalt, Stuttgart 1957
Stauber, M.: Psychosomatische Befunde bei Sterilität. In V. Frick-Bruder, P. Platz: Psychosomatische Probleme in der Gynäkologie und Geburtshilfe. Springer, Berlin 1984 (S. 139–146)
Stauber, M.: Psychosomatik der sterilen Ehe. Grosse, Berlin 1988
Stein, M., A. H. Miller, R. L. Trestman: Depression, the immune system, and health and illness. Arch. gen. Psychiat. 48 (1991) 171–177
Stierlin, H., I. Rücker-Embden, N. Wetzel, M. Wirsching: Das erste Familiengespräch. Klett, Stuttgart 1971
Straus, E.: Die aufrechte Haltung. Mschr. Psychiat. Neurol. 117 (1949) 367–379
Straus, E.: Der Seufzer, Jb. Psychol. Psychother. 2 (1954) 113
Straus, E.: Vom Sinn der Sinne – Ein Beitrag zur Grundlegung der Psychologie, 2. Aufl. Reprintausgabe. Springer, Berlin 1978
Straus, E.: Geschehnis und Erlebnis. Reprintausgabe. Springer, Berlin 1979
Strian, F.: Psychoautonome und psychoendokrine Wechselwirkungen bei Diabetes. In F. Strian, R. Hölzl, M. Haslbeck: Verhaltungsmedizin und Diabetes mellitus. Springer, Berlin 1988 (S. 131–141)
Strotzka, H.: Psychotherapie: Grundlagen, Verfahren, Indikationen. Urban & Schwarzenberg, München 1975
Struppler, A.: Rheumatische Erkrankungen und ihr neurophysiologisches Korrelat. In K. Miehlke: Psychosomatische Schmerzsyndrome des Bewegungsapparates. Schwabe, Basel 1975

Stuart, R. B.: Behavioral control of overeating. Behav. Res. Ther. 5 (1967) 357–365
Stuhr,U., A. Haag: Eine Prävalenz-Studie zum Bedarf an psychosomatischer Versorgung in den Allgemeinkrankenhäusern Hamburgs. Psychother. Psychosom. med. Psychol. 39 (1989) 273–281
Stunkard, A. J.: The case of obesity. Psychosom. Med. 37 (1975) 195–236
Surwit, R. S., A. W. Scovern, M. N. Feinglos: The role of behavior in diabetes care. Diabet. Care 5 (1982) 337–342
Swift, R. S., R. Seidman, H. Stein: Adjustment problems in juvenile diabetes. Psychosom. Med. 24 (1967) 555
Tellenbach, H.: Melancholie, 4. Aufl. Springer, Berlin 1983
Temoshok, L., B. Fox: Coping styles and other psychosocial factors related to medical status and to prognosis in patient with cutaneous malignant melanoma. In H. B. Fox, B. J. Newbery: The Impeact of Psychoendocrine System in Cancer Immunity. Toronto, Hogrefe 1984 (pp. 258–267)
Theorell, R., K. Orth-Gomér, P. Eneroth: Slow-reacting immunoglobulin in relation to social support and changes in job strain: A preliminary note. Psychosom. Med. 52 (1990), 511–516
Theorell, T.: Selected illness and somatic factors in relation to two psychosocial stress indices. A prospective study on middle adged contruction building workers. J. psychosom. Res. 20 (1967) 7
Thomä, H.: Anorexia nervosa (5 ausführliche Krankengeschichten aus analytischen Behandlungen). Klett, Stuttgart 1961
Thomssen, R.: Einführung in die mikrobiologisch-immunologischen Grundlagen der menschlichen Infektionskrankheiten. In H. A. Kühn: Innere Medizin, 3. Aufl. Bd. I. Springer, Berlin 1971 (S. 25)
Thoresen, C. E., M. Friedman, J. K. Gill, D. K. Ulmer: The recurrent prevention project. Some preliminary findings. Acta med. scand. (Suppl.) 660 (1982) 172–192
Tölle, R., A. Ladas: Funktionelle Beschwerden - gesund oder krank? Dtsch. med. Wschr. 107 (1982) 1510–1514
Traue, H. C., D. Bischoff, H. Zenz: Sozialer Streß. Muskelspannung und Spannungskopfschmerz. Z. klin. Psychol. (im Druck)
Truelove, S. C.: Medical management of ulcerative colitis. Brit. med. J. 1968/II, 539
Turnbull, J. W.: Asthma conceived as a learned response. J. psychosom. Res. 6 (1962) 59–70
v. Uexküll, Th.: Grundfragen der psychosomatischen Medizin. Rowohlt, Hamburg 1963
v. Uexküll, Th: Psychosomatische Medizin, 4. Aufl. Urban & Schwarzenberg. München 1990
v. Uexküll, Th., W. Wesiack: Theorie der Humanmedizin. Urban & Schwarzenberg. München 1988
v. Uexküll, Th. W. Wesiack: Wissenschaftstheorie und Psychosomatische Medizin; ein bio-psycho-soziales Modell. In Th. v. Uexküll: Psychosomatische Medizin, 4. Aufl. Urban & Schwarzenberg, München 1990
v. Uexküll, Th., E. Wick: Die Situationshypertonie. Arch. Kreisl.-Forsch. 39 (1962) 236
Ullrich de Muynck, R., R. Ullrich: Diagnose und Therapie sozialer Störungen. Assertivemess Training Programm. ATP, Pfeifer, München 1980
Valek, J., E. Kuhn: Stress-induced changes of carobhydrate and lipid metabolism in coronary heart disease (CHD). In R. A. Pierloot: Recent Research in Psychosomatics. Karger, Basel 1970
Verwoerdt, A.: Psychopathological responses to the stress of physical illness. Advanc. psychosom. Med. (Basel) 8 (1972) 119–141
Vogt, R. et al.: Experimentelle Rorschach-Untersuchung zur „pensée-opratiore“. Psyche 9/10 (1979) 829–873
Voigt, K. H., H. L. Fehm: Psychoneuroendokrinologie. In Th. v. Uexküll: Psychosomatische Medizin, 4. Aufl. Urban & Schwarzenberg, München 1990 (S. 180–194
Vollhardt, et al.: Psychologically distinguishable. Psychosom. Med. 44 (1982) 353–360
Waadt, S., G. Duran, R. G. Laessle, P. Herschbach, F. Strian: Eßstörungen bei

Patienten mit Diabetes mellitus: Eine Übersicht über Falldarstellungen und Therapiemöglichkeiten. Verhaltensmodifikation und Verhaltensmedizin 3–4 (1990) 281–305

Waitzkin, H., J. D. Stöckle: The communication of information about illness. In Z. J. Lipowsky: Psychosocial Aspects of Physical Illness. Karger, Basel 1972

Walcher, W.: Die larvierte Depression. Hollinek, Wien 1969

Weber, G., H. Stierlin: In Liebe entzweit. Rowohlt, Reinbek 1989

Weiner, H.: Essential hypertension. In: Psychobiology and Human Disease. Elsevier, New York 1977 (pp. 102–217)

Weiner, H.: Graves' disease. In: Psychobiology and Human Disease. Elsevier, New York 1977 (pp. 319–414)

Weiner, H.: Psychobiology and Human Disease. Elsevier, New York 1977

Weiner, H.: Rheumatoid arthritis. In: Psychology and Human Disease. Elsevier, New York 1977 (pp. 415–494)

Weiner, H.: Ulcerative colitis. In: Psychobiology and Human Disease. Elsevier New York1977 (495ff)

Weiner, H.: A Medicine of Human Relationships. Bemerkungen zur Verleihung der Ehrendoktorwürde der Medizin durch die Techn. Universität München 1988

Weiner, H.: Eine Medizin der menschlichen Beziehungen. Psyhother. med. Psychol. 39 (1989) 96–102

Weiner, H.: The concept of autoimmunity. In R. Ader et al.: Psychoneuroimmunology. Academic Press, San Diego 1991 (pp. 955–101)

Weiner, H.: Social and psychobiological factors in autoimmune disease: In R. Ader, D. L. Felten, N. Cohen: Psychoneuroimmunology. II. Academic Press, San Diego 1991

Weiner, H., M. Thaler et al.: Etiology of duodenal ulcer I. Relation of specific psychological characteristics to role of gastric secretion. Psychosom. Med. 19 (1957) 1

v. Weizsäcker, V.: Studien zur Pathogenese. Thieme, Leipzig 1937

v. Weizsäcker, V.: Der Gestaltkreis (Theorie der Einheit von Wahrnehmen und Bewegen). Thieme, Leipzig 1940

v. Weizsäcker, V.: Der Gestaltkreis, 2. Aufl. Thieme, Stuttgart 1947

v. Weizsäcker, V.: Klinische Vorstellungen. Hippokrates, Stuttgart 1947 (S. 44)

Weyerer, S., W. Hewer, M. Pfeifer-Kurda, H. Dilling: Psychiatric disorders and diabetes: Results from a community study. J. psychosom. Res. 33 (1989) 633–640

Wheeler, E. O., P. D. White, E. W. Reed, M. E. Cohen: Neurocirculatory asthenia. (Anxiety neurosis, effort syndrome, neurasthenia.) A twenty year follow up study of one hundred and seventy-three patients. J. Amer. med. Ass. 142 (1950) 878

Wichmann, B.: Das vegetative Syndrom und seine Behandlung. Dtsch. med. Wschr. 60 (1934) 1500

Wieck, H. H.: Zur Lokalisation zyklothymer Mißempfindungen. Med. Welt 1965, 2452

Willi, J.: Die Zweierbeziehung. Rowohlt, Reinbek 1975

Williams, G., J. Pickup, M. Keen: Psychological factors and metabolic control: Time for reappraisal? Diabet. Med. 5 (1988) 211–215

Windgassen, K.: Schizophreniebehandlung aus der Sicht des Patienten. Springer, Berlin 1990

Winter, E.: Über die Häufigkeit neurotischer Symptome bei Gesunden. Z. psycho-som. Med. 5 (1958/59) 153

Wittkower, E. D.: Historical perspective of contemporary psychosomatic medicine. In Z. J. Lipowski, D. R. Lipsitt, P. C.Whybrow: Psychosomatic Medicine: Current Trends and Clinical Applications. Oxford University Press, New York 1977

Wittkower, E., R. Hügel: Transkulturelle Aspekte des depressiven Syndroms. In H. Hippius, H. Selbach: Das depressive Syndrom. Urban & Schwarzrenberg, München 1 (1969) 141

Wolf, S., H. G. Wolff: Human Gastric Function. Oxford University Press, New York 1944

Wolfersdorf, M. et al.: Klinische Diagnostik und Therapie der Depression, Regensburg 1988

Wolff, H. G.: Protective reaction patterns and disease. Ann. intern. Med. 27 (1947) 944

Wolff, H. G.: Life stress and Bodily Disease. William & Wilkins, Baltimore 1950
Wolff, H. G.: Stress and Disease. Thomas, Springfield/Ill. 1953
Wolff, H. G.: Headache and Other Headpain. Oxford University Press, New York 1963
Yirmiya, R., Y. Shavit, S. Ben-Eliyahu, F. C. Martin, H. Weiner, J. C. Liebeskind: Natural killer cell activity in vasopression-deficient rats (Brattleboro strain). Brain Res. 479 (1989) 16–22
Zierl, W.: Seelische Entwicklung der diabetischen Kinder. Ärztl. Wschr. 9 (1954) 974
Zimmer, D. E.: Experimente des Lebens. Hoffmann, Zürich 1989
Zimmert, R.: Über Schreibkrampf. Z. psycho-som. Med. 5 (1959) 178
Zintl-Wiegand, A., F. Köhler, W. Wiest: Wie (er)leben Frauen nach einer Hysterektomie? In W. Söllner: Soziopsychosomatik. Springer, Berlin 1989
Zubin, J., B. Spring: Vulnerability – A new view of schizophrenia. J. abnorm. Psychol. 86 (1977) 103–106
Zwiener, U.: Pathophysiologie neurovegetativer Regelungen und Rhythmen. Fischer, Jena 1976

Sachverzeichnis

A

Abwehr 32
Adipositas s. Fettleibigkeit
Aktualneurose 54
Alexithymie 59 ff
Allgemeines psychosomatisches Syndrom s. Befindlichkeitsstörungen
Amenorrhö 328 f
Anamnese, biographische 84 ff
Angina pectoris s. koronare Herzkrankheiten
– tonsillaris 125 f
Angstneurose 54
Anorexia nervosa s. Magersucht
Anpassung, biologische 72
Anthropologie, medizinische 75 ff
Appendektomien, fehlindizierte 230 ff
Asthma bronchiale 59, 175 ff
– – Agressionen 186
– – Allergie 178 f
– – Arzt-Patient-Interaktion 187 ff
– – Atemtherapie 189
– – Ätiologie 183 ff
– – Auslösesituation 180
– – Epidemiologie 176 f
– – Erkrankungssituation 179 ff
– – Gruppentherapie 189
– – Kinder 184
– – Konditionierung 179
– – Persönlichkeitsmerkmale 186
– – Persönlichkeitsstruktur 185 ff
– – Psychodynamik 182 f
– – Psychophysiologie 177
– – Therapie 187 ff
– – – Ambivalenzkonflikt 188
– – – Entspannungsübungen 189
– – Therapieerfolg 188
Atemstörungen, funktionelle 169
Atemsyndrom, nervöses s. nervöses Atemsyndrom
Ätiologie, multifaktorielle 73
Atmungsorgane 169 ff
Atopische Dermatitis s. atopische Neurodermitis
– Neurodermitis, Epidemiologie 315 f
– – Erkrankungssituation 316
– – Psychodynamik 316 f
– – Therapie 317 f
– – Ursachen 316
Autoimmunkrankheit 236

B

Balint-Gruppe 88
Bandscheibenschäden 362
Bedingungen, zentralnervöse 21 ff
Befindlichkeitsstörungen 378 ff
– Arbeitsplatz 382
– Diagnose 383 f
– Epidemiologie 379 f
– Persönlichkeitsfaktor 382
– „social support“ 382
– Symptomatik 378
– Therapie 384
Behandlung 4
Behandlungsergebnisse 113 ff
Beschwerden, Häufigkeit 36 ff
Bewältigungsstrategien 46
Blutzuckerlage 234
Brustkrebs 324 ff
Bulimie 292 ff
– Behandlung 300 ff
– Epidemiologie 293 f
– ethnische Störung 298
– Persönlichkeitsstruktur 300
– Symptomatik 294 ff

C

Chirurgie 230 ff
Chronisch entzündliche Darmerkrankungen 217 ff
Colitis ulcerosa 224 ff
– – Behandlungsformen 228 ff
– – Epidemiologie 225
– – Erkrankungssituation 225 ff
– – Persönlichkeitsbilder 225 ff
– – Ursachen 225
Compliance 153
Coping 32 ff
– chronische Krankheiten 32

D

Darmerkrankungen 201 ff
– chronisch entzündliche 217 ff
– Ulcus duodeni 201 ff
– – – Ätiologie 203 f
– – – Auslösesituationen 204 f
– – – Epidemiologie 201 f
– – – Pathogenese 203 f
– – – Persönlichkeitsstruktur 206 f
– – – Psychodynamik 205 f
– – – Therapie 207
Depression, endogene 393 ff
– – Diagnose 393 f
– – Pathogenese 394 f
– – Therapie 395
– reaktive 371 ff
– – Ätiologie 375
– – Definition 372
– – Differentialdiagnose 376
– – Epidemiologie 373
– – Erkrankungssituation 374
– – Persönlichkeitsstruktur 375 f
– – Prognose 373, 376 f
– – Psychodynamik 374 f
– – Psychophysiologie 374
– – Symptomatik 372 f
– – Therapie 377
Dermatitis, periorale 321 ff
Desomatisierung 50
Diabetes mellitus 233 ff
– – Arzt-Patient-Beziehung 236
– – Ätiologie 234
– – Behandlung 235
– – Langzeitkomplikationen 235
Diabetespersönlichkeit 234
Diagnostik 81 ff
– biographische Anamnese 84 ff
– diagnostisches Gespräch 81 ff
Diarrhö, emotionale s. emotionale Diarrhö
Dysmennorrhö 330 f

E

Emotionale Diarrhö 213 ff
Empfängnisfurcht 336 f
Empfängnisverhütung 336 f
Endogenes Ekzem s. atopische Neurodermitis
Endokrine Störungen 233 ff
Endokrines Psychosyndrom 237
Entwicklungsreihe 47
Epidemiologie 35 ff
– alte Patienten 39
– ärztliche Praxis 38
– körperliche Beschwerden 36
– Nachuntersuchung 37
– stationäre Patienten 38
Erkrankungen, psychiatrische 390 ff
– rheumatische 341 ff
Eß- und Schluckakt 190 ff
Essentielle Hypertonie 147 ff
– – Arzt-Patient-Beziehung 152 ff
– – Ätiologie 151 f
– – Compliance 153
– – Definition 147 f
– – Epidemiologie 148 f
– – Persönlichkeit 150 f
– – Psychophysiologie 149
– – Symptomatik 148
Eßverhalten 271 ff

F

Fehlgeburt 337 ff
Fertilisierung, extrakorporale 335 f
Fettleibigkeit 303 ff
– Arzt-Patient-Beziehung 309 ff
– Einflußgrößen 305 ff
– Epidemiologie 304 f
– krankheitsdependente Entwicklung 309
– Persönlichkeit 307 f
– Prognose 308
– Symptomatik 303 f
– Therapie 310 ff
– Ursachen 308 f

Fibromyalgie 349 ff
Fixierung 47
Forschungsmethoden 12 ff
– Bedingungen 14 ff
– klinische Beobachtungen 12 f
– statistische Datenaufbereitung 13 f
– Vorhersageuntersuchungen 14
Frauenheilkunde 324 ff
Funktionelle Atemstörungen 169
– Störungen s. Befindlichkeitsstörungen

G

Gastritis s. Magenerkrankungen
Gastrointestinaltrakt 190 ff
Gegenübertragung 94
Gelenkrheumatismus s. rheumatoide Arthritis
Geschichte 5 ff
– Altertum 5
– romantische Medizin 6
Gespräch, psychotherapeutisches 95 ff
Gestaltkreis 77
„giving up given up" 52
Glukokortikoide 30
Gruppenpsychotherapie, analytische 103 f

H

Haltungsspezifität 66
Hautkrankheiten 313 ff
– seelische Faktoren 314 f
Herpes Simplex 122 ff
Herz- und Kreislauferkrankungen 130 ff
Herzangstneurose 134 ff
– Differentialdiagnose 140 f
– Epidemiologie 135 f
– Erkrankungssituationen 136 f
– nervöses Atemsyndrom 175
– Persönlichkeit 139 f
– Psychodynamik 137 ff
– Psychophysiologie 135
– Therapie 141 f
Herzinfarktkranke 44
Herzkrankheiten, koronare s. koronare Herzkrankheiten
Herzphobie s. Herzangstneurose
Herzrhythmusstörungen 142 ff
Hormone 24
Hörsturz 385 ff
– Definition 385
– Diagnose 385
– Erkrankungssituation 385 f
– Pathogenese 388
– Psychodynamik 386 ff
– Symptomatik 385 f
– Therapie 388 f
Hyperglykämie 235
Hyperthyreose 236 ff
– Definition 236
– Epidemiologie 237
– psychodynamische Konstellation 238 f
– Psychophysiologie 237
– Symptomatik 236
– Therapie 240 f
– Ursachen 239 f
Hypertonie, essentielle s. essentielle Hypertonie
Hyperventilationstetanie s. nervöses Atemsyndrom
Hypoglykämie 235
Hypoglykämieangst 235
Hysterektomie 327 f

I

Ich-Regression 60
Ichschwäche 47
Immunsystem 29 f
– Konditionierbarkeit 29
Infektionskrankheiten 120 ff
– Allgemeines 120 f
– Angina tonsillaris 125 f
– Erkältungen 121 f
– Herpes simplex 122 ff
– Tuberkulose 126 ff
Insemination, heterologe 335 f
Integratives Modell 71
Integriertes System 24
Interventionen, paradoxe 105

K

Karzinom s. Krebs
Kategorien, pathische 78
Killerzelle 30
Klimakterium 333 f

Kolonerkrankungen 208 ff
Konditionierung, klassische 64
– operante 64
Konflikttheorie 44
Konflikttypologien 56
Konstitutionstypen 44
Konversion 48 f
– prägenitale 48
– somatisches Entgegenkommen 48
– Symptome 48
Konzepte, lerntheoretische 63
Kopfschmerz 363 ff
– Differentialdiagnose 364, 369 f
– vasomotorischer 368
Koronare Herzkrankheiten 154 ff
– – Akutphase 164 f
– – Arzt-Patient-Beziehung 163 f
– – Epidemiologie 156
– – Herzoperationen 167 f
– – Postinfarkstadium 164 ff
– – Psychobiologie 156 ff
– – Psychodynamik 161
– – Risikopersönlichkeit 158 ff
Körper-Seele-Differenz 43
Krankheit, Anlagefaktoren 15
Krankheitsbedingungen, Umwelteinflüsse 18 ff
Krankheitsbewältigung 32
Krankheitsverhalten 45
Krebs, Epidemiologie 252
– psychische Faktoren 254 ff
– Psychosomatik 252 ff
– Ursachen 252 ff
Krebskranke 258 ff
– ärztliche Aufgaben 258 ff
– ärztliches Gespräch 263 ff, 268
– – – "middle knowledge" 264
– – – Phasen der Verarbeitung 265
– Hoffnung 267
– Krankheitstheorien 261 ff

L

Leibseelische Persönlichkeitstheorie 44
Leistungskonflikt 366
Limbisches System 22 f

M

Magenerkrankungen 197 ff
– Gastritis 198 ff
– Ulcus ventriculi 200 f
Magersucht 273 ff
– Arzt-Patient-Beziehung 287 ff
– Auslösung 277 f
– Behandlungen 288 ff
– Empathieunfähigkeit 286
– Grundstörung 286
– körperliche Befunde 277
– Nachuntersuchung 290
– Psychophysiologie 277
– Pubertätsaskese 278
– Symptomatik 273 ff
– Ursachen 279 ff
– Verlauf 283 ff
Malignom s. Krebs
Menarche 333 f
Menstruation 328 ff
Migräne 367 ff
– Behandlung 368 f
– Psychophysiologie 368
Modell, bio-psycho-soziales 73
– integratives 71
Morbus Basedow s. Hyperthyreose
– Crohn 218 ff
– – Coping 220 f
– – Epidemiologie 218 f
– – Erkrankungssituation 221 ff
– – Symptomatik 219 f
– – Therapie 223 f
Muskelverspannungen 362
Myokardinfarkt s. koronare Herzkrankheiten

N

Nervöses Atemsyndrom 170 ff
– – Angsthysterie 175
– – Herzphobie 175
– – Psychodynamik 172
– – Psychophysiologie 171 f
– – subjektives Empfinden 171
Nesselsucht s. Urtikaria 318 ff
Neurodermitis s. atopische Neurodermitis
Neuropathie 235
Neurose, Aktual- 54
– Angst- 54
– vegetativ 54
Non-Compliance 235

O

Objektbeziehungspsychologie 47
Objektverlust 52
Obstipation 209 ff
Organwahl 58
Orofaziales Schmerzsyndrom 364
Ösophaguserkrankungen 193

P

Paradoxe Interventionen 105
Peptide 24
Periorale Dermatitis 321 ff
Persönlichkeitsmerkmal 45
Persönlichkeitsstruktur, psychosomatische 60
Persönlichkeitstheorie, leib-seelische 44
Placebo-Effekt 109
Polyarthritis s. rheumatoide Arthritis
Prädisposition, physiologische 64
Prinzip, salutogenes 25
Progression 47
Pseudogravidität 339 f
Psychoanalyse 46
– analytische Gruppenpsychotherapie 103 f
– Familientherapie 104 f
Psychologische Tests 89 ff
Psychoneuroendokrinologie 24 ff
Psychoneuroimmunologie 24 f
Psychosomatik, Begriff 481 ff
– und Chirurgie 230 ff
– Depression 371 ff
– endogene Psychosen 390 f
– Eßverhalten 271 ff
– Frauenheilkunde 324 ff
– Kopfschmerz 363 ff
– Krebs 252 ff
– – s. Krebs
– Modelle 43 ff
– motorische Störungen 352 ff
– Neurologie 352 ff
– Rückenschmerzen 362 f
– Schmerz 361 ff
– Theorien 43 ff
Psychosomatische Beschwerden, Häufigkeit 36 ff
– Krankheit, situationsspezifische Antwort 65
Psychosomatisches Allgemeinsyndrom s. Befindlichkeitsstörungen
Psychosyndrom, Endokrines 237
Psychotherapeutisches Gespräch 95 ff
Psychotherapie, allgemeine Grundlagen 93 ff
– Behandlungsergebnisse 113 ff
– dynamische 101
– Hypnose 109
– körperzentrierte 110
– Selbsthilfegruppen 112
– stationäre 111 f
– stützende 99 f
– suggestive und übende Verfahren 108 f
– – – – Placebo-Effekt 109
– supportive 99 f
– tiefenpsychologisch fundierte 100 f
Pubertätsmagersucht s. Magersucht

R

Reflex, bedingter 63
Regression 47
– genetische 49
– psychosomatische 60
– topische 49
Regulation, endokrine 29
Reizkolon 215 ff
Resomatisierung 50
Rheumatische Erkrankungen 341 ff
Rheumatoide Arthritis 342 ff
– – Persönlichkeitsentwicklung 346 ff
– – Persönlichkeitsstruktur 345 f
– – Psychodynamik 344 f
– – Psychophysiologie 343 f
Rückenschmerzen, chronische 362 f

S

Schilddrüse 236 ff
Schizophrenie 391 ff
– Diagnose 391 f
– Pathogenese 392 f
– Therapie 393
Schluckstörungen 193 ff
– Globussyndrom 194 ff
– – Therapie 197
– Ösophagusspasmen 197
Schmerz 361 ff

– Placebo 361
Schmerzsyndrom, orofaziales 364
Schmerzzustände, psychogen 361 f
Schreibkrampf 357 ff
Schulungsprogramm 234
Schwangerschaft 334 f
Schwerkranke 242 ff
– psychologischer Umgang 248 ff
– Reaktionen von Ärzten und Pflegepersonal 247 f
– – von Kranken 244 ff
Semiotik 73
Somatisierung 47
Spannungskopfschmerz 364 ff
– Epidemiologie 365
– Erkrankungssituation 365 f
– Leistungskonflikt 366
– Psychodynamik 366 f
– Therapie 367
Spastischer Schiefhals s. Torticollis spasticus
Spezifität 65
Spontanabort 337 ff
Sterilität, funktionelle 334 f
Stoffwechselerkrankung 233
Streß 4
Streßforschung 69
Streßkonzept 67 ff
Streßtheorie 69
Subjekt 76
Subjektivität 76
Subjekt-Objekt-Spaltung 76
Synkopale Zustände 145 ff
Systemtheorie 73

T

Temperamente 44
Test, psychologischer 89 ff
Theorie, Konflikt- 44
Therapieformen 91 ff
– analytische Psychotherapie 92
– Gesprächspsychotherapie 93
– Gesprächstherapie 92
– psychoanalytische Therapie 93
– Verhaltenstherapie 92, 107
TIC 359 f
Tiefenpsychologisch fundierte Psychotherapie 100 f
Torticollis spasticus 353 ff
– – Ätiologie 355 f
– – Psychophysiologie 353 f
– – Symptomatik 353
– – Therapie 356 f
Transkulturelle Psychosomatik, Epidemiologie 41
– – Sozialklassen 41 f
Trigeminusneuralgie 364
Tuberkulose 126 ff
Typ-A-Verhalten 45

U

Übertragung 94
Ulcus duodeni s. Darmerkrankungen
– ventriculi s. Magenerkrankungen
Umwelteinflüsse 18 ff
Unfallpersönlichkeit 45
Unterleibsbeschwerden, funktionelle 331 ff
Urtikaria 318 ff
– Ätiologie 320
– Therapie 320 f

V

Verdrängung, zweiphasige 53
Verhaltenstherapie, Biofeedback 107
– kognitive Behandlungsverfahren 108
– psychoedukative Verfahren 108
– Selbstkontrollmethoden 107

Z

Zentralnervöse Bedingungen 21 ff
Zwillingsmethode 16 ff

Zeitfracht Medien GmbH
Ferdinand-Jühlke-Straße 7,
99095 - DE, Erfurt
produktsicherheit@zeitfracht.de